临床路径治疗药物释义

心血管系统分册

《临床路径治疗药物释义》专家组　编

中国协和医科大学出版社

图书在版编目（CIP）数据

临床路径治疗药物释义·心血管系统分册/《临床路径治疗药物释义》专家组编. —北京：中国协和医科大学出版社，2012.5

ISBN 978-7-81136-668-6

Ⅰ．①临…　Ⅱ．①临…　Ⅲ．①心血管系统–用药法　Ⅳ．①R452

中国版本图书馆 CIP 数据核字（2012）第 073728 号

临床路径治疗药物释义·心血管系统分册（袖珍版）

编　　者：	《临床路径治疗药物释义》专家组
责任编辑：	许进力　谢　阳

出版发行	**中国协和医科大学出版社**
	（北京东单三条九号　邮编100730　电话65260378）
网　　址	www. pumcp. com
经　　销	新华书店总店北京发行所
印　　刷	北京佳艺恒彩印刷有限公司

开　　本	850×1168　1/32 开
印　　张	13.5
字　　数	500 千字
版　　次	2012 年 7 月第一版　　　2012 年 7 月第一次印刷
定　　价	48.00 元

ISBN 978-7-81136-668-6/R·668

临床路径及相关释义
编审专家名单

《临床路径治疗药物释义》
编审专家名单

金有豫　首都医科大学

孙忠实　海军总医院

李大魁　北京协和医院

王汝龙　首都医科大学附属北京友谊医院

朱　珠　北京协和医院

赵志刚　首都医科大学附属北京天坛医院

翟所迪　北京大学第三医院

黎沾良　中国人民解放军第304医院

戴汝平　中国医学科学院阜外心血管病医院

史录文　北京大学

史亦丽　北京协和医院

郭代红　中国人民解放军总医院

周　颖　北京大学第一医院

贡联兵　中国人民解放军第305医院

陈瑞玲　首都医科大学附属北京天坛医院

刘丽萍　中国人民解放军第302医院

朱　曼　中国人民解放军总医院

《临床路径治疗药物释义》
心血管系统分册

参编专家名单
（以姓氏笔画为序）

王汝龙	史亦丽	史录文	刘丽萍	孙忠实
朱　珠	朱　曼	张　澍	李大魁	沈卫峰
贡联兵	陈瑞玲	杨跃进	周　颖	金有豫
胡大一	胡盛寿	赵志刚	高润霖	袁晋清
郭代红	黄德嘉	葛均波	戴汝平	翟所迪
黎沾良	霍　勇			

总　序

　　2009 年 3 月，《中共中央国务院关于深化医药卫生体制改革的意见》和国务院《医药卫生体制改革近期重点实施方案（2009～2011 年)》发布以来，医药卫生体制改革五项重点改革取得明显进展。

　　为了把医药卫生体制改革持续推向深入，"十二五"期间，要以建设符合我国国情的基本医疗卫生制度为核心，加快健全全民医保体系，巩固完善基本药物制度和基层医疗卫生机构运行新机制，积极推进公立医院改革，建立现代化医院管理制度，规范诊疗行为，调动医务人员积极性。

　　开展临床路径工作是用于医务保健优化、系统化、标准化和质量管理的重要工具之一。临床路径在医疗机构中的实施，可为医院管理提供标准和依据，是医院内涵建设的基础。

　　为更好地贯彻国务院办公厅关于开展医药卫生体制改革的有关精神，帮助各级医疗机构开展临床路径管理，保证临床路径试点工作顺利进行，受卫生部委托，中国医学科学院承担了组织编写《临床路径释义》的工作。其中《临床路径治疗药物释义》一书笔者深感尤其值得推荐。本书就临床路径及释义的"治疗方案选择"、"选择用药方案"中所涉及药物相关信息做了详尽阐述，既是临床路径标准化的参考依据，也是帮助临床医生了解药物知识的最佳平台。

　　本书由国内知名专家编写审定。在通读全书后，我认为本书有几个非常鲜明的特点：一是开创性。作为一本临床指导类图书，《临床路径治疗药物释义》在紧密结合临床用药实践指导合理用药和个体化给药，整合"医"和"药"方面作了开创性的工作。二是包容性。这本书既可为临床医生提供切实可行的指导，对药学工作者也颇具参考价值。书中对药品信息资料进行了系统整理，涵盖了药品的政策和学术来源。三是延伸性。《临床路径治疗药物释义》这本书对路径病种所对应的选择用药提供了拓展阅读，指出资料来源与出处，便于临床医师进一步查阅详细内容。

笔者相信，随着更多有关《临床路径释义》及《临床路径治疗药物释义》的图书不断问世，医护人员和卫生管理人员将能更准确地理解、把握和运用临床路径，从而结合本院实际情况合理配置医疗资源，规范医疗行为，提高医疗质量，保证医疗安全。

中国工程院　院　士
中国药学会　理事长

序　言

开展临床路径工作是用于医务保健优化、系统化、标准化和质量管理的重要工具之一。临床路径在医疗机构中的实施为医院管理提供标准和依据，是医院管理的抓手，是实实在在的医院内涵建设的基础，是一场重要的医院管理革命。

为更好地贯彻国务院办公厅医药卫生体制改革的有关精神，帮助各级医疗机构开展临床路径管理，保证临床路径试点工作顺利进行，受卫生部委托，中国医学科学院承担了组织编写《临床路径释义》的工作。中国协和医科大学出版社在组织专家编写《临床路径释义》过程中，根据《临床路径》及《临床路径释义》内容，又组织国内临床药学、药理专家共同编写了《临床路径治疗药物释义》，就临床路径及释义的"治疗方案选择"、"选择用药方案"中所涉及药物相关信息做了补充说明，本书既是临床路径标准化的参考依据，也是帮助临床医生了解药物知识的最佳平台。

在医院管理实践中，规范医疗行为、提高医疗质量、降低医疗费用、防止过度医疗是世界各国都在努力解决的问题。研究与实践证明，临床路径管理是解决上述问题的有效途径，尤其在整合优化资源、节省成本、避免不必要检查与药物应用、建立较好医疗组合、减少文书作业、减少人为疏失、提高医疗服务质量等诸多方面具有明显优势。因此，实施临床路径管理在医改中扮演着重要角色。卫生部于 2011 年 1 月公布的《2011 年卫生工作要点》中特别把"继续制定常见病、多发病临床路径，增加实施病种数量，扩大临床路径实施覆盖面"。作为一项公立医院的改革任务来布置。到目前为止，临床路径试点工作已进行一年多。对绝大多数医院而言，这是一项全新的、有挑战性的工作，不可避免地会遇到若干问题，既有临床方面的问题，也有管理方面的问题，尤其对临床路径的理解需要统一思想，在实践中探索解决问题的最佳方案。

由中国协和医科大学出版社出版的临床路径系列丛书，希望可以帮助试行临床路径医疗单位的医护人员和管理人员，能够准确地理解、解读临床路径的每一个具体操作流程，把握和正确运用临床路径，使临床路径的实施真正起到规范医疗行为、提高医疗质量的作用。

于中国医学科学院阜外心血管病医院

2012 年 1 月

前　言

　　临床路径是由医院管理人员、医师、护师、药师、医技师等多学科专家共同参与，针对特定病种或病例组合的诊疗流程，整合检查、检验、诊断、治疗和护理等多种诊疗措施而制定的标准化、表格化的诊疗规范。开展临床路径工作是实现医疗保健优化、系统化、标准化和全程质量管理的重要途径。

　　为更好地贯彻国务院办公厅医药卫生体制改革的有关精神，帮助各级医疗机构开展临床路径管理，保证临床路径工作顺利开展，受卫生部委托，中国医学科学院承担了组织编写《临床路径释义》的工作。在此基础上，中国协和医科大学出版社组织国内临床药学、药理学等领域的专家共同编写了《临床路径治疗药物释义》，就临床路径及相关释义中涉及药物的部分进行了补充释义和拓展阅读。

　　参加本书编写的专家大多数亲身经历了医院临床路径试点工作。他们根据临床路径各病种的具体特点，设计了便于临床医师在诊疗过程中查阅的药品表单，对药物信息进行了系统、简明阐述。全书涵盖了药品的政策和学术来源，并在临床路径及相关释义中，对"治疗方案选择"、"选择用药方案"、"术前、术中、术后"用药、"医师表单医嘱用药"等项下涉及相关药物的信息进行了归纳整理。根据最新公布的《医疗机构抗菌药物管理办法》，编者在每个学科分册中附加编写了"手术预防用抗菌药物"和"治疗用抗菌药物"表单，在适应证的基础上增加了抗菌药物的抗菌谱，这将极大地便利临床医生合理选择抗菌药物。本书附录则收载了药物相互作用、常用药物的皮肤敏感试验、静脉输液注意事项和调配处方时所使用的标签用语等，便于临床医生检索。

　　当然，临床路径既不是一成不变的，也不是放之四海而皆准的。相反，随着医药科技的不断进步，临床路径将根据循证医学的原则动态修正；与此同时，处于不同地域的不同医疗机构也应根据自身情况，合理制定适合本地区、本院实际情况的临床路径。因时间和条件限制，书中的不足之处难免，欢迎同行诸君批评指正。

　　桑国卫副委员长对临床路径系列出版物非常关心，百忙之中通读《临床路径治疗药物释义》，并亲自给本系列图书写序。在此表示衷心感谢！

编　者

2012 年 1 月

目　录

第一章 临床处方须知

第一节 关于处方的管理规定

本规定系依据《处方管理办法》（中华人民共和国卫生部第 53 号令于 2007 年 2 月 14 日发布）中的有关规定编写。

一、概述

1．处方（prescription），是指由注册的执业医师和执业助理医师（以下简称医师）在诊疗活动中为患者开具的、由取得药学专业技术职务任职资格的药学专业技术人员（以下简称药师）审核、调配、核对，并作为患者用药凭证的医疗文书。处方包括门诊处方和医疗机构病区用药医嘱单。

2．处方除作为患者用药的凭证外，尚具有经济和法律意义，可作为药品消耗数量和药费收入金额的原始记载文件；在遇有法律问题时也可作为证据使用。各种处方应按《处方管理办法》规定的保存期限和销毁手续进行管理。

3．医师开具处方和药师调剂处方应当遵循安全、有效、经济的原则。

二、处方书写规则

1．患者一般情况、临床诊断填写清晰、完整，并与病历记载相一致。

2．每张处方限于一名患者的用药。

3．字迹清楚，不得涂改；如需修改，医师须在修改处再次签名并注明修改日期。

4．药品名称应当使用规范的中文通用名称书写，没有中文名称的可以使用规范的英文名称书写；医疗机构或者医师、药师不得自行编制药品缩写名称或者使用代号；书写药品名称、剂量、规格、用法、用量要准确规范，药品用法可用规范的中文、英文、拉丁文或者缩写体书写，但不得使用"遵医嘱""自用"等含糊不清字句。

5．患者年龄应当填写实足年龄，新生儿、婴幼儿写日龄、月龄，必要时要注明体重。

6．西药和中成药可以分别开具处方，也可以开具一张处方，中药饮片应当单独开具处方。

7．开具西药、中成药处方，每一种药品应当另起一行，每张处方不得超过 5 种药品。

8．药品用法用量应当按照药品说明书规定的常规用法用量使用，特殊情况需要超剂量使用时，应当注明原因并再次签名。

9．除特殊情况外，应当注明临床诊断。

10．开具处方后的空白处画一斜线以示处方完毕。

11. 处方医师的签名式样和专用签章，应当与院内医务处及药学部门留样备查的式样相一致，不得任意改动，否则应当重新登记留样备案。

12. 药品剂量与数量用阿拉伯数字书写。剂量应当使用法定剂量单位：重量以克（g）、毫克（mg）、微克（μg）、纳克（ng）为单位；容量以升（L）、毫升（ml）、微升（μl）为单位；国际单位（IU）、单位（U）。片剂、丸剂、胶囊剂、颗粒剂分别以片、丸、粒、袋为单位；溶液剂以支、瓶为单位；软膏及乳膏剂以支、盒为单位；注射剂以支、瓶为单位，应当注明含量。

三、处方开具规则

1. 医疗机构应当根据本机构性质、功能、任务，制定本机构的药品处方集。

2. 医师开具处方应当使用经药品监督管理部门批准并公布的药品通用名称、新活性化合物的专利药品名称和复方制剂药品名称。

3. 开具院内制剂处方时医师应当使用经省级药品监督管理部门批准的名称。

4. 处方开具当日有效。特殊情况下需延长有效期的，由开具处方的医师注明有效期限，但有效期最长不得超过 3 日。

5. 医师利用计算机开具、传递普通处方时，应当同时打印出纸质处方，其格式与手写处方一致；打印的纸质处方经签名或者加盖签章后有效。药师核发药品时，应当核对打印的纸质处方，无误后发给药品，并将打印的纸质处方与计算机传递处方同时收存备查。

6. 各种药品处方的限量及要求

（1）普通药品：处方一般不得超过 7 日用量；急诊处方一般不得超过 3 日用量；对于某些慢性病、老年病或特殊情况，处方用量可适当延长，但医师应当注明理由。

（2）医疗用毒性药品及放射性药品：医疗用毒性药品、放射性药品的处方用量，应当严格按照国家有关规定执行。开具医疗用毒性药品，每张处方剂量不得超过 2 日极量（西药只限开制剂，不得开原料）。

（3）麻醉药品及精神药品：

1）医师应当按照卫生部制定的麻醉药品和精神药品临床应用指导原则，开具麻醉药品、第一类精神药品和第二类精神药品的处方。

2）门（急）诊癌症疼痛患者和中、重度慢性疼痛患者需长期使用麻醉药品和第一类精神药品的，首诊医师应当亲自诊查患者，建立相应的病历，要求其签署《知情同意书》。病历中应当留存下列材料复印件：二级以上医院开具的诊断证明，患者户籍簿、身份证或者其他相关有效身份证明文件；为患者代办人员身份证明文件。

3）除需长期使用麻醉药品和第一类精神药品的门（急）诊癌症疼痛患者和中、重度慢性疼痛患者外，麻醉药品注射剂仅限于医疗机构内使用。

4）为门（急）诊患者开具的麻醉药品注射剂，每张处方为一次常用量；控、缓释制剂。每张处方不得超过 7 日常用量；其他剂型，每张处方不得超过 3 日常用量。

第一类精神药品注射剂，每张处方为一次常用量；控、缓释制剂，每张处方不得超过 7 日常用量；其他剂型，每张处方不得超过 3 日常用量。哌甲酯用于治疗儿童多动症时，每张处方不得超过 15 日常用量。

第二类精神药品，一般每张处方不得超过 7 日常用量；对于慢性病或某些特殊情况的患者，处方用量可以适当延长，医师应当注明理由。

5）为门（急）诊癌症疼痛患者和中、重度慢性疼痛患者开具的麻醉药品、第一类精神药品注射剂，每张处方不得超过 3 日常用量；控、缓释制剂，每张处方不得超过 15 日常用量；其他剂型，每张处方不得超过 7 日常用量。

6）为住院患者开具的麻醉药品和第一类精神药品处方应当逐日开具，每张处方为 1 日常用量。

7）对于需要特别加强管制的麻醉药品，盐酸二氢埃托啡处方为 1 次常用量，仅限于 2 级以上医院内使用；盐酸哌替啶处方为 1 次常用量，仅限于医疗机构内使用。

8）医疗机构应当要求长期使用麻醉药品和第一类精神药品的门（急）诊癌症患者和中、重度慢性疼痛患者，每 3 个月复诊或者随诊一次。

四、处方调剂规则

1. 具有药师以上专业技术职务任职资格的人员负责处方审核、评估、核对、发药以及安全用药指导；药士从事处方调配工作。

2. 药师应当凭医师处方调剂处方药品，非经医师处方不得调剂。

3. 药师应当按照操作规程调剂处方药品：认真审核处方，准确调配药品，正确书写药袋或粘贴标签，注明患者姓名和药品名称、用法、用量，包装；向患者交付药品时，按照药品说明书或者处方用法，进行用药交待与指导，包括每种药品的用法、用量、注意事项等。

4. 药师应当认真逐项检查处方前记、正文和后记书写是否清晰、完整，并确认处方的合法性。

5. 药师应当对处方用药适宜性进行审核，审核内容包括：①规定必须做皮试的药品，处方医师是否注明过敏试验及结果的判定；②处方用药与临床诊断的相符性；③剂量、用法的正确性；④选用剂型与给药途径的合理性；⑤是否有重复给药现象；⑥是否有潜在临床意义的药物相互作用和配伍禁忌；⑦其他用药不适宜情况。

6. 药师审核处方后，认为存在用药不适宜时，应当告知处方医师，请其确认或者重新开具处方。药师发现严重不合理用药或者用药错误，应当拒绝调剂，及时告知处方医师，并应当记录，按照有关规定报告。

7. 药师调剂处方时必须做到"四查十对"：查处方，对科别、姓名、年龄；查药品，对药名、剂型、规格、数量；查配伍禁忌，对药品性状、用法用量；查用药合理性，对临床诊断。

8. 药师在完成处方调剂后，应当在处方上签名或者加盖专用签章。

9. 药师应当对麻醉药品和第一类精神药品处方，按年月日逐日编制顺序号。

10. 药师对于不规范处方或者不能判定其合法性的处方，不得调剂。

五、处方监督管理规则

1. 医疗机构应当加强对本机构处方开具、调剂和保管的管理。

2. 医疗机构应当建立处方点评制度。

3. 未取得处方权的人员及被取消处方权的医师不得开具处方。未取得麻醉药品和第一类精神药品处方资格的医师不得开具麻醉药品和第一类精神药品处方。

4. 未取得药学专业技术职务任职资格的人员不得从事处方调剂工作。

5. 处方由调剂处方药品的医疗机构妥善保存。普通处方、急诊处方、儿科处方保存期限为 1 年，医疗用毒性药品、第二类精神药品处方保存期限为 2 年，麻醉药品和第一类精神药品处方保存期限为 3 年。

处方保存期满后，经医疗机构主要负责人批准、登记备案，方可销毁。

6. 医疗机构应当根据麻醉药品和精神药品处方开具情况，按照麻醉药品和精神药品品种、规格对其消耗量进行专册登记，登记内容包括发药日期、患者姓名、用药数量。专册保存期限为 3 年。

第二节　药品不良反应报告与监测

本文系依据《药品不良反应报告和监测管理办法》（中华人民共和国卫生部部务会议审议通过，于 2011 年 5 月 4 日以中华人民共和国卫生部令第 81 号发布）有关内容编写。

一、概述

1. 药品不良反应（adverse drug reaction，ADR），是指合格药品在正常用法用量下出现的与用药目的无关的有害反应。

2. 药品不良事件（adverse drug event，ADE），是指药物治疗期间所发生的任何不利的医疗事件，该事件并非一定与该药有因果关系。

在相关性未弄清之前，它只能作为一个不良事件，待进一步研讨后，再肯定或否定该事件是否为药物不良反应。

3. 新的药品不良反应，是指药品说明书中未载明的不良反应。说明书中已有描述，但不良反应发生的性质、程度、后果或者频率与说明书描述不一致或者更严重的，按照新的药品不良反应处理。

4. 严重药品不良反应，是指因使用药品引起以下损害情形之一的反应：①导致死亡；②危及生命；③致癌、致畸、致出生缺陷；④导致显著的或者永久的人体伤残或者器官功能的损伤；⑤导致住院或者住院时间延长；⑥导致其他重要医学事件，如不进行治疗可能出现上述所列情况的。

5. 药品不良反应发生率，根据国际医学科学组织委员会（CIOMS）推荐，不良反应按其发生率分为十分常见、常见、少见、偶见、罕见、十分罕见 6 级。它们的发生率分别如下：十分常见≥10%，常见为 2%～<10%，少见为 1%～<2%，偶见为 0.1%～<1%，罕见为 0.01%～<0.1%，十分罕见<0.01%。

6. 药品群体不良事件，是指同一药品在使用过程中，在相对集中的时间、区域内，对一定数量人群的身体健康或者生命安全造成损害或者威胁，需要予以紧急处置的事件。同一药品：指同一生产企业生产的同一药品名称、同一剂型、同一规格的药品。

7. 药品重点监测，是指为进一步了解药品的临床使用和不良反应发生情况，研究不良反应的发生特征、严重程度、发生率等，开展的药品安全性监测活动。

8. 为及时、有效控制药品风险，保证公众用药安全，国家实行药品不良反应报告制度。药品生产企业（包括进口药品的境外制药厂商）、药品经营企业、医疗卫生机构应按规定报告所发现的药品不良反应。

二、报告与监测

1. 药品不良反应报告和监测是指药品不良反应的发现、报告、评价和控制的过程。

2. 药品生产、经营企业和医疗机构获知或者发现可能与用药有关的不良反应，应当通过国家药品不良反应监测信息网络报告；不具备在线报告条件的，应当通过纸质报表报所在地药品不良反应监测机构，由所在地药品不良反应监测机构代为在线报告。

3. 药品生产、经营企业和医疗机构应当配合药品监督管理部门、卫生行政部门和药品不良反应监测机构对药品不良反应或者群体不良事件的调查，并提供调查所需的资料。

4. 药品生产、经营企业和医疗机构应当建立并保存药品不良反应报告和监测档案。

5. 药品生产、经营企业和医疗机构应当主动收集药品不良反应，获知或者发现药品不良反应后应当详细记录、分析和处理，填写《药品不良反应/事件报告表》并报告。

6. 新药监测期内的国产药品应当报告该药品的所有不良反应；其他国产药品，报告新的和严重的不良反应。进口药品自首次获准进口之日起5年内，报告该进口药品的所有不良反应；满5年的，报告新的和严重的不良反应。

7. 药品生产、经营企业和医疗机构发现或者获知新的、严重的药品不良反应应当在15日内报告，其中死亡病例须立即报告；其他药品不良反应应当在30日内报告。有随访信息的，应当及时报告。

8. 药品生产、经营企业和医疗机构获知或者发现药品群体不良事件后，应当立即通过电话或者传真等方式报所在地的县级药品监督管理部门、卫生行政部门和药品不良反应监测机构，必要时可以越级报告；同时填写《药品群体不良事件基本信息表》，对每一病例还应当及时填写《药品不良反应/事件报告表》，通过国家药品不良反应监测信息网络报告。

9. 医疗机构发现药品群体不良事件后应当积极救治患者，迅速开展临床调查，分析事件发生的原因，必要时可采取暂停药品的使用等紧急措施。

三、评价与控制

1. 药品生产企业应当对收集到的药品不良反应报告和监测资料进行分析、评价，并主动开展药品安全性研究。药品经营企业和医疗机构应当对收集到的药品不良反应报告和监测资料进行分析和评价，并采取有效措施减少和防止药品不良反应的重复发生。

2. 国家药品不良反应监测中心应当根据对药品不良反应报告和监测资料的综合分析和评价结果，及时发布药品不良反应警示信息。

3. 下列信息由国家食品药品监督管理局和卫生部统一发布：①影响较大并造成严重后果的药品群体不良事件；②其他重要的药品不良反应信息和认为需要统一发布的信息。前款规定统一发布的信息，国家食品药品监督管理局和卫生部也可以授权省级药品监督管理部门和卫生行政部门发布。

第三节 儿童与老年人用药

一、儿童用药

(一)儿童生理特点

1. 儿童是生长发育中的机体 从医学角度看,儿童不是成人的缩影,而是处于生长发育中的机体,其解剖生理特点和疾病的临床表现与成人有很大差别。儿童的许多脏器(如心、肝、肾)及神经系统的功能发育尚不完善,免疫机制亦不健全,因而对药物也具有特殊的反应。在儿童的年龄范围内,自出生到青春发育成熟,其全身器官和组织逐步成长,体格、心理和精神状态均在不断发育的过程中,年龄越小,与成人的差别越大(尤其是新生儿和婴幼儿)。因此,对防治儿童疾病必须考虑其生理特点及用药特殊性。

2. 儿童按年龄分期 我国儿童年龄范围为:自出生至18周岁。为分析儿童生长发育各阶段对药物处置及反应情况,将儿童按年龄做以下分期,见表1-1:

表1-1 儿童各期发育特点

分期	年龄	发育特点
新生儿期	自胎儿娩出脐带结扎至28日	适应环境阶段,各项生理功能还不完善和协调
婴儿期	自出生后~1周岁之前	体格生长迅速,脑发育很快,各系统器官的生长发育虽在继续进行,但还不够成熟完善
幼儿期	自1~3周岁之前	生长速度稍减慢,智能发育迅速,消化系统功能仍不完善
学龄前期	自3~6周岁之前	生长速度较慢,神经心理发育更趋完善,智能发育更加迅速
学龄期	自7~12周岁之前	体格生长稳步增长,多种生理功能已基本成熟,除生殖器官外,其他器官发育基本接近成人水平
青春期	自12~18周岁	这是儿童过渡到成人的发育阶段,但个体差异很大,与地区、气候、种族及性别有关。女孩的青春期开始和结束年龄均比男孩早2年。青春期,儿童体格生长速率出现第二高峰,生殖系统发育成熟,生理发育达到新的水平

学龄前儿童(6~7周岁之前)称为小儿。

（二）儿童药动学特点

儿童由于生理方面的特点，使得药物在其体内的药动学过程与成人有一定的差异。

1. 吸收

口服给药：口服在胃肠道的吸收程度，受胃内酸度、胃排空时间、病理状态、药物性质及个体差异的影响。儿童不同时期存在差异：①新生儿及婴幼儿胃酸过低或缺乏，直到 3 岁左右才稳定在成人水平。胃蠕动差，胃排空时间延长达 6～8 小时（6～8 个月才接近成人水平），因此新生儿口服药物吸收的量难以预料，胃肠吸收功能有较大差异；②婴幼儿胃内酸度仍低于成人，故对药物的吸收与成人也不尽相同，不过胃排空时间较新生儿短，在十二指肠吸收的药物吸收时间快于新生儿；③较大儿童胃肠道对药物的吸收已接近成人，但首关消除能力强，对于首关效应较强的药物（如普萘洛尔等）生物利用度低，个体差异大。

皮肤、黏膜给药：新生儿、婴幼儿的皮肤、黏膜面积相对较成人大，且皮肤角化层薄，黏膜娇嫩，某些药物可通过口腔、直肠、鼻、眼等黏膜和皮肤吸收。但是，由于吸收速率快，作用强，尤其皮肤有炎症或破损时，吸收的更多，可引起一些药物（如硼酸、水杨酸、糖皮质激素等）发生不良反应甚至中毒。虽应用有限，亦应引起警惕。

肌内注射：由于小儿（学龄前儿童）臀部肌肉不发达，肌内纤维软弱，故油脂类药物难以吸收，易造成局部非化脓性炎症。另外，由于局部血流量及肌肉容量少，故肌内注射后药物吸收不佳。

皮下注射：由于小儿皮下脂肪少，注射容量有限，且易发生感染，故皮下注射亦不适宜。

静脉注射：药物吸收速度快，药效可靠，是危重病儿可靠的给药途径。

2. 分布　许多因素影响儿童的药物分布，例如体液组分、血浆蛋白结合、血-脑脊液屏障等。新生儿、婴幼儿药物分布与成人差异明显。

（1）体液组分：儿童的体液量、细胞外液、间质液均相对高于成人。如新生儿的体液、细胞外液分别占体重的 80% 和 45%，1 岁婴儿的体液、细胞外液分别占体重的 70% 和 30%，儿童的体液占体重的 65%，而成人上述两项的比例分别为 60% 和 15%～20%。因此，对于儿童来说，水溶性药物的分布容积增大，一是可以降低药物峰浓度而减低药物的最大效应，二是减慢药物消除，延长药物作用维持的时间。这说明，若欲达到与成人相似的血浆药物浓度，儿童需要较大的初始药物剂量，而且首剂之后给药间隔需延长。

婴儿、特别是新生儿体脂肪与体重的比例低于成人。早产儿体脂肪的含量仅占其体重的 1%～3%，而足月儿，则占其体重的 12%～15%。随着年龄的增长，体脂肪含量有所增加。幼儿脂溶性药物分布容积较新生儿期大。体脂肪比值的高低，可影响脂溶性药物的分布。由于新生儿、婴幼儿脂肪含量低，脂溶性药物不能与其充分结合，分布容积小，血浆中游离药物浓度升高，这是新生儿容易出现药物中毒的原因之一。同时，新生儿、婴幼儿的脑占身体比例较成人大得多，而脑组织富含脂肪，血脑屏障发育又不完全，通透性较成人大，使得脂溶性药物易分布入脑，这是新生儿、婴幼儿容易出现中枢神经系统反应的重要机制之一。

（2）药物与血浆蛋白结合率：影响药物分布最重要的因素是药物与血浆蛋白

的结合。新生儿、婴幼儿体内药物与血浆蛋白结合率比成人低，其主要原因：新生儿、婴幼儿血浆蛋白含量低，且与药物的亲和力低，结合能力弱。因此血浆中游离药物浓度高，药物易进入组织细胞，药效加强并引起不良反应。另外，由于新生儿血中有较多的胆红素或游离脂肪酸，它们与血浆蛋白的亲和力高，与药物竞争血浆蛋白，使游离药物浓度增高。

3. 代谢　药物在体内代谢的主要场所是肝脏。肝脏代谢药物的酶系统，有肝微粒体酶和葡萄糖醛酸转移酶等，参与药物氧化、还原、水解、结合等过程，最后使代谢产物排出体外。新生儿、婴幼儿肝脏酶系统发育尚不成熟，各种酶活性低，使代谢减慢，$t_{1/2}$ 延长，易致药物在体内蓄积中毒，且个体差异较大。例如，用一般剂量氯霉素，因与葡萄糖醛酸结合较少而在新生儿体内代谢较慢，故可引起"灰婴综合征"，磺胺类药物可使葡萄糖醛酸转移酶缺乏的新生儿出现溶血。新生儿在出生后 1～4 周，应慎用或减量使用在肝脏代谢的药物，如地西泮、苯妥英钠、地高辛等。幼儿、学龄儿童对某些药物在肝脏的代谢能力有所提高，如茶碱、地西泮、苯妥英钠等，血浆 $t_{1/2}$ 较成人短。要注意肝代谢酶诱导药或抑制药对新生儿药物代谢的影响。

4. 排泄　肾脏是药物排泄的主要器官。儿童年龄越小，肾功能越不完善。婴幼儿、新生儿肾功能发育不全。肾小球滤过率、肾小管排泌能力、肾有效血流量均远较成人或年长儿低。肾小管重吸收、尿浓缩、钠离子交换、酸碱平衡功能也差，特别是新生儿，可使药物排泄减慢，$t_{1/2}$ 延长。如，氯霉素在新生儿半衰期为250 小时，而成人仅为 4 小时。因此，在新生儿与儿童时期，使用的药物剂量不能相同。一般新生儿用药剂量要酌情减少，间隔时间应适当延长。

（三）儿童用药剂量

儿童，特别是新生儿，对药物的反应不同于成年人，因此儿童用药剂量较成年人更须准确。其计算方法：应按药品说明书推荐的儿童剂量（每千克或每平方米用量）按儿童体重或体表面积计算。如药品说明书无儿童剂量，可根据儿童年龄、体重、体表面积及成人剂量换算。具体方法如下。

1. 按儿童体重计算

（1）根据药品说明书推荐的儿童剂量按儿童体重计算：

每次（日）剂量 = 儿童体重×每次（日）药量/kg

此方法科学方便。为临床常用的最基本的计算方法。

（2）根据成人用药剂量按儿童体重计算：

儿童剂量 = 成人剂量×儿童体重/70kg

此方法仅用于药品说明书中未提供儿童剂量时，简单易记，但对年幼儿剂量偏小，而对年长儿，特别是体重过重儿，剂量偏大。因此，用此法计算剂量时应同时考虑年龄因素，年龄越小所需剂量应相对大些，故常以高限数值计算。例如，地高辛口服的饱和量，2 岁以下为 0.06～0.08mg/kg，2 岁以上为 0.04～0.06mg/kg。这是因为药物代谢与体表面积有关，年龄越小，体表面积相对越大，则用药量相对越多。较大儿童按体重计算，所得剂量超过成人剂量时，则以成人剂量为限。

正常儿童体重计算方法：

1 岁以下儿童体重：

1～6 个月儿童体重（kg）= 3（出生时体重）+月龄×0.6

7～12 个月儿童体重（kg）= 3（出生时体重）+月龄×0.5

1 岁以上儿童体重：

体重（kg）= 年龄×2+8

注：视儿童营养状况适当增减。如某些药物要求计算准确，或由于营养问题致体重与年龄不相符时，则需具体称出实际体重。

2．按儿童年龄计算

（1）1 岁以内剂量＝0.01×（月龄+3）×成人剂量

1 岁以上剂量＝0.05×（年龄+2）×成人剂量

（2）Fried 公式：婴儿剂量＝月龄×成人量/150

（3）Young 公式：儿童剂量＝年龄×成人量/（年龄+12）

根据年龄计算剂量的方法，虽然比较方便但不精确，不太实用，很少被儿科医师采用。但对于某些剂量不需十分精确的药物，如止咳化痰药、助消化药，仍有根据年龄计算的。一般止咳剂的用量，可按每次每岁 1ml 计算，最多每次 10ml。

3．按体表面积计算

（1）儿童剂量＝儿童体表面积（m²）×每次（日）剂量/m²（药品说明书按体表面积已推荐儿童药量）

（2）儿童剂量＝成人剂量×儿童体表面积（m²）/1.73m²（药品说明书未按体表面积推荐儿童药量）

由于很多生理过程（如基础代谢、肾小球滤过率等）与体表面积的关系比与体重、年龄更为密切，因此按体表面积计算剂量最为合理，适用于各个年龄段，包括新生儿至成年人，即不论任何年龄，其每平方米体表面积的用药剂量是相同的。该法虽比较繁琐，但适用于安全范围窄、毒性较大的药物。如抗肿瘤药、激素等，应以体表面积计算剂量。

体表面积［body surface area（BSA）］的计算方法

成人 BSA（按体重 70kg 计算）为 1.73m²。

儿童 BSA 的计算如下：

（1）体重低于 30kg 儿童的 BSA（m²）=（年龄+5）×0.07

或 BSA（m²）= 0.035（m²/kg）×体重（kg）+0.1（m²）

（2）体重>30kg 的儿童，在 30kg 体重的 BSA＝1.15m² 的基础上，每增加体重 5kg，BSA 增加 0.1m²，如 35kg 的儿童为 1.25m²。体重超过 50kg 时，则每增加体重 10kg，BSA 增加 0.1m²。

儿童年龄-体重-体表面积折算，见表 1-2。

（四）儿童用药注意事项

儿童用药除注意成人用药原则（即全面了解所用药物及病人的情况）外，由于儿童具有许多解剖生理特点，对药物的耐受性、反应性与成人不尽相同，而且儿童的病情多较急、变化快，用药更需确切及时。因此，必须熟悉儿科用药的药物选择、给药方法、剂量计算、药品不良反应及儿童禁用的药物等方面的特点，以便取得良好的治疗效果，尽量避免或减少不良反应和药源性疾病。

1．熟悉儿童特点，明确诊断，合理选药　临床医师和药师应了解儿童不同发育时期的解剖生理特点、药物的特殊反应，严格掌握用药指征，在明确诊断的情况下，应慎重合理选择，不可滥用。药物种类不宜过多，可用可不用的药物尽量不用。在合并应用几种药物时，应注意避免由于药物在体内的相互作用而产生不良反应或药效抵消等问题。就几种临床常见病关于药物的选择列举如下。

（1）抗感染药物：儿童易患感染性疾病，且多为急性感染，病情变化快，故抗感染药物较常应用。应根据不同病种、病情轻重、年龄大小等选择用药。如临床已肯定诊断为病毒性感染（如麻疹、风疹、流感等），可选用抗病毒药物或某些中草药制剂，而不用抗菌药物。认为应用抗菌药物可以预防继发细菌感染的看法并无根据。滥用抗菌药物，可因各种不良反应给患儿造成不良后果。因此，儿童用抗菌药物必须慎重考虑适应证和不良反应。开始时根据患儿临床症状、体征及有关的实验室检查结果进行经验用药，待细菌培养和药敏试验结果出来后，有针对性地选用。通常以应用一种抗菌药为宜，但如感染严重亦可联合用药。

表 1-2 儿童年龄-体重-体表面积折算

年龄	体重 （kg）	体表面积 （m²）	年龄	体重 （kg）	体表面积 （m²）
出生	3	0.21	4 岁	16	0.66
1 月龄	4	0.24	5 岁	18	0.73
2 月龄	4.5	0.26	6 岁	20	0.8
3 月龄	5	0.27	7 岁	22	0.89
4 月龄	5.5	0.28	8 岁	24	0.94
5 月龄	6	0.31	9 岁	26	1
6 月龄	6.5	0.33	10 岁	28	1.08
7 月龄	7	0.35	11 岁	30	1.15
8 月龄	7.5	0.36	12 岁	33	1.19
9 月龄	8	0.38	13 岁	36	1.26
10 月龄	8.5	0.4	14 岁	40	1.33
11 月龄	9	0.42	15 岁	45	1.43
12 月龄	10	0.44	16 岁	50	1.5
2 岁	12	0.52	17 岁	55	1.55
3 岁	14	0.59	18 岁	60	1.6

（2）退热药物：一般选用对乙酰氨基酚和布洛芬，疗效确切，相对安全。特别是布洛芬解热镇痛效果强，不良反应小。但用上述药剂量不宜过大。

（3）镇静、抗惊厥药物：小儿有高热、过度兴奋、烦躁不安、频繁呕吐、惊厥等情况下，可给予镇静药，使其得到休息，以利于病情恢复。常用的药物有苯巴比妥、水合氯醛、地西泮（安定）等可镇静、抗惊厥。在使用镇静药前，必须重视原发病的诊断，否则用药后症状被掩盖，容易引起误诊。

（4）镇咳、祛痰、止喘药物：咳嗽有清除呼吸道分泌物的作用。小儿呼吸道较窄，发炎时黏膜肿胀，渗出物较多，容易引起呼吸道梗阻而出现呼吸困难。因此在呼吸道感染（尤其是肺炎）时，应多用祛痰药，口服或雾化吸入，如氨溴索口服液，少用镇咳药，尤其要慎用作用较强的镇咳药（如可待因）。一般对于咳嗽严重、引起小儿精神紧张或影响休息时才用镇咳药。小儿哮喘，提倡局部吸入 $β_2$ 受体激动药类药物，必要时也可用茶碱类，但新生儿、婴幼儿慎用。

（5）泻药和止泻药：婴儿便秘应先调整饮食，如喂蜂蜜，膳食中增加蔬菜、水果等。需要时可用甘油栓、开塞露、肥皂条等。仅在十分必要时才用缓泻药。婴儿腹泻时应于饮食疗法，首选口服补液盐等，或辅以双歧杆菌或乳酸杆菌的制剂，以调节肠道的微生态环境；有感染时控制感染，不宜首选止泻药，因为用药后腹泻虽可减轻，但肠道毒素吸收增加，可使全身中毒症状加重。

（6）糖皮质激素：糖皮质激素类药物在儿科应用较为广泛。可局部（如治疗湿疹等）或全身，短期或长期使用。短疗程口服，多用于哮喘发作、严重感染（与抗生素合用）及过敏性疾病。重症病例需大量静脉给药。中疗程（几周或数月），多用于白血病、肾病综合征及免疫性疾病。长期（数年）用药，儿科少用。此类药物亦应避免滥用，因用药后可使机体免疫力、反应性降低，往往掩盖了原发病的性质，虽然自觉症状好转而病情却在发展，因而延误了诊断和治疗。较长时间用药，对水、盐、蛋白质、脂肪代谢均有不良影响，还能抑制骨骼增长，影响体格发育，并可引起骨质疏松、肌肉萎缩和皮质醇增多症即库欣综合征，患儿的肾上腺皮质可发生萎缩。

应特别指出，患水痘的儿童禁用糖皮质激素，因为用药后可使病情急剧恶化，甚至死亡。若在激素治疗过程中发生水痘，应视情况减量或停药。

（7）其他药物：儿童对影响水盐代谢、酸碱平衡的药物较敏感，在应用利尿药后较易发生低钠血症或低钾血症。早产儿、新生儿应用维生素 K、磺胺类等，可发生高胆红素血症，甚至引起胆红素脑病，故上述药物应慎用。

2. 严格掌握用药剂量，并根据具体情况进行调整　药物剂量应随儿童年龄（日龄、月龄）及病情不同而不同，避免机械地按照成人剂量简单缩减。对于新生儿的用药剂量和给药间隔时间，近年多主张通过监测药物的血药浓度指导药物的剂量，根据药物的半衰期决定给药间隔时间，尤其是对那些治疗量与中毒量接近的药物及不良反应较大的药物。采用此种方法使药物在体内既可达到有效治疗浓度又能避免发生不良反应。

前面介绍了 3 种计算和折算儿童用药剂量的方法，但无论采用何种方法，所得数据都有其局限性，在具体应用时还须结合患儿的下列情况加以调整。

（1）生理特点：新生儿、早产儿肝肾功能不成熟，解毒、排泄功能均较差，用药剂量应偏小，甚至仅给半量。

（2）疾病种类与病情：重症要用大量，例如，磺胺类治疗一般感染，一日应用 $50\sim100mg/kg$ 即可；但治疗流行性脑膜炎，则需一日 $150\sim200mg/kg$。再如，青霉素治疗一般感染，一日用 3 万～5 万 U/kg 即可；而治疗化脓性脑膜炎时的剂量，甚至需加大 10 倍以上。当肝、肾功能受损时，应用某些药物的剂量应减小。

（3）用药目的：同一种药物因用药目的的不同而剂量不同。如苯巴比妥用于抗惊厥剂量要大，用于镇静则剂量要小；阿托品用于抢救中毒性休克的剂量，比用于腹痛解痉的用量要大几倍至几十倍。

（4）用药途径：同一药物，灌肠法给药比口服量要大，静脉注射法给药比口服量要小。

如果使用新的或潜在有毒的药物，应注意严格按照药品说明书推荐的剂量。

3. 根据儿童不同时期特点，确定适合的剂型及给药途径　根据年龄、病情，选择适合的剂型及给药途径。用药种类及给药次数不宜过多。

（1）口服：能口服者尽量口服，以减少注射给药对患儿带来的不良刺激。婴幼儿及不能吞咽药片的儿童，最好用水剂（糖浆剂）、冲剂，或临时将药片压碎用糖水溶化后再服。对液体口服制剂，在提供的量器中不要加其他任何药物或食物，以免产生相互作用或影响剂量准确性。给小婴儿喂药时应将其抱起，使成半卧位，用小勺慢慢将药液从嘴角灌入，使药液达舌根部后即可咽下。对较大的儿童，应首先鼓励其自己吃药，必要时强制喂药，但动作要迅速，以防儿童将药吐出引起呛咳。可用拇指及示指紧按两颊，使上下颌分开，将匙留在上下牙之间，直至将药咽下为止。有味的药物不可与食物放在一起喂服，以免引起拒食，造成喂药困难。不应将药物交给较大患儿让其自己掌握，以免发生误服或隐瞒不服的情况。

（2）注射：药物作用发挥较口服快。重症、急症或有呕吐者多用。新生儿静脉给药可直接进入血液循环，对危重新生儿是较可靠的给药途径。但是要按规定速度滴注，不可过快过急。要防止药液渗出引起组织坏死。对于婴幼儿、学龄前及学龄儿童，可根据病情、药物特点选用合适的注射方法。

（3）皮肤外用：由于新生儿体表面积相对较大，皮肤角层薄，故药物经皮肤吸收较成人迅速广泛，尤其在皮肤有炎症或破损时，吸收更多。有的药物（如碘酊、硼酸、糖皮质激素等）经皮肤吸收过多，可发生中毒反应，因此应严格控制给药剂量，并注意观察。外用药应注意避免患儿用手揉入眼中或吃入口中。

（4）其他：只能口服的药物（如中药汤剂），对昏迷患儿可用胃管鼻饲法灌入。舌下、含漱、吸入等给药方法，仅用于能合作的较大患儿。

灌肠法，因药物不易吸收，小婴儿又难以保留药液，故采用不多；可用栓剂肛门给药，如预防高热、惊厥用直肠安定栓剂等。

4. 注意儿童用药过程中发生的不良反应　一旦发现药品不良反应，应立即停药并及时采取治疗措施，同时针对原患疾病更换其他药物治疗。对所发生的药品不良反应要填表、评价，上报药品不良反应监测中心。值得关注的是，对于儿童在用药过程中发生的所有可疑的药品不良反应均应上报。鉴定和报告儿童的药品不良反应尤为重要，因为：①在药品上市前的临床研究中，儿童不作为受试对象；②药物对儿童的作用和药动学与成人有很大的差异；③有些药物尚未广泛用于儿童；④许多药物没有通过批准就用于儿童，属于超适应证用药；⑤药物制剂中虽有适合儿童的成分，但却没有适合儿童的剂量；⑥疾病状态和病程与药品不良反应，在成人和儿童之间是不同的。

国家药品不良反应监测中心，对儿童用药发生的严重不良反应，应汇总通报，并提出相应措施，以提高儿童用药安全性。

5. 儿童禁用或慎用的药物　由于儿童在成长发育的各阶段，有许多解剖和生理的特点，因而对药物的耐受性和反应性不仅与成人不尽相同，而且在儿童年龄范围内，自出生到青春发育期也不尽相同。因此，成人能用的药物对于儿童可能是禁用或慎用，如氟喹诺酮类抗菌药物18岁以下儿童禁用。较大儿童能用的药物，对较小儿童可能是禁用或慎用，如四环素类抗生素8岁以下儿童禁用。还有许多药物，对早产儿、新生儿、婴幼儿是禁用的。故临床医生给儿童用药时，必须依据药品说明书，决定该药品可用、慎用或禁用。

以下仅列举不同年龄段儿童部分禁用和慎用药品，供用药参考。

（1）儿童禁用药物：见表1-3。

表1-3　儿童禁用的药物

类别	药　名
抗菌药物	四环素类（8岁以下）、磺胺类（新生儿）、硝基呋喃类（新生儿）、杆菌肽（新生儿）、乙胺丁醇（新生儿）、氟喹诺酮类（出生至18岁）
神经系统药物	苯丙胺（婴幼儿）、氟哌利多（婴幼儿）、羟嗪（婴儿）、左旋多巴（3岁以下）、硫喷妥钠（6个月内）
其他药物	丙磺舒（2岁以下）、依他尼酸（婴儿）、苯海拉明（早产儿、新生儿）、酚酞（婴儿）、噻嘧啶（婴儿）、甲氧氯普胺（婴幼儿）

（2）儿童慎用药：有些药物虽不严格禁用，但使用中应特别注意，如有代替品最好不用。

氯霉素：该药除对骨髓有抑制作用外，新生儿使用后，由于缺乏葡萄糖醛酸转移酶而无法结合成无活性的衍生物，致使血中游离氯霉素增多，引起中毒，致新生儿"灰婴综合征"。

氨基苷类抗生素：该类药不仅对儿童，而且对成人同样有耳毒性，但对儿童的危害更大，因幼儿尚未掌握语言能力，可引起聋哑。另外，该类药尚可引起肾毒性和神经-肌肉阻滞不良反应。

双氯芬酸：该药可使肾小管收缩，对儿童造成不同程度的肾损害而致血尿，还可因儿童肝、肾功能发育不全而致蓄积中毒。故含双氯芬酸的复方制剂儿童慎用。

阿司匹林：该药用于儿童退热。临床发现有5%~15%的哮喘患儿，在服用本品后引起哮喘发作。新生儿使用含阿司匹林的制剂，易在胃内形成黏膜糜烂，系由于新生儿胃内酸度低，胃排空迟缓，药物吸收慢所致。

6. 儿科用药的色、香、味及外观，应有一定要求，使儿童易接受用药。剂量应能准确分割，或药品规格单剂量化，以提高药物治疗的依从性，提高疗效。说明书应通俗易懂，以便家长掌握，正确执行医嘱。

二、老年人用药

随着社会发展和医学进步，人类寿命正在延长。人口老龄化日益明显。我国统计显示，目前60岁以上老年人口占国内总人口的10%以上，65岁以上的老年人占总人口的7%以上。中国已在步入老龄社会。老年人的特点是生理和心理等方面均处于衰退状态。许多老年人同时患有多种疾病，通常为慢性病，需要长期治疗，因此用药种类较多，药物因素引起的药源性损害也明显增加。因此，对老年人用药问题进行关注和研究，是保证老年患者有效和安全用药的重要措施，同时也可避免过度的和不必要的卫生资源的浪费。

为使老年患者合理用药，应了解老年人各系统器官和组织生理、生化功能及病理、生理学所发生的特征性改变，以及老年人药动学和药效学的特点，对于正确使用药物、减少或避免不良反应以及药源性疾病尤为重要。

（一）老年人药动学特点

1. 吸收　老年人胃肠道肌肉纤维萎缩，张力降低，胃排空延缓，胃酸分泌减少，一些酸性药物解离部分增多，吸收减少。胃排空时间延迟，小肠黏膜表面积减少，胃肠道血流量减少，有效吸收面积减少。胃肠功能的变化，对被动扩散方式吸收的药物几乎没有影响，如阿司匹林、对乙酰氨基酚、复方磺胺甲噁唑等；但对于按主动转运方式吸收的药物，如维生素 B_1、维生素 B_6、维生素 B_{12}、维生素 C、铁剂、钙剂等需要载体参与吸收的药物，则吸收减少，营养素的吸收也减少。

2. 分布　老年人机体的组成成分、血浆蛋白结合率、组织器官的血液循环等，都有不同程度的变化，从而影响体内药物的分布。①老年人体内水分和体重的比例随年龄增长而下降，而体内脂肪随年龄增长而增加，非脂肪组织则逐渐减少。水溶性强的药物，如对乙酰氨基酚，乙酰唑胺、阿替洛尔等分布容积随年龄增长而降低，即相对在血浆中有较高的浓度，因此效应相对增强；脂溶性强的药物，如硫喷妥钠、普萘洛尔、胺碘酮、地西泮等分布容积随年龄增长而增大，半衰期相应延长，峰值则相反降低；②老年人血浆蛋白含量降低，直接影响药物与蛋白的结合，使游离药物浓度增加，作用增强。如华法林的血浆蛋白结合率高，因老年人血浆蛋白降低，使血中具有活性的游离型药物比结合型药物多，常规用量就有造成出血的危险。口服降糖药、长效磺胺等均属于蛋白结合率高的药物，应予注意。

3. 代谢　肝脏是药物代谢和解毒的主要场所。老年人由于肝重量减轻，肝细胞和肝血流量下降，肝微粒体药酶合成减少，活性降低，药物代谢减慢，半衰期延长，使药物在体内易积蓄，产生不良反应，故应适当减量，如利多卡因、苯巴比妥、普萘洛尔、哌唑嗪，阿司匹林等。反之，一些需经肝脏代谢活化的前体药物，在老年人的作用或毒性可能降低。另外，由于老年人的肝血流量比年轻人减少 40%~45%，因此，对肝脏代谢率高、且首关效应显著的药物（如硝酸甘油、利多卡因等），生物利用度增加，70 岁老年人稳态血药浓度为 40 岁者 4 倍。

老年人肝脏药物代谢酶活性，其个体差异大于年龄差异，而且目前尚无临床检验可直接反映肝脏的药物代谢能力，因而需强调老年人用药剂量的个体化。

4. 排泄　肾脏是药物排泄的主要器官。由于老年人肾脏萎缩，血管硬化，血流量减少，老年人的肾脏功能仅为年轻人的 1/2。而且部分老年人因某些慢性疾病影响肾脏的血液灌注，肾脏的血流量减少。这些因素均可影响药物排泄，使药物在体内积蓄，容易产生不良反应或中毒。肾小球随年龄增长而逐渐纤维化，当老年人使用经肾排泄的常规治疗量药物时，容易出现蓄积中毒。特别是使用地高辛、四环素类、头孢菌素类、氨基苷类抗生素、苯巴比妥、磺胺类、普萘洛尔、锂盐等药物时，更应慎重，严格控制用药剂量。

（二）老年人的药效学特点

对于老年人药效学改变的研究远不及药动学深入。老年人机体各器官结构功能退化，适应力减退，体内调节功能下降，药动学性质改变，可使药物达到作用部位或受体的血药浓度改变，引起细胞与受体数量和反应性改变，可能是药效学改变的因素。

1. 神经系统变化对药效学的影响　老年脑萎缩，脑神经细胞数量减少，脑血流量减少，酶活性减弱或靶组织中受体数目和结合力改变，神经递质代谢和功能变化，均可影响药效。苯丙胺、士的宁等中枢兴奋药作用减弱。中枢抑制药，如巴比妥类和地西泮易引起老年人精神错乱和共济失调。中枢抑制性降压药利血平或氯丙嗪、抗组胺药及糖皮质激素等，可引起明显的精神抑制和自杀倾向。氨基苷类抗生素等易致听力损害。老年人由于心脏的神经和胆碱能受体减少，所以阿托品使心率加快的作用仅为年轻人的 1/5。

2. 心血管系统的变化对药效学的影响　老年人心血管系统的功能减退，每搏心排血量、心脏指数及动脉顺应性下降。而总外周阻力上升，动脉压增高，循环时间延长，压力感受器的反射调节功能降低，心脏和自主神经系统反应障碍，因此心脏对缺氧、儿茶酚胺、高碳酸等刺激的反应明显下降，对异丙肾上腺素反应性降低，且对 β_1、β_2 受体的反应性亦减弱。β 受体拮抗药普萘洛尔减慢心率的作用减弱，但同时也应考虑由于其在老年人的首关效应减弱而血药浓度增高。不过，老年人对利尿药、亚硝酸盐类、抗高血压药等敏感性增高，药理作用增强，在正常血药浓度即可引起直立性低血压。另外，由于老年人肝合成凝血因子的能力减退并血管发生退行性病变而致止血反应减弱，故对肝素和口服抗凝药非常敏感，一般治疗剂量可引起持久凝血障碍，并有自发性内出血的危险。老年人对洋地黄类强心苷也十分敏感，应用这两类药时应控制剂量并注意密切观察。

3. 内分泌系统的变化对药效的影响　随着年龄的增长内分泌功能发生改变，各种激素的分泌产生变化，与此相适应的各种激素受体数量的改变，从而导致对药物反应性的差别。老年人许多甾体激素的受体，如糖皮质激素受体数量约减少16%，这对营养物质的转运和代谢的调控能力降低相一致，但老年人对同化代谢/异化代谢呈负平衡，对皮质激素促进蛋白异化作用敏感性增高，易致骨质疏松，甚至自然病理性骨折。老年人对胰岛素和葡萄糖的耐受力下降，大脑对低血糖的耐受力亦差，在使用胰岛素时，易引起低血糖反应，甚至昏迷。试验还证明，吗啡对老年人的镇痛作用在夜间明显降低，这可能因松果腺激素和褪黑素分泌的减少有关，因为它们不但提高吗啡白昼的镇痛水平，亦能反转夜间降低镇痛的作用。老年人的细胞免疫和体液免疫功能减弱，一般主张对无肝、肾功能障碍患者，抗菌药物的剂量可稍增加或疗程适当延长，以防感染复发，但需注意变态反应，因骨髓抑制、过敏性肺炎及间质性肾炎等发生率不比年轻人低。

4. 老年人对某些药物的耐受性降低　老年人的中枢神经系统有些受体处于高敏状态。某些药物小剂量即可引起治疗作用，常规治疗剂量可引起较强的药理反应，出现耐受性降低现象。如对抗惊厥药、苯二氮䓬类、三环类抗抑郁药等较敏感。这类药物可能严重干扰老年人的中枢神经系统功能，从而引起精神错乱、烦躁、抑郁、激动、幻觉、失眠等临床症状。

（三）老年人常用药物的不良反应

临床研究表明，药品不良反应发生率随年龄增长而增加。主要原因是：①老年人基础疾病较多，用药品种多，而且用药时间较长，容易出现药物相互作用和蓄积；②老年人的药动学特性发生改变，药物的生物转化减慢，血药浓度保持在较高水平，不良反应增加；③随着年龄的增长，体内稳态机制变差，药物效应相对增强；④老年人的各系统，尤其是中枢神经系统对多种药物敏感性增加；⑤人体的免疫机制，随年龄增加而发生改变，可能出现变态反应。老年人的不良反应还有其特殊性，临床表现更为严重，且药理作用更为广泛。老年人用药的不良反应经常是不明确的，也存在非特异性。主要症状（可能是任何常用药物导致）经常是杂乱的。为了判断不良反应可能是所用药物中的哪一种引起的，以便及时停药并采取相应措施，现将常用药物的不良反应做如下叙述。

1. 镇静催眠药 许多镇静催眠药半衰期较长，产生严重的宿醉效应，如困倦、共济失调、语言不清、意识混乱等。老年人应使用半衰期短的药物，帮助患者顺利度过疾病急性期，但是应尽早停药，避免产生药物依赖性。目前临床常用的为苯二氮䓬类药物，如地西泮等。该类药易引起中枢神经系统抑制，表现有嗜睡、四肢无力、神志不清及语言不清等。长期应用苯二氮䓬类药可引起老年抑郁症。巴比妥类药物，可延长老年人中枢抑制作用或出现兴奋激动等，可能由于排泄或代谢功能变化所致，故老年人应慎重使用该类药物。

2. 解热镇痛药 阿司匹林、对乙酰氨基酚等对发热（尤其是高热）的老人，可致大汗淋漓、血压下降、体温下降、四肢冰冷、极度虚弱，甚至虚脱。如用于镇痛长期服用阿司匹林、吲哚美辛等非甾体抗炎药，可致消化道溃疡、胃出血、呕吐咖啡色物及黑粪，尤其对患有心脏病或肾功能损害的老年患者危害更加严重。

3. 心血管系统用药 抗高血压药，如利血平、甲基多巴，长期应用易导致精神忧郁症；血管扩张药、β受体拮抗药，易引起直立性低血压；硝苯地平可出现面部潮红、心慌、头痛等反应。抗心绞痛药，如硝酸甘油可引起头晕、头胀、心跳加快、面部潮红，诱发或加重青光眼。抗心律失常药，如胺碘酮可出现室性心动过速；美西律可出现眩晕、低血压、手震颤、心动过缓和传导阻滞；普萘洛尔（β受体拮抗药）可致心动过缓、心脏停搏，还可诱发哮喘，加重心力衰竭。用于慢性心功能不全药物，如强心苷类药物地高辛，可引起室性期前收缩、传导阻滞及低钾血症等洋地黄中毒反应。

4. 利尿药 如呋塞米、氢氯噻嗪可致脱水、低血钾等不良反应。另外，呋塞米和依他尼酸还可致耳毒性（耳鸣、听力减退）、眩晕、恶心、头痛、共济失调。利尿药均可引起高血糖和高尿酸血症，患糖尿病和有痛风病史的老年人更应慎用。

5. 抗凝药 老年人用肝素、华法林易导致出血，应严格控制剂量。用药期间，应密切观察出血迹象并监测出、凝血时间及国际标准化比值。

6. 降糖药 胰岛素和格列齐特等口服降糖药，因老年人肝、肾功能减退而消除减慢，易发生低血糖反应。

7. 抗胆碱药和抗抑郁药 如阿托品、苯海索和抗抑郁药丙米嗪等，可使前列腺增生的老年病人排尿括约肌抑制而导致尿潴留。阿托品还可诱发或加重老年青光眼，甚至可致盲。阿米替林和丙米嗪，对大多数老年人服用后会出现不安、失眠、健忘、激动、定向障碍、妄想等症状，可能与老年人神经系统功能有关，发现后应停药。

8. **抗震颤麻痹药和抗癫痫药**　左旋多巴、金刚烷胺等，可使老年期痴呆加重；左旋多巴还可致排尿困难，引起直立性低血压。苯妥英钠，对患有低蛋白血症或肾功能低下的老年患者，可增加神经和血液方面的不良反应，应根据年龄适当减少剂量并监测血药浓度。

9. **抗过敏性药**　苯海拉明、氯苯那敏等可致嗜睡、头晕、口干等反应。

10. **抗生素**　大量长期应用广谱抗生素，容易出现肠道菌群失调或真菌感染等严重并发症。庆大霉素、卡那霉素等氨基苷类与利尿药合用，可加重耳、肾毒性反应。老年人对药物产生的肾毒性比较敏感，使用四环素、万古霉素等应慎重，使用氨基苷类、头孢菌素类、多黏菌素，需减量或延长给药时间间隔。

11. **糖皮质激素类药物**　如泼尼松、地塞米松等长期应用时，可致水肿、高血压、高血糖，易使感染扩散，并可诱发溃疡出血等。

12. **维生素及微量元素**　维生素 A 过量，可引起中毒，表现为畏食、毛发脱落、易发怒激动、骨痛、骨折、颅内压增高（头痛、呕吐等）。维生素 E 过量会产生严重不良反应，如静脉血栓形成、头痛及腹泻等。微量元素锌过量，可致高脂血症及贫血；硒补过多，可致慢性中毒、引起恶心、呕吐、毛发脱落、指甲异常等。

（四）老年人用药注意事项

由于老年人药物的体内过程和药理作用明显不同于年轻人，充分认识其特殊性，从而对老年患者合理用药，提高药物的疗效，减少或避免药品不良反应，这对老年人疾病的防治具有重要意义。

1. **明确用药指征，合理选药**　由于老年人生理衰老、病理变化，往往患有多种疾病，用药品种亦较多。因此，在给老年患者用药前，医师应了解其疾病史、用药史及目前用药情况，在此基础上首先做出正确的诊断，明确用药指征，选择疗效确切、不良反应小、无或较少相互作用、能纠正病理过程或消除病因的药物。若无必要用药，则坚决不用；可用可不用药，以不用为好。就是说，对于老年人，除急症或器质性病变外，应尽量少使用药物。当老年患者必须进行药物治疗时，则应用最少的药物和最小的有效剂量，一般不超过 3～4 种药物配用，以免药物相互作用而产生严重不良反应或拮抗疗效，也免得老年人漏用或误用。

2. **用药剂量个体化**　老年人用药应从小剂量开始，逐渐增加至个体最合适的获得满意疗效的治疗剂量。一般来说，应根据年龄、体重、体质情况，以成人用量的 1/2、2/3、3/4 顺序用药。即使采用此法，也因老年人个体差异很大，而最好是根据药物的药动学特点、监测血药浓度及肝肾功能降低的情况适当调节剂量，实行剂量个体化。如药物或活性代谢产物主要由肾排泄时，给药剂量或给药时间调整，均需根据肌酐清除率、原型药物经肾排泄百分率（F），按下列公式计算剂量调整系数。

$$剂量调整系数 = 1/F(K_f - 1) + 1$$

K_f 表示肾功能降低或肾病患者的肾排泄功能，即其肌酐清除率除以肌酐清除率正常值（每分钟 120ml）而得。按下列公式计算调整剂量和给药时间间隔，即：

肾功能降低者或肾病患者给药剂量 = 正常人剂量/剂量调整系数

肾功能降低者或肾病患者给药时间间隔 = 正常人给药时间间隔×剂量调整系数

3. 选择合适的药物剂型，简化用药方法 老年人因体质方面变化，给药方法较年轻人更为重要，只有采取适当的给药方法，才能取得较好的疗效。静脉注射或滴注给药途径不方便，只有吞咽困难或重病人采用。一般多采用口服给药，许多老年人吞咽片剂或胶囊困难，尤其量较大时，故宜选用颗粒剂、口服液或喷雾剂。由于老年人胃肠功能减退和不稳定，将影响缓释、控释药物制剂的释放，如胃排空及肠道运动减慢，使其释放增加，提高吸收量而产生不良反应。故也不宜使用缓、控释药物制剂。

选用简便的服用方法对老年人更有益，免得漏服。有明确适应证的药物，尽量选用一天用药1～2次的药物。需要特别注意的是，尽量不用服药间隔不规则的药物，以便提高依从性。

4. 密切观察临床可能出现的药品不良反应 注意观察患者的临床表现，并定期测定其肝肾功能、血象、电解质和酸碱情况，在用药过程中一旦出现不良反应，应及时停药，并采取相应措施，对原有疾病更换作用相同或相似的、不良反应小的药物进行治疗。

(五) 让患者或家属清楚掌握用药

为老年患者开的处方，医师的字迹更要清楚，诸项完整明确，患者或家属一目了然。药师在发药时，对药物的用法、用量及注意事项要耐心交待清楚。在有条件情况下，要给患者用药指导卡片，其内容：①老年患者用药注意事项；②忠告患者合理营养，加强身体锻炼，保持身心健康，不可滥用滋补药、保健品、抗衰老药；③写明本次所取诸药的用法、用量及注意事项；④药品特殊保存方法。

第四节 妊娠与哺乳期妇女用药

一、妊娠期妇女用药

妇女的妊娠期分为4个时期，第1期为着床前期，从受精到着床约12日。第2期为器官形成期（妊早期），从13～56日。第3期占其余70%的妊娠期（妊中期），是生长发育期。第4期是分娩期（妊晚期），为7～14日。妊娠妇女的用药、剂量和作用时间、胎儿的遗传构成和易感性、母亲的年龄及营养状况等诸多因素均决定药物对胎儿的影响。尤其是前2、3期最危险。

妊娠期妇女用药直接关系到下一代的身心健康。在胎儿发育过程中的不同阶段，其器官功能和药物代谢酶系统尚不完善，如用药不当，就会产生不良影响。因此，为防止诱发畸胎、器官损伤，在妊娠初始的第2、3期内应尽量避免用药，尤其是已确定或怀疑有致畸作用的药物。如必须用药，应在医、药师的指导下，选用一些无致畸作用的药物。对致畸性尚未充分了解的新药，一般避免使用。

国外把对妊娠有危险性的药物分成5个等级（即A、B、C、D、X级），由美国FDA颁布，大部分药物危害性的级别均由制药公司按上述标准拟定，详情可检索《新编药物学》第16版附录5（危险等级的药物检索表）。妊娠期妇女禁用的药物名单，见表1-4。

表 1-4 妊娠期妇女禁用的药物名单

类别	药 物
抗感染药物	链霉素、盐酸大观霉素、依托红霉素、琥乙红霉素、氯霉素（妊晚期禁用）、米诺环素、多西环素、氟喹诺酮类抗菌药、磺胺嘧啶（临近分娩禁用）、磺胺甲噁唑（临近分娩禁用）、磺胺异噁唑（临近分娩禁用）、甲硝唑（初始 3 个月禁用）：呋喃唑酮、利福平（初始 3 个月禁用）、伊曲康唑、阿糖腺苷、利巴韦林、伐昔洛韦、膦甲酸钠、阿巴卡韦、依非韦伦、盐酸左旋咪唑、阿苯达唑、噻苯达唑、噻嘧啶、乙胺嘧啶、沙利度胺、司坦夫定、奎宁、磷酸氯喹、喷他脒、阿糖腺苷
主要作用于精神和神经系统药物	左旋多巴、溴隐亭（妊早期禁用）、卡马西平、苯妥英钠、磷苯妥英钠、三甲双酮（妊早期）、扑米酮、夸西泮、咪达唑仑、苯巴比妥、异戊巴比妥、水合氯醛、地西泮（初始 3 个月禁用）、奥沙西泮、氟西泮、氯硝西泮、三唑仑、艾司唑仑、扎来普隆、赖氨酸阿司匹林（妊晚期禁用）、贝诺酯、双水杨酸酯、尼美舒利、萘普生、双氯芬酸钠（初始 3 个月禁用）、舒林酸、吡罗昔康（妊晚期禁用）、美罗昔康、氯诺昔康、萘丁美酮（妊晚期禁用）、依托度酸、塞来昔布、帕瑞昔布、伐地昔布、金诺芬、阿明诺芬、奥沙普嗪、芬布芬、洛索洛芬、甲芬那酸、甲氯芬那酸、吲哚美辛、青霉胺、秋水仙碱、别嘌醇、麦角胺、丁丙诺啡、戊四氮、贝美格、吡拉西坦、他克林、苯噻嗪、阿米替林、盐酸丙米嗪、氟西汀、盐酸哌替啶（临近分娩禁用）、盐酸美沙酮、盐酸硫酸唑、甲磺酸双麦角碱、利扎曲普坦、洛美利嗪、罗匹尼罗、齐拉西酮、左乙拉西坦、多奈哌齐、麦角胺
麻醉药与主要作用于骨骼肌系统药物	氯化筒箭毒碱（妊娠前 3 个月禁用）、顺阿曲库铵、利鲁唑
主要作用于循环系统药物	伊布利特、地尔硫䓬（注射剂禁用）、卡维地洛、美托洛尔（中晚期禁用）、索他洛尔（中晚期禁用）、比索洛尔、阿罗洛尔、丁咯地尔、阿托伐他汀、洛伐他汀、普伐他汀、氟伐他汀、匹伐他汀、非诺贝特、辛伐他汀、阿昔莫司、氯贝丁酯、非诺贝特、普萘洛尔（中晚期禁用）、吲哒帕胺（妊娠高血压者禁用）、尼索地平、尼群地平、非洛地平、马尼地平、阿折地平、赖诺普利（中晚期禁用）、卡托普利、依那普利、咪达普利、贝那普利、培哚普利、福辛普利、西拉普利、雷米普利、喹那普利、佐芬普利、氯沙坦（中晚期禁用）、缬沙坦、厄贝沙坦（中晚期禁用）、替米沙坦、奥美沙坦酯、坎地沙坦西酯、依普罗沙坦、特拉唑嗪、肼屈嗪、盐酸乌拉地尔、利血平、曲匹地尔（初始 3 个月禁用）、盐酸米多君、前列地尔
主要作用于呼吸系统药物	氢溴酸右美沙芬（初始 3 个月禁用）、厄多司坦、喷托维林、氯哌斯汀、非诺特罗、曲尼司特、异丙托溴铵（妊早期禁用）、噻托溴铵（临近分娩禁用）、波生坦

续 表

类别	药　　物
主要作用于消化系统药物	曲硫嗪、哌仑西平、枸橼酸铋钾、胶体果胶铋、碱式碳酸铋、胶体酒石酸铋、西咪替丁、雷尼替丁、法莫替丁、尼扎替丁、枸橼酸铋雷尼替丁、米索前列醇、罗沙前列醇、恩前列素、甘珀酸钠、吉法酯、醋氨乙酸锌（初始3个月禁用）、泮托拉唑（初始3个月禁用），雷贝拉唑钠、埃索美拉唑、西沙必利、奥沙拉索、复方铝酸铋、匹维溴铵、马来酸曲美布汀、多拉司琼、托烷司琼、雷莫司琼、硫酸镁、甲氧氯普胺、硫酸钠、蓖麻油、欧车前亲水胶、苦参素、地芬诺酯、复方樟脑酊、硫普罗宁、甘草酸二胺、甲磺酸加贝酯、乙型肝炎疫苗注射剂、非布丙醇、曲匹布通、羧甲香豆素、熊去氧胆酸、鹅去氧胆酸、奥曲肽、柳氮磺吡啶（临近分娩禁用）、特利加压素、生长抑素、三甘氨酰基赖氨酸加压素
主要作用于泌尿和生殖系统药物	布美他尼（初始3个月禁用）、醋甲唑胺、醋羟胺酸、鞣酸加压素、垂体后叶素、缩宫素、麦角新碱（胎盘娩出前禁用）、马来酸麦角新碱（胎盘未剥离胎儿娩出前）、地诺前列酮（胎位异常者禁用），呋塞米、布美他尼（初始3个月禁用）、氟他胺、比卡鲁胺、非那雄胺、依立雄胺、度他雄胺
主要作用于血液和造血系统药物	促红素、血凝酶、依诺肝素（妊娠早期禁用）、达肝素（妊娠早期禁用）、华法林钠、双香豆素、双香豆素乙酯、醋硝香豆素、茴茚二酮、苯茚二酮、降纤酶、去纤酶、重组人组织型纤溶酶原激酶衍生物、莫拉司亭、培非格司亭、阿法达贝泊汀、羟乙基淀粉（妊娠早期禁用）、西洛他唑、沙格雷酯、伊洛前列素
主要作用于内分泌和代谢系统药物	甲磺酸溴隐亭、兰瑞肽，重组促卵泡激素α、重组促卵泡激素β、西曲瑞克、曲安奈德、雌二醇、戊酸雌二醇、炔雌醇、雌三醇、尼尔雌醇、己烯雌酚、尿促性素、氯米芬、亮丙瑞林、曲普瑞林、甲睾酮（妊早期禁用）、苯丙酸诺龙、甲地孕酮、左炔诺孕酮、孕三烯酮、氯地孕酮、羟孕酮、米非司酮、卡前列素、卡前列甲酯、甲苯磺丁脲、格列本脲、格列吡嗪、格列齐特、格列喹酮、格列美脲、苯乙双胍、二甲双胍、罗格列酮、吡格列酮、瑞格列奈、那格列奈、降钙素、碘化钾、重组人生长激素、雷洛昔芬、羟乙膦酸钠、帕米膦酸二钠、依替膦酸二钠、氯屈磷酸二钠、阿仑膦酸钠、伊班膦酸钠、替鲁膦酸钠、利塞膦酸钠
维生素、营养与调节水、电解质和酸碱平衡药物	过量维生素D、过量维生素A、葡萄糖酸锌

类别	药 物
抗变态反应药及免疫调节药物	苯海拉明（妊早期禁用）、茶苯海明（妊早期妊晚期）、西替利嗪（妊早期禁用）、左西替利嗪、异丙嗪（临近分娩禁用）、依巴斯汀、司他斯汀、左卡巴斯汀、青霉胺、环孢素、他克莫司、硫唑嘌呤、咪唑立宾、匹多莫德（初始3个月禁用）、来那度胺、抗人淋巴细胞免疫球蛋白、来氟咪特、吗替麦考酚酯、干扰素、重组人白细胞介素Ⅱ、雷公藤多苷
皮肤与软组织用药	鬼臼毒素、林旦、维胺酯、维A酸、阿达帕林、异维A酸、他扎罗汀、甲氧沙林、三甲沙林
抗肿瘤药物	氮芥、苯丁酸氮芥、硝卡芥、美法仑、氧氮芥、甲氧芳芥、环磷酰胺、异环磷酰胺、甘磷酰芥、氮甲、白消安、六甲蜜胺、雌莫司汀、卡莫司汀、洛莫司汀、司莫司汀、尼莫司汀、福莫司汀、塞替派、达卡巴嗪、卡培他滨、甲氨蝶呤、氨蝶呤、巯嘌呤（初始3个月禁用）、硫鸟嘌呤（初始3个月禁用）、硫唑嘌呤、氟尿嘧啶（初始3个月禁用）、氟尿苷、卡莫氟、去氧氟尿苷、氟尿脱氧核苷、替加氟（初始3个月禁用）、羟基脲、美法仑、阿糖胞苷（初始3个月禁用）、吉西他滨、苏尼替尼、丝裂霉素（初始3个月禁用）、平阳霉素、柔红霉素、多柔比星（初始3个月禁用）、吡柔比星、表柔比星、阿柔比星、伊达比星、长春碱、长春新碱、长春地辛、长春瑞滨、依托泊苷、替尼泊苷、拓扑替康、伊立替康、紫杉醇、多西他赛、羟喜树碱、高三尖杉酯碱、门冬酰胺酶（初始3个月禁用）、顺铂、卡铂、奥沙利铂、赛特铂、米托蒽醌、他莫昔芬、托瑞米芬、福美坦、依西美坦、氨鲁米特、来曲唑、阿那曲唑、甲羟孕酮、甲地孕酮、亮丙瑞林、戈舍瑞林、戈那瑞林、阿拉瑞林、曲普瑞林、丙卡巴肼、达卡巴嗪、三氧化二砷、靛玉红、托烷司琼、利妥昔单抗、群司珠单抗、泊恃佐米单抗、氟维司群、替莫唑胺、雷替曲塞、喜树碱
生物制品	森林脑炎灭活疫苗、冻干黄热病活疫苗、冻干流行性腮腺炎活疫苗、流行性出血热灭活疫苗（Ⅰ型、Ⅱ型）、水痘减毒活疫苗、冻干风疹活疫苗、斑疹伤寒疫苗、霍乱疫苗、甲型肝炎活疫苗、伤寒菌苗、伤寒副伤寒甲、乙菌苗、伤寒Ⅵ多糖菌苗、钩端螺旋体菌苗、冻干鼠疫活菌苗、冻干人用布氏菌病活菌苗、霍乱菌苗、乙型肝炎疫苗

依据《中华人民共和国药典临床用药须知》2005年版整理

二、哺乳期妇女用药

药物由母体血浆通过血浆-乳汁屏障进入乳汁中，而后经婴儿通过吞吸后在消化道吸收。乳母用药后药物进入乳汁，其中的含量很少超过母亲摄入量的1%~2%，故一般不至于给哺乳儿带来危害，然而少数药物在乳汁中的排泄量较大，母亲服用量应考虑对哺乳婴儿的危害，避免滥用。一般药物的分子量<200和在脂肪与水中都能有一定的溶解度的物质较易通过细胞膜。在药物与母体血浆蛋白结合能力方面，只有在母体血浆中处于游离状态的药物才能进入乳汁，而与母体血浆

蛋白结合牢固的药物如抗凝药华法林不会在乳汁中出现。另外，要考虑药物的解离度，解离度越低，乳汁中药物浓度也越低。弱碱性药物（如红霉素）易于在乳汁中排泄，而弱酸性药物（如青霉素）较难排泄。哺乳期妇女用药的原则有：尽量减少药对子代的影响，同时，由于人乳是持续地分泌并在体内不潴留，母亲如需服药，要在服药后第6个小时（一般药物的1个血浆半衰期）再哺乳，如药品对孩子影响太大则停止哺乳，暂时由人工喂养替代。哺乳期妇女禁用的药物名单，见表1-5。

表1-5 哺乳期妇女禁用的药物名单

类别	药 物
抗感染药物	链霉素、硫酸巴龙霉素、卡那霉素、氯霉素、林可霉素、红霉素、琥乙红霉素、四环素、米诺环素、多西环素、盐酸林可霉素、万古霉素、去甲万古霉素、氟喹诺酮类抗菌药、磺胺嘧啶、柳氮磺吡啶、磺胺甲噁唑、磺胺异噁唑、呋喃妥因、特比萘芬、伊曲康唑、两性霉素B、氯法齐明、利巴韦林、膦甲酸钠、去羟肌苷、阿巴卡韦、依非韦伦、齐多夫定、甲苯达唑、阿苯达唑、噻苯唑、替硝唑、乙胺嘧啶、伯氨喹、喷他脒、吡喹酮、盐酸左旋咪唑
主要作用于精神和神经系统药物	左旋多巴、金刚烷胺、卡马西平、苯巴比妥、苯妥英钠、磷苯妥英钠、唑吡坦、碳酸锂、甲喹酮、地西泮、硝西泮、奥沙西泮、氟硝西泮、三唑仑、水合氯醛、扎来普隆、扑米酮、利培酮、奥氮平、氟哌利多、甲丙氨酯、盐酸氯丙嗪、氟哌啶醇、氯普噻吨、舒必利、氟伏沙明、齐拉西酮、赖氨酸阿司匹林、对乙酰氨基酚、贝诺酯、双水杨酸酯、可待因、尼美舒利、双氯芬酸钠/米索前列醇、萘普生、吲哚美辛、舒林酸、芬布芬、金诺芬、洛索洛芬、吡罗昔康、美罗昔康、氯诺昔康、萘丁美酮、依托度酸、塞来昔布、奥沙普嗪、青霉胺、秋水仙碱、别嘌醇、麦角胺、羟考酮、丁丙诺啡、吗啡、戊四氮、贝美格、士的宁、吡拉西坦、他克林、氟西汀、帕罗西汀、西酞普兰、舍曲林、氟扶沙明、草酸S-西酞普兰、文拉法辛、盐酸多奈哌齐、托卡朋、麦角胺
主要作用于循环系统药物	伊布利特、地尔硫䓬、卡维地洛、比索洛尔、阿罗洛尔、丁咯地尔、氟桂利嗪、马尼地平、阿托伐他汀、洛伐他汀、普伐他汀、非诺贝特、辛伐他汀、匹伐他汀、氯贝丁酯、阿昔莫司、依那普利、贝那普利、赖诺普利、雷米普利、培哚普利、福辛普利、西拉普利、佐芬普利、厄贝沙坦、替米沙坦、奥美沙坦酯、坎地沙坦西酯、依普罗沙坦、特拉唑嗪、盐酸乌拉地尔、盐酸肼屈嗪、二氮嗪、盐酸米多君、前列地尔
主要作用于呼吸系统药物	厄多司坦、喷托维林、氯哌斯汀、右美沙芬、倍氯米松

续 表

类别	药 物
主要作用于消化系统药物	西咪替丁、雷尼替丁、法莫替丁、尼扎替丁、罗沙替丁乙酸酯、雷尼替丁枸橼酸铋、泮托拉唑、埃索美拉唑、雷贝拉唑钠、胶体酒石酸铋、米索前列醇、罗沙前列醇、恩前列素、甘珀酸钠、马来酸曲美布汀、瑞巴派特、复方铝酸铋、匹维溴铵、雷莫司琼、托烷司琼、多拉司琼、西沙必利、依托必利、酚酞、欧车前亲水胶、地芬诺酯、次水杨酸铋、复方樟脑酊、马洛替酯、硫普罗宁、熊去氧胆酸、非布丙醇、奥利司他、乌司他丁、柳氮磺吡啶、醋酸兰瑞肽、甲磺酸萘莫司他、生长抑素、奥曲肽
主要作用于泌尿和生殖系统药物	环噻嗪、苄噻嗪、泊利噻嗪、贝美噻嗪、乙酰唑胺、醋甲唑胺、黄酮哌酯
主要作用于血液和造血系统药物	双香豆素乙酯、茴茚二酮、苯茚二酮、依诺肝素、达肝素、降纤酶、去纤酶、非格司亭、莫拉司亭、培非格司亭、西洛他唑、伊洛前列素、阿法达贝泊汀
主要作用于内分泌和代谢系统药物	甲磺酸溴隐亭、兰瑞肽、西曲瑞克、曲安奈德、雌二醇、戊酸雌二醇、炔雌醇、雌三醇、尼尔雌醇、己烯雌酚、亮丙瑞林、炔诺酮、甲地孕酮、左炔诺孕酮、孕三烯酮、氯地孕酮、羟孕酮、米非司酮、卡前列素、卡前列甲酯、甲苯磺丁脲、格列本脲、苯乙双胍、二甲双胍、罗格列酮、吡格列酮、瑞格列奈、那格列奈、降钙毒、卡比马唑、甲硫氧嘧啶、碘化钾、阿仑膦酸钠、伊班膦酸钠、利塞膦酸钠
抗变态反应药及免疫调节药物	苯海拉明、左西替利嗪、依巴斯汀、司他斯汀、曲普利啶、青霉胺、环孢素、他克莫司、吗替麦考酚酯、硫唑嘌呤、咪唑立宾、匹多莫德、来那度胺、抗人淋巴细胞免疫球蛋白、来氟米特、雷公藤总苷、干扰素
皮肤与软组织用药	鬼臼毒素、林旦、茶苯海明、异维A酸、他扎罗汀
抗肿瘤药物	氮芥、苯丁酸氮芥、硝卡芥、美法仑、氧氮芥、环磷酰胺、异环磷酰胺、六甲蜜胺、甘磷酰芥、雌莫司汀、卡莫司汀、洛莫司汀、尼莫司汀、福莫司汀、白消安、噻替派、甲氨蝶呤、硫唑嘌呤、氟尿嘧啶、氟尿苷、卡莫氟、替加氟、去氧氟尿苷、氟尿脱氧核苷、阿糖胞苷、丝裂霉素、平阳霉素、柔红霉素、吡柔比星、多柔比星、阿柔比星、伊达比星、吉西他滨、长春地辛、长春瑞滨、卡培他滨、依托泊苷、替尼泊苷、羟喜树碱、拓扑替康、伊立替康、紫杉醇、多西他赛、高三尖杉酯碱、顺铂、卡铂、奥沙利铂、他莫昔芬、托瑞米芬、福美坦、依西美坦、氨鲁米特、来曲唑、阿那曲唑、甲羟孕酮、甲地孕酮、亮丙瑞林、戈舍瑞林、戈那瑞林、阿拉瑞林、曲普瑞林、丙卡巴肼、达卡巴嗪、米托蒽醌、羟基脲、来曲唑、阿那曲唑、利妥昔单抗、曲妥珠单抗、群司珠单抗、泊特佐米单抗、替莫唑胺、雷替曲塞、门冬酰胺酶、靛玉红、喜树碱

续　表

类别	药　物
生物制品	森林脑炎灭活疫苗、流行性出血热灭活疫苗、斑疹伤寒疫苗、霍乱疫苗、伤寒菌苗、伤寒副伤寒甲菌苗、伤寒Ⅵ多糖菌苗、钩端螺旋体菌苗、冻干鼠疫活菌苗、冻干人用布氏菌病活菌苗
维生素、营养与调节水、电解质和酸碱平衡药物	葡萄糖酸锌
对比剂	碘泛酸、碘阿芬酸、碘普罗胺

依据《中华人民共和国药典临床用药须知》2005 年版整理

第五节　肝、肾功能不全的患者用药

一、肝功能不全的患者用药

　　肝脏是人体内最大的实质性腺体,具有十分重要的生理功能,首先是人体各种物质代谢和加工的中枢,并把多余的物质（如糖、蛋白质、脂肪）加以储存,其次,肝脏还有生物转化和解毒功能,对绝大部分进入人体的药物和毒物,都会在肝脏发生氧化、还原、水解、结合等化学反应,不同程度地被代谢,最后以代谢物的形式排出体外。由于肝细胞不断地从血液中吸取原料,难以避免遭受有毒物质或病毒、毒素、药物和寄生虫的感染或损害,轻者丧失一定的功能,重者造成肝细胞坏死,最后发展为肝硬化、肝癌及肝衰竭,甚至发生肝性脑病。

　　另外,肝脏又是许多药物代谢的主要场所,当肝功能不全时,药物代谢必然受到影响,药物生物转化减慢,血浆中游离型药物增多,从而影响药物的效应并增加毒性。因此必须减少用药剂量或用药次数,特别是给予有肝毒性的药物时更需谨慎,见表 1-6。

表 1-6　肝功能不全患者慎用药物名单

损害类别	影响药物
代谢性药物引起的肝损伤	氯丙嗪、三环类抗抑郁药、抗癫痫药、抗风湿药、抗甲状腺药、免疫抑制药、口服避孕药、甲睾酮和其他蛋白同化激素、巴比妥类、甲基多巴
急性实质性药物引起的肝损伤	
剂量依赖性肝细胞坏死	对乙酰氨基酚

损害类别	影响药物
非剂量依赖性肝细胞坏死	异烟肼、对氨水杨酸、氟烷、三环类抗抑郁药、单胺氧化酶抑制药、抗癫痫药、肌松药、抗溃疡药、青霉素衍生物、抗真菌药、利尿药、美托洛尔、钙通道阻滞药、奎尼丁、鹅去氧胆酸、可卡因
药物引起的脂肪肝	
以胆汁淤积性损害为主	异烟肼、甲氨蝶呤、苯妥英钠、苯巴比妥、糖皮质激素、四环素、水杨酸类、丙戊酸钠
肝肉芽肿浸润	异烟肼、硝基呋喃类、青霉素衍生物、磺胺类、抗癫痫药、阿司匹林、金盐、别嘌醇、雷尼替丁、氯磺丙脲、氯丙嗪、奎尼丁、地尔硫䓬、丙吡胺、肼屈嗪
慢性实质性药物引起的肝损伤	
活动性慢性肝炎	甲基多巴、呋喃妥因、丹曲林、异烟肼、对乙酰氨基酚
慢性胆汁淤积	氯丙嗪、丙米嗪、甲苯磺丁脲、红霉素、噻苯达唑、丙戊酸钠、非诺洛芬
肝纤维化和肝硬化	甲氨蝶呤、烟酸、维生素 A
肝磷脂和酒精性肝炎样	胺碘酮
药物引起的胆管病变（硬化性胆管炎）	氟尿嘧啶
药物引起的肝血管病变	
布卡综合征	口服避孕药、达卡巴嗪
静脉栓塞性疾病	硫唑嘌呤、噻苯达唑、硫鸟嘌呤、环磷酰胺、环孢素、多柔比星、丝裂霉素、卡莫司汀、雌激素
肝窦状隙损害、包括扩张、紫癜肝、周边窦状隙纤维化、非硬化性门静脉高压、小节再生性增生、肝动脉和门静脉血栓	硫唑嘌呤、口服避孕药、雄激素、同化激素、维生素 A、甲氨蝶呤、巯嘌呤
肝脏肿瘤	
良性肿瘤	口服避孕药、雄激素和蛋白同化激素
病灶性小节增生	口服避孕药
肝细胞癌	口服避孕药、雄激素和蛋白同化激素

续　表

损害类别	影响药物
ALT 和 AST 升高	四环素、林可霉素、克林霉素、两性霉素 B、氨苄西林、羧苄西林、苯唑西林、氯唑西林、美洛西林、多黏菌素、头孢呋辛、头孢美唑、头孢曲松、头孢哌酮、头孢他啶、拉氧头孢、头孢地嗪、亚胺培南/西司他丁钠、红霉素酯化物、依托红霉素、氟康唑、伊曲康唑、灰黄霉素、酮康唑、阿昔洛韦、伐昔洛韦、泛昔洛韦、异烟肼、利福平、乙胺丁醇、辛伐他汀、普伐他汀、洛伐他汀、氟伐他汀、阿托伐他汀、来氟米特、吗替麦考酚酯、咪唑立宾、匹莫林、莫雷西嗪、西咪替丁、罗沙替丁、尼扎替丁、奥美拉唑、兰索拉唑、雷贝拉唑、肝素钙、依诺肝素、达肝素钠、那屈肝素钙、降纤酶、东菱精纯抗栓酶、氯丙嗪、氟哌啶醇、氯普噻吨、奥氮平
血清-谷氨酰转移酶（γ-GT）升高	苯妥英钠、苯巴比妥、乙醇

引自《中国国家处方集》2010 年版

（一）肝功能不全患者的用药原则

1. 明确诊断，合理选药。
2. 避免或减少使用对肝脏毒性较大的药物。
3. 注意药物相互作用，特别应避免肝毒性的药物合用。
4. 对肝功能不全而肾功能正常的患者可选用对肝功能毒性小，并且从肾脏排泄的药物。
5. 开始用药时宜小剂量，必要时进行血药浓度监测，做到给药方案个体化。
6. 定期检查肝功能，及时调整治疗方案。

（二）肝功能不全患者抗菌药物的选择

1. 可按常量应用的药物　青霉素、头孢唑啉、头孢他啶、氨基苷类、万古霉素类和多黏菌素类、氧氟沙星、环丙沙星等氟喹诺酮类。
2. 对严重肝病者需减量使用的药物（对一般肝病者可按常量应用）　哌拉西林、美洛西林、阿洛西林、羧苄西林、头孢噻肟、头孢曲松、头孢哌酮、红霉素、克林霉素、甲硝唑、氟罗沙星、氟胞嘧啶、伊曲康唑等。
3. 肝病者减量用药　林可霉素、培氟沙星、异烟肼（异烟肼在肝炎活动期避免使用）。
4. 肝病者避免使用的药物　红霉素酯化物、四环素类、氯霉素、利福平类、两性霉素 B、酮康唑、咪康唑、特比萘芬、磺胺类。

二、肾功能不全的患者用药

肾脏是药物排泄的主要器官，也是药物代谢的器官之一，极易受到某些药物的作用而出现毒性反应。肾毒性的表现有轻度的肾小球、肾小管损伤，肾衰竭，临床可见蛋白尿、管型尿、血肌酐及尿素氮值升高，严重时可引起少尿、无尿或肾衰竭。磺胺药除引起血尿外，还可发生结晶尿。肾功能受损时，药物吸收、分布、代谢、排泄以及机体对药物的敏感性均可能发生改变。

（一）肾功能不全时药动学和药效学特点

1. **吸收** 肾功能不全患者肾单位数量减少、肾小管酸中毒。如维生素 D 羟化不足，可导致肠道钙吸收减少。慢性尿毒症患者常伴有胃肠功能紊乱，如腹泻、呕吐，这些均减少药物的吸收。

2. **分布** 肾功能损害能改变药物与血浆蛋白的结合率。一般而言，酸性药物血浆蛋白结合率下降。如苯妥英钠、呋塞米，而碱性药物血浆蛋白结合率不变（普萘洛尔、筒箭毒碱）或减低（地西泮、吗啡）。其作用机制为：①血浆蛋白含量下降；②酸性代谢产物蓄积，竞争血清蛋白，使药物蛋白结合率下降；③血浆蛋白结构或构型改变，导致药物与蛋白结合点减少或亲和力下降。

肾功能不全，血浆蛋白结合率改变，药物分布容积也可改变。大多数药物表现为分布容积增加，某些蛋白结合率低的药物，如庆大霉素、异烟肼等分布容积无改变。例外的是，地高辛分布容积减少。

肾功能不全所致药物蛋白结合率及分布容积改变的临床意义很难预测。一方面，药物蛋白结合率下降，游离血药浓度增高，作用增强，毒性增加，但另一方面，分布容积增加，消除加快，半衰期缩短。

3. **代谢** 肾脏含有多种药物代谢酶，氧化、还原、水解及结合反应在肾脏均可发生，所以有肾脏疾病时，经肾脏代谢的药物生物转化障碍。如尿毒症患者维生素 D_3 的第二次羟化障碍。

由于肾功能受损，药物的代谢也可能发生改变。如药物的氧化反应加速，还原和水解反应减慢，对药物的结合反应影响不大。肾功能损害患者对苯妥英钠、苯巴比妥和普萘洛尔的排泄均较正常人快。

4. **排泄** 肾功能损害时，主要经肾脏排泄的药物消除减慢，血浆半衰期延长。因药物在体内蓄积作用加强，甚至产生毒性反应，其作用机制如下。

（1）**肾小球滤过减少**。如地高辛、普鲁卡因胺、氨基苷类抗感染药物都主要经肾小球滤过而排出体外。急性肾小球肾炎及严重肾缺血患者，肾小球滤过率下降，上述药物排泄减慢。

（2）**肾小管分泌减少**。尿毒症患者体内蓄积的内源性有机酸可与弱酸性药物在转运上发生竞争使药物经肾小管分泌减少。轻、中度肾衰竭时，这种竞争所致的有机酸排出减少可能比功能性肾单位减少更重要。

（3）**肾小管重吸收增加**。肾功能不全患者体内酸性产物增加，尿液 pH 下降，弱酸性药物离子化减少，重吸收增加。

（4）**肾血流量减少**。某些疾病，如休克、心力衰竭、严重烧伤均可致肾血流量减少。由于肾血流量减少，肾小球滤过、肾小管分泌、重吸收功能均可能发生障碍，从而导致肾药物排泄减少。

某些药物在体内的代谢产物仍有药理活性，甚至毒性，肾功能受损时，这些代谢物在体内蓄积产生不良反应。其中最典型的是普鲁卡因胺，其代谢产物 N-乙酰卡尼（NAPA）85% 经肾排泄。肾功能不全患者半衰期从正常人的 6 小时延长到 45 小时。美托洛尔肾排泄其代谢产物去甲基美托洛尔仅为 5%～10%，当肾功能不全时其半衰期为正常受试者的 4～6 倍。在肾功能不全时，抗生素不能及时排出，在血和组织内发生积蓄，更易出现毒性反应。

5. 肾功能不全机体对药物的敏感性改变　镇静、催眠药对慢性尿毒症患者的中枢抑制作用明显增强，肾功能不全患者对甲基多巴的降压作用更敏感。但进一步研究发现这些现象的产生是由于肾功能损害导致血-脑屏障功能受损，进入中枢神经的药量增加所致，而不是真正的机体敏感性改变。

尿毒症患者常伴有电解质及酸碱平衡紊乱。如低血钾可降低心脏传导性，因而增加洋地黄类、奎尼丁，普鲁卡因胺等药物的心脏传导抑制作用；酸血症和肾小管酸中毒可对抗儿茶酚胺的升压作用。这些现象是敏感性发生改变的典型例子。

无论是药物分布的改变，还是机体敏感性的改变，肾功能损害时机体对药物的反应性均可能发生改变。因此，临床应用时应予以考虑。

（二）肾功能不全患者用药原则

1. 明确诊断，合理选药。
2. 避免或减少使用对肾脏毒性大的药物。
3. 注意药物相互作用，特别应避免与有肾毒性的药物合用。
4. 肾功能不全而肝功能正常者可选用具有双通道排泄的药物。
5. 必要时进行血药浓度监测，设计个体化给药方案。
6. 定期检查肾功能，依据肾小球滤过率、肌酐清除率及时调整治疗方案和药物剂量。

（三）肾功能不全患者抗菌药物的选择

1. 可按正常剂量略减剂量使用的抗菌药物　阿莫西林、氨苄西林、美洛西林、哌拉西林、头孢噻吩、头孢哌酮、头孢曲松、红霉素、螺旋霉素、吉他霉素、氯霉素、磷霉素、多西环素、林可霉素类、利福霉素类、环丙沙星、甲硝唑、酮康唑、异烟肼、乙胺丁醇。

2. 可按正常剂量减半使用的抗菌药物　青霉素、阿洛西林、羧苄西林、头孢噻吩、头孢氯苄、头孢唑啉、头孢拉定、头孢孟多、头孢呋辛、头孢西丁、头孢他啶、头孢唑肟、头孢吡肟、拉氧头孢、氨曲南、亚胺培南、氧氟沙星、磺胺甲噁唑、甲氧苄啶。

3. 避免应用，确有指征应用时在血药浓度监测下并显著减量使用的药物　庆大霉素、卡那霉素、妥布霉素、阿米卡星、奈替米星、链霉素、万古霉素、两性霉素 B、替考拉宁、氟胞嘧啶。

4. 禁用的药物　四环素类（多西环素除外）、呋喃妥因、萘啶酸、特比萘芬等。四环素、土霉素的应用可加重氮质血症，硝基呋喃类和萘啶酸可在体内明显积聚，产生对神经系统的毒性反应。故均不宜应用，可选用其他抗菌活性相仿、毒性低的药物替代。肾病患者慎用的药物，见表1-7。

表1-7　肾病患者慎用的药物

损害类别	影响药物
肾小球功能障碍	非甾体抗炎药、硝普钠、四环素类抗生素、普萘洛尔、可乐定、利血平、米诺地尔、甲基多巴、哌唑嗪、尼卡地平、卡托普利、硝苯地平、两性霉素 B、环孢素

续　表

损害类别	影响药物
肾小管功能障碍	巯嘌呤、锂制剂、格列本脲、四环素类、两性霉素 B、秋水仙碱、利福平、长春新碱等
肾小球肾炎及肾病综合征	金制剂、锂制剂、铋制剂、青霉胺、丙磺舒、卡托普利、非甾体抗炎药、氯磺丙脲、利福平、甲巯咪唑、华法林、可乐定、干扰素、磺胺类
急性肾衰竭	
泌尿系统阻塞	镇静催眠药、阿片制药、抗抑郁药、溴苄胺、甲基麦角丁胺、麦角衍生物、甲基多巴、解热镇痛药、吗啡及海洛因等镇痛剂、抗凝药、磺胺类、甲氨蝶呤、巴比妥类、乙醇、利福平、琥珀胆碱、巯嘌呤及对比剂等
血管阻塞	氨基己酸、噻嗪类利尿药、磺胺类、糖皮质激素、青霉素、肼屈嗪、普鲁卡因胺、奎尼丁、丙硫氧嘧啶等
肾间质及肾小管损害	头孢噻吩及青霉素类、四环素类、氨基苷类抗生素、利福平、磺胺类、非那宗、环孢素、多黏菌素 B、四氯化碳、四氯乙烯、对比剂、右旋糖酐-40
肾前尿毒症	锂盐、强利尿药、四环素类
急性肾小管坏死	氨基糖苷类抗生素、鱼精蛋白、地尔硫草、氢化可的松、卡托普利（低钾及血容量降低可加重毒性）、顺铂、卡莫司汀、洛莫司汀、甲氨蝶呤、门冬酰胺酶、丝裂霉素、普卡霉素及重金属盐类。能增大上述各药毒性的有呋塞米、甲氧氟烷、两性霉素 B、克林霉素、头孢菌素类及对比剂
渗透性肾病	甘露醇、右旋糖酐-40、甘油及大量葡萄糖
肾小管损害	头孢菌素、丝裂毒素、口服避孕药、甲硝唑（儿童）、磺胺类、噻嗪类利尿药、别嘌醇、卡马西平、格列本脲、苯妥英钠、奎尼丁、青霉胺、链激酶、苯丙胺、吡罗昔康及生物制品等
急性肾小球肾炎	利福平、肼屈嗪、青霉胺、依那普利等
间质性肾炎	头孢菌素、青霉素类、庆大霉素、对氨水杨酸、利福平、异烟肼、乙胺丁醇、多黏菌素 B、黏菌素、呋喃妥因、多西环素、磺胺类、氢氯噻嗪、呋塞米、阿米洛利、丙磺舒、吡罗昔康、布洛芬、吲哚美辛、托美丁、舒林酸、阿司匹林、甲氯芬那酸、非那西丁、非诺洛芬及保泰松、西咪替丁、硫唑嘌呤、环孢素、干扰素、别嘌醇、卡托普利、普萘洛尔、甲基多巴、苯丙胺、苯妥英钠、苯巴比妥、苯茚二酮等
肾结石	维生素 D、维生素 A 及过量抗酸药（如磷酸钙及三硅酸镁等）、乙酰唑胺、非甾体抗炎药、替尼酸、大量维生素 C（4～6g/d）、磺胺类、丙磺舒及甲氨蝶呤

续　表

损害类别	影响药物
尿潴留	吗啡、阿片、哌替啶、可待因、罗通定、吲哚美辛、肾上腺素、麻黄碱、阿托品、山莨菪碱、东莨菪碱、溴丙胺太林、樟柳碱、喷托维林、异丙嗪、苯海拉明、氯苯那敏、赛庚定、羟嗪、黄酮哌酯、溴丙胺太林、苯丙醇胺、氯丁替诺、氯丙嗪、奋乃静、氟哌啶醇、多塞平、丙米嗪、氯米帕明、苯海索、普罗吩胺、比哌立登、氯美扎酮、丙吡胺、阿普林定、普萘洛尔、拉贝洛尔、尼群地平、硝苯地平、硝酸甘油、氟桂利嗪、氨茶碱、呋塞米、可乐定、甲基多巴、胍那苄、林可霉素、头孢唑林、诺氟沙星、吡哌酸、异烟肼、西咪替丁、曲克芦丁、镇静催眠药、烟碱、氨甲苯酸等
血尿	头孢菌素、多肽抗生素、吡哌酸、诺氟沙星、麦迪霉素、甲硝唑、氨基苷类、多黏菌素、青霉素类、磺胺类、抗结核药、西咪替丁、雷尼替丁、卡托普利、环磷酰胺、环孢素、解热镇痛药、抗凝药、乙双吗啉、阿普唑仑、甲苯达唑等
尿失禁	氟哌啶醇、氯丙嗪、甲基多巴、哌唑嗪
影响肾功能试验	甲氧苄啶、西咪替丁
引起肾损害的常用药物	抗菌药物（如青霉素类、磺胺类、利福平、氨基苷类、四环素类、两性霉素 B、万古霉素、多黏菌素、氟喹诺酮类等）、抗肿瘤药（如环磷酰胺、长春新碱、氟尿嘧啶、喜树碱、巯嘌呤、顺铂、洛莫司汀、丝裂霉素、链佐星、柔红霉素、普卡霉素、博来霉素等）、生物制品、非甾体抗炎药、钙通道阻滞药、维生素 A 和维生素 D、右旋糖酐-40、甘油、环孢素等

引自《中国国家处方集》2010 年版

（四）肾功能不全患者的药物剂量调整

　　肾功能可分为正常、轻度损伤、中度损伤、较重损伤、严重损伤等 5 种状况，肾功能不全者应按肾功能损害的程度调整用药剂量，并按药物成分由肾脏的排泄率（肾小球滤过率）来选择药物和剂量。一般认为，肌酐清除率是测定肾功能的可靠方法，且与药物在血浆中的消除半衰期成反比关系，当肌酐清除率低于正常的 25% 时，则应调整药物治疗剂量。肾功能不全或低下时，药物的血浆半衰期和剂量调整，详见表 1-8。

　　肾功能不全者也可按肌酐清除率调整剂量，每分钟 ≥50ml 者无需调整剂量，每分钟 ≥30ml 者，视具体药物调整剂量，每分钟 ≤10ml 者，应禁用。

表 1-8 肝、肾功能不全者和低下时药物的血浆半衰期和剂量调整

类别	药物	半浆半衰期(小时)			肾衰竭者,不同肾小球滤过率(ml)时剂量的调整(表内数字为正常人剂量的%)			肝功能低下时剂量的调整
		正常人	肾衰竭者	肝病患者	每分钟>50	每分钟10~50	每分钟<10	
抗菌药物	阿米卡星	2~3	86	-	同卡那霉素	-		
	庆大霉素	3	60	-	75%~100%	35%~75%	25%~35%	-
	卡那霉素	3	84	—	75%	35%~50%	25%	-
	新霉素	2	12~24	-	-	每8~12小时1次	每12~36小时1次	-
	链霉素	2.5	110	-	每24小时1次	每24~48小时1次	每48~96小时1次	-
	妥布霉素	2.5	70	-	同庆大霉素	-		-
	头孢克洛	0.6~1	1.5~3.5	-	-	50%~100%	25%~33%	-
	头孢孟多	0.5~1.8	15~24	-	-	25%~50%	10%~25%	-
	头孢西丁	0.6~1	8~33	-	每8小时1次	每8~12小时1次	每24~48小时1次	-
	头孢羟氨苄	1~1.4	10~25	-	每8小时1次	每12~24小时1次	每24~48小时1次	-
	头孢氨星	0.75~1.5	-	-	-	-	每12~24小时1次	-
	头孢噻啶	1.5	10~23	-	避免应用-	同左	同左	-
	头孢噻吩	0.5~0.9	3~18	-	-	-	每8~12小时1次	严重者慎用
	头孢匹林	0.5	2.5	-	-	-	每6~12小时1次	严重者酌减量

续 表

类别	药物	半衰期(小时)			肾衰竭者,不同肾小球滤过率(ml)时剂量的调整(表内数字为正常人剂量的%)			肝功能低下时剂量的调整
		正常人	肾衰竭者	肝病患者	每分钟>50	每分钟10~50	每分钟<10	
抗菌药物	头孢拉定	0.5	2.5	-	-	50%	25%	-
	氯霉素	2~4	3.5~7	12	-	-	-	减量
	克林霉素	2~4	3.5~5	7~14	-	-	-	中度及重者需减量
	多黏菌素E	1.6~8	10~20	-	75%~100%	50%~75%	23%~30%	-
	红霉素	1.5~3	4~6	-	-	-	中度及重度患者需减量	-
	林可霉素	4~6.4	10	11.8	每6小时1次	每6~12小时1次	每12~24小时1次	中度及重度患者需减量
	氨苄西林	0.8~1.5	6~20	1.9	-	每12~24小时1次	每24~48小时1次	-
	羧苄西林	1	10~20	1.9	每8~12小时1次	每12~24小时1次	每24~48小时1次	-
	邻氯西林	0.5	0.8	-	-	-	-	-
	双氯西林	0.7	1	-	-	-	-	-
	乙氧萘西林	0.6	1.2	1.7	-	-	严重者需减量	-
	苯唑西林	0.4	1	稍延长	-	-	-	严重者需稍减
	青霉素	0.5	6~20	-	-	每12小时1次	每12~18小时1次	-
	多黏菌素B	4.5~6	36	-	75%~100%	50%~75%	25%~30%	-

续 表

类别	药物	半衰期(小时)			肾衰竭者，不同肾小球滤过率(ml)时剂量的调整（表内数字为正常人剂量的%）			肝功能低下时剂量的调整
		正常人	肾衰竭者	肝病患者	每分钟>50	每分钟10~50	每分钟<10	
抗菌药物	多西环素	15~24	25	-	-	-	-	稍减量
	米诺环素	12~15	14~30	-	-	-	-	稍减量
	四环素	6~15	7~75	-	不用	不用	不用	-
	万古霉素	4~8	200~240	-	每24~72小时1次	每72~240小时1次	每240小时1次	-
	灰黄霉素	10~22	-	-	-	-	-	严重者需减量
	咪康唑	20~24	24	-	-	-	-	严重者需减量
	孟德立酸	3~6	-	-	-	-	不用	-
	甲硝唑	16~14	8~15	-	-	每8~12小时1次	每12~24小时1次	严重者需减量
	萘啶酸	1~2.5	21	-	-	-	不用	严重者需减量
	呋喃妥因	0.3	1	-	-	不用	不用	慎用
	磺胺甲噁唑	9~11	10~50	-	每12小时1次	每18小时1次	每18~24小时1次	严重者需减量
	磺胺异噁唑	4.5~7	6~12	-	-	每8~12小时1次	每12~24小时1次	严重者需减量
	甲氧苄啶	8~16	24~46	-	-	每8~12小时1次	每12~24小时1次	-

续表

类别	药物	半衰期(小时)			肾衰竭者，不同肾小球滤过率(ml)时剂量的调整（表内数字为正常人剂量的%）			肝功能低下时剂量的调整
		正常人	肾衰竭者	肝病患者	每分钟>50	每分钟10~50	每分钟<10	
抗结核药	乙胺丁醇	3.3	>10	—	—	50%或100%每36小时1次	25%每24小时1次或100%每18小时1次	—
	异烟肼	1.4	2,3	6,7	—	—	66%~100%	中度及严重者需减量
	利福平	2.3	3.1~5	延长	—	—	—	有蓄积性
抗病毒药	金刚烷胺	12~36	>24	—	有蓄积性	同左	同左	—
镇痛药	对乙酰氨基酚	2	—	—	每4小时1次	每4小时1次	每4小时1次	不用
	阿司匹林	2~19	—	—	每4小时1次	每4~6小时1次	不用	不用
	可待因	3.4	—	—	每3~4小时1次	每3~4小时1次	每3~4小时1次	稍减量
	吗啡	2.3	—	—	每3~4小时1次	每3~4小时1次	每3~4小时1次	稍减量
	哌替啶	3	—	7	每3~4小时1次	每3~4小时1次	每3~4小时1次	稍减量
	美沙酮	13~55	—	—	每6小时1次	每8小时1次	每8~12小时1次	稍减量
	喷他佐辛	2	—	—	每4小时1次	每4小时1次	每4小时1次	稍减量

续表

类别	药物	半衰期(小时)			肾衰竭者,不同肾小球滤过率(ml)时剂量的调整(表内数字为正常人剂量的%)			肝功能低下时剂量的调整
		正常人	肾衰竭者	肝病患者	每分钟>50	每分钟10~50	每分钟<10	
镇静催眠药	水合氯醛	7~14	-	-	每24小时1次	不用	不用	减量
	氯氮䓬	5~30	-	63	每6~8小时1次	每6~8小时1次	每6~8小时1次	减量
	地西泮	29~90	-	105~164	每8小时1次	每8小时1次	每8小时1次	减量
	氟西泮	47~100	-	-	每24小时1次	每24小时1次	每24小时1次	减量
	格鲁米特	5~22	-	-	每24小时1次	不用	不用	减量
	己巴比妥	3.7	-	5~13	每8小时1次	每8小时1次	每8小时1次	减量
	甲丙氨酯	6~17	-	32	每6小时1次	每9~12小时1次	每12~18小时1次	稍缓慢
	甲喹酮	10~43	-	-	每24小时1次	不用	不用	减量
	奥沙西泮	6~25	-	-	每8小时1次	每8小时1次	不用	-
	戊巴比妥	18~48	-	-	每8~24小时1次	每8~24小时1次	每8~24小时1次	减量
	硫喷妥钠	3.8	-	-	-	-	稍减量	减量

续 表

类别	药物	半衰期(小时)			肾衰竭者,不同肾小球滤过率(ml)时剂量的调整(表内数字为正常人剂量的%)			肝功能低下时剂量的调整
		正常人	肾衰竭者	肝病患者	每分钟>50	每分钟10~50	每分钟<10	
抗高血压药	可乐定	7~12	24	-	减量	减量	减量	可能减量
	胍乙啶	120~140	-	-	-	减量	减量	可能减量
	肼屈嗪	2~3	延长	-	减量	减量	减量	减量
	甲基多巴	2~3	6	-	-	-	-	不用
	米诺地尔	4.2	42	-	-	-	-	可能减量
	哌唑嗪	2.5~4	-	-	-	-	-	可能减量
	利血平	46~165	-	-	-	-	-	可能减量
利尿药	氯噻酮	51	100	-	-	无效	无效	-
	依地尼酸	1	延长	-	不用	不用	不用	可能减量
	呋塞米	0.5~1	延长	-	-	-	-	可能减量
	氢氯噻嗪	2.5	24	-	-	可能无效	可能无效	-
	氨苯蝶啶	2~3	16	-	不用	不用	不用	-
	螺内酯	16	延长	-	减量	不用	不用	-
	复苯蝶啶	2	-	-	-	不用	不用	-

续表

类别	药物	半衰期(小时)			肾衰竭者，不同肾小球滤过率(ml)时剂量的调整(表内数字为正常人剂量的%)			肝功能低下时剂量的调整
		正常人	肾衰竭者	肝病患者	每分钟>50	每分钟10~50	每分钟<10	
抗心律失常药及强心苷药	溴苄铵	4~17	31.5	-	每8小时1次	每24~48小时1次	不用	-
	洋地黄毒苷	168~192	200	-	-	-	-	-
	地高辛	30~40	87~100	-	-	减少50%	减少50%~75%	-
	丙吡胺	4.8~8.2	43	-	每6小时1次	每12~24小时1次	每24~48小时1次	-
	利多卡因	1.3~2.3	1.3~2.5	5	-	-	-	负荷量不变，滴入速率减慢一半
	普鲁卡因胺	2.2~4	9~16	-	每3~6小时1次	每6~12小时1次	每12~24小时1次	-
	普萘洛尔	4	2~3.2	延长	-	-	-	明显减量
	奎尼丁	3~16	3~6	-	-	-	-	-
	维拉帕米	3~7	-	-	慎用	慎用	慎用	-

续 表

类别	药物	半衰期(小时)			肾衰竭者,不同肾小球滤过率(ml)时剂量的调整（表内数字为正常人剂量的%）			肝功能低下时剂量的调整
		正常人	肾衰竭者	肝病患者	每分钟>50	每分钟10~50	每分钟<10	
抗痛风及抗炎药	别嘌醇	0.7	延长	-	每日300mg	一日200mg	一日100mg	-
	秋水仙碱	0.3	0.7	0.2	-	不得长期应用		-
	非诺洛芬	1.5~2.9	-	-	-	-	-	-
	布洛芬	2	-	-	-	-	-	-
	吲哚美辛	2~11	2	-	-	-	-	-
	萘普生	12~15	-	-	-	-	不用	-
	青霉胺	-	-	-	-	不用	不用	-
	保泰松	40~140	27~96	40~190	-	-	-	-
	磺吡酮	2.5~3.5	-	3.5	-	-	不用	-
	丙磺舒	3~17	-	-	-	不用	不用	-
	舒林酸	1.5~3.0	-	-	-	-	从半量开始	-

续 表

类别	药物	血浆半衰期(小时)			肾衰竭者,不同肾小球滤过率(ml)时剂量的调整(表内数字为正常人剂量的%)			肝功能低下时剂量的调整
		正常人	肾衰竭者	肝病患者	每分钟>50	每分钟10~50	每分钟<10	
免疫抑制剂及抗肿瘤药	多柔比星	1	—	延长	—	—	稍减量	胆红素<2~3时减量20%~30%
	巯嘌呤	1	稍延长	稍延长	—	—	稍减量	可能引起肝毒性
	博来霉素	2	延长	—	—	可能减量	减量	—
	白消安	长	—	—	—	—	—	—
	顺铂	0.4~0.8	延长	—	—	减量	减量	—
	环磷酰胺	3~10	延长	延长	—	—	可能减量	稍减量
	阿糖胞苷	0.1	—	—	—	—	可能减量	—
	氟尿嘧啶	0.1	—	稍延长	—	—	—	稍减量
	美法仑	2	—	—	—	—	一或稍减量	—
	甲氨蝶呤	2.3	延长	—	—	—	减量	慎用
	长春碱	0.1	—	可能延长	—	—	一或稍减量	稍减量
	长春新碱	0.1	—	可能延长	—	—	一或稍减量	稍减量

续 表

类别	药物	半浆半衰期(小时)			肾衰竭者,不同肾小球滤过率(ml)时剂量的调整(表内数字为正常人剂量的%)			肝功能低下时剂量的调整
		正常人	肾衰竭者	肝病患者	每分钟>50	每分钟10~50	每分钟<10	
作用于神经与精神系统药物	新斯的明	0.9~1.3	3	—	—	—	减量50%	—
	吡斯的明	1.5~4.3	5.1~10.3	—	—	—	减量50%	—
	卡马西平	19~55	—	—	—	—	—	—
	乙琥胺	53~66	—	—	—	—	稍减量	—
	氟哌啶醇	10~36	—	—	—	—	—	一或稍减量
	左旋多巴	0.8~1.6	—	—	—	—	—	—
	锂盐	14~28	延长	—	一或稍减	不用	不用	—
	苯巴比妥	60~150	—	—	—	—	稍减量	供用
	氯丙嗪	11~42	—	—	—	—	一或稍减	稍减,慎用
	苯妥英钠	10~30	6~11	—	—	—	—	严重时减量
	阿米替林	12~56	—	—	—	—	—	稍减,慎用
	三甲双酮	16	—	—	—	不用	不用	—
	丙戊酸	10~15	—	—	—	—	稍减量	稍减量

续 表

类别	药物	半浆半衰期(小时)			肾衰竭者,不同肾小球滤过率 (ml) 时剂量的调整 (表内数字为正常人剂量的%)			肝功能低下时剂量的调整
		正常人	肾衰竭者	肝病患者	每分钟>50	每分钟 10~50	每分钟<10	
抗糖尿病药	氯磺丙脲	25~42	延长	–	稍减量	不用	不用	慎用
	胰岛素	0.08~0.25	延长	–	减量	减量	减量	根据血糖高低决定剂量
	甲苯磺丁脲	4~8	3~9	3~7	–	–	–	–
其他	丙赈替丁	1.4~2.4	3~10	–	每6小时 300mg	每8小时 300mg	每12小时 300mg	–
	苯海拉明	3~8	–	–	–	–	–或稍减	–
	肝素	1~2	–或稍延长	1.3	–	–	–	–
	丙胺太林	2.2~3.7	–	–	–	–	–或稍减	–
	丙硫氧嘧啶	1~2	–	–	–	–	–	–
	茶碱	3~12	–	10~59	–	–	–	减少 50%
	华法林	15~87	21~43	17~29	–	–	–	–

第二章 心血管系统临床路径及相关释义

第一节 不稳定性心绞痛介入治疗临床路径释义

一、不稳定性心绞痛编码

不稳定性心绞痛又称急性冠状动脉功能不全；梗死前心绞痛；恶化性心绞痛；中间综合征。

不稳定型心绞痛包括初发心绞痛、恶化劳力性心绞痛、静息心绞痛、心肌梗死后心绞痛和变异型心绞痛五个临床分型。

疾病名称及编码：不稳定性心绞痛 I20.000
初发心绞痛 I20.002
恶化劳力性心绞痛 I20.003
静息心绞痛 I20.004
心肌梗死后心绞痛 I20.005
变异型心绞痛 I20.101
心绞痛 I20.901

手术操作及编码：非药物洗脱冠状动脉内支架植入术（36.06）
药物洗脱冠状动脉内支架植入术（36.07）

二、临床路径检索方法

I20.0 或 I20.1 或 I20.9 伴有（36.06 或 36.07）

三、不稳定性心绞痛介入治疗临床路径标准住院流程

（一）适用对象

第一诊断为不稳定性心绞痛（ICD-10：I20.0/20.1/20.9）

行冠状动脉内支架植入术（ICD-9-CM-3：36.06/36.07）

> **释义**
>
> ■ 适用对象编码参见第一部分。
> ■ 本路径适用对象为拟接受冠状动脉介入治疗的不稳定性心绞痛患者，包括早期介入治疗和择期介入治疗。未接受冠状动脉造影（下简称冠脉造影），或只进行了造影未接受支架治疗的不进入本路径。
> ■ 冠脉介入治疗主要包括单纯球囊扩张成形和支架植入。本路径主要针对冠脉内支架植入术，包括非药物洗脱支架和药物洗脱支架。

（二）诊断依据

根据《临床诊疗指南——心血管内科分册》（中华医学会编著，人民卫生出版社，2009 年），《不稳定性心绞痛及非 ST 段抬高性心肌梗死诊断与治疗指南》（中华医学会心血管病学分会，2007 年）及 2007 年 ACC/AHA 与 ESC 相关指南。

1. 临床发作特点：表现为运动或自发性胸痛，休息或含服硝酸甘油可迅速缓解。

2. 心电图表现：胸痛发作时相邻两个或两个以上导联心电图 ST 段压低或抬高>0.1mV，或 T 波倒置≥0.2mV，胸痛缓解后 ST-T 变化可恢复。

3. 心肌损伤标志物不升高或未达到心肌梗死诊断水平。

4. 临床类型：

（1）初发心绞痛：病程在 1 个月内新发生的心绞痛，可表现为自发性与劳力性发作并存，疼痛分级在Ⅲ级以上。

（2）恶化劳力型心绞痛：既往有心绞痛史，近 1 个月内心绞痛恶化加重，发作次数频繁，时间延长或痛阈降低（即加拿大劳力型心绞痛分级［CCS Ⅰ-Ⅳ］至少增加Ⅰ级，或至少达到Ⅲ级）。

（3）静息心绞痛：心绞痛发生在休息或安静状态，发作持续时间通常在 20 分钟以上。

（4）梗死后心绞痛：指急性心肌梗死发病 24 小时后至 1 个月内发生的心绞痛。

（5）变异型心绞痛：休息或一般活动时发生的心绞痛，发作时心电图显示 ST 段一过性抬高，多数患者可自行缓解，仅有少可演变为心肌梗死。

> **释义**
>
> ■ 不稳定性心绞痛的病理基础往往是冠状动脉粥样硬化斑块不稳定，继发血栓形成，是急性冠脉综合征的表现之一。临床上可表现为新出现的劳力或自发性胸痛，也可以表现为原有稳定心绞痛基础上或心肌梗死稳定后胸痛频繁发作，或持续时间延长，含服硝酸甘油有效或效果差；活动耐量明显下降，静息状态下也有胸痛发作，心绞痛 CCS 分级较以往增加至少Ⅰ级，或在Ⅲ级以上。

■ 心电图表现为一过性 ST 段压低、抬高（变异型心绞痛）和 T 波倒置、低平、高尖等动态改变。应当注意，表现为正常的心电图不能排除急性冠脉综合征诊断，一定要动态观察心电图，发作胸痛时的心电图缺血改变最有助于诊断。

■ 不稳定性心绞痛患者的心肌损伤标志物可以轻度升高或不升高。这与心肌损伤的程度有关。反复缺血性胸痛可以导致心肌损伤累积，使 TNT/I、CK-MB 水平升高，但达不到心肌梗死的诊断标准。

■ 不稳定性心绞痛临床分型上主要依据原稳定性劳力心绞痛基础上加重，即恶化劳力心绞痛；以及静息状态下心绞痛发作，即自发心绞痛；或二者并存，劳力+自发心绞痛；另外新发的心绞痛（一月内），以及心肌梗死后再出现心绞痛都提示斑块性质不稳定，因此也是不稳定性心绞痛的表现类型。变异型心绞痛往往与冠脉痉挛有关，但也有些痉挛与冠脉斑块不稳定有关，而且此类型心绞痛如治疗不及时，往往导致急性心肌梗死，因此也归为不稳定性心绞痛。

（三）治疗方案的选择及依据

根据《临床诊疗指南——心血管内科分册》（中华医学会编著，人民卫生出版社，2009 年），《不稳定性心绞痛及非 ST 段抬高性心肌梗死诊断与治疗指南》（中华医学会心血管病学分会，2007 年）及 2007 年 ACC/AHA 与 ESC 相关指南。

1. 危险度分层：根据 TIMI 风险评分或患者心绞痛发作类型及严重程度、心肌缺血持续时间、心电图和心肌损伤标志物测定结果，分低、中、高危三个组别。

释义

■ TIMI 风险评分：①65 岁以上；②存在 3 个以上冠心病危险因素（高血压病，糖尿病，高血脂，吸烟，冠心病家族史）；③既往冠心病病史；④7 天内服用阿司匹林；⑤24 小时内发作 2 次以上的心绞痛；⑥心电图 ST 段改变；⑦血心肌损伤标志物升高（CK-MB，TnT 或 TnI）。

每项 1 分，低危：0~2 分；中危：3~4 分；高危：5~7 分。

■ 补充：有明显血流动力学变化，严重低血压，心力衰竭或心源性休克表现，和/或严重恶性心律失常（室性心动过速、心室颤动）为极高危患者。左心室射血分数（LVEF）<40% 和/或肾功能不全（肾小球滤过率<60 ml/min）为中、高危患者。

■ 对不稳定性心绞痛患者应首先进行危险分层。危险程度越高越应尽早行 PCI，此类患者符合本路径。对于低危患者未进行介入治疗的，不进入本路径。

2. 药物治疗：抗心肌缺血药物、抗血小板药物、抗凝药物、调脂药物。

> **释义**
>
> ■ 不稳定性心绞痛是急性冠脉综合征的表现之一，其病理生理基础是冠状动脉粥样硬化斑块不稳定，甚至破裂，激活血小板、凝血系统，导致血栓形成。因此药物治疗是围手术期治疗的重要基础，主要针对三个方面：①充分抗血小板、抗凝，降低血栓事件；②抗缺血治疗，扩张血管，改善冠脉血流，改善心肌代谢，改善患者症状；③控制冠心病危险因素，如有效控制高血压、血糖和血脂等。

3. 冠脉血运重建治疗：在强化药物治疗的基础上，中高危患者可优先选择经皮冠状动脉介入治疗（PCI）或冠状动脉旁路移植术（CABG）。

（1）PCI：有下列情况时，可于 2 小时内紧急冠状动脉造影，对于没有严重合并疾病、冠状动脉病变适合 PCI 者，实施 PCI 治疗：①在强化药物治疗的基础上，静息或小运动量时仍有反复的心绞痛或缺血发作；②心肌标志物升高（TNT 或 TNI）；③新出现的 ST 段明显压低；④心力衰竭症状或体征，新出现或恶化的二尖瓣反流；⑤血流动力学不稳定；⑥持续性室性心动过速。无上述指征的中高危患者可于入院后 12~48 小时内进行早期有创治疗。

> **释义**
>
> ■ 对于危险分层较高的不稳定性心绞痛患者应及时行冠脉造影，根据是否存在明确的、需要干预的冠脉病变，决定是否行冠脉介入治疗。对于极高危患者行紧急 PCI（2 小时内）（Ⅱa 类推荐，证据水平 B；ISAR-COOL 研究，BARI 研究）；对中、高危者行早期 PCI（12~48 小时内）（Ⅰ类推荐，证据水平 A；FRISC Ⅱ研究，TACTICS-TIMI18 研究，RATA3 研究，Hoffman 等）。
>
> ■ 对低危者不推荐常规 PCI（Ⅲ类推荐，证据水平 C）。但对于存在再发心血管事件的高危者，应行择期冠脉造影，对需要干预的冠脉病变进行 PCI 治疗，这类患者可进入本路径。

（2）CABG：对于左主干病变、3 支血管病变或累及前降支的 2 支血管病变，且伴有左室功能不全或糖尿病者首选。

> **释义**
>
> ■ 对于冠状动脉造影结果提示需要进行冠脉血运重建，但冠脉病变或患者自身因素不适合 PCI 治疗的不稳定性心绞痛患者，应考虑 CABG 术，进入外科手术治疗相应路径。

4. 主动脉内球囊反搏术：在强化药物治疗后仍有心肌缺血复发，在完成冠状动脉造影和血运重建前血流动力学不稳定的患者，可应用主动脉内球囊反搏术。

5. 保守治疗：对于低危患者，可优先选择保守治疗，在强化药物治疗的基础上，病情稳定后可进行负荷试验检查，择期冠状动脉造影和血运重建治疗。

6. 改善不良生活方式，控制危险因素。

> **释义**
>
> ■ 对于危险程度不高，没有高危特征的患者可先进行单纯药物治疗，包括抗缺血，抗凝和抗血小板治疗等，不进入本路径。但对于存在再发心血管事件的危险者，或住院期间再发胸痛、心电图有缺血改变，心肌损伤标志物再次升高者应尽早或择期冠脉造影及 PCI 治疗，这类患者可进入本路径。
>
> ■ 对于早期冠脉造影提示病变不需要或不适合实施 PCI 干预的患者，如狭窄程度<50%，仅小面积可能受累，病变或患者自身条件不允许，应积极药物治疗或考虑 CABG 术。此类患者不进入本路径。
>
> ■ 冠心病治疗的重要基础是生活方式的改变和危险因素的控制，特别是针对冠心病的二级预防和三级预防。

（四）标准住院日为 7~10 天

> **释义**
>
> ■ 不稳定性心绞痛患者入院后，术前准备 0~3 天，期间进行危险分层，药物治疗，根据病情决定早期介入治疗或暂时药物保守治疗；手术时间 0~7 天，对于高危患者最快可在入院24~72 小时内进行冠脉造影及 PCI 治疗，通常发病10 天内经药物治疗，病情可以有效控制，控制不理想的可以随时冠脉造影及血运重建（PCI 或 CABG）；术后恢复3~5 天出院，术后可根据病情、病变、手术的情况进行观察和必要的实验室检查，合理调整药物治疗方案。总住院时间不超过10 天均符合路径要求。

（五）进入路径标准

1. 第一诊断必须符合 ICD-10：I20. 0/20. 1/20. 9 不稳定性心绞痛疾病编码。
2. 除外心肌梗死、主动脉夹层、急性肺栓塞、急性心包炎等疾病。
3. 如患有其他非心血管疾病，但在住院期间不需特殊处理（检查和治疗），也不影响第一诊断时，可以进入路径。

> **释义**
>
> ■ 第一诊断符合不稳定性心绞痛（临床表现，心电图为主），拟接受冠状动脉介入治疗患者均适用本路径。
>
> ■ 不稳定性心绞痛的临床和心电图表现与急性心肌梗死、主动脉夹层、急性肺栓塞、心肌心包炎、主动脉瓣病变等疾病有相似之处，应予以鉴别。
>
> ■ 如患者伴有其他非心血管系统疾病，如慢性支气管炎，陈旧脑梗死等，如不影响第一诊断，住院期间不需特殊处理，可进入本路径。

（六）术前准备（术前评估）0~3 天

1. 必需的检查项目：
（1）血常规+血型、尿常规+酮体、便常规+潜血。
（2）肝肾功能、电解质、血糖、血脂、血清心肌损伤标志物、凝血功能、感染性疾病筛查（乙肝、丙肝、艾滋病、梅毒等）。
（3）X 线胸片、心电图、超声心动图。
2. 根据患者具体情况可查：
（1）血气分析、脑钠肽、D-二聚体、血沉、C-反应蛋白或高敏 C-反应蛋白。
（2）24 小时动态心电图、心脏负荷试验。
（3）心肌缺血评估（低危、非急诊血运重建患者）。

> **释义**
>
> ■ 必查项目是确保手术治疗安全、有效开展的基础。术前必须完成。对检查的异常结果应予以分析，适当干预和纠正。
>
> ■ 对于检查发现有介入治疗禁忌证，或合并其他疾病不宜在本次住院期间进行介入治疗的患者不进入路径治疗。
>
> ■ 根据病情进行相应相关检查，有助于鉴别诊断和预测预后。如心肌损伤标志物升高达到心肌梗死水平，则进入心肌梗死介入治疗路径。另如脑钠肽显著升高的患者，远期预后差，死亡率高。D-二聚体升高合并低氧血症往往提示肺栓塞的可能性大。血沉、C-反应蛋白或高敏 C-反应

蛋白升高,可能存在急性炎性反应,特别是免疫系统疾病活动期。这些患者在均不适于介入治疗,不宜进入本路径。

■ 对于低危或经药物治疗后病情平稳的患者,可通过无创检查评价缺血程度或范围,如果有明确缺血证据,应当择期冠脉造影和 PCI 治疗。在同次住院期间完成介入治疗者进入路径。

(七) 选择用药

1. 双重抗血小板药物:常规联用阿司匹林+氯吡格雷。对拟行介入治疗的中、高危患者,可考虑静脉应用 GP Ⅱ b/ Ⅲ a 受体拮抗剂。

2. 抗凝药物:低分子肝素或普通肝素等。

3. 抗心肌缺血药物:β 受体阻滞剂、硝酸酯类、钙离子拮抗剂等。

(1) β 受体阻滞剂:无禁忌证者 24 小时内常规口服。

(2) 硝酸酯类:舌下含服硝酸甘油后静脉滴注维持,病情稳定后可改为硝酸酯类药物口服。

(3) 钙离子拮抗剂:对使用足量 β 受体阻滞剂后仍有缺血症状或高血压者,如无禁忌可应用非二氢吡啶类钙离子拮抗剂。

4. 镇静止痛药:硝酸甘油不能即刻缓解症状或出现急性肺充血时,可静脉注射吗啡。

5. 抗心律失常药物:有心律失常时应用。

6. 调脂药物:早期应用他汀类药物。

7. 血管紧张素转换酶抑制剂 (ACEI):用于左心室收缩功能障碍或心力衰竭、高血压,以及合并糖尿病者。如无低血压等禁忌证,应在 24 小时内口服。不能耐受者可选用 ARB 治疗。

8. 其他药物:伴随疾病的治疗药物等。

释义

■ 抗血小板药物使用依照《经皮冠状动脉介入治疗指南 (2009)》原则使用,应当权衡出血与血栓的风险利弊。服药期间定期复查。

(1) 阿司匹林:PCI 术前服用 100～300mg,以往未服用者术前给予 300mg 口服。PCI 术后,口服 100～300mg/d,植入 BMS 者至少服用 1 个月,植入西罗莫司洗脱支架者服用 3 个月,植入紫杉醇洗脱支架者服用 6 个月,之后改为 100mg/d 长期服用。

(2) 氯吡格雷:PCI 术前应当给予负荷剂量 300mg。植入 DES 者,PCI 术后服用氯吡格雷 75mg/d 至少 12 个月。接受 BMS 者,氯吡格雷 75 mg/d 至少 1 个月,最好 12 个月 (如患者出血风险增高,最少应用 2 周)。

(3) 血小板糖蛋白 Ⅱ b/ Ⅲ a 受体拮抗剂:非 STEMI 行 PCI 者,如未服用氯吡格雷，应给予一种血小板糖蛋白Ⅱb/Ⅲa受体拮抗剂（Ⅰ类推荐，证据水平A）。在实施诊断性CAG前或PCI术前即刻给药均可。如已服用氯吡格雷，可同时给予一种血小板糖蛋白Ⅱb/Ⅲa受体拮抗剂（Ⅱa类推荐，证据水平B）。接受择期PCI并植入支架的高危患者或高危病变，可应用血小板糖蛋白Ⅱb/Ⅲa受体拮抗剂，但应充分权衡出血与获益风险（Ⅱa类推荐，证据水平B）。

■ 抗凝药物依照《经皮冠状动脉介入治疗指南（2009）》原则使用。

（1）普通肝素：行PCI的患者应该使用普通肝素（Ⅰ类推荐，证据水平C）。不稳定性心绞痛拟行早期侵入检查或治疗者，建议优先选用普通肝素（与血小板糖蛋白Ⅱb/Ⅲa受体拮抗剂合用）（Ⅰ类推荐，证据等级B）。应用普通肝素剂量的建议：与血小板糖蛋白Ⅱb/Ⅲa受体拮抗剂合用者，围术期普通肝素剂量应为50~70U/kg，使活化凝血时间（ACT）>200s；如未与血小板糖蛋白Ⅱb/Ⅲa受体拮抗剂合用，围术期普通肝素剂量应为60~100U/kg，使ACT达到250~350s（HemoTec法）或300~350s（Hemochron法）。严重肾功能障碍患者（肌酐清除率<30ml/min）建议优先选用普通肝素（Ⅱa类推荐，证据水平C）。

（2）低分子肝素：不稳定性心绞痛接受早期保守治疗或延迟PCI者，建议使用低分子肝素（Ⅰ类推荐，证据水平B）。如PCI术前已用低分子肝素抗凝，建议在PCI术中继续使用低分子肝素（Ⅰ类推荐，证据水平B），如PCI术前8h内接受过标准剂量依诺肝素皮下注射，无需追加。不推荐普通肝素与低分子肝素混用及不同低分子肝素之间交叉使用。严重肾功能障碍患者（肌酐清除率<30ml/min）如需使用低分子肝素抗凝，其用量应减少50%（Ⅱb类推荐，证据水平C）。

■ 积极使用硝酸酯类、钙离子拮抗剂或β受体阻滞剂改善缺血症状，如效果不明显，同时患者胸痛剧烈伴烦躁，急性肺充血时可合理使用镇静止痛药，如吗啡静脉推注，但应注意剂量及其对神经、呼吸系统的抑制等副作用。

■ 控制冠心病危险因素，如降脂、降压、控制血糖，以及控制心律失常，改善心功能的药物应依据患者病情合理使用。

（八）手术日为入院第0~7天（如需要进行手术）

1. 麻醉方式：局部麻醉。

2. 手术方式：冠状动脉造影+支架植入术。

3. 手术内置物：冠状动脉内支架。

4. 术中用药：抗血栓药（肝素化，必要时可使用GPⅡb/Ⅲa受体拮抗剂）、血管活性药、抗心律失常药等。

5. 介入术后即刻需检查项目：生命体征检查、心电监测、心电图、穿刺部位的检查。

6. 必要时，介入术后住重症监护病房。

7. 介入术后第1天需检查项目：血常规、尿常规、心电图、心肌损伤标志物。必要时根据病情检查：大便潜血、肝肾功能、电解质、血糖、凝血功能、超声心动图、X线胸片、血气分析等。

释义

■ 本路径规定冠脉介入治疗采用局部麻醉，主要在穿刺部位皮下给药。

■ 常规经桡动脉或股动脉穿刺，造影导管完成冠造，介入治疗相关器械完成支架植入术。对PCI患者常规植入支架（Ⅰ类推荐，证据水平C）。

■ 不稳定性心绞痛拟行早期侵入检查或治疗的患者，建议优先选用普通肝素（与血小板糖蛋白Ⅱb/Ⅲa受体拮抗剂合用）（Ⅰ类推荐，证据等级B）。应用普通肝素剂量的建议：与血小板糖蛋白Ⅱb/Ⅲa受体拮抗剂合用者，围术期普通肝素剂量应为50~70U/kg，使活化凝血时间（ACT）>200s；如未与血小板糖蛋白Ⅱb/Ⅲa受体拮抗剂合用，围术期普通肝素剂量应为60~100U/kg，使ACT达到250~350s（HemoTec法）或300~350s（Hemochron法）。当ACT降至150~180s以下时，可拔除鞘管。对于行非复杂性PCI者，术后不应常规应用普通肝素（Ⅰ类推荐，证据水平A）。严重肾功能障碍患者（肌酐清除率<30 ml/min）建议优先选用普通肝素（Ⅱa类推荐，证据水平C）。

■ 根据术中患者病情、血流动力学状况，合理使用血管活性药物及抗心律失常等药物。

（九）术后住院恢复3~5天，必须复查的检查项目

1. 观察患者心肌缺血等不适症状，及时发现和处理并发症。
2. 继续严密观察穿刺部位出血、渗血情况。

释义

■ 根据患者病情及术中情况进行术后观察，完成术后即刻和术后第一天的各项检查。重点观察出血、血肿并发症，造影剂不良反应（脑、肾脏、胃肠道等），支架内急性、亚急性血栓形成，围手术期心肌梗死等。术后尽早持续心电监测，主管医师评估患者病情平稳后方可终止。

■ 根据病情需要进行相应检查和治疗，包括常规检查、治疗和特殊检查、支持治疗，如有创血流动力学监测、IABP等。检查项目可以不只限定路径中的必查项目，如必须，也可增加同一项目的重复检查次数。

（十）出院标准

1. 生命体征平稳。
2. 血流动力学稳定。
3. 心肌缺血症状得到有效控制。
4. 无其他需要继续住院的并发症。

> **释义**
>
> ■ 患者病情平稳，生命体征平稳，完成各项必须复查项目，且检查项目无明显异常。

（十一）变异及原因分析

1. 冠脉造影后转外科行急诊冠状动脉旁路移植术。
2. 等待二次 PCI 或择期冠状动脉旁路移植术。
3. 病情危重。
4. 出现严重并发症。

> **释义**
>
> ■ 变异是指入选临床路径的患者未能按预定的路径完成医疗行为或未达到预期的医疗质量控制目标。引起变异的原因主要有：并发症，医院原因，个人原因，其他原因。其中微小变异可以不退出路径，重大变异须退出路径，或进入其他途径。但所有变异均应在医师表单中予以说明。
>
> ■ 微小变异：由于较轻的并发症，如穿刺部位血肿，术后心肌损伤标志物轻度升高，术后轻度体温升高等，不危及生命，但需要延长住院观察时间和增加必要的检查项目，但需要延长的住院天数未超过规定住院天数的 20%，可以不退出本路径。因采用不同耗材而增加医疗费用，但未延长或稍延长住院天数的病例，对医疗操作无影响，可不退出路径。
>
> ■ 重大变异：
>
> （1）患者因不稳定性心绞痛进入路径，但在观察治疗中病情发展，达到急性心肌梗死诊断标准。此时推出本路径，记录急性心肌梗死介入治疗路径。
>
> （2）介入治疗中病情危重或出现严重并发症，如冠脉破裂、冠脉急性闭塞、左主干夹层等，须急诊 CABG 术；股动脉穿刺部位血管动静脉瘘或假性动脉瘤或桡动脉穿刺后骨筋膜综合征须外科手术治疗；其他严重并发症，如严重出血性疾病、栓塞性疾病等导致后续治疗、住院时间延长、治疗费用增加，可退出路径。

（3）病情危重，合并症、并发症多，如合并多脏器疾病，或并发严重感染、多脏器功能衰竭等，病情复杂，需要长时间在监护病房抢救、治疗，需要长时间 IABP 等辅助治疗，住院时间长，医疗费用高，可退出路径。

（4）因医院或患者个人原因要求离院或转院的病例。如从心脏专科医院转至综合医院神经外科治疗等，可以退出路径。

（5）其他未能预知的原因导致入选路径的患者不能继续执行路径，或继续路径治疗可能影响对疾病的治疗，或治疗时间延长、住院时间超过规定住院天数的20%，且医疗费用增加，应考虑退出路径。

四、推荐表单

(一) 医师表单

不稳定性心绞痛介入治疗临床路径医师表单

适用对象: **第一诊断为不稳定性心绞痛** (ICD-10: I20.0/20.1/20.9)
　　　　　　　行冠状动脉内支架植入术 (ICD-9-CM-3: 36.06/36.07)

患者姓名: _____ 性别: _____ 年龄: _____ 门诊号: _____ 住院号: _____

住院日期: _____ 年___月___日 出院日期: _____ 年___月___日 标准住院日 7~14 天

发病时间: _____ 年___月___日___时___分

　　　　　　　　　　　　到达急诊科时间: _____ 年___月___日___时___分

时间	到达急诊科 (0~10 分钟)	到达急诊科 (0~30 分钟)
主要诊疗活动	□ 完成病史采集与体格检查 □ 描记"18 导联"心电图, 评价初始 18 导联心电图 □ 明确诊断, 立即口服阿司匹林及氯吡格雷 (有禁忌除外) □ 开始常规治疗 (参见不稳定性心绞痛诊断与常规治疗)	□ 心血管内科专科医师会诊 □ 迅速危险分层, 评估尽早血运重建治疗或保守治疗的适应证和禁忌证 □ 确定急诊冠脉造影及血运重建 (直接 PCI 和急诊 CABG) 治疗方案 □ 对于在急诊科未行早期有创治疗者, 尽快将患者转入 CCU 继续治疗, 再次评估早期血运重建的必要性及风险
重点医嘱	**长期医嘱:** □ 重症监护 □ 持续心电、血压和血氧饱和度监测等 □ 吸氧 **临时医嘱:** □ 描记"18 导联"心电图, X 线胸片 □ 血清心肌损伤标志物测定 □ 血常规+血型 □ 尿常规+镜检 □ 便常规+潜血 □ 血脂、血糖、肝肾功能、电解质 □ 凝血功能 □ 感染性疾病筛查 □ 建立静脉通道 □ 其他特殊医嘱	**长期医嘱:** □ 不稳定性心绞痛护理常规 □ 一级护理或特级护理 □ 记 24 小时出入量 □ 卧床 □ 重症监护 (持续心电、血压和血氧饱和度监测等) □ 吸氧 □ 镇静镇痛: 吗啡 (酌情) □ 静脉滴注硝酸甘油
病情变异记录	□ 无 □ 有, 原因: 1. 2.	□ 无 □ 有, 原因: 1. 2.
医师签名		

时间	到达急诊科（0~60分钟）	住院第1天（CCU）
主要诊疗活动	对需要进行"急诊冠脉造影和血运重建"治疗的高危患者： □ 向患者及家属交代病情和治疗措施 □ 签署"手术知情同意书" □ 行"急诊冠脉造影和血运重建"治疗 □ 术前服用足量的抗血小板药物（阿司匹林及氯吡格雷） □ 术前水化（肾功能不全者） □ 维持合适的血压、心率、心功能和重要脏器功能，能承受急诊造影及血运重建 □ 完成常规术前医嘱（预防性抗菌药物） □ 手术后将患者转入CCU或外科恢复室继续治疗	□ 监测血压、心率、尿量、呼吸、药物反应等情况 □ 观察穿刺点及周围情况；观察有无心电图变化；检查有无血红蛋白下降及心肌损伤标志物升高 □ 上级医师查房：危险性分层，监护强度和治疗效果评估，制订下一步诊疗方案 □ 完成病历及上级医师查房记录 □ 不稳定性心绞痛常规药物治疗 □ 预防手术并发症 □ 预防感染（必要时） □ 对于在急诊科未行早期有创治疗者，再次危险分层，评价手术必要性及风险，对于中、高危患者应在入院后12~48小时内完成冠脉造影和血运重建
重点医嘱	**长期医嘱：** □ 不稳定性心绞痛护理常规 □ 一级护理或特级护理 □ 卧床 □ 重症监护（持续心电、血压和血压饱和度监测等） □ 吸氧 □ 记24小时出入量 □ 镇静镇痛：吗啡（酌情） □ 静脉滴注硝酸甘油 □ 急诊血运重建治疗 **临时医嘱：** □ 备皮 □ 造影剂皮试 □ 术前镇静 □ 预防性抗感染 □ 足量使用抗血小板药物（阿司匹林+氯吡格雷）	**长期医嘱：** □ 不稳定性心绞痛护理常规 □ 一级护理或特级护理 □ 吸氧 □ 病危通知 □ 卧床或床旁活动 □ 流食或半流食 □ 重症监护（持续心电、血压和血氧饱和度监测等） □ 保持排便通畅 □ β受体阻滞剂（无禁忌证者常规使用） □ ACEI（如无禁忌证：低血压、肺淤血或LVEF≤0.40、高血压或糖尿病者，应在24小时内口服。不能耐受者可选用ARB治疗） □ 硝酸酯类药物 □ 阿司匹林+氯吡格雷联合应用 □ 术后应用低分子肝素2~8天 □ 调脂治疗：他汀类药物 □ 钙离子拮抗剂（酌情） **临时医嘱：** □ 心电图 □ 动态监测心肌损伤标志物 □ 床旁胸片 □ 床旁超声心动图
病情变异记录	□ 无　□ 有，原因： 1. 2.	□ 无　□ 有，原因： 1. 2.
医师签名		

时间	住院第 2 天（CCU）	住院第 3 天（CCU）
主要诊疗工作	□ 继续重症监护 □ 观察穿刺点及周围情况 □ 观察有无心电图变化 □ 监测有无血红蛋白下降及心肌损伤标志物升高 □ 上级医师查房：评估治疗效果，修订诊疗方案 □ 完成病历、病程记录、上级医师查房记录 □ 继续不稳定性心绞痛常规药物治疗 □ 对于保守治疗患者，随时评价进行急诊血运重建的必要性，并强化抗心肌缺血药物治疗	□ 继续重症监护 □ 心电监测 □ 上级医师查房：评价心功能 □ 完成上级医师查房和病程记录 □ 继续和调整药物治疗 □ 确定患者是否可以转出 CCU □ 对于低危患者在观察期间未再发生心绞痛、心电图也无缺血改变，无左心衰竭的临床证据，留院观察家 2～24 小时其间未发现心肌损伤标志物升高，可留院观察 24～48 小时后出院 □ 转出者完成转科记录
重点医嘱	**长期医嘱：** □ 不稳定性心绞痛护理常规 □ 一级护理或特级护理 □ 卧床 □ 床旁活动 □ 半流食或低盐低脂普食 □ 持续心电、血压和血氧饱和度监测等 □ 保持排便通畅 □ β 受体阻滞剂（无禁忌证者常规使用） □ ACEI 或 ARB 治疗（酌情） □ 硝酸酯类药物 □ 阿司匹林+氯吡格雷联合应用 □ 术后应用低分子肝素 2～8 天 □ 调脂治疗：他汀类药物 □ 钙离子拮抗剂（酌情） **临时医嘱：** □ 心电图 □ 心肌损伤标志物	**长期医嘱：** □ 不稳定性心绞痛护理常规 □ 一级护理或特级护理 □ 卧床 □ 床旁活动 □ 低盐低脂普食 □ 保持排便通畅 □ β 受体阻滞剂（无禁忌证者常规使用） □ ACEI 或 ARB 治疗（酌情） □ 硝酸酯类药物 □ 阿司匹林+氯吡格雷联合应用 □ 术后应用低分子肝素 2～8 天 □ 调脂治疗：他汀类药物 □ 钙离子拮抗剂（酌情） **临时医嘱：** □ 心电图 □ 心肌损伤标志物
病情变异记录	□ 无　□ 有，原因： 1. 2.	□ 无　□ 有，原因： 1. 2.
医师签名		

时间	住院第4~6天 （普通病房第1~3天）	住院第7~9天 （普通病房第2~5天）	住院第8~14天 （出院日）
主要诊疗工作	□ 上级医师查房：心功能和治疗效果评估 □ 确定下一步治疗方案 □ 完成上级医师查房记录 □ 完成"转科记录" □ 完成上级医师查房记录 □ 血运重建术（PCI或CABG）患者术后治疗 □ 预防手术并发症	□ 上级医师查房与诊疗评估 □ 完成上级医师查房记录 □ 预防并发症 □ 再次血运重建治疗评估，包括PCI、CABG □ 完成择期PCI □ 心功能再评价 □ 治疗效果、预后和出院评估 □ 确定患者是否可以出院 □ 康复和宣教	如果患者可以出院： □ 通知出院处 □ 通知患者及其家属出院 □ 向患者交代出院后注意事项，预约复诊日期 □ 将"出院总结"交给患者 □ 如果患者不能出院，请在"病程记录"中说明原因和继续治疗 □ 二级预防的方案
重点医嘱	长期医嘱： □ 不稳定性心绞痛护理常规 □ 二级护理 □ 床旁活动 □ 低盐低脂普食 □ β受体阻滞剂（无禁忌证者常规使用） □ ACEI或ARB治疗（酌情） □ 口服硝酸酯类药物 □ 阿司匹林＋氯吡格雷联用 □ 术后应用低分子肝素2~8天 □ 调脂治疗：他汀类药物 □ 钙离子拮抗剂（酌情）	长期医嘱： □ 不稳定性心绞痛护理常规 □ 二级护理 □ 室内或室外活动 □ 低盐低脂普食 □ β受体阻滞剂（无禁忌证者常规使用） □ ACEI或ARB治疗（酌情） □ 口服硝酸酯类药物 □ 阿司匹林＋氯吡格雷联合应用 □ 调脂治疗：他汀类药物 □ 钙离子拮抗剂（酌情） 临时医嘱： □ 心电图 □ 心脏超声 □ X线胸片 □ 肝肾功能、电解质 □ 血常规、尿常规、便常规 □ 凝血功能	出院医嘱： □ 低盐低脂饮食、适当运动、改善生活方式（戒烟） □ 控制高血压、高血脂、糖尿病等危险因素 □ 出院带药（根据情况）：他汀类药物、抗血小板药物、β受体阻滞剂、ACEI、钙离子拮抗剂等 □ 定期复查
病情变异记录	□ 无　□ 有，原因： 1. 2.	□ 无　□ 有，原因： 1. 2.	□ 无　□ 有，原因： 1. 2.
医师签名			

（二）护士表单

不稳定性心绞痛介入治疗临床路径护士表单

适用对象：**第一诊断为**不稳定性心绞痛（ICD-10：I20.0/20.1/20.9）

　　　　　　行冠状动脉内支架植入术（ICD-9-CM-3：36.06/36.07）

患者姓名：_____ 性别：_____ 年龄：_____ 门诊号：_____ 住院号：_____

发病时间：_____ 年___月___日___时___分

　　　　　　　　　　　到达急诊科时间：_____年___月___日___时___分

PCI 开始时间：_____年___月___日___时___分

标准住院日 10～14 天　　　　　　实际住院日：_____天

时间	到达急诊（0～10 分钟）	到达急诊（0～30 分钟）	到达急诊（0～60 分钟）
主要护理工作	□ 协助患者或家属完成急诊挂号、交费和办理"入院手续"等工作 □ 取血、并建立静脉通道，记录患者一般情况和用药	□ 密切观察生命体征 □ 不稳定性心绞痛护理常规 □ 特级护理	□ 密切观察生命体征 □ 不稳定性心绞痛护理常规 □ 特级护理
重点医嘱	□ 详见医嘱执行单	□ 详见医嘱执行单	□ 详见医嘱执行单
病情变异记录	□ 无　□ 有，原因： 1. 2.	□ 无　□ 有，原因： 1. 2.	□ 无　□ 有，原因： 1. 2.
护士签名			

时间	到达病房 （0~90分钟）	住院第1~2天 （术前准备）	住院第2~3天 （手术日）
健康宣教	□ 介绍主管医师、护士 □ 入院宣教（常规、安全） □ 做急诊PCI术后当日宣教 □ PCI患者予以饮食饮水活动宣教	□ 做择期PCI术前宣教 □ 服药宣教 □ 疾病宣教	□ 做PCI术后当日宣教 □ PCI患者予以饮食饮水活动宣教
护理处置	□ 准备抢救物品 □ 安置患者，佩戴腕带 □ 通知医师 □ 生命体征的监测测量 □ 吸氧 □ 交接液体 □ 病情交班 □ 配合急救治疗 □ 静脉采血 □ 注意化验结果回报 □ 完成护理记录	□ 观察生命体征 □ 观察24小时出入量 □ 协助患者完成临床检查 □ 遵医嘱配合急救和治疗 □ 完成护理记录 □ 维持静脉通畅 □ 静脉和口服给药 □ 协助患者进餐 □ 保持排便通畅	□ 评估病人全身情况 □ 观察生命体征 □ 协助患者完成临床检查 □ 注意化验结果回报 □ 完成护理记录
基础护理	□ 准备床单位、监护、吸氧 □ 评估皮肤、神志、肢体活动 □ 观察尿量 □ 做好病情变化的救治 □ 心率、心律的观察 □ 特级护理	□ 生命体征的观察 □ 一级护理 □ 观察24小时出入量 □ 协助患者完成各项检查 □ 协助患者进食 □ 协助患者做好生活护理	□ 病情的观察（症状、体征、神志、生命体征） □ 保持水电解质平衡 □ 观察24小时出入量 □ 一级护理
专科护理	□ 使用药物的浓度剂量 □ 观察穿刺部位 □ 各种置管情况 □ PCI患者观察穿刺部位情况 □ 配合急救治疗（静脉口服给药）	□ 使用药物的浓度剂量 □ 各种置管情况 □ 观察胸痛情况 □ 做好术前准备（备皮、碘过敏试验）	□ 相关并发症的观察 □ PCI术后定时观察穿刺部位 □ 做好拔除动脉鞘管的准备 □ 股动脉鞘管拔除时注意迷走反射的发生 □ 鞘管拔除后伤口砂带压迫10小时，患侧肢体制动12小时
重点医嘱	□ 详见医嘱执行单	□ 详见医嘱执行单	□ 详见医嘱执行单
病情变异记录	□ 无　□ 有，原因： 1. 2.	□ 无　□ 有，原因： 1. 2.	□ 无　□ 有，原因： 1. 2.
护士签名			

时间	住院第 4~6 天 （普通病房第 1~3 天）	住院第 7~9 天 （普通病房第 4~6 天）	住院第 10~14 天 （出院日）
健康宣教	□ 饮食宣教 □ 服药宣教 □ 指导恢复期的康复和锻炼（床上肢体活动）	□ 指导恢复期的康复和锻炼 □ 饮食宣教 □ 疾病宣教 □ 康复宣教和二级预防	□ 活动指导 □ 康复宣教和二级预防 □ 出院宣教
护理处置	□ 观察生命体征 □ 观察 24 小时出入量 □ 观察穿刺部位 □ 遵医嘱配合急救和治疗 □ 完成护理记录 □ 维持静脉通畅 □ 静脉和口服给药 □ 协助患者进餐 □ 保持排便通畅	□ 观察生命体征 □ 完成常规化验采集 □ 观察 24 小时出入量 □ 遵医嘱完成治疗 □ 维持静脉通畅 □ 静脉和口服给药 □ 保持排便通畅 □ 生活护理 □ 给予心理支持 □ 完成护理记录	□ 观察生命体征 □ 观察 24 小时出入量 □ 遵医嘱完成治疗 □ 维持静脉通畅 □ 静脉和口服给药 □ 保持排便通畅 □ 生活护理 □ 给予心理支持 □ 完成护理记录 □ 配合患者做好出院准备
基础护理	□ 心率、律，血压，血氧饱和度，呼吸 □ 准确记录出入量 □ 保持水电解质平衡 □ 协助患者完成各项检查 □ 协助患者进食 □ 协助患者做好生活护理	□ 心率、律，血压，血氧饱和度，呼吸 □ 完成常规标本采集 □ 准确记录出入量 □ 保持水电解质平衡 □ 协助患者完成各项检查 □ 协助患者进食 □ 协助患者做好生活护理	□ 心率、律，血压，血氧饱和度，呼吸 □ 完成常规标本采集 □ 准确记录出入量 □ 保持水电解质平衡 □ 协助患者完成各项检查 □ 协助患者进食 □ 办理出院事项
专科护理	□ 相关并发症的观察 □ 穿刺部位的观察	□ 相关并发症的观察	□ 相关并发症的观察
重点医嘱	□ 详见医嘱执行单	□ 详见医嘱执行单	□ 详见医嘱执行单
病情变异记录	□ 无 □ 有，原因： 1. 2.	□ 无 □ 有，原因： 1. 2.	□ 无 □ 有，原因： 1. 2.
护士签名			

（三）患者表单

不稳定性心绞痛介入治疗临床路径患者表单

适用对象：**第一诊断为**不稳定性心绞痛（ICD-10：I20.0/20.1/20.9）
行冠状动脉内支架植入术（ICD-9-CM-3：36.06/36.07）

患者姓名：_____ 性别：_____ 年龄：_____ 门诊号：_____ 住院号：_____

发病时间：____年___月___日___时___分

到达急诊科时间：____年___月___日___时___分

PCI 开始时间：____年___月___日___时___分

标准住院日 10～14 天　　　　实际住院：____天

时间	住院第 1 天	住院第 2 天	住院第 3 天
监测	□ 测量生命体征、体重	□ 测量生命体征	□ 测量生命体征
医患配合	□ 护士行入院护理评估 □ 医师询问现病史、既往史、用药情况，收集资料并进行体格检查 □ 配合完善术前相关化验、检查 □ 介绍主管医师、护士 □ 入院宣教（常规、安全）	□ 做 PCI 术后当日宣教 □ PCI 患者予以饮食饮水活动宣教 □ 活动指导	□ 活动指导 □ 康复宣教和二级预防
重点诊疗及检查	**重点诊疗：** □ 特级护理 □ 重症监护（心电、血压和血氧饱和度监测等） □ 建立静脉通路 □ 溶栓治疗和直接 PCI □ 配合重症监护和救治 **重要检查：** □ 化验检查、心电图，X线胸片 □ 血清心肌酶学和损伤标志物测定 □ 心肌酶动态监测，凝血监测 □ 感染性疾病筛查	**重点诊疗：** □ 一级护理 □ 继续重症监护 □ 配合急救和治疗 **重要检查：** □ 化验检查、心电图，X线胸片 □ 血清心肌酶学和损伤标志物测定	**重点诊疗：** □ 一级护理 □ 继续重症监护 □ 配合急救和治疗 **重要检查：** □ 化验检查、心电图，X线胸片 □ 血清心肌酶学和损伤标志物测定
饮食活动	□ 卧床休息，自主体位 □ 患肢制动 □ 流质饮食	□ 卧床休息，自主体位 □ 患肢可活动 □ 半流质饮食	□ 床上或床边活动 □ 低盐低脂饮食

时间	住院第 4~6 天 （普通病房第 1~3 天）	住院第 7~9 天 （普通病房第 4~6 天）	住院第 10~14 天 （出院日）
监测	□ 测量生命体征、体重	□ 测量生命体征	□ 测量生命体征
医患配合	□ 测量生命体征 □ 活动指导 □ 康复宣教和二级预防	□ 测量生命体征 □ 活动指导 □ 康复宣教和二级预防	□ 活动指导 □ 康复宣教和二级预防
重点诊疗及检查	重点诊疗： □ 一级护理 □ 继续重症监护 □ 配合急救和治疗 重要检查： □ 化验检查、心电图，胸片 □ 血清心肌酶学和损伤标志物测定	重点诊疗： □ 一级护理 □ 继续监护：心电、血压 □ 配合急救和治疗 重要检查： □ 化验检查、心电图，胸片 □ 血清心肌酶学和损伤标志物测定	重点诊疗： □ 带好出院带药 □ 酌情配合相关检查
饮食活动	□ 床上或床边活动 □ 低盐低脂饮食	□ 卧床休息，自主体位 □ 患肢可活动 □ 半流质饮食	□ 床边活动 □ 低盐低脂饮食

附：原表单（2009 年版）

不稳定性心绞痛介入治疗临床路径表单

适用对象：**第一诊断为不稳定性心绞痛**（ICD-10：I20. 0/20. 1/20. 9）

行冠状动脉内支架植入术（ICD-9-CM-3：36. 06/36. 07）

患者姓名：_____ 性别：_____ 年龄：_____ 门诊号：_____ 住院号：_____

住院日期：_____年___月___日 出院日期：_____年___月___日 标准住院日7～14 天

发病时间：_____年___月___日___时___分

到达急诊科时间：_____年___月___日___时___分

时间	到达急诊科（0～10 分钟）	到达急诊科（0～30 分钟）
主要诊疗活动	□ 完成病史采集与体格检查 □ 描记"18 导联"心电图，评价初始18 导联心电图 □ 明确诊断，立即口服阿司匹林及氯吡格雷（有禁忌除外） □ 开始常规治疗（参见不稳定性心绞痛诊断与常规治疗）	□ 心血管内科专科医师急会诊 □ 迅速危险分层，评估尽早血运重建治疗或保守治疗的适应证和禁忌证 □ 确定急诊冠脉造影及血运重建（直接PCI 和急诊 CABG）治疗方案 □ 对于在急诊科未行早期有创治疗者，尽快将患者转入 CCU 继续治疗，再次评估早期血运重建的必要性及风险
重点医嘱	**长期医嘱：** □ 重症监护 □ 持续心电、血压和血氧饱和度监测等 □ 吸氧 **临时医嘱：** □ 描记"18 导联"心电图，X 线胸片 □ 血清心肌损伤标志物测定 □ 血常规+血型 □ 尿常规+镜检 □ 便常规+潜血 □ 血脂、血糖、肝肾功能、电解质 □ 凝血功能 □ 感染性疾病筛查 □ 建立静脉通道 □ 其他特殊医嘱	**长期医嘱：** □ 不稳定性心绞痛护理常规 □ 一级护理或特级护理 □ 记 24 小时出入量 □ 卧床 □ 重症监护（持续心电、血压和血氧饱和度监测等） □ 吸氧 □ 镇静镇痛：吗啡（酌情） □ 静脉滴注硝酸甘油
主要护理工作	□ 协助患者或其家属完成急诊挂号、交费和办理"入院手续"等工作 □ 静脉取血	□ 不稳定性心绞痛护理常规 □ 特级护理
病情变异记录	□ 无　□ 有，原因： 1. 2.	□ 无　□ 有，原因： 1. 2.
护士签名		
医师签名		

时间	到达急诊科（0~60分钟）	住院第1天（CCU）
主要诊疗活动	对需要进行"急诊冠脉造影和血运重建"治疗的高危患者： □ 向患者及家属交代病情和治疗措施 □ 签署"手术知情同意书" □ 行"急诊冠脉造影和血运重建"治疗 □ 术前服用足量的抗血小板药物（阿司匹林和氯吡格雷） □ 术前水化（肾功能不全者） □ 维持合适的血压、心率、心功能和重要脏器功能，能承受急诊造影及血运重建 □ 完成常规术前医嘱（预防性抗菌药物） □ 手术后将患者转入CCU或外科恢复室继续治疗	□ 监测血压、心率、尿量、呼吸、药物反应等情况 □ 观察穿刺点及周围情况；观察有无心电图变化；检查有无血红蛋白下降及心肌损伤标志物升高 □ 上级医师查房：危险性分层，监护强度和治疗效果评估，制订下一步诊疗方案 □ 完成病历及上级医师查房记录 □ 不稳定性心绞痛常规药物治疗 □ 预防手术并发症 □ 预防感染（必要时） □ 对于在急诊科未行早期有创治疗者，再次危险分层，评价手术必要性及风险，对于中、高危患者应在入院后12~48小时内完成冠脉造影和血运重建
重点医嘱	**长期医嘱：** □ 不稳定性心绞痛护理常规 □ 一级护理或特级护理 □ 卧床 □ 重症监护（持续心电、血压和血氧饱和度监测等） □ 吸氧 □ 记24小时出入量 □ 镇静镇痛：吗啡（酌情） □ 静脉滴注硝酸甘油 □ 急诊血运重建治疗 **临时医嘱：** □ 备皮 □ 造影剂皮试 □ 术前镇静 □ 预防性抗感染 □ 足量使用抗血小板药物（阿司匹林+氯吡格雷）	**长期医嘱：** □ 不稳定性心绞痛护理常规 □ 一级护理或特级护理 □ 吸氧 □ 病危通知 □ 卧床或床旁活动 □ 流食或半流食 □ 重症监护（持续心电、血压和血氧饱和度监测等） □ 保持排便通畅 □ β受体阻滞剂（无禁忌证者常规使用） □ ACEI（如无禁忌证：低血压、肺淤血或LVEF≤0.40、高血压或糖尿病者，应在24小时内口服。不能耐受者可选用ARB治疗） □ 硝酸酯类药物 □ 阿司匹林+氯吡格雷联合应用 □ 术后应用低分子肝素2~8天 □ 调脂治疗：他汀类药物 □ 钙离子拮抗剂（酌情） **临时医嘱：** □ 心电图 □ 动态监测心肌损伤标志物 □ 床旁X线胸片 □ 床旁超声心动图
主要护理工作	□ 不稳定性心绞痛护理常规 □ 特级护理	□ 疾病恢复期心理与生活护理 □ 根据患者病情和危险性分层，指导并监督患者恢复期的治疗与活动
病情变异记录	□ 无 □ 有，原因： 1. 2.	□ 无 □ 有，原因： 1. 2.
护士签名		
医师签名		

时间	住院第 2 天（CCU）	住院第 3 天（CCU）
主要诊疗工作	□ 继续重症监护 □ 观察穿刺点及周围情况 □ 观察有无心电图变化 □ 监测有无血红蛋白下降及心肌损伤标志物升高 □ 上级医师查房：评估治疗效果，修订诊疗方案 □ 完成病历、病程记录、上级医师查房记录 □ 继续不稳定性心绞痛常规药物治疗 □ 对于保守治疗患者，随时评价进行急诊血运重建的必要性，并强化抗心肌缺血药物治疗	□ 继续重症监护 □ 心电监测 □ 上级医师查房：评价心功能 □ 完成上级医师查房和病程记录 □ 继续和调整药物治疗 □ 确定患者是否可以转出 CCU □ 对于低危患者在观察期间未再发生心绞痛、心电图也无缺血改变，无左心衰竭的临床证据，留院观察 2～24 小时期间未发现心肌损伤标志物升高，可留院观察 24～48 小时后出院。 □ 转出者完成转科记录
重点医嘱	**长期医嘱：** □ 不稳定性心绞痛护理常规 □ 一级护理或特级护理 □ 卧床 □ 床旁活动 □ 半流食或低盐低脂普食 □ 持续心电、血压和血氧饱和度监测等 □ 保持排便通畅 □ β 受体阻滞剂（无禁忌证者常规使用） □ ACEI 或 ARB 治疗（酌情） □ 硝酸酯类药物 □ 阿司匹林+氯吡格雷联合应用 □ 术后应用低分子肝素 2～8 天 □ 调脂治疗：他汀类药物 □ 钙离子拮抗剂（酌情） **临时医嘱：** □ 心电图 □ 心肌损伤标志物	**长期医嘱：** □ 不稳定性心绞痛护理常规 □ 一级护理或特级护理 □ 卧床 □ 床旁活动 □ 低盐低脂普食 □ 保持排便通畅 □ β 受体阻滞剂（无禁忌证者常规使用） □ ACEI 或 ARB 治疗（酌情） □ 硝酸酯类药物 □ 阿司匹林+氯吡格雷联合应用 □ 术后应用低分子肝素 2～8 天 □ 调脂治疗：他汀类药物 □ 钙离子拮抗剂（酌情） **临时医嘱：** □ 心电图 □ 心肌损伤标志物
主要护理工作	□ 配合急救和诊疗 □ 生活与心理护理 □ 根据患者病情和危险性分层指导患者恢复期的康复和锻炼 □ 配合稳定患者由 CCU 转至普通病房	□ 配合医疗工作 □ 生活与心理护理 □ 配合康复和二级预防宣教 □ 如果患者可以转出 CCU：办理转出CCU 事项 □ 如果患者不能转出 CCU：记录原因
病情变异记录	□ 无　□ 有，原因： 1. 2.	□ 无　□ 有，原因： 1. 2.
护士签名		
医师签名		

时间	住院第 4~6 天 （普通病房第 1~3 天）	住院第 7~9 天 （普通病房第 2~5 天）	住院第 8~14 天 （出院日）
主要诊疗工作	□ 上级医师查房：心功能和治疗效果评估 □ 确定下一步治疗方案 □ 完成上级医师查房记录 □ 完成"转科记录" □ 完成上级医师查房记录 □ 血运重建术（PCI 或 CABG）患者术后治疗 □ 预防手术并发症	□ 上级医师查房与诊疗评估 □ 完成上级医师查房记录 □ 预防并发症 □ 再次血运重建治疗评估，包括 PCI、CABG □ 完成择期 PCI □ 心功能再评价 □ 治疗效果、预后和出院评估 □ 确定患者是否可以出院 □ 康复和宣教	如果患者可以出院： □ 通知出院处 □ 通知患者及其家属出院 □ 向患者交代出院后注意事项，预约复诊日期 □ 将"出院总结"交给患者 □ 如果患者不能出院，请在"病程记录"中说明原因和继续治疗 □ 二级预防的方案
重点医嘱	**长期医嘱：** □ 不稳定性心绞痛护理常规 □ 二级护理 □ 床旁活动 □ 低盐低脂普食 □ β 受体阻滞剂（无禁忌证者常规使用） □ ACEI 或 ARB 治疗（酌情） □ 口服硝酸酯类药物 □ 阿司匹林＋氯吡格雷联用 □ 术后应用低分子肝素 2~8 天 □ 调脂治疗：他汀类药物 □ 钙离子拮抗剂（酌情）	**长期医嘱：** □ 不稳定性心绞痛护理常规 □ 二级护理 □ 室内或室外活动 □ 低盐低脂普食 □ β 受体阻滞剂（无禁忌证者常规使用） □ ACEI 或 ARB 治疗（酌情） □ 口服硝酸酯类药物 □ 阿司匹林＋氯吡格雷联合应用 □ 调脂治疗：他汀类药物 □ 钙离子拮抗剂（酌情） **临时医嘱：** □ 心电图 □ 心脏超声 □ X 线胸片 □ 肝肾功能、电解质 □ 血常规、尿常规、便常规 □ 凝血功能	**出院医嘱：** □ 低盐低脂饮食、适当运动、改善生活方式（戒烟） □ 控制高血压、高血脂、糖尿病等危险因素 □ 出院带药（根据情况）：他汀类药物、抗血小板药物、β 阻滞剂、ACEI、钙拮抗剂等 □ 定期复查
主要护理工作	□ 疾病恢复期心理与生活护理 □ 根据患者病情和危险性分层，指导并监督患者恢复期的治疗与活动 □ 二级预防教育	□ 疾病恢复期心理与生活护理 □ 根据患者病情和危险性分层，指导并监督患者恢复期的治疗与活动 □ 二级预防教育 □ 出院准备指导	□ 帮助患者办理出院手续、交费等事项 □ 出院指导
病情变异记录	□ 无　□ 有，原因： 1. 2.	□ 无　□ 有，原因： 1. 2.	□ 无　□ 有，原因： 1. 2.
护士签名			
医师签名			

第二节 慢性稳定性心绞痛介入治疗临床路径释义

一、慢性稳定性心绞痛编码

慢性稳定性心绞痛是指心绞痛的程度、频率、性质及诱发原因在几周内没有明显变化。

疾病名称及编码：慢性稳定性心绞痛：I20.806

手术操作及编码：非药物洗脱冠状动脉内支架植入术（36.06）

　　　　　　　　药物洗脱冠状动脉内支架植入术（36.07）

二、临床路径检索方法

I20.806 伴（36.06 或 36.07）

三、慢性稳定性心绞痛介入治疗临床路径标准住院流程

（一）适用对象

第一诊断为慢性稳定性心绞痛（ICD-10：I20.806）

行冠状动脉内支架植入术（ICD-9-CM-3：36.06/36.07）

> **释义**
>
> ■慢性稳定性心绞痛是指心绞痛发作的程度、频度、性质及诱发因素在数周内无显著变化的患者。慢性稳定性心绞痛的血管重建治疗，主要包括经皮冠状动脉介入治疗（PCI）和冠状动脉旁路移植术（CABG）等。本路径适用于 PCI 患者。

（二）诊断依据

根据《慢性稳定性心绞痛诊断与治疗指南》（中华医学会心血管病学分会，2007 年）及 2002 年 ACC/AHA 与 2006 年 ESC 相关指南。

1. 临床发作特点：由运动或其他增加心肌需氧量的情况所诱发，短暂的胸痛（<10 分钟），休息或含服硝酸甘油可使之迅速缓解。

2. 心电图变化：胸痛发作时相邻两个或两个以上导联心电图 ST 段压低≥0.1mV，胸痛缓解后 ST 段恢复。

3. 心肌损伤标志物（心脏特异的肌钙蛋白 T 或 I、肌酸激酶 CK、CKMB）不升高。

4. 临床症状稳定在 1 个月以上。

> **释义**
>
> ■ 心绞痛是由于暂时性心肌缺血引起的以胸痛为主要特征的临床综合征，是冠状动脉粥样硬化性心脏病（冠心病）的最常见表现。通常见于冠状动脉至少一支主要分支管腔直径狭窄在 50% 以上的患者，当体力或精神应激时，冠状动脉血流不能满足心肌代谢的需要，导致心肌缺血，而引起心绞痛发作，休息或含服硝酸甘油可缓解。心绞痛也可发生在瓣膜病（尤其主动脉瓣病变）、肥厚型心肌病和未控制的高血压以及甲状腺功能亢进、严重贫血等患者。冠状动脉"正常"者也可由于冠状动脉痉挛或内皮功能障碍等原因发生心绞痛。某些非心脏性疾病如食管、胸壁或肺部疾病也可引起类似心绞痛的症状，临床上需注意鉴别。

（三）治疗方案的选择及依据

根据《慢性稳定性心绞痛诊断与治疗指南》（中华医学会心血管病学分会，2007 年）及 2002 年 ACC/AHA 与 2006 年 ESC 相关指南。

1. 危险度分层：根据临床评估、对负荷试验的反应（Duke 活动平板评分）、左心室功能及冠状动脉造影显示的病变情况综合判断。

2. 基础药物治疗：抗心肌缺血药物、抗血小板药物、调脂药物。

3. 冠状动脉造影检查：适应证为：

（1）严重心绞痛（CCS 分级 3 级或以上者），特别是药物治疗不能缓解症状者。

（2）经无创方法评价为高危患者（不论心绞痛严重程度）。

（3）心脏停搏存活者。

（4）有严重室性心律失常的患者。

（5）血管重建（PCI 或 CABG）的患者，有早期的中等或严重的心绞痛复发。

（6）伴有慢性心力衰竭或左室射血分数明显减低的心绞痛患者。

4. 经皮冠状动脉介入治疗（PCI）：对药物难以控制的心绞痛，或无创检查提示较大面积心肌缺血，且冠状动脉病变适合 PCI 者，可行冠状动脉支架术（包括药物洗脱支架）治疗。

5. 冠状动脉旁路移植术（CABG）：糖尿病伴多支血管复杂病变、严重左心功能不全和无保护左主干病变者，CABG 疗效优于 PCI。

6. 改善不良生活方式，控制危险因素。

> **释义**
>
> ■ 药物治疗、介入治疗和冠状动脉旁路移植手术是现代冠心病治疗的三种方法，其中药物治疗是最基本的手段。慢性稳定性心绞痛患者在决定是否行介入治疗时，需要进行仔细的评估，防止过度检查和过度治疗。

CABG 不适用本路径。药物治疗中如无 β 受体阻滞剂建议无限期使用，调脂他汀类药物如无禁忌，其治疗 LDL-C 的目标值为<2.6mmol/L。
  ■ 改善不良生活方式包括：戒烟、适当运动、控制体重及饮食控制。
  ■ 控制危险因素包括：控制血压、控制血脂、控制糖尿病。

（四）标准住院日为≤9 天

> **释义**
>
> 慢性稳定性心绞痛患者入院后，术前评估 1~3 天，在第 2~4 日实施手术，术后恢复 3~5 天出院。总住院时间不超过 9 天均符合路径要求。

（五）进入路径标准

1. 第一诊断必须符合 ICD-10：I20.806 慢性稳定性心绞痛疾病编码。
2. 除外心肌梗死、主动脉夹层、急性肺栓塞等疾病。
3. 如患有其他非心血管疾病，但在住院期间不需特殊处理（检查和治疗），也不影响第一诊断时，可以进入路径。
4. 适用于择期 PCI 者，不适用于 STEMI 发病<12 小时患者。

> **释义**
>
> ■ 进入路径的标准必须是符合指南中明确诊断的慢性稳定性心绞痛的患者。
> ■ 需要除外患者有心肌梗死、主动脉夹层、肺栓塞、肥厚型心肌病等疾患。
> ■ 当患者同时患有其他非心血管疾病，本次住院期间不需要检查和治疗，且本次入院第一诊断为慢性稳定性心绞痛，也可以进入路径。
> ■ 本路径不适用于发病时间小于 12 小时的急性 ST 段抬高的患者。

（六）术前准备（术前评估）1~3 天

1. 必需的检查项目：
（1）血常规+血型、尿常规+酮体，便常规+潜血。
（2）血清心肌损伤标志物、凝血功能、肝肾功能、电解质、血糖、血脂、感染性疾病筛查（乙肝、丙肝、艾滋病、梅毒等）。

（3）心电图、胸片、超声心动图。

2．根据患者具体情况可查：

（1）脑钠肽、D-二聚体、血气分析、血沉、C-反应蛋白或高敏C-反应蛋白。

（2）24小时动态心电图、心脏负荷试验。

释义

■必查项目是确保手术治疗安全、有效开展的基础，在术前必须完成。相关人员应认真分析检查结果，以便及时发现异常情况并采取对应处置。

■对于有心律失常、低氧血症等患者可进行动态心电图、肺功能、血气等检查。

■为缩短患者术前等待时间，检查项目可以在患者入院前于门诊完成。

（七）选择用药

1．抗心肌缺血药物：硝酸酯类、β受体阻滞剂、钙离子拮抗剂等。

2．抗血小板药物：

（1）无用药禁忌证的患者均应长期服用阿司匹林，如使用阿司匹林有禁忌或不能耐受者，可改用氯吡格雷替代。

（2）行介入治疗者，常规联用阿司匹林+氯吡格雷。

（3）对介入治疗术中的高危病变患者，可考虑静脉应用GP Ⅱb/Ⅲa受体拮抗剂。

3．调脂药物：长期应用他汀类药物。

4．血管紧张素转换酶抑制剂（ACEI）：所有合并糖尿病、心力衰竭、左心室收缩功能不全、高血压、心肌梗死后左室功能不全的患者，均应使用ACEI。不能耐受者可选用ARB治疗。

5．其他药物：伴随疾病的治疗药物等。

释义

■药物治疗是慢性稳定性心绞痛的基础治疗。到目前为止，包括抗血小板药、β受体阻滞剂、降脂药物及ACEI/ARB药物已经成为目前的标准治疗。

■如无禁忌阿司匹林、β受体阻滞剂、他汀类药物均应长期服用。

■对于行介入治疗的患者联合阿司匹林+氯吡格雷抗血小板治疗，介入术中对于高危病变考虑使用血小板GP Ⅱb/Ⅲa受体拮抗剂。

■对于合并有糖尿病、心功能不全、高血压病、心肌梗死后左心室功能不全的患者均应使用ACEI，不能耐受的患者使用ARB治疗。

(八) 手术时间为入院后 2~4 天

1. 麻醉方式: 局部麻醉。
2. 手术方式: 冠状动脉造影+支架植入术。
3. 手术内置物: 冠状动脉内支架。
4. 术中用药: 抗血栓药 (肝素化, 必要时可使用 GP Ⅱ b/ Ⅲ a 受体拮抗剂)、血管活性药、抗心律失常药等。
5. 术后处理
(1) 介入术后即刻需检查项目: 生命体征检查、心电图、心电监测、穿刺部位的检查。
(2) 介入术后必要时住重症监护病房。

> **释义**
>
> ■ 本路径规定的慢性稳定性心绞痛的介入治疗麻醉方式均是在局部麻醉。
> ■ 术中经过冠状动脉造影证实病变的位置、性质, 依据情况选择相应的支架植入。
> ■ 术中需要给予肝素抗凝治疗, 对于高危病变可酌情给予血小板 GP Ⅱ b/ Ⅲ a 受体拮抗剂, 对于术中出现低血压、心律失常等情况需要给予血管活性药物及抗心律失常药物。
> ■ 介入术后患者需要立即行心电图、心电监测, 密切观察生命体征及穿刺部位的情况。
> ■ 对于介入术中出现低血压、心律失常、穿刺部位血肿等情况的患者必要时住重症监护病房。

(九) 术后住院恢复 3~5 天

1. 介入术后第 1 天需检查项目: 心电图、心肌损伤标志物、血常规、尿常规。必要时根据需要查: 便潜血、肝肾功能、电解质、血糖、凝血功能、超声心动图、X 线胸片、血气分析。
2. 观察患者心肌缺血等不适症状, 及时发现和处理并发症。
3. 继续严密观察穿刺部位出血、渗血情况。

> **释义**
>
> ■ 慢性稳定性心绞痛患者术后当日应行心电图、心肌损伤标志物、血尿常规等检查。以便及时掌握病情变化。术后主管医师评估患者病情进行评估。
> ■ 根据患者病情需要, 开展相应的检查及治疗。检查内容不只限于路径中规定的必须复查项目, 可根据需要增加, 如血气分析、凝血功能分析、超声、X 线胸片等。必要时可增加同一项目的检查频次。

（十） 出院标准

1. 生命体征稳定，无心肌缺血发作。
2. 穿刺部位愈合良好。
3. 无其他需要继续住院的并发症。

释义

■ 患者出院前不仅应完成必须复查项目，且复查项目应无明显异常。穿刺部位愈合良好，无出血、血肿、感染及血管杂音。无其他需要继续住院治疗的并发症。

（十一） 变异及原因分析

1. 冠脉造影后转外科行急诊冠状动脉旁路移植术。
2. 等待二次 PCI 或择期冠状动脉旁路移植术。
3. PCI 术中出现并发症转入 CCU。
4. 造影冠脉正常，需进一步检查明确诊断。
5. 药物保守治疗，观察治疗效果。

释义

■ 变异是指入选临床路径的患者未能按路径流程完成医疗行为或未达到预期的医疗质量控制目标。这包涵三方面情况：①按路径流程完成治疗，但出现非预期结果，可能需要后续进一步处理。如本路径治疗后需要外科行冠状动脉旁路移植手术或需要二次行 PCI；②按路径流程完成治疗，但超出了路径规定的时限。实际住院日超出标准住院日要求、或未能在规定的手术日时间限定内实施手术等；③不能按路径流程完成治疗，患者需要中途退出路径。如治疗过程中出现严重并发症，导致必须中止路径或需要转入其他路径进行治疗等。对这些患者，主管医师均应进行变异原因的分析，并在临床路径的表单中予以说明。

■ 冠脉介入的并发症有：心内并发症，如心脏压塞（心包填塞），冠状动脉夹层等、穿刺部位并发症，如严重血肿（包括腹膜后血肿），其他脏器损伤如造影剂肾病、蓝指综合征等。

■ 医师认可的变异原因主要指患者入选路径后，医师在检查及治疗过程中发现患者合并存在一些事前未预知的对本路径治疗可能产生影响的情况，需要中止执行路径或者是延长治疗时间、增加治疗费用。医师需在表单中明确说明。

■ 因患者方面的主观原因导致执行路径出现变异，也需要医师在表单中予以说明。

四、推荐表单

(一) 医师表单

慢性稳定性心绞痛介入治疗临床路径医师表单

适用对象: **第一诊断为慢性稳定性心绞痛**（ICD-10：I20.806）

行冠状动脉内支架植入术（ICD-9-CM-3：36.06/36.07）

患者姓名：_____ 性别：_____ 年龄：_____ 门诊号：_____ 住院号：_____

住院日期：____年__月__日　出院日期：____年__月__日　标准住院日：≤9 天

时间	住院第 1 天	住院第 1~3 天（术前准备）
主要诊疗工作	□ 病史采集与体格检查 □ 描记"18 导联"心电图 □ 上级医师查房：危险性分层，明确诊断，制订诊疗方案 □ 进行"常规治疗"（参见心血管病诊疗指南解读） □ 完成病历书写及上级医师查房记录	□ 日常查房，完成病程记录 □ 上级医师查房：确定冠脉造影和支架植入方案 □ 完成上级医师查房记录 □ 完善术前常规检查，复查异常的检验结果 □ 向家属及病人交代冠脉造影和介入手术风险，签署知情同意书 □ 检查抗血小板药物剂量 □ PCI 术前准备，术前医嘱 □ 术者术前看病人，确认手术指征、禁忌证，决定是否手术
重点医嘱	**长期医嘱：** □ 冠心病护理常规 □ 一或二级护理 □ 低盐低脂饮食 □ 持续心电监测 □ β 受体阻滞剂（无禁忌证者常规使用） □ 硝酸酯类药物 □ 阿司匹林、氯吡格雷联合应用 □ 调脂治疗：他汀类药物 □ 钙离子拮抗剂：可与 β 受体阻滞剂联合应用 □ ACEI **临时医嘱：** □ 血常规+血型、尿常规+酮体，大便常规+潜血 □ 血清心肌损伤标志物、凝血功能、肝肾功能、电解质、血糖、血脂、感染性疾病筛查 □ 心电图、X 线胸片、超声心动图 □ 必要时检查：脑钠肽、D-二聚体、血气分析、血沉、C-反应蛋白、24 小时动态心电图、心脏负荷试验	**长期医嘱：** □ 冠心病护理常规 □ 一或二级护理 □ 低盐低脂饮食 □ 持续心电监测 □ β 受体阻滞剂（无禁忌证者常规使用） □ 硝酸酯类药物 □ 阿司匹林、氯吡格雷联合应用 □ 调脂治疗：他汀类药物 □ 钙离子拮抗剂：可与 β 受体阻滞剂联合应用 □ ACEI **临时医嘱：** □ 拟明日行冠脉造影+支架植入术 □ 明早禁食水 □ 备皮 □ 造影剂皮试 □ 术前镇静 □ 足量使用抗血小板药物（阿司匹林+氯吡格雷） □ 术前晚可适当使用镇静药物
病情变异记录	□ 无　□ 有，原因： 1. 2.	□ 无　□ 有，原因： 1. 2.
医师签名		

时间	住院第 2～4 天（手术日）		住院第 3～5 天（术后第 1 天）
	术　前	**术　后**	
主要诊疗工作	□ 住院医师查房，检测心率、血压、心电图，完成术前病程记录 □ 慢性稳定性心绞痛常规治疗 □ 检查抗血小板药物剂量	□ 住院医师接诊术后病人，检查心率、血压、心电图，并书写术后病程记录 □ 严密观察穿刺部位出血、渗血征象 □ 观察病人不适症状，及时发现和处理 PCI 术后并发症 □ 慢性稳定性心绞痛常规治疗 □ PCI 术后常规治疗（参见心血管病诊疗指南解读）	□ 上级医师查房 □ 完成上级医师查房记录 □ 穿刺部位换药 □ 严密观察病情，及时发现和处理 PCI 术后并发症
重点医嘱	**长期医嘱：** □ 冠心病护理常规 □ 一或二级护理 □ 低盐低脂饮食 □ 持续心电监测 □ β 受体阻滞剂（无禁忌证者常规使用） □ 硝酸酯类药物 □ 阿司匹林、氯吡格雷联合应用 □ 调脂治疗：他汀类药物 □ 钙离子拮抗剂：可与β 受体阻滞剂联合应用 □ ACEI □ 慢性稳定性心绞痛"常规治疗" **临时医嘱：** □ 今日行冠脉造影+支架植入术	**长期医嘱：** □ PCI 术后护理常规 □ 一级护理 □ 低盐低脂饮食 □ 持续心电监测 □ 药物治疗同前 □ PCI 术后常规治疗 **临时医嘱：** □ 急查尿常规 □ 心肌损伤标志物（TNT、 TNI、 CK-MB）、血常规 □ 心电图	**长期医嘱：** □ PCI 术后护理常规 □ 一或二级护理 □ 低脂饮食 □ 持续心电监测 □ 药物治疗同前 □ PCI 术后常规治疗
病情变异记录	□ 无　□ 有，原因： 1. 2.	□ 无　□ 有，原因： 1. 2.	□ 无　□ 有，原因： 1. 2.
医师签名			

时间	住院第 4~6 天 （术后第 2 天）	住院第 5~7 天 （术后第 3 天）	住院第 6~9 天 （出院日）
主要诊疗工作	□ 住院医师查房 □ 完成查房记录 □ PCI 术后常规治疗 □ 严密观察病情，及时发现和处理 PCI 术后并发症 □ 观察穿刺部位情况	□ 上级医师查房，确定病人出院指征及出院后治疗方案 □ 治疗效果、预后评估 □ 完成上级医师查房记录 □ 严密观察病情，及时发现和处理 PCI 术后并发症 □ 观察穿刺部位情况 □ 康复及宣教	□ 住院医师查房，监测心率、血压、心电图，并完成出院前病程记录 □ 书写出院记录、诊断证明，填写住院病历首页 □ 向患者及家属交代出院后注意事项，预约复诊时间 □ 如果患者不能出院，在病程记录中说明原因和继续治疗的方案 □ 二级预防的方案
重点医嘱	**长期医嘱：** □ PCI 术后护理常规 □ 一或二级护理 □ 低盐低脂饮食 □ 药物治疗同前	**长期医嘱：** □ PCI 术后护理常规 □ 二级护理 □ 低盐低脂饮食 □ 药物治疗同前 □ PCI 术后常规治疗	**出院医嘱：** □ 低盐低脂饮食、适当运动、改善生活方式（戒烟） □ 控制高血压、高血脂、糖尿病等危险因素 □ 出院带药（根据情况）：他汀类药物、抗血小板药物、β 受体阻滞剂、ACEI、钙离子拮抗剂等 □ 定期复查
病情变异记录	□ 无　□ 有，原因： 1. 2.	□ 无　□ 有，原因： 1. 2.	□ 无　□ 有，原因： 1. 2.
医师签名			

（二）护士表单

慢性稳定性心绞痛介入治疗临床路径护士表单

适用对象：**第一诊断为慢性稳定性心绞痛**（ICD-10：I20.806）
行冠状动脉内支架植入术（ICD-9-CM-3：36.06/36.07）

患者姓名：_____　性别：_____　年龄：_____　门诊号：_____　住院号：_____

住院日期：____年__月__日　出院日期：____年__月__日　标准住院日：≤9 天

时间	住院第 1 天	住院第 1~2 天 （术前准备）	住院第 2~3 天 （手术日）
健康宣教	□ 介绍主管医师、护士 □ 入院宣教（常规、安全）	□ 做 PCI 术前宣教 □ 服药宣教 □ 疾病宣教 □ 饮食饮水活动的宣教	□ 做 PCI 术后当日宣教 □ PCI 患者予以饮食饮水活动宣教
护理处置	□ 安置患者，佩戴腕带 □ 通知医师 □ 生命体征的监测测量 □ 吸氧 □ 交接液体 □ 病情交班 □ 配合治疗 □ 完成护理记录	□ 协助患者完成临床检查 □ 遵医嘱完成治疗 □ 完成护理记录	□ 评估患者全身情况 □ 观察生命体征 □ 协助患者完成临床检查 □ 注意化验结果回报 □ 完成护理记录
基础护理	□ 准备床单位、监护、吸氧 □ 生命体征的观察 □ 一级护理 □ 观察 24 小时出入量 □ 生活护理 □ 患者安全及心理护理	□ 生命体征的观察 □ 一级护理 □ 生活护理 □ 观察 24 小时出入量 □ 患者安全及心理护理	□ 病情的观察（症状、体征神志、生命体征） □ 保持水电解质平衡 □ 观察 24 小时出入量 □ 一级护理
专科护理	□ 使用药物的浓度剂量 □ 各种置管情况 □ 观察胸痛情况	□ 使用药物的浓度剂量 □ 各种置管情况 □ 观察胸痛情况	□ 相关并发症的观察 □ PCI 术后定时观察穿刺部位 □ 做好拔除动脉鞘管的准备 □ 股动脉鞘管拔除时注意迷走反射的发生 □ 鞘管拔除后伤口砂带压迫 10 小时，患侧肢体制动 12 小时
重点医嘱	□ 详见医嘱执行单	□ 详见医嘱执行单	□ 详见医嘱执行单
病情变异记录	□ 无　□ 有　原因： 1. 2.	□ 无　□ 有　原因： 1. 2.	□ 无　□ 有　原因： 1. 2.
护士签名			

时间	住院第3~4天 （术后第1天）	住院第4~5天 （术后第2天）	住院第六天 （出院日）
健康宣教	□ 饮食宣教 □ 服药宣教 □ 指导恢复期的康复和锻炼（床上肢体活动） □ 疾病宣教	□ 指导恢复期的康复和锻炼（床上肢体活动） □ 饮食宣教 □ 疾病宣教 □ 康复宣教和二级预防	□ 活动指导 □ 康复宣教和二级预防 □ 出院宣教
护理处置	□ 观察生命体征 □ 观察24小时出入量 □ 观察穿刺部位 □ 遵医嘱配合急救和治疗 □ 完成护理记录 □ 维持静脉通畅 □ 静脉和口服给药 □ 协助患者进餐 □ 保持排便通畅	□ 观察生命体征 □ 完成常规化验采集 □ 观察24小时出入量 □ 遵医嘱完成治疗 □ 维持静脉通畅 □ 静脉和口服给药 □ 保持排便通畅 □ 生活护理 □ 给予心理支持 □ 完成护理记录	□ 观察生命体征 □ 观察24小时出入量 □ 遵医嘱完成治疗 □ 维持静脉通畅 □ 静脉和口服给药 □ 保持排便通畅 □ 生活护理 □ 给予心理支持 □ 完成护理记录 □ 配合患者做好出院准备
基础护理	□ 心率，心律，血压，血氧饱和度，呼吸 □ 准确记录出入量 □ 保持水电解质平衡 □ 协助患者完成各项检查 □ 协助患者进食 □ 协助患者做好生活护理	□ 心率，心律，血压，血氧饱和度，呼吸 □ 完成常规标本采集 □ 准确记录出入量 □ 保持水电解质平衡 □ 协助患者完成各项检查 □ 协助患者进食 □ 协助患者做好生活护理	□ 心率，心律，血压，血氧饱和度，呼吸 □ 完成常规标本采集 □ 准确记录出入量 □ 保持水电解质平衡 □ 协助患者完成各项检查 □ 协助患者进食 □ 办理出院事项
专科护理	□ 相关并发症的观察 □ 穿刺部位的观察	□ 相关并发症的观察	□ 相关并发症的观察
重点医嘱	□ 详见医嘱执行单	□ 详见医嘱执行单	□ 详见医嘱执行单
特殊情况记录	□ 无　□ 有　原因： 1. 2.	□ 无　□ 有　原因： 1. 2.	□ 无　□ 有　原因： 1. 2.
护士签名			

（三）患者表单

慢性稳定性心绞痛介入治疗临床路径患者表单

适用对象：**第一诊断为慢性稳定性心绞痛**（ICD-10：I20.806）

行冠状动脉内支架植入术（ICD-9-CM-3：36.06/36.07）

患者姓名：_____ 性别：_____ 年龄：_____ 门诊号：_____ 住院号：_____

住院日期：____年__月__日 出院日期：____年__月__日 标准住院日：≤9天

时间	住院第1~2天	住院第2~4天 （手术日）	住院第5~6天 （出院日）
监测	□ 测量生命体征、体重	□ 测量生命体征	□ 测量生命体征
医患配合	□ 护士行入院护理评估 □ 介绍主管医师、护士 □ 医师询问现病史、既往史、用药情况，收集资料并进行体格、检查 □ 配合完善术前相关化验、检查 □ 入院宣教（常规、安全）	□ 做PCI术后当日宣教 □ PCI患者予以饮食、饮水、活动宣教 □ 活动指导	□ 活动指导 □ 康复宣教和二级预防
重点诊疗及检查	**重点诊疗** □ 一级护理 □ 监护：心电、血压和血氧饱和度等 □ 建立静脉通道 □ 配合重症监护和救治 **重要检查：** □ 化验检查、心电图，X线胸片 □ 血清心肌酶学和损伤标志物测定 □ 心肌酶动态监测，凝血监测 □ 感染性疾病筛查	**重点诊疗** □ 一级护理 □ 继续监护：心电、血压 □ 配合急救和治疗 **重要检查：** □ 化验检查、心电图，X线胸片 □ 血清心肌酶学和损伤标志物测定	**重点诊疗** □ 带好出院带药 □ 酌情配合相关检查
饮食活动	□ 卧床休息，自主体位 □ 患肢制动 □ 流质饮食	□ 卧床休息，自主体位 □ 患肢可活动 □ 半流质饮食	□ 床边活动 □ 低盐低脂饮食

附：原表单（2009 年版）

慢性稳定性心绞痛介入治疗临床路径表单

适用对象：**第一诊断为慢性稳定性心绞痛**（ICD-10：I20. 806）
行冠状动脉内支架植入术（ICD-9-CM-3：36. 06/36. 07）

患者姓名：_____ 性别：_____ 年龄：_____ 门诊号：_____ 住院号：_____

住院日期：____年___月___日 出院日期：____年___月___日 标准住院日：≤9 天

时间	住院第 1 天	住院第 1~3 天（术前准备）
主要诊疗工作	□ 病史采集与体格检查 □ 描记"18 导联"心电图 □ 上级医师查房：危险性分层，明确诊断，制订诊疗方案 □ 进行"常规治疗"（参见心血管病诊疗指南解读） □ 完成病历书写及上级医师查房记录	□ 日常查房，完成病程记录 □ 上级医师查房：确定冠脉造影和支架植入方案 □ 完成上级医师查房记录 □ 完善术前常规检查，复查异常的检验结果 □ 向家属及病人交代冠脉造影和介入手术风险，签署知情同意书 □ 检查抗血小板药物剂量 □ PCI 术前准备，术前医嘱 □ 术者术前看病人，确认手术指征、禁忌证，决定是否手术
重点医嘱	**长期医嘱：** □ 冠心病护理常规 □ 一或二级护理 □ 低盐低脂饮食 □ 持续心电监测 □ β 受体阻滞剂（无禁忌证者常规使用） □ 硝酸酯类药物 □ 阿司匹林、氯吡格雷联合应用 □ 调脂治疗：他汀类药物 □ 钙离子拮抗剂：可与 β 受体阻滞剂联合应用 □ ACEI **临时医嘱：** □ 血常规+血型、尿常规+酮体，便常规+潜血 □ 血清心肌损伤标志物、凝血功能、肝肾功能、电解质、血糖、血脂、感染性疾病筛查 □ 心电图、X 线胸片、超声心动图 □ 必要时检查：脑钠肽、D-二聚体、血气分析、血沉、C-反应蛋白、24 小时动态心电图、心脏负荷试验	**长期医嘱：** □ 冠心病护理常规 □ 一或二级护理 □ 低盐低脂饮食 □ 持续心电监测 □ β 受体阻滞剂（无禁忌证者常规使用） □ 硝酸酯类药物 □ 阿司匹林、氯吡格雷联合应用 □ 调脂治疗：他汀类药物 □ 钙离子拮抗剂：可与 β 受体阻滞剂联合应用 □ ACEI **临时医嘱：** □ 拟明日行冠脉造影+支架植入术 □ 明早禁食水 □ 备皮 □ 造影剂皮试 □ 术前镇静 □ 足量使用抗血小板药物（阿司匹林+氯吡格雷） □ 术前晚可适当使用镇静药物
主要护理工作	□ 入院宣教 □ 完成病人心理与生活护理 □ 安排各项检查时间 □ 完成日常护理工作	□ 完成病人心理与生活护理 □ 安排各项检查时间 □ 完成日常护理工作
病情变异记录	□ 无 □ 有，原因： 1. 2.	□ 无 □ 有，原因： 1. 2.
护士签名		
医师签名		

时间	住院第 2~4 天（手术日）		住院第 3~5 天（术后第 1 天）
	术　前	**术　后**	
主要诊疗工作	□ 住院医师查房，检测心率、血压、心电图，完成术前病程记录 □ 检查抗血小板药物剂量	□ 住院医师接诊术后病人，检查心率、血压、心电图，并书写术后病程记录 □ 严密观察穿刺部位出血、渗血征象 □ 观察病人不适症状，及时发现和处理 PCI 术后并发症 □ 慢性稳定性心绞痛常规治疗 □ PCI 术后常规治疗（参见心血管病诊疗指南解读）	□ 上级医师查房 □ 完成上级医师查房记录 □ 穿刺部位换药 □ 严密观察病情，及时发现和处理 PCI 术后并发症
重点医嘱	**长期医嘱：** □ 冠心病护理常规 □ 一或二级护理 □ 低盐低脂饮食 □ 持续心电监测 □ β 受体阻滞剂（无禁忌证者常规使用） □ 硝酸酯类药物 □ 阿司匹林、氯吡格雷联合应用 □ 调脂治疗：他汀类药物 □ 钙离子拮抗剂：可与 β 受体阻滞剂联合应用 □ ACEI □ 慢性稳定性心绞痛"常规治疗" **临时医嘱：** □ 今日行冠脉造影+支架植入术	**长期医嘱：** □ PCI 术后护理常规 □ 一级护理 □ 低盐低脂饮食 □ 持续心电监测 □ 药物治疗同前 □ PCI 术后常规治疗 **临时医嘱：** □ 急查尿常规 □ 心肌损伤标志物（TNT、TNI、CK-MB）、血常规 □ 心电图	**长期医嘱：** □ PCI 术后护理常规 □ 一或二级护理 □ 低脂饮食 □ 持续心电监测 □ 药物治疗同前 □ PCI 术后常规治疗
主要护理工作	□ 完成病人心理与生活护理 □ 完成日常护理工作 □ 完成术前护理工作 □ 执行术前医嘱，建立静脉通道，术前药物	□ 完成病人心理与生活护理 □ 安排各项检查时间 □ 完成日常护理工作 □ 观察病人穿刺部位出血、渗血情况 □ 记录尿量，术后 4~6 小时>800ml	□ 完成病人心理与生活护理 □ 完成日常护理工作 □ 观察穿刺部位情况
病情变异记录	□ 无　□ 有，原因： 1. 2.	□ 无　□ 有，原因： 1. 2.	□ 无　□ 有，原因： 1. 2.
护士签名			
医师签名			

时间	住院第 4~6 天 （术后第 2 天）	住院第 5~7 天 （术后第 3 天）	住院第 6~9 天 （出院日）
主要诊疗工作	□ 住院医师查房 □ 完成查房记录 □ PCI 后常规治疗 □ 严密观察病情，及时发现和处理 PCI 术后并发症 □ 观察穿刺部位情况	□ 上级医师查房，确定病人出院指征及出院后治疗方案 □ 治疗效果、预后评估 □ 完成上级医师查房记录 □ 严密观察病情，及时发现和处理 PCI 术后并发症 □ 观察穿刺部位情况 □ 康复及宣教	□ 住院医师查房，监测心率、血压、心电图，并完成出院前病程记录 □ 书写出院记录、诊断证明，填写住院病历首页 □ 向患者及家属交代出院后注意事项，预约复诊时间 □ 如果患者不能出院，在病程记录中说明原因和继续治疗的方案 □ 二级预防的方案
重点医嘱	长期医嘱： □ PCI 术后护理常规 □ 一或二级护理 □ 低盐低脂饮食 □ 药物治疗同前	长期医嘱： □ PCI 术后护理常规 □ 二级护理 □ 低盐低脂饮食 □ 药物治疗同前 □ PCI 术后常规治疗	出院医嘱： □ 低盐低脂饮食、适当运动、改善生活方式（戒烟） □ 控制高血压、高血脂、糖尿病等危险因素 □ 出院带药（根据情况）：他汀类药物、抗血小板药物、β 受体阻滞剂、ACEI、钙离子拮抗剂等 □ 定期复查
主要护理工作	□ 完成病人心理与生活护理 □ 完成日常护理工作 □ 观察穿刺部位情况 □ 冠心病预防知识教育	□ 完成病人心理与生活护理 □ 完成日常护理工作 □ 出院准备指导 □ 冠心病预防知识教育	□ 帮助办理出院手续 □ 出院指导 □ 出院后冠心病二级预防宣教
病情变异记录	□ 无　□ 有，原因： 1. 2.	□ 无　□ 有，原因： 1. 2.	□ 无　□ 有，原因： 1. 2.
护士签名			
医师签名			

第三节　急性非 ST 段抬高性心肌梗死 介入治疗临床路径释义

一、急性非 ST 段抬高心肌梗死编码

疾病名称及编码：急性非 ST 段抬高性心肌梗死 I21.4
手术操作及编码：非药物洗脱冠状动脉内支架植入术（36.06）
　　　　　　　　药物洗脱冠状动脉内支架植入术（36.07）

二、临床路径检索方法

I21.4 伴（36.06 或 36.07）

三、急性非 ST 段抬高性心肌梗死介入治疗临床路径标准 住院流程

（一）适用对象

第一诊断为急性非 ST 段抬高性心肌梗死（ICD-10：I21.4）
行冠状动脉内支架植入术（ICD-9-CM-3：36.06/36.07）

> **释义**
>
> ■ 本路径适用对象为拟接受冠状动脉介入治疗的急性非 ST 段抬高心肌梗死患者，包括早期介入治疗和择期介入治疗。未接受冠脉造影，或只进行了造影未接受支架治疗的不进入本路径。
>
> ■ 冠脉介入治疗主要包括单纯球囊扩张成形和支架植入。本路径主要针对冠脉内支架植入术。

（二）诊断依据

根据《不稳定性心绞痛及非 ST 段抬高性心肌梗死诊断与治疗指南》（中华医学会心血管病学分会，2007 年）及 2007 年 ACC/AHA 与 ESC 相关指南。

心肌损伤标志物增高或增高后降低，至少有一次数值超过参考值上限的 99 百分位，具备至少下列一项心肌缺血证据者即可诊断：

1. 缺血症状（缺血性胸痛大于 15 分钟，含服硝酸甘油缓解不明显）。
2. 心电图变化提示有新的心肌缺血，即新的 ST-T 动态演变（新发或一过性 ST 压低≥0.1mV，或 T 波倒置≥0.2mV）。

> **释义**
>
> ■ 心肌损伤标志物主要包括：心脏肌钙蛋白 T（cTnT），心脏肌钙蛋白 I（cTnI），或肌酸激酶同工酶（CK-MB）。诊断心肌坏死的生化标志物结果：①临床事件发生前后 24 小时内，至少 1 次肌钙蛋白 T 或 I 的最大浓度超过正常范围（对照参考组的 99%）的上限。②连续 2 次以上 CK-MB 的最高值超过对照参考组的 99%，或临床事件发生后测得最高值大于正常上限 2 倍。应注意除外其他原因导致的心肌损伤标志物升高，如心脏手术，主动脉夹层，肺栓塞，呼吸衰竭，肾衰，急性脑血管意外，急性感染性疾病，药物中毒，过度运动等。
>
> ■ 非 ST 段抬高心肌梗死临床症状与 STEMI 症状相似，可以表现为持续胸痛不缓解，持续 15 分钟以上，含服硝酸甘油无效或效果差，或胸痛反复发作，以及活动耐量明显下降，心绞痛 CCS 分级 Ⅲ 级以上，以及静息状态胸痛发作。
>
> ■ 与 STEMI 不同，此类患者心电图不表现为 ST 段抬高，而是 ST 段压低和 T 波倒置等动态改变。应当注意，表现为正常的心电图不能排除急性冠脉综合征。因此，诊断应依据临床表现，心电图和心肌损伤标志物综合判定。

（三）治疗方案的选择

根据《不稳定性心绞痛及非 ST 段抬高性心肌梗死诊断与治疗指南》中华医学会心血管病学分会，2007 年）及 2007 年 ACC/AHA 与 ESC 相关指南。

1. 危险分层：根据患者 TIMI 风险评分或心绞痛发作类型及严重程度、心肌缺血持续时间、心电图和心肌损伤标志物测定结果，分为低、中、高危三个组别。

> **释义**
>
> ■ TIMI 风险评分：①65 岁以上。②存在 3 个以上冠心病危险因素（高血压病，糖尿病，高血脂，吸烟，冠心病家族史）。③既往冠心病病史。④7 天内服用阿司匹林。⑤24 小时内发作 2 次以上的心绞痛。⑥心电图 ST 段改变。⑦血心肌损伤标志物升高（CK-MB，TnT 或 TnI）。
>
> 每项 1 分，低危：0~2 分；中危：3~4 分；高危：5~7 分。
>
> ■ 补充：有明显血流动力学变化，严重低血压，心力衰竭或心源性休克表现，和/或严重恶性心律失常：室性心动过速、心室颤动为极高危患者。左心室射血分数（LVEF）<40% 和/或肾功能不全（肾小球滤过率 <60 ml/min）为中、高危患者。
>
> ■ 对非 ST 段抬高性心肌梗死应首先进行危险分层，有助于合理选择治疗策略。危险程度越高越应尽早行 PCI，此类患者符合本路径。对于低危患者未进行介入治疗的，不进入本路径。

2. 药物治疗：抗心肌缺血药物、抗血小板药物、抗凝药物、调脂药物。

> **释义**
>
> ■ 非 ST 段抬高性心肌梗死往往伴有斑块不稳定性和血小板、凝血系统的活化，导致血栓形成。因此药物治疗是围手术期治疗的重要基础，主要针对三个方面：①充分抗血小板、抗凝，降低血栓事件。②抗缺血治疗，改善患者症状。③控制冠心病危险因素。

3. 冠状动脉血运重建治疗：在强化药物治疗的基础上，中高危患者可优先选择经皮冠状动脉介入治疗（PCI）或冠状动脉旁路移植术（CABG）。

（1）PCI：有下列情况时，可于 2 小时内紧急行冠状动脉造影，对于无严重合并疾病、冠状动脉病变适合 PCI 的患者，实施 PCI 治疗：①在强化药物治疗的基础上，静息或小运动量时仍有反复的心绞痛或缺血发作。②心肌标志物升高（TNT 或 TNI）。③新出现的 ST 段明显压低。④心力衰竭症状或体征，新出现或恶化的二尖瓣反流。⑤血流动力学不稳定。⑥持续性室性心动过速。无上述指征的中高危患者可于入院后 12~48 小时内进行早期有创治疗。

> **释义**
>
> ■ 对于危险分层较高的非 ST 段抬高性心肌梗死患者应及时行冠脉造影，根据是否存在明确的、需要干预的冠脉病变，决定是否行冠脉介入治疗。对于极高危者行紧急 PCI（2 小时内）（Ⅱa 类推荐，证据水平 B；ISAR-COOL 研究，BARI 研究）；对中、高危者行早期 PCI（12~48 小时内）（Ⅰ 类推荐，证据水平 A；FRISC Ⅱ 研究，TACTICS-TIMI18 研究，RATA3 研究，Hoffman 等）。
>
> ■ 对低危患者不推荐常规 PCI（Ⅲ 类推荐，证据水平 C）。但对于存在再发心血管事件的危险者，应行择期冠脉造影，对需要干预的冠脉病变进行 PCI 治疗，这类患者可进入本路径。

（2）CABG：对于左主干病变，3 支血管病变，或累及前降支的 2 支血管病变，且伴有左室功能不全或糖尿病者优先选择 CABG。

> **释义**
>
> ■ 对于冠脉造影结果提示需要进行冠脉血运重建，但冠脉病变或患者自身因素不适合 PCI 治疗的非 ST 段抬高心肌梗死患者，应考虑 CABG 术，进入外科手术治疗相应路径。

4. 主动脉内球囊反搏术：在强化药物治疗后仍有心肌缺血复发，在完成冠状动脉造影和血运重建前血流动力学不稳定的患者，可应用主动脉内球囊反搏术。

5. 保守治疗：对于低危患者，可优先选择保守治疗，在强化药物治疗的基础上，病情稳定后可进行负荷试验检查，择期冠脉造影和血运重建治疗。

释义

■ 对于危险程度不高，没有高危特征的患者可先进行单纯药物治疗，包括抗缺血，抗凝和抗血小板治疗等，不进入本路径。但对于存在再发心血管事件的危险，或住院期间再发胸痛、心电图有缺血改变，心肌损伤标志物再次升高者应尽早或择期冠脉造影及 PCI 治疗，这类患者可进入本路径。

■ 对于早期冠脉造影提示病变不需要或不适合实施 PCI 干预的患者，如狭窄程度<50%，仅小面积可能受累，病变或患者自身条件不允许，应积极药物治疗或考虑 CABG 术。此类患者不进入本路径。

6. 改善不良生活方式，控制危险因素。

释义

冠心病治疗的重要基础是生活方式的改变和危险因素的控制，特别是针对冠心病的二级预防和三级预防。

（四）标准住院日为 7~14 天

释义

■ 非 ST 段抬高心肌梗死患者入院后，术前准备 0~8 天，期间进行危险分层，药物治疗，根据病情决定早期介入治疗或暂时药物保守治疗；手术时间 0~10 天，对于高危患者最快可在入院 12~48 小时内进行冠脉造影及 PCI 治疗，通常发病 10 天内经药物治疗，病情可以有效控制，控制不理想的可以随时冠脉造影及血运重建（PCI 或 CABG）；术后恢复 3~5 天出院，术后可根据病情、病变、手术的情况进行观察和必要的实验室检查，合理调整药物治疗方案。总住院时间不超过 14 天均符合路径要求。

（五）进入路径标准

1. 第一诊断必须符合急性非 ST 段抬高性心肌梗死（ICD-10：I21.4）疾病编码。

2. 除外主动脉夹层、急性肺栓塞、心包炎等疾病。

3. 如患有其他非心血管病，但在住院期间不需特殊处理（检查和治疗），也不影响第一诊断时，可以进入路径。

> **释义**
>
> ■ 第一诊断符合急性非 ST 段抬高心肌梗死（临床表现，心电图和心肌损伤标志物达到诊断标准），拟接受冠状动脉介入治疗的患者均适用本路径。
>
> ■ 急性非 ST 段抬高心肌梗死的临床和心电图表现与主动脉夹层、急性肺栓塞、心肌心包炎、主动脉瓣病变等疾病有相似之处，应予以鉴别。
>
> ■ 如患者伴有其他非心血管系统疾病，如慢性支气管炎，陈旧脑梗死等，如不影响第一诊断，住院期间不需特殊处理，可进入本路径。

（六）术前准备（术前评估）0~8 天

1. 必需的检查项目：

（1）血常规+血型、尿常规+酮体、便常规+潜血。

（2）凝血功能、肝肾功能、电解质、血糖、血脂、血清心肌损伤标志物、感染性疾病筛查（乙肝、丙肝、艾滋病、梅毒等）。

（3）心电图、X 线胸片、超声心动图。

2. 根据患者具体情况可查：

（1）脑钠肽、D-二聚体、血气分析、血沉、C-反应蛋白或高敏 C-反应蛋白。

（2）24 小时动态心电图（holter）、心脏负荷试验、心肌缺血评估（低危、非急诊血运重建患者）。

> **释义**
>
> ■ 必查项目是确保手术治疗安全、有效开展的基础。术前必须完成。对检查的异常结果应予以分析，适当干预和纠正。
>
> ■ 对于检查发现有介入治疗禁忌证，或合并其他疾病不宜在本次住院期间进行介入治疗的患者不进入路径治疗。
>
> ■ 根据病情进行相应相关检查，有助于鉴别诊断和预测预后。如脑钠肽显著升高的患者，远期预后差，死亡率高。D-二聚体升高合并低氧血症往往提示肺栓塞的可能性大。血沉、C-反应蛋白或高敏 C-反应蛋白升

高，可能存在急性炎性反应，特别是免疫系统疾病活动期。这些患者在均不适于介入治疗，不宜进入本路径。

■ 对于低危或经药物治疗后病情平稳的患者，可通过无创检查评价缺血程度或范围，如果有明确缺血证据，应当择期冠脉造影和 PCI 治疗。在同次住院期间完成介入治疗者进入路径。

（七）选择用药

1. 双重抗血小板药物：常规联用阿司匹林+氯吡格雷。对拟行介入治疗的中、高危患者，可考虑静脉应用 GPⅡb/Ⅲa 受体拮抗剂。

2. 抗凝药物：低分子肝素或普通肝素等。

3. 抗心肌缺血药物：β 受体阻滞剂、硝酸酯类、钙离子拮抗剂等。

4. 镇静止痛药：硝酸甘油不能即刻缓解症状或出现急性肺充血时，可静脉注射吗啡。

5. 抗心律失常药物。

6. 调脂药物：早期应用他汀类药物。

7. 血管紧张素转换酶抑制剂（ACEI）：用于左心室收缩功能障碍或心力衰竭、高血压，以及合并糖尿病者。如无禁忌证或低血压，应在 24 小时内口服。不能耐受者可选用 ARB 治疗。

8. 其他药物：伴随疾病的治疗药物等。

释义

■ 抗血小板药物使用依照《经皮冠状动脉介入治疗指南（2009）》原则使用，应当权衡出血与血栓的风险利弊。

（1）阿司匹林：PCI 术前服用 100～300mg，以往未服用者术前给予 300mg 口服。PCI 术后，口服 100～300mg/d，植入 BMS 者至少服用 1 个月，植入西罗莫司洗脱支架者服用 3 个月，植入紫杉醇洗脱支架者服用 6 个月，之后改为 100mg/d 长期服用。

（2）氯吡格雷：PCI 术前应当给予负荷剂量 300mg；急性心肌梗死行急诊 PCI 或术前 6h 以内服用者，为更快达到高水平的血小板抑制，可给予 600mg 负荷剂量。植入 DES 者，PCI 术后服用氯吡格雷 75mg/d 至少 12 个月。接受 BMS 者，氯吡格雷 75mg/d，至少 1 个月，最好 12 个月（如患者出血风险增高，最少应用 2 周）。

（3）血小板糖蛋白Ⅱb/Ⅲa 受体拮抗剂：非 STEMI 行 PCI 者，如未服用氯吡格雷，应给予一种血小板糖蛋白Ⅱb/Ⅲa 受体拮抗剂（Ⅰ类推荐，证据水平 A）。在实施诊断性 CAG 前或 PCI 术前即刻给药均可。如已服用氯吡格雷，可同时给予一种血小板糖蛋白Ⅱb/Ⅲa 受体拮抗剂（Ⅱa 类推荐，证据水平B）。接受择期PCI并植入支架的高危患者或高危病变，可应用血小板糖蛋白Ⅱb/Ⅲa受体拮抗剂，但应充分权衡出血与获益风险（Ⅱa类推荐，证据水平B）。

■ 抗凝药物依照《经皮冠状动脉介入治疗指南（2009）》原则使用。

（1）普通肝素：行PCI的患者应该使用普通肝素（Ⅰ类推荐，证据水平c）。NSTEMI拟行早期侵入检查或治疗者，建议优先选用普通肝素（与血小板糖蛋白Ⅱb/Ⅲa受体拮抗剂合用）（Ⅰ类推荐，证据等级B）。应用普通肝素剂量的建议：与血小板糖蛋白Ⅱb/Ⅲa受体拮抗剂合用者，围术期普通肝素剂量应为50~70U/kg，使活化凝血时间（ACT）>200s；如未与血小板糖蛋白Ⅱb/Ⅲa受体拮抗剂合用，围术期普通肝素剂量应为60~100U/kg，使ACT达到250~350s（HemoTec法）或300~350s（Hemochron法）。严重肾功能障碍患者（肌酐清除率<30ml/min）建议优先选用普通肝素（Ⅱa类推荐，证据水平C）。

（2）低分子肝素：NSTEMI接受早期保守治疗或延迟PCI者，建议使用低分子肝素（Ⅰ类推荐，证据水平B）。如PCI术前已用低分子肝素抗凝，建议在PCI术中继续使用低分子肝素（Ⅰ类推荐，证据水平B），如PCI术前8h内接受过标准剂量依诺肝素皮下注射，无需追加。不推荐普通肝素与低分子肝素混用及不同低分子肝素之间交叉使用。严重肾功能障碍患者（肌酐清除率<30ml/min）如需使用低分子肝素抗凝，其用量应减少50%（Ⅱb类推荐，证据水平c）。

■ 积极使用硝酸酯类、钙离子拮抗剂或β受体阻滞剂改善缺血症状，如效果不明显，同时患者胸痛剧烈伴烦躁，急性肺充血时可合理使用镇静止痛药，如吗啡静脉推注，但应注意剂量及其对神经、呼吸系统的抑制等副作用。

■ 控制冠心病危险因素，如降脂、降压、控制血糖，以及控制心律失常，改善心功能的药物应依据患者病情合理使用。

（八）手术日为入院第0~10天（如需要进行手术）

1. 麻醉方式：局部麻醉。
2. 手术方式：冠状动脉造影+支架植入术。
3. 手术内置物：冠状动脉内支架。
4. 术中用药：抗血栓药（肝素化，必要时可使用GPⅡb/Ⅲa受体拮抗剂）、血管活性药、抗心律失常药等。

> **释义**
>
> ■ 本路径规定冠脉介入治疗采用局部麻醉，主要在穿刺部位皮下给药。
>
> ■ 常规经桡动脉或股动脉穿刺，造影导管完成冠脉造影，介入治疗相关器械完成支架植入术。对 PCI 患者常规植入支架（Ⅰ类推荐，证据水平 C）。
>
> ■ NSTEMI 拟行早期侵入检查或治疗的患者，建议优先选用普通肝素（与血小板糖蛋白Ⅱb/Ⅲa 受体拮抗剂合用）（Ⅰ类推荐，证据等级 B）。应用普通肝素剂量的建议：与血小板糖蛋白Ⅱb/Ⅲa 受体拮抗剂合用者，围术期普通肝素剂量应为 50～70U/kg，使活化凝血时间（ACT）>200s；如未与血小板糖蛋白Ⅱb/Ⅲa 受体拮抗剂合用，围术期普通肝素剂量应为 60～100U/kg，使 ACT 达到 250～350s（HemoTec 法）或 300～350s（Hemochron 法）。当 ACT 降至 150～180s 或以下时，可拔除鞘管。对于行非复杂性 PCI 者，术后不应常规应用普通肝素（Ⅰ类推荐，证据水平 A）。严重肾功能障碍患者（肌酐清除率<30ml/min）建议优先选用普通肝素（Ⅱa 类推荐，证据水平 C）。
>
> ■ 根据术中患者病情、血流动力学状况，合理使用血管活性药物及抗心律失常等药物。

（九）术后住院恢复 3～5 天

1. 介入术后必要时住重症监护病房。

2. 介入术后即刻需检查项目：生命体征检查、心电图、心电监测、穿刺部位的检查。

3. 介入术后第 1 天需检查项目：心电图、心肌损伤标志物、血常规、尿常规。必要时根据需要复查：便潜血、肝肾功能、电解质、血糖、凝血功能、超声心动图、X 线胸片、血气分析。

4. 根据患者病情，必要时行血流动力学监测和 IABP 支持。

5. 观察患者心肌缺血等不适症状，及时发现和处理并发症。

> **释义**
>
> ■ 根据患者病情及术中情况进行术后观察，完成术后即刻和术后第一天的各项检查。重点观察出血、血肿并发症，造影剂不良反应（脑、肾脏、胃肠道等），支架内急性、亚急性血栓形成，围手术期心肌梗死等。术后尽早持续心电监测，主管医师评估患者病情平稳后方可终止。
>
> ■ 根据病情需要进行相应检查和治疗，包括常规检查、治疗和特殊检查、支持治疗，如有创血流动力学监测、IABP 等。检查项目可以不只限定路径中的必查项目，如必须，也可增加同一项目的重复检查次数。

（十）出院标准

1. 生命体征平稳，心肌缺血症状得到有效控制，心功能稳定。
2. 血流动力学稳定。
3. 心电稳定。
4. 无其他需要继续住院处理的并发症。

> **释义**
>
> 患者病情平稳，生命体征平稳，完成各项必须复查项目，且检查项目无明显异常。

（十一）变异及原因分析

1. 冠脉造影后转外科行急诊冠状动脉旁路移植术。
2. 等待二次 PCI 或择期冠状动脉旁路移植术。
3. 病情危重。
4. 出现严重并发症。

> **释义**
>
> ■ 变异是指入选临床路径的患者未能按预定路径完成医疗行为或未达到预期的医疗质量控制目标。引起变异的原因主要有：并发症，医院原因，个人原因，其他原因。其中微小变异可以不退出路径，重大变异须退出路径，或进入其他途径。但所有变异均应在医师表单中予以说明。
>
> ■ 微小变异：由于较轻的并发症，如穿刺部位血肿，术后心肌损伤标志物轻度升高，术后轻度体温升高等，不危及生命，但需要延长住院观察时间和增加必要的检查项目，但需要延长的住院天数未超过规定住院天数的 20%，可以不退出本路径。因采用不同耗材而增加医疗费用，但未延长或稍延长住院天数的病例，对医疗操作无影响，可不退出路径。
>
> ■ 重大变异：
>
> （1）介入治疗中病情危重或出现严重并发症，如冠脉破裂、冠脉急性闭塞、左主干夹层等，须急诊 CABG 术；股动脉穿刺部位血管动静脉瘘或假性动脉瘤或桡动脉穿刺后骨筋膜综合征须外科手术治疗；其他严重并发症，如严重出血性疾病、栓塞性疾病等导致后续治疗、住院时间延长、治疗费用增加，可退出路径。
>
> （2）病情危重，合并症、并发症多，如合并多脏器疾病，或并发严重感染、多脏器功能衰竭等，病情复杂，需要长时间在监护病房抢救、治疗，需要长时间 IABP 等辅助治疗，住院时间长，医疗费用高，可退出路径。

（3）因医院或患者个人原因要求离院或转院的病例。如从心脏专科医院转至综合医院神经外科治疗等，可以退出路径。

（4）其他未能预知的原因导致入选路径的患者不能继续执行路径，或继续路径治疗可能影响对疾病的治疗，或治疗时间延长、住院时间超过规定住院天数的20%，且医疗费用增加，应考虑退出路径。

四、推荐表单

（一）医师表单

急性非ST段抬高性心肌梗死介入治疗临床路径医师表单

适用对象：**第一诊断为急性非ST段抬高性心肌梗死**（ICD-10：I21.4）

　　　　　行冠状动脉内支架植入术（ICD-9-CM-3：36.06/36.07）

患者姓名：_____ 性别：_____ 年龄：_____ 门诊号：_____ 住院号：_____

住院日期：____年___月___日 出院日期：____年___月___日 标准住院日7～14天

发病时间：____年___月___日___时___分

　　　　　　　　到达急诊科时间：____年___月___日___时___分

时间	到达急诊科（0～10分钟）	到达急诊科（0～30分钟）	到达急诊科（0～60分钟）
主要诊疗活动	□ 完成病史采集与体格检查 □ 描述"18导联"心电图，评价初始18导联心电图 □ 明确诊断，立即口服阿司匹林及氯吡格雷，有禁忌除外 □ 开始"常规治疗"（参见非ST段抬高性心肌梗死诊断与常规治疗）	□ 心血管内科专科医师急会诊 □ 迅速危险分层，评估尽早血运重建治疗或"保守治疗"的适应证和禁忌证 □ 确定急诊冠脉造影及血运重建（直接PCI和急诊CABG）治疗方案 □ 对于在急诊科未行早期有创治疗者，尽快将病人转入CCU继续治疗，再次评估早期血运重建的必要性及风险	**需行"急诊冠脉造影和血运重建"的高危患者：** □ 向患者及其家属交代病情和治疗措施 □ 签署"手术知情同意书" □ 落实术前服用足量的抗血小板药物 □ 肾功能不全者术前水化 □ 保证生命体征和重要脏器功能 □ 开始"急诊冠脉造影和血运重建"治疗 □ 手术后患者转入CCU或外科恢复室继续治疗
重点医嘱	**长期医嘱：** □ 重症监护（持续心电、血压和血氧饱和度监测等） **临时医嘱：** 吸氧 □ 描记"18导联"心电图 □ 血清心肌标志物测定 □ 血常规+血型、尿常规+镜检 □ 血脂、血糖、血沉、凝血功能、电解质 □ 建立静脉通道 □ 非ST段抬高性心肌梗死"常规治疗"	**长期医嘱：** □ 非ST抬高心肌梗死护理常规 □ 一级护理或特级护理 □ 记24小时出入量 □ 卧床 □ 重症监护（持续心电、血压和血氧饱和度监测等） □ 吸氧 □ 镇静镇痛：吗啡 □ 静脉滴注硝酸甘油	**长期医嘱：** □ 同前 □ 急诊血运重建治疗 **临时医嘱：** □ 备皮 □ 造影剂皮试 □ 术前镇静 □ 预防性抗感染（必要时） □ 足量使用抗血小板药物
病情变异记录	□ 无 □ 有，原因： 1. 2.	□ 无 □ 有，原因： 1. 2.	□ 无 □ 有，原因： 1. 2.
医师签名			

时间	住院第1天（CCU）	住院第2天（CCU）	住院第3天（CCU）
主要诊疗工作	□ 监测生命体征及有无呼吸急促、皮疹等过敏状态 □ 观察患者病情变化（穿刺点及周围情况、心电图变化、血红蛋白及心肌损伤标志物变化） □ 上级医师查房：危险性分层、监护强度和治疗效果评估 □ 确定下一步诊疗方案 □ 完成病历及上级医师查房记录 □ 预防手术并发症 □ 预防感染（必要时） □ 在急诊科未行早期有创治疗者，再次危险分层，中、高危患者应在入院后12～48小时内完成冠脉造影和血运重建	□ 继续重症监护 □ 观察患者病情变化 □ 上级医师查房：效果评估和诊疗方案调整 □ 完成病历书写及上级医师查房记录 □ 继续非ST段抬高性心肌梗死常规药物治疗 □ 对于保守治疗患者，随时评价进行急诊血运重建的必要性，并强化抗心肌缺血药物治疗	□ 继续重症监护 □ 心电监测 □ 上级医师查房 □ 完成病程记录 □ 继续和调整药物治疗 □ 确定患者可否转出CCU，转出者完成转科记录 □ 低危患者在观察期间未再出现心肌缺血及左心衰竭的临床表现，可留院观察24～48小时后出院
重点医嘱	**长期医嘱：** □ 非ST段抬高性心肌梗死护理常规 □ 病危通知 □ 一级护理或特级护理 □ 流食或半流食 □ 吸氧 □ 卧床 □ 保持排便通畅 □ 术后应用低分子肝素2～8天 □ β受体阻滞剂（无禁忌证者常规使用） □ ACEI（不能耐受者可选用ARB治疗） □ 硝酸酯类药物 □ 阿司匹林+氯吡格雷联合 □ 调脂治疗：他汀类药物 □ 钙离子拮抗剂（必要时） **临时医嘱：** □ 心电图、床旁X线胸片、超声心动图 □ 动态监测心肌损伤标志物 □ 感染性疾病筛查	**长期医嘱：** □ 非ST段抬高性心肌梗死护理常规 □ 一级护理或特级护理 □ 卧床或床旁活动 □ 半流食或低盐低脂普食 □ 重症监护 □ 保持排便通畅 □ 药物治疗同前 **临时医嘱：** □ 心电图 □ 心肌损伤标志物	**长期医嘱：** □ 非ST段抬高性心肌梗死护理常规 □ 一级护理或特级护理 □ 卧床或床旁活动 □ 低盐低脂普食 □ 保持排便通畅 □ 药物治疗同前 **临时医嘱：** □ 心电图 □ 心肌损伤标志物
病情变异记录	□ 无 □ 有，原因： 1. 2.	□ 无 □ 有，原因： 1. 2.	□ 无 □ 有，原因： 1. 2.
医师签名			

时间	住院第 4~6 天 （普通病房第 1~3 天）	住院第 7~9 天 （普通病房第 2~5 天）	住院第 8~14 天 （出院日）
主要诊疗工作	□ 上级医师查房：心功能和治疗效果评估 □ 确定下一步治疗方案 □ 完成上级医师查房记录 □ 完成转科记录 □ 血运重建术（PCI 或 CABG）术后治疗 □ 预防手术并发症	□ 上级医师查房与诊疗评估 □ 完成上级医师查房记录 □ 预防并发症 □ 再次血运重建治疗评估；包括 PCI、CABG □ 完成择期 PCI □ 复查相关检查 □ 心功能再评价 □ 治疗效果、预后和出院评估	□ 通知患者及其家属出院 □ 向患者交代出院后注意事项，预约复诊日期 □ 将"出院总结"交给患者 □ 通知出院处 □ 如果患者不能出院，在病程记录中说明原因和继续治疗
重点医嘱	**长期医嘱：** □ 非 ST 段抬高性心肌梗死护理常规 □ 二级护理 □ 床旁活动 □ 低盐低脂普食 □ 药物治疗同前，根据情况调整	**长期医嘱：** □ 非 ST 段抬高性心肌梗死护理常规 □ 二级护理 □ 室内或室外活动 □ 低盐低脂普食 □ 药物治疗同前，根据情况调整 **临时医嘱：** □ 心电图、超声心动图、胸片 □ 血常规、尿常规、便常规 □ 肝肾功能、电解质、凝血功能	**出院医嘱：** □ 改善生活方式 □ 低盐低脂普食 □ 适当运动 □ 控制高血压、高血脂、糖尿病等危险因素 □ 定期复查 □ 出院带药：β 受体阻滞剂、ACEI、硝酸酯类药物、阿司匹林、氯吡格雷、他汀类药物、钙离子拮抗剂（根据情况）
病情变异记录	□ 无　□ 有，原因： 1. 2.	□ 无　□ 有，原因： 1. 2.	□ 无　□ 有，原因： 1. 2.
医师签名			

（二）护士表单

急性非 ST 段抬高性心肌梗死介入治疗临床路径护士表单

适用对象：**第一诊断为**急性非 ST 段抬高性心肌梗死（ICD-10：I21.4）
行冠状动脉内支架植入术（ICD-9-CM-3：36.06/36.07）

患者姓名：_____ 性别：_____ 年龄：_____ 门诊号：_____ 住院号：_____

发病时间：_____ 年___月___日___时___分

到达急诊科时间：_____ 年___月___日___时___分

PCI 开始时间：_____ 年___月___日___时___分

标准住院日 10～14 天　　　　　实际住院日：_____ 天

时间	到达急诊 （0～10 分钟）	到达急诊 （0～30 分钟）	到达急诊 （0～60 分钟）
主要 护理 工作	□ 协助患者或其家属完成急诊挂号、交费和办理"入院手续"等工作 □ 静脉取血，建立静脉通道	□ 非 ST 段抬高心肌梗死护理常规 □ 特级护理	□ 非 ST 段抬高心肌梗死护理常规 □ 特级护理
重点 医嘱	□ 详见医嘱执行单	□ 详见医嘱执行单	□ 详见医嘱执行单
病情 变异 记录	□ 无　□ 有，原因： 1. 2.	□ 无　□ 有，原因： 1. 2.	□ 无　□ 有，原因： 1. 2.
护士 签名			

时间	到达病房 （0~90 分钟）	住院第 1~2 天 （术前准备）	住院第 1~2 天 （手术日）
健康宣教	□ 介绍主管医师、护士 □ 入院宣教（常规、安全） □ 做急诊 PCI 术后当日宣教 □ PCI 患者予以饮食饮水活动宣教	□ 做择期 PCI 术前宣教 □ 服药宣教 □ 疾病宣教	□ 做 PCI 术后当日宣教 □ PCI 患者予以饮食饮水宣教
护理处置	□ 准备抢救物品 □ 安置患者，佩戴腕带 □ 通知医师 □ 生命体征的监测测量 □ 吸氧 □ 交接液体 □ 病情交班 □ 配合急救治疗 □ 静脉采血 □ 注意化验结果回报 □ 完成护理记录	□ 观察生命体征 □ 观察 24 小时出入量 □ 观察穿刺部位 □ 协助患者完成临床检查 □ 遵医嘱配合急救和治疗 □ 完成护理记录 □ 维持静脉通畅 □ 静脉和口服给药 □ 协助患者进餐 □ 保持排便通畅	□ 评估病人全身情况 □ 观察生命体征 □ 协助患者完成临床检查 □ 注意化验结果回报 □ 完成护理记录
基础护理	□ 准备床单位、监护、吸氧 □ 评估皮肤、神志、肢体活动 □ 观察尿量 □ 做好病情变化的救治 □ 心率、心律的观察 □ 特级护理	□ 生命体征的观察 □ 一级护理 □ 观察 24 小时出入量 □ 协助患者完成各项检查 □ 协助患者进食 □ 协助患者做好生活护理 □ 患者安全及心理护理	□ 病情的观察（症状、体征、神志、生命体征） □ 保持水电解质平衡 □ 观察 24 小时出入量 □ 一级护理
专科护理	□ 使用药物的浓度剂量 □ 观察穿刺部位 □ 各种置管情况 □ PCI 患者观察穿刺部位情况 □ 观察胸痛缓解情况 □ 配合急救治疗（静脉口服给药）	□ 使用药物的浓度剂量 □ 各种置管情况 □ 观察胸痛情况 □ 做好术前准备（备皮、碘过敏试验）	□ 相关并发症的观察 □ PCI 术后定时观察穿刺部位 □ 做好拔除动脉鞘管的准备 □ 股动脉鞘管拔除时注意迷走反射的发生 □ 鞘管拔除后伤口砂带压迫 10 小时，患侧肢体制动 12 小时
重点医嘱	□ 详见医嘱执行单	□ 详见医嘱执行单	□ 详见医嘱执行单
病情变异记录	□ 无　□ 有　原因： 1. 2.	□ 无　□ 有　原因： 1. 2.	□ 无　□ 有　原因： 1. 2.
护士签名			

时间	住院第 3~4 天 （术后第 1 天）	住院第 4~5 天 （术后第 2 天）	住院第 6 天（出院日）
健康宣教	□ 饮食宣教 □ 服药宣教 □ 指导恢复期的康复和锻炼（床上肢体活动） □ 疾病宣教	□ 指导恢复期的康复和锻炼 □ 饮食宣教 □ 疾病宣教 □ 康复宣教和二级预防	□ 活动指导 □ 康复宣教和二级预防 □ 出院宣教
护理处置	□ 观察生命体征 □ 观察 24 小时出入量 □ 观察穿刺部位 □ 遵医嘱配合急救和治疗 □ 完成护理记录 □ 维持静脉通畅 □ 静脉和口服给药 □ 协助患者进餐 □ 保持排便通畅	□ 观察生命体征 □ 完成常规化验采集 □ 观察 24 小时出入量 □ 遵医嘱完成治疗 □ 维持静脉通畅 □ 静脉和口服给药 □ 保持排便通畅 □ 生活护理 □ 给予心理支持 □ 完成护理记录	□ 观察生命体征 □ 观察 24 小时出入量 □ 遵医嘱完成治疗 □ 维持静脉通畅 □ 静脉和口服给药 □ 保持排便通畅 □ 生活护理 □ 给予心理支持 □ 完成护理记录 □ 配合患者做好出院准备
基础护理	□ 心率，心律，血压，血氧饱和度，呼吸 □ 准确记录出入量 □ 保持水电解质平衡 □ 协助患者完成各项检查 □ 协助患者进食 □ 协助患者做好生活护理	□ 心率，心律，血压，血氧饱和度，呼吸 □ 完成常规标本采集 □ 准确记录出入量 □ 保持水电解质平衡 □ 协助患者完成各项检查 □ 协助患者进食 □ 协助患者做好生活护理	□ 心率，心律，血压，血氧饱和度，呼吸 □ 完成常规标本采集 □ 准确记录出入量 □ 保持水电解质平衡 □ 协助患者完成各种事项 □ 协助患者进食 □ 办理出院事项
专科护理	□ 相关并发症的观察 □ 穿刺部位的观察	□ 相关并发症的观察	□ 相关并发症的观察
重点医嘱	□ 详见医嘱执行单	□ 详见医嘱执行单	□ 详见医嘱执行单
病情变异记录	□ 无 □ 有 原因： 1. 2.	□ 无 □ 有 原因： 1. 2.	□ 无 □ 有 原因： 1. 2.
护士签名			

（三）患者表单

急性非 ST 段抬高性心肌梗死介入治疗临床路径患者表单

适用对象：**第一诊断**为急性非 ST 段抬高性心肌梗死（ICD-10：I21.4）
行冠状动脉内支架植入术（ICD-9-CM-3：36.06/36.07）

患者姓名：_____性别：_____年龄：_____门诊号：_____住院号：_____

发病时间：____年__月__日__时__分

到达急诊科时间：____年__月__日__时__分

PCI 开始时间：____年__月__日__时__分

标准住院日 10～14 天　　　实际住院日__天

时间	住院第 1 天	住院第 2 天	住院第 3 天
监测	□ 测量生命体征、体重	□ 测量生命体征	□ 测量生命体征
医患配合	□ 护士行入院护理评估 □ 医师询问现病史、既往史、用药情况，收集资料并进行体格、检查 □ 配合完善术前相关化验、检查 □ 介绍主管医师、护士 □ 入院宣教（常规、安全）	□ 做 PCI 术后当日宣教 □ PCI 患者予以饮食饮水活动宣教 □ 活动指导	□ 活动指导 □ 康复宣教和二级预防
重点诊疗及检查	**重点诊疗：** □ 特级护理 □ 重症监护（心电、血压和血氧饱和度监测等） □ 建立静脉通路 □ 溶栓治疗和直接 PCI □ 配合重症监护和救治 **重要检查：** □ 化验检查、心电图，X线胸片 □ 血清心肌酶学和损伤标志物测定 □ 心肌酶动态监测，凝血监测 □ 感染性疾病筛查	**重点诊疗：** □ 一级护理 □ 继续重症监护 □ 配合急救和治疗 **重要检查：** □ 化验检查、心电图，X线胸片 □ 血清心肌酶学和损伤标志物测定	**重点诊疗：** □ 一级护理 □ 继续重症监护 □ 配合急救和治疗 **重要检查：** □ 化验检查、心电图，X线胸片 □ 血清心肌酶学和损伤标志物测定
饮食活动	□ 卧床休息，自主体位 □ 患肢制动 □ 流质饮食	□ 卧床休息，自主体位 □ 患肢可活动 □ 半流质饮食	□ 床上或床边活动 □ 低盐低脂饮食

时间	住院第 4~6 天 （普通病房第 1~3 天）	住院第 7~9 天 （普通病房第 4~6 天）	住院第 10~14 天 （出院日）
监测	□ 测量生命体征、体重	□ 测量生命体征	□ 测量生命体征
医患配合	□ 测量生命体征 □ 活动指导 □ 康复宣教和二级预防	□ 测量生命体征 □ 活动指导 □ 康复宣教和二级预防	□ 活动指导 □ 康复宣教和二级预防
重点诊疗及检查	**重点诊疗：** □ 一级护理 □ 继续重症监护 □ 配合急救和治疗 **重要检查：** □ 化验检查、心电图，X线胸片 □ 血清心肌酶学和损伤标志物测定	**重点诊疗：** □ 一级护理 □ 继续监护：心电、血压 □ 配合急救和治疗 **重要检查：** □ 化验检查、心电图，X线胸片 □ 血清心肌酶学和损伤标志物测定	**重点诊疗：** □ 带好出院带药 □ 酌情配合相关检查
饮食活动	□ 床上或床边活动 □ 低盐低脂饮食	□ 卧床休息，自主体位 □ 患肢可活动 □ 半流质饮食	□ 床边活动 □ 低盐低脂饮食

附：原表单（2009 年版）

急性非 ST 段抬高性心肌梗死介入治疗临床路径表单

适用对象：**第一诊断为急性非 ST 段抬高性心肌梗死**（ICD-10：I21.4）
行冠状动脉内支架植入术（ICD-9-CM-3：36.06/36.07）

患者姓名：_____ 性别：_____ 年龄：_____ 门诊号：_____ 住院号：_____

住院日期：____年___月___日 出院日期：____年___月___日 标准住院
日 7～14 天

发病时间：____年___月___日___时___分

到达急诊科时间：____年___月___日___时___分

时间	到达急诊科 （0～10 分钟）	到达急诊科 （0～30 分钟）	到达急诊科 （0～60 分钟）
主要诊疗活动	□ 完成病史采集与体格检查 □ 描记"18 导联"心电图，评价初始 18 导联心电图 □ 明确诊断，立即口服阿司匹林及氯吡格雷，有禁忌除外 □ 开始"常规治疗"（参见非 ST 段抬高性心肌梗死诊断与常规治疗）	□ 心血管内科专科医师急会诊 □ 迅速危险分层，评估尽早血运重建治疗或"保守治疗"的适应证和禁忌证 □ 确定急诊冠脉造影及血运重建（直接 PCI 和急诊 CABG）治疗方案 □ 对于在急诊科未行早期有创治疗者，尽快将病人转入 CCU 继续治疗，再次评估早期血运重建的必要性及风险	需行"急诊冠脉造影和血运重建"的高危患者： □ 向患者及其家属交代病情和治疗措施 □ 签署"手术知情同意书" □ 落实术前服用足量的抗血小板药物 □ 肾功能不全者术前水化 □ 保证生命体征和重要脏器功能 □ 开始"急诊冠脉造影和血运重建"治疗 □ 手术后患者转入 CCU 或外科恢复室继续治疗
重点医嘱	**长期医嘱：** □ 重症监护（持续心电、血压和血氧饱和度监测等） **临时医嘱：** □ 吸氧 □ 描记"18 导联"心电图 □ 血清心肌标志物测定 □ 血常规+血型、尿常规+镜检 □ 血脂、血糖、血沉、凝血功能、电解质 □ 建立静脉通道 □ 非 ST 段抬高性心肌梗死"常规治疗"	**长期医嘱：** □ 非 ST 抬高心肌梗死护理常规 □ 一级护理或特级护理 □ 记 24 小时出入量 □ 卧床 □ 重症监护（持续心电、血压和血氧饱和度监测等） □ 吸氧 □ 镇静镇痛：吗啡 □ 静脉滴注硝酸甘油	**长期医嘱：** □ 同前 □ 急诊血运重建治疗 **临时医嘱：** □ 备皮 □ 造影剂皮试 □ 术前镇静 □ 预防性抗感染（必要时） □ 足量使用抗血小板药物
主要护理工作	□ 协助患者或其家属完成急诊挂号、交费和办理"入院手续"等工作 □ 静脉取血	□ 非 ST 段抬高心肌梗死护理常规 □ 特级护理	□ 非 ST 段抬高心肌梗死护理常规 □ 特级护理
病情变异记录	□ 无 □ 有，原因： 1. 2.	□ 无 □ 有，原因： 1. 2.	□ 无 □ 有，原因： 1. 2.
护士签名			
医师签名			

时间	住院第 1 天（CCU）	住院第 2 天（CCU）	住院第 3 天（CCU）
主要诊疗工作	□ 监测生命体征及有无呼吸急促、皮疹等过敏状态 □ 观察患者病情变化（穿刺点及周围情况、心电图变化、血红蛋白及心肌损伤标志物变化） □ 上级医师查房：危险性分层、监护强度和治疗效果评估 □ 确定下一步诊疗方案 □ 完成病历及上级医师查房记录 □ 预防手术并发症 □ 预防感染（必要时） □ 在急诊科未行早期有创治疗者，再次危险分层，中、高危患者应在入院后 12～48 小时内完成冠脉造影和血运重建	□ 继续重症监护 □ 观察患者病情变化 □ 上级医师查房：效果评估和诊疗方案调整 □ 完成病历书写及上级医师查房记录 □ 继续非 ST 段抬高性心肌梗死常规药物治疗 □ 对于保守治疗患者，随时评价进行急诊血运重建的必要性，并强化抗心肌缺血药物治疗	□ 继续重症监护 □ 心电监测 □ 上级医师查房 □ 完成病程记录 □ 继续和调整药物治疗 □ 确定患者可否转出 CCU，转出者完成转科记录 □ 低危患者在观察期间未再出现心肌缺血及左心衰竭的临床表现，可留院观察 24～48 小时后出院
重点医嘱	**长期医嘱：** □ 非 ST 段抬高性心肌梗死护理常规 □ 病危通知 □ 一级护理或特级护理 □ 流食或半流食 □ 吸氧 □ 卧床 □ 保持排便通畅 □ 术后应用低分子肝素 2～8 天 □ β 受体阻滞剂（无禁忌证者常规使用） □ ACEI（不能耐受者可选用 ARB 治疗） □ 硝酸酯类药物 □ 阿司匹林+氯吡格雷联合 □ 调脂治疗：他汀类药物 □ 钙离子拮抗剂（必要时） **临时医嘱：** □ 心电图、床旁 X 线胸片、超声心动图 □ 动态监测心肌损伤标志物 □ 感染性疾病筛查	**长期医嘱：** □ 非 ST 段抬高性心肌梗死护理常规 □ 一级护理或特级护理 □ 卧床或床旁活动 □ 半流食或低盐低脂普食 □ 重症监护 □ 保持排便通畅 □ 药物治疗同前 **临时医嘱：** □ 心电图 □ 心肌损伤标志物	**长期医嘱：** □ 非 ST 段抬高性心肌梗死护理常规 □ 一级护理或特级护理 □ 卧床或床旁活动 □ 低盐低脂普食 □ 保持排便通畅 □ 药物治疗同前 **临时医嘱：** □ 心电图 □ 心肌损伤标志物
主要护理工作	□ 疾病恢复期心理与生活护理 □ 根据患者病情和危险性分层指导并监督患者恢复期的治疗与活动	□ 配合急救和诊疗 □ 生活与心理护理 □ 指导恢复期康复和锻炼	□ 生活与心理护理 □ 康复和二级预防宣教 □ 办理转出 CCU 事项
病情变异记录	□ 无　□ 有，原因： 1. 2.	□ 无　□ 有，原因： 1. 2.	□ 无　□ 有，原因： 1. 2.
护士签名			
医师签名			

时间	住院第 4~6 天 （普通病房第 1~3 天）	住院第 7~9 天 （普通病房第 2~5 天）	住院第 8~14 天 （出院日）
主要诊疗工作	□ 上级医师查房：心功能和治疗效果评估 □ 确定下一步治疗方案 □ 完成上级医师查房记录 □ 完成转科记录 □ 血运重建术（PCI 或 CABG）术后治疗 □ 预防手术并发症	□ 上级医师查房与诊疗评估 □ 完成上级医师查房记录 □ 预防并发症 □ 再次血运重建治疗评估；包括 PCI、CABG □ 完成择期 PCI □ 复查相关检查 □ 心功能再评价 □ 治疗效果、预后和出院评估	□ 通知患者及其家属出院 □ 向患者交代出院后注意事项，预约复诊日期 □ 将 "出院总结" 交给患者 □ 通知出院处 □ 如果患者不能出院，在病程记录中说明原因和继续治疗
重点医嘱	**长期医嘱：** □ 非 ST 段抬高性心肌梗死护理常规 □ 二级护理 □ 床旁活动 □ 低盐低脂普食 □ 药物治疗同前，根据情况调整	**长期医嘱：** □ 非 ST 段抬高性心肌梗死护理常规 □ 二级护理 □ 室内或室外活动 □ 低盐低脂普食 □ 药物治疗同前，根据情况调整 **临时医嘱：** □ 心电图、超声心动图、胸片 □ 血常规、尿常规、便常规 □ 肝肾功能、电解质、凝血功能	**出院医嘱：** □ 改善生活方式 □ 低盐低脂普食 □ 适当运动 □ 控制高血压、高血脂、糖尿病等危险因素 □ 定期复查 □ 出院带药：β 受体阻滞剂、ACEI、硝酸酯类药物、阿司匹林、他汀类药物、钙离子拮抗剂（根据情况）
主要护理工作	□ 心理与生活护理 □ 根据患者病情和危险性分层指导并监督患者恢复期的治疗与活动 □ 二级预防教育	□ 疾病恢复期心理与生活护理 □ 根据患者病情和危险性分层指导并监督患者恢复期的治疗与活动 □ 二级预防教育 □ 出院准备指导	□ 帮助病人办理出院手续、交费等事项 □ 出院指导
病情变异记录	□ 无　□ 有，原因： 1. 2.	□ 无　□ 有，原因： 1. 2.	□ 无　□ 有，原因： 1. 2.
护士签名			
医师签名			

第四节 急性左心功能衰竭临床路径释义

一、急性左心功能衰竭编码

疾病名称及编码：急性左心功能衰竭 I50.1

二、临床路径检索方法

I50.1

三、急性左心功能衰竭临床路径标准住院流程

（一）适用对象

第一诊断为急性左心功能衰竭（ICD-10：I50.1）

> **释义**
>
> ■ 本路径适用对象为急性左心功能衰竭患者，临床特点是急性肺淤血和肺水肿所引起的相关症状、体征和实验室表现。
>
> ■ 急性左心功能衰竭是一种复杂的临床综合征，病因多种多样，如急性心肌梗死、急性心肌炎、急性心脏瓣膜病变、高血压危症、各种慢性心力衰竭的急性失代偿、主动脉夹层、感染性心内膜炎等；而且可以有多种合并症和并发症，如急性肾功能不全、严重肺部感染、急性肝功能不全、心源性休克、各种严重心律失常、呼吸功能衰竭、急性肺栓塞、急性脑血管病变、应激性溃疡等。因此，变异情况多样，诊断和治疗的复杂程度高，相关病因及并发症的治疗需与相关临床路径衔接。

（二）诊断依据

根据《临床诊疗指南——心血管内科分册》（中华医学会编著，人民卫生出版社，2009年），《欧洲急性心力衰竭临床诊疗指南》。

1. 临床表现：呼吸困难（端坐呼吸）。
2. 体征：肺部干湿性啰音。
3. 辅助检查：胸部呈肺淤血或肺水肿表现，超声心动图提示心脏扩大、心功能严重低下，心电图可出现严重心肌缺血的客观证据。

> **释义**
>
> 急性左心功能衰竭是一种复杂的临床综合征，其诊断依据症状、体征、胸部 X 线片所显示的肺部淤血/水肿表现和心影增大表现、心电图和

超声心动图所示的左心结构和功能损害的客观证据以及心力衰竭生物标志物 B 型利钠肽的升高等综合表现。

■急性左心功能衰竭的症状特点是急性发生或急性加重的呼吸困难，表现为稍活动或平卧时感胸憋气短，休息或坐位时缓解，严重者端坐位仍感呼吸困难。

■急性左心功能衰竭的体征，主要是肺部淤血/水肿的表现，如双肺呼吸音减低、可闻及肺部湿性啰音（可局限于肺底或满布双肺）、可有哮鸣音；可有心脏浊音界扩大、心脏杂音、舒张期奔马律、第二心音亢进等心脏体征；严重者出现端坐呼吸、呼吸急促等急性肺水肿表现，以及血压下降和末梢循环障碍等心源性休克的表现。

■胸部 X 线片所显示的肺部淤血/水肿表现。

■左心结构和功能损害的客观证据：心电图所示的房室肥大、心肌梗死或心肌缺血表现；超声心动图所示的心脏结构和功能异常；胸部 X 线片所显示的心影增大。

■心力衰竭生物标志物 B 型利钠肽（BNP 或 NT-proBNP）的升高。

■在明确急性左心功能衰竭的同时，要特别注意对心力衰竭的病因和并发症的诊断。

（三）治疗方案的选择及依据

根据《临床诊疗指南——心血管内科分册》（中华医学会编著，人民卫生出版社，2009 年），《欧洲急性心力衰竭临床诊疗指南》。

1. 一般治疗：取坐位，吸氧，心电、血压和指端氧饱和度监测。
2. 急救措施：根据病情使用吗啡。
3. 消除肺淤血的治疗措施：利尿剂和血管扩张剂的应用。
4. 稳定血流动力学的措施：若血压降低（收缩压≤90mmHg），使用血管活性药物。
5. 洋地黄制剂的应用：无禁忌证、必要时可使用。
6. 其他药物：解痉平喘、糖皮质激素。
7. 原发病的治疗：治疗原发病和诱因。
8. 非药物治疗措施：必要时可给予气管插管和呼吸机辅助呼吸、血液超滤等治疗。

> **释义**
>
> 急性左心功能衰竭的治疗目标是：消除肺淤血/水肿，缓解缺氧和呼吸困难症状，稳定血流动力学，防治各种并发症，降低病死率。
>
> ■消除肺淤血和肺水肿最快速有效的治疗是静脉注射襻利尿剂，如呋

塞米、托拉塞米、布美他尼，同时还要注意限制液体摄入量。

■ 对血压不低的患者，静脉应用扩血管药物以降低心脏的前负荷和（或）后负荷，是改善心功能、缓解肺部淤血/水肿的有效方法。常用药物有硝酸甘油、二硝酸异山梨酯、硝普钠、重组人 B 型利钠肽、乌拉地尔等。

■ 对血压低的患者，静脉应用多巴胺等升压药。

■ 对呼吸急促和紧张不安的患者，可予静脉注射吗啡。

■ 有哮鸣音等支气管痉挛表现者，静脉应用茶碱类药物。

■ 对合并快速心室率的房颤患者，可静脉应用毛花苷 C 或胺碘酮，可口服地高辛；在一些情况下，可静脉应用 β 受体阻滞剂或地尔硫䓬。

■ 对于收缩功能不全患者，可口服地高辛；严重者静脉应用非洋地黄类正性肌力药物，如米力农、多巴酚丁胺或左西孟旦。

■ 患者容易出现低血钾、高血钾、低血钠及代谢性酸中毒和呼吸性酸中毒等电解质紊乱和酸碱平衡失调，应予及时纠正。

■ 针对心力衰竭病因和诱因的治疗，是急性左心衰竭治疗的难点和重点之一。包括：药物治疗，如冠心病患者的抗血小板治疗、高血压病患者的降血压治疗、感染性心内膜炎的控制感染治疗等；介入治疗，如急性 ST 段抬高心肌梗死；急诊外科手术治疗，如急性心肌梗死合并室间隔穿孔等。对具体病因的治疗需衔接相关临床路径。

（四）标准住院日为 7～14 天

> **释义**
>
> ■ 进入本临床路径的患者的总住院日是 10～14 天，因病人的病因、病情轻重及对治疗的反应不同而异。
>
> ■ 在住院后的前 5～7 天时间内，经利尿、扩血管等综合治疗，病情逐渐得到缓解；此后 5～7 天，静脉药物减量并停用，改用口服利尿剂，ACEI/ARB 和 β 受体阻滞剂等逐渐加量。
>
> ■ 对于有各种并发症而延长住院时间者，进入相应临床路径诊治。
>
> ■ 对病因未明的急性左心衰竭患者，为了明确病因而需要进一步检查，可能因此延长住院时间并增加住院费用，需进入相应病因的临床路径诊治。
>
> ■ 针对病因的治疗，如瓣膜病的手术治疗、感染性心内膜炎的控制感染治疗、冠心病的介入治疗等，可能延长住院时间并增加住院费用，需进入相应病因的临床路径诊治。
>
> ■ 对于依赖持续静脉应用正性肌力药，或机械辅助装置的晚期心力衰竭或重症心力衰竭患者，则住院时间延长，需离开本临床路径。

（五）进入路径标准

1. 第一诊断必须符合 ICD-10：I50.1 急性左心功能衰竭疾病编码。
2. 如患有其他非心血管疾病，但在住院期间不需特殊处理（检查和治疗），也不影响第一诊断时，可进入路径。

释义

■ 凡符合 ICD-10：I50.1 急性左心功能衰竭疾病编码的患者，可进入本临床路径。

■ 对于有其他系统疾病、各种并发症、需要针对病因的特殊治疗、或常规药物治疗无效的重症心力衰竭患者，进入相应临床路径诊治。

（六）必需的检查项目

1. 血常规、尿常规。
2. 肝肾功能、电解质、血糖、心力衰竭的生化标志物（如 BNP 或 NT-Pro BNP）、血清心肌损伤标志物（如 TNT 或 TNI、CK-MB）、凝血功能、D-二聚体、血气分析。
3. 心电图、心电监测、床旁 X 线胸片及超声心动图。

释义

■ 急性左心功能衰竭的确定诊断需要多项实验室检查的客观结果，包括便常规+潜血、肝功能、肾功能、血糖、血脂、心肌酶、甲状腺功能、血沉、CRP 或 hs-CRP、ASO、类风湿因子、乙肝五项、丙肝抗体、HIV 抗体和梅毒血清学检查、心电图、超声心动图、胸部 X 线片（床旁胸片或心脏远达片）、血浆 BNP 或 NT-proBNP 检测等。

■ 急性左心功能衰竭可以由各种病因引起，也可以合并各系统病变，患者的病情评价需要全面系统的化验检查和实验室指标的动态监测，有些检查如电解质、血气分析、心电图和胸片等常常需要多次复查，以便动态评价患者的病情变化。

（七）出院标准

1. 症状缓解，可平卧。
2. 生命体征稳定。
3. 胸片显示肺水肿、肺淤血征象明显改善或正常。
4. 原发病得到有效控制。

> **释义**
>
> ■ 急性左心功能衰竭患者在气短等症状缓解，生命体征平稳后，复查胸片示肺淤血/水肿基本消退，电解质和血气分析等指标正常，可逆的诱因得到有效控制，基础心脏病趋于稳定，即可出院。
>
> ■ 因为心力衰竭的病因或并发症需要进一步治疗者，进入相关临床路径。

（八）变异及原因分析

1. 病情危重，需气管插管及人工呼吸机辅助呼吸。
2. 合并肾功能不全需血液超滤或血液透析。
3. 合并心肌缺血或心肌梗死需行冠脉造影和介入治疗。
4. 合并严重感染不易控制者。
5. 等待外科手术。

> **释义**
>
> ■ 出现变异的原因很多，如合并呼吸功能衰竭，需要麻醉机吸氧或气管插管呼吸机辅助治疗者；合并严重肾功能不全，需血液滤过或血液透析治疗；合并心肌缺血或心肌梗死需行冠脉造影和介入治疗；合并严重感染者；需急诊外科手术治疗者，如感染性心内膜炎所致的急性瓣膜病变；合并心源性休克；合并严重缓慢性心律失常，需临时或永久起搏器治疗者；发生心脏骤停事件并行心肺复苏者；需 IABP、或 ECMO 等机械辅助治疗者；合并严重贫血，需输血治疗者；常规药物治疗无效的重症心力衰竭和晚期心力衰竭；合并其他系统疾病，需相应诊断和治疗者；需特殊检查以明确导致心力衰竭的病因者如心肌淀粉样变等。均需要在医师表单中说明。
>
> ■ 急性左心功能衰竭是一种复杂的临床综合征，而不是单一的疾病，其复杂性表现在 3 个方面，一是病因复杂，各种心脏和大血管疾病均可引起急性左心衰竭，一些全身性疾病也可引起急性左心衰竭，而多数患者的病因诊断和治疗难度大，花费高；二是心脏病变的特点和程度差异大，使得治疗方法的选择难度大，有很多差别和变异；三是急性左心衰竭的病情复杂，病情轻重差异巨大，病情变化快，临床合并症多，多数急性左心衰竭是各种心脏病的终末阶段的表现。因此急性左心衰竭的诊治需与多个临床路径衔接。

四、推荐表单

（一）医师表单

急性左心功能衰竭临床路径医师表单

适用对象：**第一诊断为急性左心衰竭**（ICD-10：I50.1）

患者姓名：_____ 性别：_____ 年龄：_____ 门诊号：_____ 住院号：_____

住院日期：____年___月___日 住院日期：____年___月___日标准住院日10~14天

发病时间：____年___月___日___时___分 到达急诊时间：____年___月___日___时___分

时间	到达急诊科30分钟内	到达急诊科30~120分钟
主要诊疗工作	□ 生命体征监测 □ 完成病史采集与体格检查 □ 描记18导联心电图并对其做出评价 □ 进行急诊抽血化验检查 □ 急性左心衰的初步诊断和病情判断 □ 向患者家属交代病情	□ 心内科专科医师会诊 □ 依据化验和监测结果对患者的病因和病情做出进一步的分析和判断 □ 抢救治疗方案的制定和实施 □ 进一步检查如胸部X线片和超声心动图 □ 抢救效果的初步判断 □ 尽快收入监护病房住院治疗 □ 向患者家属再次交代病情
重点医嘱	**长期医嘱：** □ 持续心电监测 □ 无创血压监测 □ 血氧饱和度监测 □ 吸氧 **临时医嘱：** □ 描记18导联心电图 □ 血气分析、血常规、电解质、肝肾功能、血糖、心肌损伤标志物（TNI或TNT、CKMB）、心衰生物标志物（BNP或NT-proBNP） □ 建立静脉输液通路（必要时行深静脉穿刺） □ 静脉注射吗啡3~5mg（呼吸急促而意识清醒者） □ 静脉应用强效利尿剂：呋塞米、布美他尼、托拉塞米	**长期医嘱：** □ 心力衰竭常规护理 □ 特级护理 □ 重症监护（心电、血压和血氧饱和度监测） □ 吸氧 □ 记录出入量 □ 口服补钾药 □ 口服螺内酯 □ 口服地高辛（无禁忌证者） □ 口服ACEI/ARB □ 口服β受体阻滞剂（继续原剂量或减量） **临时医嘱：** □ 收缩压≥100mmHg者，静脉点滴或泵入硝普钠、硝酸酯或重组BNP等血管扩张剂 □ 再次静脉应用加倍剂量的强效利尿剂：呋塞米、布美他尼、托拉塞米（首次利尿剂1小时后仍无尿者） □ 静脉点滴或泵入扩张血管的正性肌力药物：多巴酚丁胺、米力农、左西孟旦（左室收缩功能严重低下者可选用） □ 收缩压<100mmHg者，静脉点滴或泵入收缩血管的正性肌力药物：多巴胺、去甲肾上腺素等（可以与血管扩张剂合用） □ 静脉注射毛花苷C（心室率≥120次/分的快速房颤者）或胺碘酮（快速房颤合并预激综合征者） □ 喘息明显者可用二羟丙茶碱或氨茶碱 □ 必要时导尿 □ 拍床旁X线胸片 □ 做床旁超声心动图 □ 纠正水电解质和酸碱平衡紊乱的治疗
病情变异记录	□ 无 □ 有，原因： 1. 2.	□ 无 □ 有，原因： 1. 2.
医师签名		

时间	住院第1天	住院第2天	住院第3天
主要诊疗活动	□ 病史询问和体格检查 □ 完成住院病历书写 □ 安排相应检查 □ 上级医师查房 □ 完善治疗方案 □ 完成上级医师查房记录 □ 病情的观察和动态评价 □ 变异情况的判断及与其他路径的衔接	□ 上级医师查房 □ 完成上级医师查房记录 □ 对各项化验检查的综合分析 □ 根据病情调整诊疗方案 □ 复查电解质等 □ 变异情况的判断及与其他路径的衔接	□ 上级医师查房 □ 完成三级医师查房记录 □ 根据病情调整诊疗方案 □ 复查电解质等 □ 变异情况的判断及与其他路径的衔接
重点医嘱	**长期医嘱:** □ 心力衰竭常规护理 □ 特级护理 □ 重症监护(持续心电、血压和血氧饱和度监测等) □ 吸氧(必要时用无创呼吸机) □ 卧床 □ 记录24小时出入量 □ 口服或静脉利尿剂 □ 口服补钾药 □ 口服螺内酯 □ 口服地高辛(无禁忌证者) □ 口服ACEI/ARB □ 口服β受体阻滞剂 □ 收缩压≥100mmHg者,静脉点滴或泵入硝普钠、硝酸酯或重组BNP等扩张血管药 □ 静脉点滴或泵入扩张血管的正性肌力药物:多巴酚丁胺、米力农、左西孟旦(左室收缩功能严重低下者可选用) □ 若收缩压<100mmHg则静脉点滴或泵入缩血管的正性肌力药物:多巴胺、去甲肾上腺素等(可以与血管扩张剂合用) □ 喘息明显者可用二羟丙茶碱或氨茶碱 □ 静脉注射毛花苷C(心室率≥120次/分的快速房颤者)或胺碘酮(快速房颤合并预激综合征者),在有选择的情况下,可静脉应用β受体阻滞剂或地尔硫䓬。 **临时医嘱:** □ 开常规化验单:化验血常规、尿常规、便常规+潜血、生化全项、甲状腺功能、凝血功能、D-二聚体、血沉、CRP、ASO、RF、乙肝5项、丙肝抗体、艾滋病和梅毒血清学检查等 □ 复查血气分析、心电图、胸部X线片等 □ 血管活性药物的剂量调整 □ 补钾药(低血钾) □ 补钠治疗(严重低钠血症) □ 碳酸氢钠(代谢性酸中毒) □ 血压低者可穿刺桡动脉行动脉内血压监测	**长期医嘱:** □ 心力衰竭常规护理 □ 特级护理 □ 重症监护(持续心电、血压和血氧饱和度监测等) □ 吸氧(必要时用无创呼吸机) □ 卧床 □ 记录24小时出入量 □ 口服或静脉利尿剂 □ 口服补钾药 □ 口服螺内酯 □ 口服地高辛(无禁忌证者) □ 口服ACEI/ARB □ 口服β受体阻滞剂 □ 收缩压≥100mmHg者,静脉点滴或泵入硝普钠、硝酸酯或重组BNP等扩张血管药 □ 静脉点滴或泵入扩张血管的正性肌力药物:多巴酚丁胺、米力农、左西孟旦(左室收缩功能严重低下者可选用) □ 若收缩压<100mmHg则静脉点滴或泵入缩血管的正性肌力药物:多巴胺、去甲肾上腺素等(可以与血管扩张剂合用) □ 喘息明显者可用二羟丙茶碱或氨茶碱 **临时医嘱:** □ 复查床旁X线胸片(酌情) □ 完成常规化验检查 □ 复查电解质、血气等 □ 用药调整 □ 补钾药(低血钾) □ 补钠治疗(严重低钠血症) □ 碳酸氢钠(代谢性酸中毒)	**长期医嘱:** □ 心力衰竭常规护理 □ 特级护理 □ 重症监护(持续心电、血压和血氧饱和度监测等) □ 吸氧(必要时用无创呼吸机) □ 卧床 □ 记录24小时出入量 □ 口服或静脉利尿剂 □ 口服补钾药 □ 口服螺内酯 □ 口服地高辛(无禁忌证者) □ 口服ACEI/ARB □ 口服β受体阻滞剂 □ 收缩压≥100mmHg者,静脉点滴或泵入硝普钠、硝酸酯或重组BNP等扩张血管药 □ 静脉点滴或泵入扩张血管的正性肌力药物:多巴酚丁胺、米力农、左西孟旦(左室收缩功能严重低下者可选用) □ 若收缩压<100mmHg则静脉点滴或泵入缩血管的正性肌力药物:多巴胺、去甲肾上腺素等(可以与血管扩张剂合用) □ 喘息明显者可用二羟丙茶碱或氨茶碱 **临时医嘱:** □ 复查床旁X线胸片(酌情) □ 复查电解质、血气等 □ 用药调整 □ 补钾药(低血钾) □ 补钠治疗(严重低钠血症) □ 碳酸氢钠(代谢性酸中毒者)
病情变异记录	□ 无 □ 有,原因: 1. 2.	□ 无 □ 有,原因: 1. 2.	□ 无 □ 有,原因: 1. 2.
医师签名			

时间	住院第 4~5 天	住院第 6~10 天	住院第 11~14 天（出院日）
主要诊疗工作	□ 进一步稳定病情 □ 根据病情调整诊疗方案	□ 上级医师查房 □ 完成上级医师查房记录 □ 根据病情调整治疗方案 □ 心脏远达片、动态心电图和超声心动图检查 □ 病情稳定者转普通病房 □ 对病因不明者进行明确心力衰竭病因所需的检查	□ 通知患者和家属 □ 通知住院处 □ 向患者交代出院后注意事项，预约复诊日期 □ 完成病历书写 □ 将出院记录副本交给患者 □ 如果患者不能出院，在病程记录中说明原因和继续治疗的方案
重点医嘱	**长期医嘱：** □ 心力衰竭常规护理 □ 一级护理 □ 吸氧（必要时） □ 重症监护（持续心电、血压和血氧饱和度监测等） □ 卧床 □ 记录 24 小时出入量 □ 口服利尿剂 □ 口服补钾药 □ 口服螺内酯 □ 口服地高辛（无禁忌证者） □ 口服 ACEI/ARB □ 口服 β 受体阻滞剂 □ 静脉扩血管药 **临时医嘱：** □ 复查床旁 X 线胸片（酌情） □ 复查电解质等 □ 追加利尿剂（必要时） □ 补钾药（必要时） □ 扩血管药（必要时） □ 升压药（必要时） □ 纠正水电解质和酸碱平衡紊乱	**长期医嘱：** □ 心力衰竭常规护理 □ 二级护理 □ 床旁活动 □ 普食 □ 记录 24 小时出入量 □ 口服利尿剂 □ 口服补钾药 □ 口服螺内酯 □ 口服地高辛（无禁忌证者） □ 口服 ACEI/ARB □ 口服 β 受体阻滞剂 **临时医嘱：** □ 心脏远达片 □ 超声心动图 □ 动态心电图 □ 病因相关的检查	**出院医嘱：** □ 注意事项 □ 出院带药 □ 门诊随诊
病情变异记录	□ 无 □ 有，原因： 1. 2.	□ 无 □ 有，原因： 1. 2.	□ 无 □ 有，原因： 1. 2.
医师签名			

（二）护士表单

急性左心功能衰竭临床路径护士表单

适用对象：**第一诊断为**急性左心衰竭（ICD-10：I50.1）

患者姓名：_____ 性别：_____ 年龄：_____ 门诊号：_____ 住院号：_____

住院日期：____年___月___日 住院日期：____年___月___日 标准住院日 10~14 天

发病时间：____年___月___日___时___分 到达急诊时间：____年___月___日___时___分

时间	到达急诊科 30 分钟内	到达急诊科 30~120 分钟
健康宣教	□ 给予患者及家属心理支持 □ 告知采取检查、治疗的意义及注意事项	□ 给予患者及家属心理支持 □ 告知采取检查、治疗的意义及注意事项 □ 告知使用药物的作用及副作用 □ 告知出入量的记录方法
护理处置	□ 心电、血压、血氧饱和度监护 □ 氧气吸入 □ 采集血标本 □ 建立静脉通路 □ 协助患者或家属完成急诊挂号、交费	□ 心电、血压、血氧饱和度监护 □ 氧气吸入 □ 遵医嘱给药 □ 遵医嘱完成相关检查
基础护理	□ 特级护理 □ 卧位护理：选择合理的卧位（坐位或半坐卧位，必要时双下肢下垂） □ 患者安全管理	□ 特级护理 □ 卧位护理：选择合理的卧位（坐位或半坐卧位，必要时双下肢下垂） □ 排泄护理 □ 患者安全管理
专科护理	□ 病情观察 □ 选择合理的给氧方式：鼻导管、面罩、麻醉机、无创呼吸机、有创呼吸机（若使用麻醉机、有创呼吸机则为病情变异） □ 遵医嘱给药 □ 书写特护记录 □ 心理护理	□ 病情观察 □ 选择合理的给氧方式：鼻导管、面罩、麻醉机、无创呼吸机、有创呼吸机（若使用麻醉机、有创呼吸机则为病情变异） □ 遵医嘱给药 □ 书写特护记录 □ 记录出入量 □ 必要时导尿 □ 心理护理
重点医嘱	□ 详见医嘱执行单	□ 详见医嘱执行单
病情变异记录	□ 无 □ 有，原因： 1.	□ 无 □ 有，原因： 1. 2.
护士签名		

时间	住院第 1 天	住院第 2 天	住院第 3 天
健康宣教	□ 入院宣教 　介绍主管医师、护士 　介绍环境、设施 　介绍陪住、探视制度、 　作息时间 　介绍病房安全管理 □ 给予患者及家属心理 　支持 □ 告知采取检查、治疗的 　意义及注意事项 □ 告知使用药物的作用及 　副作用 □ 告知出入量的记录方法	□ 给予患者及家属心理 　支持 □ 告知采取检查、治疗的 　意义及注意事项 □ 告知使用药物的作用及 　副作用	□ 给予患者及家属心理 　支持 □ 告知采取检查、治疗的 　意义及注意事项 □ 告知使用药物的作用及 　副作用
护理处置	□ 核对病人，佩戴腕带 □ 建立入院病历 □ 更换病号服 □ 心电、血压、血氧饱和 　度监护 □ 氧气吸入 □ 遵医嘱完成相关检查 □ 采集血标本	□ 心电、血压、血氧饱和 　度监护 □ 氧气吸入 □ 遵医嘱完成相关检查 □ 采集血标本	□ 心电、血压、血氧饱和 　度监护 □ 氧气吸入 □ 遵医嘱完成相关检查 □ 采集血标本
基础护理	□ 特级护理 □ 卧位护理：选择合理的 　卧位（坐位或半坐卧 　位，必要时双下肢下 　垂），预防压疮 □ 饮食护理 □ 晨晚间护理 □ 排泄护理 □ 患者安全管理	□ 特级护理 □ 卧位护理：选择合理的 　卧位（坐位或半坐卧 　位，必要时双下肢下 　垂），预防压疮 □ 饮食护理 □ 晨晚间护理 □ 排泄护理 □ 患者安全管理	□ 特级护理 □ 卧位护理：选择合理的 　卧位（坐位或半坐卧 　位，必要时双下肢下 　垂），预防压疮 □ 饮食护理 □ 晨晚间护理 □ 排泄护理 □ 患者安全管理
专科护理	□ 病情观察 □ 完成入院评估 □ 氧气吸入 □ 选择合理的给氧方式： 　鼻导管、面罩、麻醉机、 　无创呼吸机、有创呼吸 　机（若使用麻醉机、有 　创呼吸机则为病情变异） □ 遵医嘱给药 □ 书写特护记录 □ 记录出入量 □ 心理护理	□ 病情观察 □ 氧气吸入 □ 选择合理的给氧方式： 　鼻导管、面罩、麻醉机、 　无创呼吸机、有创呼吸 　机（若使用麻醉机、有 　创呼吸机则为病情变异） □ 遵医嘱给药 □ 书写特护记录 □ 记录出入量 □ 心理护理	□ 病情观察 □ 氧气吸入 □ 选择合理的给氧方式： 　鼻导管、面罩、麻醉机、 　无创呼吸机、有创呼吸 　机（若使用麻醉机、有 　创呼吸机则为病情变异） □ 遵医嘱给药 □ 书写特护记录 □ 记录出入量 □ 心理护理
重点医嘱	□ 详见医嘱执行单	□ 详见医嘱执行单	□ 详见医嘱执行单
病情变异记录	□ 无　□ 有，原因： 1. 2.	□ 无　□ 有，原因： 1. 2.	□ 无　□ 有，原因： 1. 2.
护士签名			

时间	住院第 4~5 天	住院第 6~10 天	住院第 11~14 天（出院日）
健康宣教	□ 疾病相关知识宣教 　心力衰竭病因、发病诱因 　心力衰竭治疗 　饮食、活动指导 　服药注意事项 　出入量记录的意义及方法	□ 疾病相关知识宣教 　心力衰竭病因、发病诱因 　心力衰竭治疗 　饮食、活动指导 　服药注意事项 　出入量记录的意义及方 □ 心衰恢复期注意事项 □ 复查患者对疾病相关知识掌握情况	□ 出院宣教 　药物服用方法 　复查时间 　活动指导 　饮食指导 　疾病监测 □ 出院手续办理方法 □ 病例复印方法
护理处置	□ 心电、血压、血氧饱和度监护 □ 氧气吸入 □ 遵医嘱完成相关检查 □ 采集血标本	□ 遵医嘱完成相关检查 □ 采集血标本 □ 生命体征监测	□ 办理出院手续 □ 领取出院带药
基础护理	□ 一级护理 □ 卧位护理：选择合理的卧位，预防压疮 □ 饮食护理 □ 晨晚间护理 □ 排泄护理 □ 患者安全管理	□ 二级护理 □ 协助或指导进食、水 □ 协助或指导床旁活动 □ 晨晚间护理 □ 患者安全管理	□ 二级护理 □ 协助或指导进食、水 □ 协助或指导床旁活动 □ 晨晚间护理 □ 患者安全管理
专科护理	□ 病情观察 □ 氧气吸入 □ 遵医嘱给药 □ 书写护理记录 □ 记录出入量 □ 心理护理	□ 重症到普通病房转科的安全护理及交接班 □ 病情观察 □ 遵医嘱给药 □ 遵医嘱记录出入量 □ 心理护理	□ 病情观察 □ 心理护理
重点医嘱	□ 详见医嘱执行单	□ 详见医嘱执行单	□ 详见医嘱执行单
病情变异记录	□ 无　□ 有，原因： 1. 2.	□ 无　□ 有，原因： 1. 2.	□ 无　□ 有，原因： 1. 2.
护士签名			

（三）患者表单

急性左心功能衰竭临床路径患者表单

适用对象：**第一诊断为急性左心衰竭**（ICD-10：I50.1）

患者姓名：_____ 性别：_____ 年龄：_____ 门诊号：_____ 住院号：_____

住院日期：____年__月__日　住院日期：____年__月__日　标准住院日 10～14 天

发病时间：____年__月__日__时__分　到达急诊时间：____年__月__日__时__分

时间		到达急诊科 30 分钟内	到达急诊科 30～120 分钟
医患配合		□ 配合询问病史、收集资料 　请务必详细告知此次心衰发生的诱因，既往史、用药史、过敏史 □ 向医师详细叙述目前存在的不适症状 □ 配合完成体格检查 □ 医师向您及家属介绍病情	□ 配合完成相关检查及治疗 □ 有任何不适及时告知医师 □ 医师向您及家属介绍病情
护患配合		□ 家属尽快完成急诊挂号、交费手续 □ 配合完成心电、血压、血氧饱和度监护 □ 配合吸氧 □ 配合采取舒适体位 □ 配合完成血标本采集 □ 配合建立静脉通路	□ 配合完成心电、血压、血氧饱和度监护 □ 配合吸氧 □ 配合采取合理体位 □ 配合完成相关检查及治疗 □ 配合完成出入量的记录 □ 配合完成导尿等操作 □ 有任何不适及时告知护士
饮食		□ 减少水的摄入量 □ 记录 24 小时入量	□ 减少水的摄入量 □ 记录 24 小时入量
排泄		□ 记录 24 小时尿量	□ 记录 24 小时尿量 □ 必要时配合导尿
活动		□ 绝对卧床	□ 绝对卧床

时间	住院第 1 天	住院第 2 天	住院第 3 天
医患配合	□ 配合询问病史、收集资料 请务必详细告知此次心衰发生的诱因，既往史、用药史、过敏史 □ 配合完成体格检查 □ 医师向您及家属介绍病情 □ 有任何不适及时告知医师	□ 配合完成相关检查及治疗 □ 有任何不适及时告知医师 □ 医师向您及家属介绍病情	□ 配合完成相关检查及治疗 □ 有任何不适及时告知医师 □ 医师向您及家属介绍病情
护患配合	□ 配合完成心电、血压、血氧饱和度监护 □ 配合吸氧 □ 配合完成入院评估 □ 配合采取合理体位 □ 配合完成相关检查及治疗 □ 配合完成出入量的记录 接受入院宣教（主管医师、护士；环境、设施介绍；陪住、探视制度、作息时间介绍；病房安全管理介绍） □ 配合床上活动，避免压疮 □ 注意避免坠床 □ 有任何不适及时告知护士	□ 配合完成重症监护（持续心电、血压和血氧饱和度监测等） □ 配合吸氧 □ 配合记录 24 小时出入量 □ 配合完成相关检查及治疗 □ 配合床上活动，避免压疮 □ 注意避免坠床 □ 有任何不适及时告知护士	□ 配合完成重症监护（持续心电、血压和血氧饱和度监测等） □ 配合吸氧 □ 配合记录 24 小时出入量 □ 配合完成相关检查及治疗 □ 配合床上活动，避免压疮 □ 注意避免坠床 □ 有任何不适及时告知护士
饮食	□ 减少水的摄入量 □ 记录 24 小时入量	□ 减少水的摄入量 □ 记录 24 小时入量	□ 减少水的摄入量 □ 记录 24 小时入量
排泄	□ 记录 24 小时尿量	□ 记录 24 小时尿量	□ 记录 24 小时尿量
活动	□ 绝对卧床	□ 绝对卧床	□ 绝对卧床

时间	住院第 4~5 天	住院第 6~10 天	住院第 11~14 天 （出院日）
医患配合	□ 配合完成相关检查及治疗 □ 有任何不适及时告知医师 □ 医师向您及家属介绍病情	□ 配合完成相关检查及治疗 □ 有任何不适及时告知医师 □ 医师向您及家属介绍病情	□ 接受出院前指导 □ 指导复查程序 □ 获取出院诊断证明书
护患配合	□ 配合完成心电、血压、血氧饱和度监护 □ 配合吸氧 □ 配合完成相关检查及治疗 □ 配合完成出入量的记录 □ 接受疾病相关知识宣教 □ 注意活动安全，避免坠床或跌倒 □ 有任何不适及时告知护士	□ 配合测量体温、脉搏、呼吸、询问排便一次 □ 配合完成相关检查及治疗 □ 接受疾病相关知识宣教 □ 注意活动安全，避免坠床或跌倒 □ 有任何不适及时告知护士	□ 接受出院宣教 □ 办理出院手续 □ 获取出院带药 □ 指导服药方法及服药注意事项 □ 知道复印病历的方法
饮食	□ 减少水的摄入量 □ 记录 24 小时入量	□ 正常饮食，适量控制水的摄入量	□ 正常饮食，适量控制水的摄入量
排泄	□ 记录 24 小时尿量	□ 正常排尿便	□ 正常排尿便
活动	□ 卧床休息为主，减少活动	□ 床旁适量活动	□ 适度活动，避免疲劳

附：原表单（2009 年版）

急性左心功能衰竭临床路径表单

适用对象：第一诊断为急性左心衰竭（ICD-10：I50.1）

患者姓名：_____性别：_____年龄：_____门诊号：_____住院号：_____

住院日期：____年___月___日 住院日期：_____年___月___日_标准住院日7～14 天

发病时间：_____年___月___日___时___分___到达急诊时间：_____年___月___日___时___分

时间	到达急诊科 30 分钟内	到达急诊科 30～120 分钟
主要诊疗工作	□ 完成病史采集与体格检查 □ 描记 18 导联心电图并对其作出评价 □ 生命体征监测，完善检查 □ 对急性左心衰作出初步诊断和病情判断 □ 向患者家属交代病情	□ 心内科专科医师会诊 □ 持续心电监测 □ 无创血压监测 □ 血氧饱和度监测 □ 完善检查 □ 进一步抢救治疗 □ 尽快收入监护病房住院治疗
重点医嘱	**长期医嘱：** □ 持续心电监测 □ 无创血压监测 □ 血氧饱和度监测 **临时医嘱：** □ 描记 18 导联心电图 □ 血气、血常规、心肌损伤标志物、电解质、肝肾功能、血糖 □ 静脉应用利尿剂	**长期医嘱：** □ 心力衰竭常规护理 □ 特级护理 □ 重症监护（持续心电、血压和血氧饱和度监测等） □ 吸氧 □ 卧床 □ 记 24 小时出入量 **临时医嘱：** □ 调整血压药物 □ 快速房颤者纠正心律失常药物 □ 吗啡 3～5mg iv（酌情） □ 拍床旁 X 线胸片 □ 做床旁超声心动图 □ 纠正水电解质和酸碱平衡紊乱
主要护理工作	□ 协助患者或家属完成急诊挂号、交费 □ 入院宣教 □ 静脉取血	□ 心衰护理常规 □ 特级护理
病情变异记录	□ 无　□ 有，原因： 1. 2.	□ 无　□ 有，原因： 1. 2.
护士签名		
医师签名		

时间	住院第 1 天	住院第 2 天	住院第 3～4 天
主要诊疗活动	□ 上级医师查房 □ 制订下一步诊疗方案 □ 完成病历书写 □ 完成上级医师查房记录 □ 进一步完善检查 □ 对各系统功能做出评价 □ 密切观察生命体征	□ 上级医师查房 □ 完成上级医师查房记录 □ 根据病情调整诊疗方案 □ 复查有关检查	□ 上级医师查房 □ 完成三级医师查房记录 □ 根据病情调整诊疗方案 □ 心衰常规治疗 □ 复查电解质
重点医嘱	长期医嘱： □ 心力衰竭常规护理 □ 特级护理 □ 重症监护（持续心电、血压和血氧饱和度监测等） □ 吸氧 □ 卧床 □ 记录 24 小时出入量 临时医嘱： □ 利尿剂 □ 扩血管药 □ 升压药（必要时） □ 纠正水电解质和酸碱平衡紊乱 □ 抗心律失常（必要时） □ 抗菌药物（必要时） □ 复查血气、电解质	长期医嘱： □ 心力衰竭常规护理 □ 特级护理 □ 重症监护（持续心电、血压和血氧饱和度监测等） □ 吸氧 □ 卧床 □ 记录 24 小时出入量 临时医嘱： □ 复查床旁胸片（酌情） □ 复查电解质 □ 用药同前 □ 完善有关检查如尿常规、便常规、凝血功能、D-二聚体等	长期医嘱： □ 心力衰竭常规护理 □ 特级护理 □ 重症监护（持续心电、血压和血氧饱和度监测等） □ 吸氧 □ 卧床 □ 记录 24 小时出入量 临时医嘱： □ 复查床旁胸片（酌情） □ 复查电解质 □ 用药同前，根据情况调整
主要护理工作	□ 心力衰竭常规护理 □ 特级护理 □ 静脉取血	□ 心力衰竭常规护理 □ 特级护理	□ 心力衰竭常规护理 □ 特级护理
病情变异记录	□ 无　□ 有，原因： 1. 2.	□ 无　□ 有，原因： 1. 2.	□ 无　□ 有，原因： 1. 2.
护士签名			
医师签名			

时间	住院第 5~6 天	住院第 6~13 天	住院第 7~14 天（出院日）
主要诊疗工作	□ 上级医师查房 □ 完成上级医师查房记录 □ 根据病情调整诊疗方案 □ 心衰竭常规治疗 □ 病情稳定者可转普通病房	□ 上级医师查房，根据病情调整诊疗方案，评估治疗效果，判断可否出院 □ 完成上级医师查房记录 □ 心衰竭常规治疗	□ 通知患者和家属 □ 通知住院处 □ 向患者交代出院后注意事项，预约复诊日期 □ 完成病历书写 □ 将出院记录副本交给患者 □ 如果患者不能出院，在病程记录中说明原因和继续治疗的方案
重点医嘱	长期医嘱： □ 心力衰竭常规护理 □ 一级或二级护理（转入普通病房后） □ 吸氧（必要时） □ 重症监护（持续心电、血压和血氧饱和度监测等） □ 卧床 □ 记录 24 小时出入量 临时医嘱： □ 复查床旁胸片（酌情） □ 复查电解质 □ 利尿剂 □ 扩血管药（必要时） □ 升压药（必要时） □ 纠正水电解质和酸碱平衡紊乱	长期医嘱： □ 心力衰竭常规护理 □ 二级护理 □ 卧床或床旁活动 □ 普食 □ 心衰常规治疗 临时医嘱： □ 复查床旁胸片（酌情）	出院医嘱： □ 注意事项 □ 出院带药 □ 门诊随诊
主要护理工作	□ 心力衰竭常规护理 □ 一级护理 □ 根据病情可转入普通病房	□ 心力衰竭常规护理 □ 二级护理 □ 出院准备指导	□ 出院宣教 □ 协助办理出院手续
病情变异记录	□ 无　□ 有，原因： 1. 2.	□ 无　□ 有，原因： 1. 2.	□ 无　□ 有，原因： 1. 2.
护士签名			
医师签名			

第五节　病态窦房结综合征临床路径释义

一、病态窦房结综合征编码

病态窦房结综合征是由于窦房结的器质性病变或功能性障碍，造成窦房结的起搏和传导功能失常，以至产生一系列的心律失常、血流动力学障碍以及心功能受损，严重者可发生心脏性猝死。

疾病名称及编码：病态窦房结综合征 ICD-10：I49.5

手术操作及编码：永久心脏起搏器植入术 37.80

单腔永久心脏起搏器植入术 37.81

单腔频率应答永久心脏起搏器植入术 37.82

双腔永久心脏起搏器植入术 37.83

二、临床路径检索方法

I49.5 伴（37.80 或 37.81 或 37.82 或 37.83）

三、病态窦房结综合征临床路径标准住院流程

（一）适用对象

第一诊断为病态窦房结综合征（ICD-10：I49.5）

行永久心脏起搏器植入术（ICD9-CM-3：37.8001/37.8101/37.8201/37.8301）

释义

■ 适用对象编码参见第一部分。

■ 本路径适用于病态窦房结综合征的患者，除外因药物过量、电解质紊乱等可逆性因素导致的心动过缓或停搏。不包括急性心肌梗死或病毒性心肌炎导致的一过性心动过缓或停搏。

■ 对于有心动过缓症状的病态窦房结综合征，目前有效的治疗手段为永久性心脏起搏器植入术。药物治疗仅作为应急处理，或是起搏治疗前的过渡。

（二）诊断依据

根据《ACC/AHA/HRS 2008 年心脏节律异常器械治疗指南》（JAAC，2008，51 卷，21 期）和《临床技术操作规范——心电生理和起搏分册》（中华医学会编著，人民军医出版社，2009）等国内外治疗指南。

1. 包括一系列心律失常：窦性心动过缓、窦性停搏、窦房阻滞、慢-快综合征、窦性心律变时功能不全。

2. 临床表现：心悸、胸闷、气短、乏力、黑蒙、晕厥等。

3. 心电图和动态心电图表现：

（1）严重的窦性心动过缓（心率<50次/分）。

（2）窦性停搏和/或窦房阻滞。

（3）慢快综合征：阵发性心动过速（心房颤动、心房扑动、室上性心动过速）和心动过缓交替出现。

（4）持续心房颤动在电复律后无可维持的窦性心律。

（5）持久、缓慢的房室交界性逸搏节律，部分患者可合并房室阻滞和室内阻滞。

（6）活动后心率不提高或提高不足。

释义

■ 病态窦房结综合征的临床症状常多样化，早期心动过缓的症状可不明显，随着病情的发展逐渐加重。其症状的严重程度取决于心率缓慢的程度、窦性停搏的持续时间以及发病时患者所处的体位等因素。病态窦房结综合征的症状为心、脑等重要脏器供血不足所引起的临床表现。

■ 病态窦房结综合征的临床表现中的"心悸"、"胸闷"、"气短"、"乏力"等并不是心动过缓所特有的，许多心脏疾病，包括心肌缺血、心功能不全、甚至心脏神经官能症都可能出现上述症状，临床工作中需要进行鉴别，避免延误了病态窦房结综合征的诊断或不适当植入起搏器。

■ 病态窦房结综合征的临床表现中的"黑蒙"、"晕厥"是心动过缓较为特异性症状，然而在一些脑血管疾病或恶性室性心律失常的患者中亦可出现上述症状。临床工作中需明确患者症状与心律、心率之间的关系。

■ 常规12导联心电图是最基础、最方便的检查手段。心电图检查中可以发现多种缓慢性心律失常，如窦性心动过缓、窦性停搏、窦房阻滞等，但由于常规心电图记录时间短，可能会漏诊。

■ 动态心电图有助于获取病态窦房结综合征的客观证据，这对于诊断具有重要作用。然而多数患者心动过缓的发生是随机的，因此对于原因不明的黑蒙和晕厥患者需要多次或长时间（72小时）的动态心电图检查，甚至需要安装植入性心率记录仪，以明确诊断。

（三）治疗方案的选择

根据《ACC/AHA/HRS 2008年心脏节律异常器械治疗指南》（JAAC，2008，51卷，21期）和《临床技术操作规范——心电生理和起搏分册》（中华医学会编著，人民军医出版社，2009年）等国内外治疗指南。

1. 临时心脏起搏器植入术（必要时紧急使用）。

2. 永久心脏起搏器植入术。

Ⅰ类适应证：

（1）病态窦房结综合征表现为有相关症状的心动过缓、窦性停搏或窦房阻滞。

（2）由于某些疾病必须使用特定药物，而此药物可能引起或加重窦性心动过缓并产生相关症状者。

（3）因窦房结变时性不佳，运动时心率不能相应增快而引起症状者。

Ⅱa 类适应证：

（1）自发或药物诱发的窦房结功能低下，心率<40 次/分。有疑似心动过缓的症状，但未证实与所发生的心动过缓有关。

（2）不明原因的晕厥，临床上发现或电生理检查诱发窦房结功能障碍者。

Ⅱb 类适应证：

清醒状态下心率长期低于 40 次/分，而无症状或症状轻微。

3. 一般治疗：提高心率（起搏器植入前），急救治疗，对症治疗。

释义

■ 严重心动过缓、长时间窦性停搏会造成血流动力学障碍、诱发恶性室性心律失常，增加心脏猝死的风险。此类患者为心脏急症，应立即采取措施纠正心动过缓。如由于某些原因短时间内无法行永久起搏器植入术，可考虑先行临时起搏器植入术。

■ 对于长期锻炼的运动员或从事强体力工作的人群，其休息时心电图或动态心电图中可出现心动过缓（心率<50 次/分），多由迷走神经亢进所致，并不是由于窦房结病变导致的功能障碍。

■ 对于心电图或动态心电图中存在心动过缓证据的患者，需进一步了解患者心动过缓的发生与症状之间的关系。

■ 需要注意的，一些严重心动过缓、长时间窦性停搏（>3.0s）多于夜间睡眠状态下发生，患者可无症状。但在这些情况下，患者心脏性猝死的风险大大增加，不必苛求患者是否有心动过缓症状。

■ 一些患者由于基础心脏病（例如，心功能不全、心律失常）接受必需的药物治疗后，导致的心动过缓。这些患者需要在起搏治疗的支持下，继续原有的药物治疗。

（四）标准住院日为 5～10 天

释义

■ 病态窦房结综合征患者入院后，术前准备 1～3 天，在第 2～4 天实施手术，术后恢复 3～6 天出院。总住院时间不超过 10 天均符合路径要求。对于部分患者在住院前已经完成术前准备，术后恢复良好且无并发症，其住院时间可以短于 5 天。

（五）进入路径标准

1. 第一诊断必须符合 ICD-10：I49.5 病态窦房结综合征疾病编码。

2. 除外药物、电解质紊乱等可逆因素影响。

3. 除外全身其他疾病，如甲状腺功能低下引起的心动过缓、合并全身急性感染性疾病等。

4. 除外心脏急性活动性病变，如急性心肌炎、心肌缺血或心肌梗死。

5. 当患者同时具有其他疾病诊断，但在住院期间不需特殊处理也不影响第一诊断的临床路径流程实施时，可以进入路径。

> **释义**
>
> ■ 甲状腺功能减退、颅高压、低温及败血症也可出现心动过缓，这种心动过缓多是由于病理状态影响窦房结功能所致，而非窦房结器质性病变。基础疾病治疗后，心动过缓多能恢复。
>
> ■ 对于合并急性心肌炎、心肌缺血或心肌梗死等心脏急性活动性病变的患者，上述疾病对预后影响更大。部分患者随着心肌炎恢复、心脏血运重建完成，心动过缓可逐渐纠正，无需植入永久起搏器，因而应优先考虑治疗急性活动性疾病，暂不宜进入路径。
>
> ■ 若既往患有高血压、风湿性心脏病、心功能不全、陈旧性心肌梗死及糖尿病等，经合理治疗后达到稳定，抑或目前尚需要持续用药，经评估无手术禁忌证，则可进入路径。但可能会增加并发症的风险及治疗费用，延长住院时间。

（六）术前准备（术前评估）1~3 天

必需的检查项目：

1. 血常规+血型、尿常规、便常规+潜血。

2. 肝肾功能、电解质、心肌酶、血糖、凝血功能、感染性疾病筛查（乙肝、丙肝、艾滋病、梅毒等）。

3. 心电图、胸片、超声心动图检查。

4. 24 小时动态心电图（如近期已查，可不再重复检查）。

> **释义**
>
> ■ 必查项目是确保手术治疗安全、有效开展的基础，术前必须完成。临床工作中，在起搏器植入术前需认真分析检查结果，以便及时发现异常情况并采取对应处置。

（七）选择用药

1. 根据基础疾病情况对症治疗。

2. 使用抗凝药物（如华法林）者术前需停用 3~4 天，改为低分子肝素皮下注射，术前 12 小时停用低分子肝素，控制 INR 在 1.5 以下。

3. 停用抗血小板药物（如阿司匹林等）7 天以上。

4. 必要时术前使用预防性抗菌药物（参照《抗菌药物临床应用指导原则》卫医发〔2004〕285 号）。

释义

■ 对于有基础疾病的患者，例如高血压、糖尿病等，术前需给予合适的药物治疗，使血压、血糖等指标都控制在正常范围内，以确保手术安全顺利进行。

■ 部分患者，例如心脏瓣膜置换术后，需要长期口服抗凝药，保持机械瓣正常功能。但抗凝药物影响术中创面止血。对于此类患者，术前停用口服抗凝药物（华法林），改用低分子肝素。

■ 抗血小板药物，抑制血小板功能，不仅增加术中创面止血，而且影响术后压迫止血的效果，大大增加起搏器囊袋血肿的风险，因此需停药 7 天以上。部分患者因病情，不能停用抗凝或抗血小板药物；或因严重心动过缓，需要及早完善起搏器植入术，可适当放宽 INR 标准及抗血小板药物停用时间的要求。但术中应积极止血及术后延长加压包扎时间，避免发生囊袋血肿。

■ 起搏器植入手术的切口属于 I 类切口，但由于术中需分离胸部浅深筋膜、制作起搏器囊袋，植入起搏器及电极导线等因素存在，且一旦感染可导致败血症、感染性心内膜炎等严重并发症。因此可按规定，术前半小时给予预防性应用抗菌药物（参照《抗菌药物临床应用指导原则》卫医发〔2004〕285 号）。

（八）手术日为入院第 2~4 日

1. 手术方式：永久心脏起搏器植入术。

2. 麻醉方式：局麻。

3. 手术内置物：脉冲发生器、电极导线。

4. 术中用药：局麻、镇静药物等。

5. 其他药物：急救及治疗心血管疾病的相关药物。

> **释义**
>
> ■ 本路径规定的永久心脏起搏器均是经静脉途径在局麻下实施的。其他一些在外科开胸直视下，经心外膜途径植入起搏器不包含在本路径中。
>
> ■ 脉冲发生器的选择根据患者病情及经济承受能力而定。病态窦房结综合征的患者建议植入双腔起搏器，合并有窦房结变时功能不全的患者建议植入带有频率应答功能的起搏器。单腔心室起搏器尽管能避免患者出现心动过缓，但由于失去房室同步性，术后可能会导致起搏器综合征，长期起搏器会增加房颤和心功能不全的发生率。单腔心房起搏器，尽管保证房室顺序起搏，但缺乏后备心室起搏。一旦患者发生房室阻滞，就会出现停搏的风险。
>
> ■ 起搏器植入术一般在局麻下完成。在穿刺前，可用局麻药物（利多卡因）在手术区充分浸润麻醉。术中可以根据手术时间及患者对疼痛的耐受程度，酌情补充局麻药。避免疼痛给患者带来痛苦。对于一些自制力差，估计不能配合手术的患者（婴幼儿、儿童等），可考虑给予镇静药物。
>
> ■ 起搏器植入术中，一些严重心动过缓的患者可能发生严重心动过缓，出现阿-斯综合征。一些患者可能由于紧张出现血压增高或因心动过缓诱发心绞痛及心力衰竭加重等情况。因此，术中应备有除颤器以及急救药品。

（九）术后住院恢复 4~7 天

1. 术后复查项目：心电图、X 线胸片、起搏器测试+程控；必要时复查 24 小时动态心电图、超声心动图。

2. 术后用药：

（1）抗菌药物 1~3 天（参照《抗菌药物临床应用指导原则》卫医发〔2004〕285 号）。

（2）需抗凝的患者术后 2~3 天重新开始华法林抗凝，使用华法林患者在 INR 达标前，应联合应用低分子肝素皮下注射。

3. 术后注意事项：

（1）术后平卧 12 小时，沙袋局部压迫止血 6~8 小时。

（2）密切观察切口，1~3 天换药 1 次，术后第 7 天拆线。

（3）持续心电监测 1~2 天，评估起搏器工作是否正常。

（4）已有临时起搏器植入者，植入永久起搏器术后，应及时撤除临时起搏导线，患肢制动，每日换药；术后酌情加用适量低分子肝素，预防长期卧床导致的深静脉血栓形成。

> **释义**
>
> ■ 患者在起搏器植入术后，需要持续心电监测，有助于医师了解起搏器工作状态，患者心率、心律变化。通过心电图检查记录患者心率、心律情况，X线胸片检查除外手术并发症、并确定电极导线位置并可以作为日后检查的参照，起搏器程控测试确定起搏器各项参数是否正常，并根据患者病情对起搏器进行调整。动态心电图和心脏超声可以根据患者基础心脏病以及是否需要进一步除外手术导致心脏并发症时的情选择。
>
> ■ 由于被动电极导线是通过叉齿挂在肌小梁/梳状肌上，主动固定电极导线拧入心肌的长度仅1mm左右，因此都存在术后电极导线脱落的风险，因此术后12~24小时应平卧休息。起搏器植入术中通过结扎及压迫止血。但在分离胸大肌浅、深筋膜层时，可能出现肌肉的损伤，术后需加压包扎避免出现囊袋血肿。
>
> ■ 起搏器囊袋切开属于Ⅰ类切口，无需每日换药。术后第1天换药一次，去除加压包扎及血污纱布，给予无菌敷料覆盖即可。若囊袋肿胀考虑有血肿，可延长加压包扎时间。胸部切口术后7天即可拆线。
>
> ■ 对于术前植入临时起搏器的患者，在永久起搏器植入术后即可拔除临时起搏器，避免长时间放置增加深静脉血栓的风险，另外也可能干扰永久起搏器的工作。

（十）出院标准

1. 起搏器工作正常。
2. 生命体征稳定。
3. 手术切口愈合良好。

> **释义**
>
> ■ 患者出院前不仅应完成必须复查项目，且复查项目应无明显异常。若检查结果明显异常，主管医师应进行仔细分析并作出对应处置。

（十一）变异及原因分析

1. 出现操作相关并发症，如血气胸、局部血肿、心脏压塞、导线脱位等。
2. 出现切口不愈合、感染等并发症。
3. 并发症（如高血压病、快速性心律失常）控制不佳。

释义

■ 变异是指入选临床路径的患者未能按路径流程完成医疗行为或未达到预期的医疗质量控制目标。包括以下三方面情况：①按路径流程完成治疗，但出现非预期结果，可能需要后续进一步处理。如本路径起搏器植入后出现电极导线脱位、血气胸及血肿等；②按路径流程完成治疗，但超出了路径规定的时限或限定的费用。如实际住院日超出标准住院日要求、或未能在规定的手术日时间限定内实施手术等；③不能按路径流程完成治疗，患者需要中途退出路径。如治疗过程中出现严重并发症，导致必须中止路径或需要转入其他路径进行治疗等。对这些患者，主管医师均应进行变异原因的分析，并在临床路径的表单中予以说明。

■ 起搏器植入术可能出现的并发症：血气胸、局部血肿、心脏压塞、导线脱位以及切口感染、延迟愈合等。

■ 医师认可的变异原因主要指患者入选路径后，医师在检查及治疗过程中发现合并存在一些事前未预知的对本路径治疗可能产生影响的情况，需要中止执行路径或者延长治疗时间、增加治疗费用。医师需在表单中明确说明。

■ 因患者方面的主观原因导致执行路径出现变异，也需要医师在表单中予以说明。

四、推荐表单

（一）医师表单

病态窦房结综合征临床路径医师表单

适用对象：**第一诊断为病态窦房结综合征（ICD-10：I49.5）**

行永久心脏起搏器植入术（ICD-9-CM-3：37.8001/37.8101/37.8201/37.8301）

患者姓名：_____ 性别：_____ 年龄：_____ 门诊号：_____ 住院号：_____

住院日期：____年__月__日 出院日期：____年__月__日 标准住院日：5～10天

时间	到达急诊 （适用于急诊临时起搏）	住院第1~2天	住院第1~3天 （术前日）
主要诊疗工作	□ 描记心电图 □ 持续心电监测 □ 病史询问、体格检查 □ 血流动力学评估 □ 请心血管专科医师会诊 □ 制订治疗方案 □ 向患者家属交代病情和治疗措施，签署"临时起搏器植入术"知情同意书	□ 上级医师查房 □ 确定诊疗方案 □ 明确适应证 □ 心律失常"常规治疗" □ 评价全身及心脏情况 □ 调整水电酸碱平衡 □ 改善心功能	□ 上级医师查房 □ 确定治疗方案 □ 心律失常"常规治疗" □ 起搏器植入术前准备 □ 向患者及家属交代病情和治疗措施、签署"知情同意书"、"自费协议书" □ 选择适当的起搏装置
重点医嘱	**长期医嘱：** □ 预防应用抗菌药物（视病情） □ 持续心电监测 **临时医嘱：** □ 心电图 □ 血常规 □ 凝血功能 □ 拟局麻下临时起搏器植入术 □ 备皮 □ 建立静脉通路	**长期医嘱：** □ 心律失常护理常规 □ 二级护理 □ 普食 □ 预防应用抗菌药物 □ 持续心电监测 □ 患者既往用药情况 **临时医嘱：** □ 心电图 □ 24小时动态心电图 □ 血常规+血型、尿常规、便常规+潜血 □ 凝血功能、肝肾功能、电解质、心肌酶、血糖 □ 感染性疾病筛查 □ X线胸片、超声心动图	**长期医嘱：** □ 心律失常护理常规 □ 二级护理 □ 普食 □ 预防应用抗菌药物 □ 持续心电监测 **临时医嘱：** □ 心电图 □ 拟明日局麻下行起搏器植入术 □ 备皮 □ 建立静脉通路 □ 其他特殊医嘱
病情变异记录	□ 无 □ 有，原因： 1. 2.	□ 无 □ 有，原因： 1. 2.	□ 无 □ 有，原因： 1. 2.
医师签名			

时间	住院第 2~4 天 (手术日)	住院第 5~6 天 (术后 1~2 天)	住院第 7~10 天 (术后 3~6 天，出院日)
主要诊疗工作	□ 植入永久起搏器 □ 监测生命体征 □ 预防感染 □ 监测起搏器工作情况 □ 观察切口情况 □ 预防并发症	□ 上级医师查房 □ 诊疗评估 □ 完成上级医师查房记录 □ 起搏器常规术后治疗 □ 预防手术并发症	□ 观察切口情况 □ 拆线或预约拆线时间 □ 通知出院处 □ 通知患者及家属出院 □ 向患者交代出院后注意事项 □ 预约复诊日期 □ 将"出院记录"副本交予患者 □ 如患者不能如期出院，在病程记录中说明原因和继续治疗的方案
重点医嘱	**长期医嘱：** □ 今日局麻下行起搏器植入术 □ 心律失常护理常规 □ 二级护理 □ 普食 □ 预防性应用抗菌药物 □ 持续心电监测 **临时医嘱：** □ 术后心电图 □ 其他特殊医嘱	**长期医嘱：** □ 心律失常护理常规 □ 二级护理 □ 普食 □ 预防性应用抗菌药物 □ 持续心电监测 **临时医嘱：** □ 心电图 □ 24 小时动态心电图 □ 超声心动图 □ X 线胸片 □ 换药 □ 起搏器测试+程控 □ 其他特殊医嘱	**出院医嘱：** □ 出院带药 □ 门诊随诊 □ 拆线或预约拆线时间 □ 出院前心电图
病情变异记录	□ 无 □ 有，原因： 1. 2.	□ 无 □ 有，原因： 1. 2.	□ 无 □ 有，原因： 1. 2.
医师签名			

（二）护士表单

病态窦房结综合征临床路径护士表单

适用对象：**第一诊断为病态窦房结综合征**（ICD-10：I49.5）

行永久心脏起搏器植入术（ICD-9-CM-3：37.8001/37.8101/ 37.8201/37.8301）

患者姓名：_____ 性别：_____ 年龄：_____ 门诊号：_____ 住院号：_____

住院日期：_____年___月___日 出院日期：_____年___月___日 标准住院日：5~10 天

时间	到达急诊 （适用于急诊临时起搏）	住院第 1~2 天	住院第 1~3 天 （术前日）
主要护理工作	□ 协助患者或家属完成挂号、交费手续 □ 静脉取血 □ 建立静脉通路 □ 备皮	□ 入院宣教（环境、设施、人员等） □ 入院护理评估（营养状况、性格变化等） □ 病史询问、相应查体 □ 联系相关检查	□ 汇总检查结果 □ 完成术前评估 □ 术前宣教 □ 完成术前准备（备皮、建立静脉通路、输液）
重点医嘱	□ 详见医嘱执行单	□ 详见医嘱执行单	□ 详见医嘱执行单
病情变异记录	□ 无　□ 有，原因： 1. 2.	□ 无　□ 有，原因： 1. 2.	□ 无　□ 有，原因： 1. 2.
护士签名			

时间	住院第 2~4 天 （手术日）	住院第 5~6 天 （术后 1~2 天）	住院第 7~10 天 （术后 3~6 天，出院日）
主要护理工作	□ 协助手术 □ 监测生命体征 □ 沙袋局部加压 6~8 小时 □ 术后平卧 12~24 小时 □ 心理和生活护理 □ 切口护理 □ 监测起搏器工作情况 □ 定期记录重要监测指标	□ 心理和生活护理 □ 切口护理 □ 指导术后活动 □ 预防教育 □ 出院准备指导	□ 向患者交代拆线或预约拆线时间 □ 向患者交代起搏器的随访相关内容 □ 通知出院处 □ 向患者交代出院后注意事项 □ 帮助患者或家属办理离院手续
重点医嘱	□ 详见医嘱执行单	□ 详见医嘱执行单	□ 详见医嘱执行单
病情变异记录	□ 无 □ 有，原因： 1. 2.	□ 无 □ 有，原因： 1. 2.	□ 无 □ 有，原因： 1. 2.
护士签名			

（三）患者表单

病态窦房结综合征临床路径患者表单

适用对象：**第一诊断为**病态窦房结综合征（ICD-10：I49.5）

行永久心脏起搏器植入术（ICD-9-CM-3：37.8001/37.8101/37.8201/37.8301）

患者姓名：_____ 性别：_____ 年龄：_____ 门诊号：_____ 住院号：_____

住院日期：_____ 年___月___日　出院日期：_____ 年___月___日　标准住院日：5~10 天

时间	到达急诊 （适用于急诊临时起搏）	住院第 1~2 天	住院第 1~3 天 （术前日）
医患配合	□ 患者及家属与医师交流了解病情 □ 接受病史询问 □ 进行体格检查 □ 进行相关检查 □ 交代既往用药情况 □ 签署"临时起搏器植入术"知情同意书 □ 接受术前宣教	□ 患者与家属共同入院并接受相关院规 □ 接受入院护理评估 □ 接受病史询问 □ 进行体格检查 □ 交代既往用药情况 □ 进行相关检查	□ 患者及家属与医师交流了解病情 □ 了解起搏器植入的注意事项 □ 根据病情选择起搏装置 □ 签署"知情同意书"、"自费协议书" □ 接受术前接受相关治疗
重点诊疗及检查	**重点诊疗：** □ 接受医师安排的治疗 □ 备皮 □ 禁食 □ 建立静脉通路 □ 预防应用抗菌药物 **重要检查：** □ 心电图 □ 血常规 □ 凝血功能 □ 根据病情补充安排其他检查	**重点诊疗：** □ 分级护理 □ 饮食安排 □ 既往基础用药 **重要检查：** □ 心电图 □ 24 小时动态心电图（视病情） □ 血常规+血型、尿常规、便常规+潜血 □ 凝血功能、肝肾功能、电解质、心肌酶、血糖 □ 感染性疾病筛查 □ X 线胸片 □ 超声心动图 □ 其他必要检查	**重点诊疗：** □ 接受医师安排的治疗 □ 备皮 □ 建立静脉通路 □ 持续心电监测（视病情） **重要检查：** □ 心电图（视病情） 其他必要检查

时间	住院第 2~4 天 （手术日）	住院第 5~6 天 （术后 1~2 天）	住院第 7~10 天 （术后 3~6 天，出院日）
医患配合	□ 接受植入永久起搏器 □ 患者及家属与医师交流了解手术情况及术后注意情况 □ 接受起搏器工作情况监测 □ 接受术后监护 □ 接受相关治疗	□ 接受术后活动指导 □ 接受起搏器测试+程控 □ 接受胸片检查 □ 配合医师进行伤口换药 □ 接受相关治疗	□ 接受出院前康复宣教 □ 学习出院注意事项 □ 配合医师进行拆线或预约拆线时间 □ 了解起搏器随访和程控的情况 □ 办理出院手续 □ 获取出院诊断书 □ 获取出院带药
重点诊疗及检查	**重点诊疗：** □ 预防性应用抗菌药物 □ 持续心电监测 **重要检查：** □ 术后心电图 □ 其他必要检查	**重点诊疗：** □ 预防性应用抗菌药物 □ 持续心电监测 **重要检查：** □ X 线胸片 □ 起搏器测试+程控 □ 其他必要检查	**重点诊疗：** □ 出院

附：原表单（2009 年版）
病态窦房结综合征临床路径表单
适用对象：**第一诊断为病态窦房结综合征**（ICD-10：I49.5），
行**永久心脏起搏器植入术**（ICD-9-CM-3：37.8001/37.8101/
37.8201/37.8301）

患者姓名：_____ 性别：_____ 年龄：_____ 门诊号：_____ 住院号：_____

住院日期：____年___月___日 出院日期：____年___月___日 标准住院

日：5～10 天

时间	到达急诊 （适用于急诊临时起搏）	住院第 1～2 天	住院第 1～3 天 （术前日）
主要诊疗工作	□ 描记心电图 □ 持续心电监测 □ 病史询问、体格检查 □ 血流动力学评估 □ 请心血管专科医师会诊 □ 制订治疗方案 □ 向患者及家属交代病情和治疗措施，签署"临时起搏器植入术"知情同意书	□ 上级医师查房 □ 确定诊疗方案 □ 明确适应证 □ 心律失常"常规治疗" □ 评价全身及心脏情况 □ 调整水电酸碱平衡 □ 改善心功能	□ 上级医师查房 □ 确定治疗方案 □ 心律失常"常规治疗" □ 起搏器植入术前准备 □ 向患者及家属交代病情和治疗措施、签署"知情同意书"、"自费协议书" □ 选择适当的起搏装置
重点医嘱	**长期医嘱：** □ 预防应用抗菌药物（酌情） □ 持续心电监测 **临时医嘱：** □ 心电图 □ 血常规 □ 凝血功能 □ 感染性疾病筛查 □ 拟局麻下临时起搏器植入术 □ 备皮 □ 建立静脉通路	**长期医嘱：** □ 心律失常护理常规 □ 二级护理 □ 普食 □ 预防应用抗菌药物 □ 持续心电监测 **临时医嘱：** □ 心电图，Holter □ 血常规+血型、尿常规、便常规+潜血 □ 凝血功能、肝肾功能、电解质、心肌酶、血糖 □ 感染性疾病筛查 □ X 线胸片 □ 超声心动图	**长期医嘱：** □ 心律失常护理常规 □ 二级护理 □ 普食 □ 预防应用抗菌药物 □ 持续心电监测 **临时医嘱：** □ 心电图 □ 拟明日局麻下行起搏器植入术 □ 备皮 □ 建立静脉通路
主要护理工作	□ 协助患者或家属完成挂号、交费手续 □ 静脉取血 □ 建立静脉通路 □ 备皮	□ 协助患者或家属完成"入院手续" □ 静脉取血	□ 宣教 □ 心理和生活护理 □ 协助医师评估实验室检查 □ 备皮 □ 建立静脉通路、输液
病情变异记录	□ 无 □ 有，原因： 1. 2.	□ 无 □ 有，原因： 1. 2.	□ 无 □ 有，原因： 1. 2.
护士签名			
医师签名			

时间	住院第2~4天 （手术日）	住院第5~6天 （术后1~2天）	住院第7~10天 （术后3~6天，出院日）
主要诊疗工作	□ 植入永久起搏器 □ 监测生命体征 □ 预防感染 □ 监测起搏器工作情况 □ 观察切口情况 □ 预防并发症	□ 上级医师查房 □ 诊疗评估 □ 完成上级医师查房记录 □ 起搏器术后治疗 □ 预防手术并发症	□ 拆线或预约拆线时间 □ 观察切口情况 □ 通知出院处 □ 通知患者及家属出院 □ 向患者交代出院后注意事项 □ 预约复诊日期 □ 将"出院记录"副本交予患者 □ 如患者不能如期出院，在病程记录中说明原因和继续治疗的方案
重点医嘱	**长期医嘱：** □ 今日局麻下行起搏器植入术 □ 心律失常护理常规 □ 二级护理 □ 普食 □ 预防性应用抗菌药物 □ 持续心电监测 **临时医嘱：** □ 术前禁食 □ 心电图	**长期医嘱：** □ 心律失常护理常规 □ 二级护理 □ 普食 □ 预防性应用抗菌药物 □ 持续心电监测 **临时医嘱：** □ 心电图 □ 24小时动态心电图 □ 超声心动图 □ 换药 □ X线胸片 起搏器测试+程控	**出院医嘱：** □ 出院带药 □ 门诊随诊 □ 拆线或预约拆线时间 □ 出院前心电图
主要护理工作	□ 宣教 □ 沙袋局部加压6~8小时 □ 术后平卧12~24小时 □ 心理和生活护理 □ 切口护理	□ 宣教 □ 心理和生活护理 □ 切口护理 □ 指导术后活动 □ 预防教育 出院准备指导	□ 帮助患者或家属办理离院手续 □ 出院指导
病情变异记录	□ 无　□ 有，原因： 1. 2.	□ 无　□ 有，原因： 1. 2.	□ 无　□ 有，原因： 1. 2.
护士签名			
医师签名			

第六节 持续性室性心动过速临床路径释义

一、持续性室性心动过速编码

疾病名称及编码：持续性室性心动过速 I47.203
手术操作及编码：电生理检查 37.26
导管射频消融（RFCA）37.3401*

二、临床路径检索方法

I47.203 伴（37.26、37.3401）

三、持续性室性心动过速临床路径标准住院流程

（一）适用对象

第一诊断为持续性室性心动过速（ICD-10：I47.203）

行经导管消融或植入型心律转复除颤器（ICD）治疗［ICD-9-CM-3：37.26+（37.34/37.94）]

> **释义**
>
> ■ 适用对象编码参见第一部分。
>
> ■ 本路径适用对象为不可逆原因引起的持续性室性心动过速，患者不合并器质性心脏病，不包括心肌缺血、电解质紊乱、药物中毒、急性心功能不全、炎症等可逆原因引起的持续性室性心动过速。
>
> ■ 持续性室性心动过速的治疗手段多种，本路径针对的是使用导管消融的方法进行诊断治疗，其他治疗方式见相关路径指南。

（二）诊断依据

根据《临床技术操作规范——心电生理和起搏分册》（中华医学会编著，人民军医出版社，2009 年）和《ACC/AHA/HRS 2006 年室性心律失常治疗和心脏性猝死预防指南》（JACC 2006，51 卷，21 期）等国内外治疗指南。

1. 临床表现：胸闷、心悸、气短、头晕、黑蒙、晕厥等。

2. 心电图表现：

（1）异位激动起源于希氏束分叉以下。

（2）至少连续发生 3 次。

（3）频率 100~250 次/分的心动过速。

* 编者注：原手术编码：37.26+（37.34/37.94），其中若有植入型心律转复除颤器 37.94 应出路径。

3. 持续性室速是指持续至少 30 秒以上或出现血流动力学障碍的室速。

4. 特发性室速是指经过详细的病史、体格检查，并经过心电图、X线、超声心动图等检查排除了持续存在的明显器质性心脏病的患者所发生的室速。主要包括右心室流出道室速（亦称为腺苷敏感性室速）、特发性左心室室速（亦称为维拉帕米敏感性室速或分支性室速）以及左心室流出道室速。

> **释义**
>
> ■ 心电图表现为：①QRS波宽大畸形，时限>0.12s，ST-T波方向与QRS波主波方向相反。②心室率通常为100～250次/分，心律规则或轻度不规则。③P波与QRS波大多无固定关系，形成房室分离，偶尔心室激动可以逆传夺获心房形成1∶1对应关系。④可见心室夺获或室性融合波。室速发作时少数室上性冲动可下传心室，产生心室夺获。室性融合波的QRS波形态介于窦性与室性异位激动之间，为部分夺获心室。⑤持续性室速应与室上性心动过速伴室内差异性传导、室上性心动过速经房室旁路前传、心房颤动经房室旁路前传等进行鉴别。
>
> ■ 持续性室速的患者大多有明显的临床症状，根据室速持续时间的长短、室速的频率、基础心脏病的状态等不同情况，可以表现为胸闷、心悸、气短、心绞痛、头晕、黑蒙、晕厥等。

（三）治疗方案的选择及依据

根据《临床技术操作规范——心电生理和起搏分册》（中华医学会编著，人民军医出版社，2009年）和《ACC/AHA/HRS 2006年室性心律失常治疗和心脏性猝死预防指南》（JACC 2006，51卷，21期）等国内外治疗指南，治疗持续性室速和预防心脏性猝死（经导管消融或植入型心律转复除颤器）。

1. 查找引起室速的病因，确定治疗方案。
2. 治疗诱因（包括缺血、电解质异常和药物中毒等）。
3. 经导管消融（见附件1）。
4. 植入型心律转复除颤器（ICD）的器械治疗。
5. 药物治疗（抗心律失常药物治疗）。
6. 获得患者及家属有关病情以及相关抢救的知情同意。

> **释义**
>
> ■ 持续性室速的病因需经过详细病史询问、体格检查，并经过心电图、X线胸片、超声心动图、心肌磁共振、冠脉CT、冠脉造影等检查明确诊断。
>
> ■ 持续性室速发作的诱因包括心肌缺血、低钾血症、高钾血症、低镁血症、酸中毒、药物的副作用（如抗抑郁药、抗心律失常药物的致心律

失常作用、抗肿瘤药物、洋地黄中毒等），通过详细地询问病史，血电解质、血气分析、冠脉造影、CT等检查可以发现这些诱因，血运重建、纠正血电解质、停用相关的药物，可以消除这些诱因。

■在有能力开展导管消融治疗心律失常的医院，对于明确诊断为特发性持续性室速的患者，药物治疗无效或患者不能耐受/接受药物治疗应行导管消融治疗。

■持续性室速的患者若近期内有体循环栓塞史、心腔内血栓、出血倾向、精神异常不能配合、恶性肿瘤晚期、严重的肝肾等脏器功能不全不能耐受手术，应给予药物治疗控制室速发作。

■导管消融属于有创治疗方法，手术过程中存在引起恶性心律失常、心脏压塞、心肌穿孔、感染性心内膜炎、动静脉瘘、假性动脉瘤、脑卒中等并发症的可能。手术可能失败导致术后心律失常复发，需要向家属详细说明手术的必要性、手术目的、手术过程、术中和术后可能出现的各种意外情况，解除患者及其家属的顾虑，征求患者同意签署知情同意书。

（四）标准住院日为6~10天

> **释义**
>
> ■持续性室速患者入院后，术前检查明确室速病因，排除室速诱因1~3天，在第3~4天手术，术后恢复1~3天出院。住院时间不超过7个工作日均符合路径要求。

（五）进入路径标准

1. 第一诊断符合ICD-10：I47.203持续性室性心动过速疾病编码。

2. 除外缺血（急性心肌梗死）、电解质紊乱和药物中毒等造成的可逆性室速。

3. 如同时患有其他疾病，但在住院期间无需特殊处理（检查和治疗），也不影响第一诊断时，可以进入路径。

> **释义**
>
> ■若患者合并下列心血管系统疾病，若病情稳定可以进入路径：轻度瓣膜钙化或关闭不全；卵圆孔未闭，肺动脉压正常或轻度升高；原发性高

血压，入院时血压正常或轻度升高；高脂血症。

■若患者合并下列其他系统疾病，若病情稳定可以进入路径：糖尿病，入院时血糖已经控制在正常范围；慢性支气管炎，入院时体温、血常规各项指标正常；乙肝或丙肝病毒携带者，但肝功能正常；脑卒中病史半年以上，生活可自理，理解力、表达能力正常，能配合完成手术。

（六）首诊处理（急诊室）

1. 明确持续性室速的诊断。

2. 明确患者血流动力学状态，确定终止室速的方式（见附件2）：

（1）血流动力学不稳定，出现意识不清者，立即给予直流电复律，终止室速。

（2）血流动力学不稳定，但意识尚清楚者，给予静脉诱导麻醉后直流电复律。

（3）血流动力学稳定者，先静脉给予抗心律失常药物，如效果不好可择期麻醉后直流电复律。

3. 初步筛查引起室速的基础疾病，确定治疗方案：

（1）存在电解质紊乱或药物毒性等诱因的患者，室速终止后给予补充电解质、停药观察等治疗后进入"药物治疗流程"。

（2）急性心肌梗死导致室速的患者，室速终止后进入"急诊PCI手术流程"。

（3）一过性缺血导致室速的患者，室速终止后进入"择期PCI手术流程"。

（4）特发性室速患者进入"电生理检查+经导管消融手术流程"。

（5）伴有心肌病、心力衰竭等有ICD植入指征的室速患者，进入"ICD植入术手术流程"。

释义

■血流动力学不稳定指患者出现头晕、冷汗、面色苍白、意识丧失等周围脏器血流灌注不足的症状。

■持续性单形室速患者应选用同步直流电复律，多形持续性室速或尖端扭转性室速的患者应选用非同步直流电复律。

■电复律后仍无法维持窦律的患者，（除外QT间期延长的多形性室速、非尖端扭转性室速）可给予静脉胺碘酮，再次电复律。

■合并器质性心脏病、长QT途径征、Brugada综合征等有ICD植入指征的室速患者，首选"ICD植入术路径"。

（七）术前准备（电生理检查+经导管消融术/ICD植入术）1~2天

必需的检查项目：

1. 心电图、24 小时动态心电图（Holter）。
2. 血常规+血型，尿常规、便常规。
3. 肝肾功能、血电解质、血糖、血气分析、凝血功能、心肌血清生化标志物、感染性疾病筛查（乙肝、丙肝、艾滋病、梅毒等）。
4. 超声心动检查、X 线胸片。

> **释义**
>
> ■ 必查项目是确保安全、有效地完成手术基础，术前必须完成。相关人员应认真分析检查结果，以便及时发现异常情况并采取相应的处置。术前尽可能收集患者室速发作时的心电图或 24 小时动态心电图。

（八）选择用药

1. 根据基础疾病情况对症治疗（如合并高血压病者降压治疗）。
2. 抗心律失常药物（包括静脉和口服）。
3. 用抗凝药物者（如华法林）术前需停用 3 ~ 4 天，改为低分子肝素皮下注射，术前 12 小时停用低分子肝素，控制 INR 在 1.5 以下。
4. 停用抗血小板药物（如阿司匹林等）7 天以上。
5. 必要时术前使用预防性抗菌药物（参照《抗菌药物临床应用指导原则》卫医发〔2004〕285 号）。

> **释义**
>
> ■ 拟进入本路径的持续性室速患者，术前应停服抗心律失常药物 5 个半衰期以上，以免抑制室速的诱发，影响检查或消融效果。
>
> ■ 室速消融术后，给予抗心律失常药物胺碘酮，预防室速再发，同时注意有无缓慢心律出现。
>
> ■ 电生理检查+经导管消融术属于 I 类切口手术，可按规定适当预防性应用抗菌药物。

（九）手术日为入院第 3 天（根据病情需要）

明确患者室速的基础疾病后，可选择电生理检查+经导管消融术或 ICD 植入术。

1. 麻醉方式：局部麻醉，全身麻醉（ICD 植入术需要诱发室颤者）。
2. 手术内植物：ICD 植入术中需要"植入型心律转复除颤器"。
3. 术中用药：诱导麻醉药，局部麻醉药。

> **释义**
>
> ■ 导管消融治疗室速的标测方法较多，包括激动顺序标测、起搏标测、基质改良、电解剖标测、非接触式球囊标测等；消融手段多样，应根据患者病情合理选用。

（十）术后恢复 3~7 天

1. 需复查心电图。
2. ICD 植入术者出院前，需复查心电图、X 线胸片、Holter、起搏器程控。

> **释义**
>
> ■ 进行电生理检查+导管消融的患者，术中穿刺股静脉、股动脉，需防止术后下肢静脉血栓形成、肺栓塞、假性动脉瘤、动脉血肿等发生。术后 1~3 天出院。
>
> ■ 电生理检查+经导管消融术属于 I 类切口手术，术后按规定预防性应用抗菌药物 1 次。

（十一）出院标准

1. 生命体征平稳。
2. 手术切口愈合良好。
3. 植入的 ICD 工作正常。

> **释义**
>
> ■ 患者出院前应注意局部伤口状况，股静脉、股动脉穿刺处无血管杂音、无血肿，无动静脉瘘、假性动脉瘤等血管并发症，必要时给予下肢血管超声检查明确诊断。

（十二）变异及原因分析

1. 电生理检查发现不适于行经导管消融术的严重室性心律失常，需要药物治疗及择期行 ICD 植入术。
2. 消融术部分成功，另需药物治疗及 ICD 植入术以确保患者长期的安全性。
3. 植入 ICD 的患者需要口服抗心律失常药物，服药期间出现血压、心率较大波动，需要延长时间观察调整用药。

4. 需要口服抗心律失常药物预防发作的患者，因药物导致心率降低而需行永久起搏器植入以保证远期预后。

5. 其他情况，包括手术并发症等。

释义

■ 变异是指入选临床路径的患者未能按路径流程完成医疗行为或未达到预期的医疗质量控制目标。这包括以下情况：① 按路径流程完成治疗，但出现非预期结果，可能需要进一步处理。如按本路径给予导管消融后，住院期间室速复发、出现血管并发症。② 按路径完成治疗，但超出了路径规定的时限或限定的费用。如实际住院日超出标准住院日要求，或未能在规定的手术时间限定内实施手术等。③ 不能按路径完成治疗，患者需要中途退出路径。如按本路径治疗过程中出现心脏压塞、胸腔积液积血等严重并发症，导致必须终止路径或需要转入其他路径进行治疗等。④ 入选路径后，医师在诊疗过程中发现患者合并存在一些事前未预知的对本路径治疗可能产生影响的情况，需要终止执行路径或延长治疗时间，增加治疗费用。如拟行电生理检查+导管消融的患者，术中发现患者下肢血管畸形或动脉重度迂曲、狭窄，标测消融导管不能到达预定位置，使手术无法进行。对这些患者，主管医师均应进行变异原因的分析，并在临床路径的表单中予以说明。

■ 因患者方面的主观原因导致执行路径出现变异，也需要医师在表单中予以说明。

四、推荐表单

(一) 医师表单

持续性室性心动过速临床路径医师表单 *

适用对象:**第一诊断为持续性室性心动过速**(ICD-10:I47.203)

行电生理检查+经导管消融术(EPS+RFCA)[ICD-9-CM-3:37.26+(37.34/37.94)]

患者姓名: _____ 性别: _____ 年龄: _____ 门诊号: _____ 住院号: _____

住院日期: _____ 年 ___ 月 ___ 日 出院日期: _____ 年 ___ 月 ___ 日 标准住院日 6~10天

发病时间: _____ 年 ___ 月 ___ 日 ___ 时 ___ 分 达急诊时间: _____ 年 ___ 月 ___ 日 ___ 时 ___ 分

时间	到达急诊 (0~10分钟)	到达急诊 (0~30分钟)	到达急诊 (0~24小时)
主要诊疗工作	□ 描记12导联心电图 □ 评价心电图 □ 询问病史 □ 检查生命体征,体格检查 □ 完成血流动力学评估 □ 根据患者病情,向家属交代可能的风险、所需抢救措施(包括直流电转复及气管插管、股静脉深静脉穿刺等),并获得家属的知情同意签字	□ 如患者因血流动力学不稳定,出现意识丧失,则迅速给予直流电复律 □ 如果血流动力学尚稳定,未出现意识丧失,可等待会诊后决定治疗措施 □ 如患者出现休克症状,但意识尚清可给予镇静药物后电复律 □ 向家属交代病情,签署相关知情同意书	□ 评价病史及基础病,分析各项实验室检查结果 □ 再次向家属交代病情和治疗措施,签署相关知情同意书 □ 准备收入相关病房 □ AMI/一过性缺血采用"PCI流程表" □ 特发性室速采用"EPS+RFCA流程表" □ 需要植入ICD采用"ICD植入术流程表" □ 电解质紊乱、药物中毒等诱因或无手术指征采用"药物治疗流程" □ 请上级医师会诊(视病情) □ 密切观察患者心律情况
重点医嘱	**长期医嘱:** □ 吸氧 □ 心电、血压和血氧监测 **临时医嘱:** □ 描记12导联心电图 □ 血清心肌标志物测定 □ 血常规+电解质 □ 动脉血气分析 □ 凝血功能	**长期医嘱:** □ 吸氧 □ 心电、血压和血氧监测 **临时医嘱:** □ 麻醉机吸氧(如需直流电转复) □ 静脉予镇静剂(如需直流电复律) □ 直流电复律(视病情) □ 描记12导联心电图(转复后) □ 静脉应用抗心律失常药(直流电转复后按需或血流动力学稳定者首选)胺碘酮等	**长期医嘱:** □ 吸氧 □ 心电、血压和血氧监测 **临时医嘱:** □ 静脉抗心律失常药物(视病情) □ 针对异常实验室检查指标进行复查
病情变异记录	□ 无 □ 有,原因: 1. 2.	□ 无 □ 有,原因: 1. 2.	□ 无 □ 有,原因: 1. 2.
医师签名			

*注:本流程只适用于需要电生理检查经导管消融的患者、非危重抢救的室速患者。如确诊为缺血性心脏疾病引起的室速应采用急性心肌梗死流程或择期PCI流程。

时间	住院第 1 天	住院第 2 天	住院第 3 天 （手术日）
主要诊疗工作	□ 上级医师查房 □ 分析病因、危险分层、监护强度、治疗效果评估 □ 确定下一步治疗方案 □ 完成病历书写 □ 向家属交代可能的风险，所需诊治方案，并获得家属的知情同意签字	□ 确定患者是否需要进行电生理检查+经导管消融术 □ 完成术前准备 □ 继续调整抗心律失常药	□ 进行电生理检查+经导管消融术 □ 观察伤口情况 □ 术后预防性给予抗菌药物
重点医嘱	长期医嘱： □ 心律失常护理常规 □ 二级护理 □ 普食 □ 心电、血压和血氧监测（视病情） □ 患者既往基础用药 临时医嘱： □ 描记 12 导联心电图 □ 24 小时动态心电图（视病情） □ 心脏 MRI（视病情） □ 抗心律失常药（视病情）胺碘酮等 □ 其他特殊医嘱	长期医嘱： □ 心律失常护理常规 □ 二级护理 □ 普食 临时医嘱： □ 明日局麻下行 EPS + RFCA 术 □ 备皮 □ 术前晚可口服镇静药物 □ 其他特殊医嘱	长期医嘱： □ 今日行 EPS + RFCA 手术 □ EPS+RFCA 术后护理 □ 心电监测 □ 预防性应用抗菌药物（视病情） 临时医嘱： □ 术后心电图 □ 其他特殊医嘱
病情变异记录	□ 无　□ 有，原因： 1. 2.	□ 无　□ 有，原因： 1. 2.	□ 无　□ 有，原因： 1. 2.
医师签名			

日期	住院第 4 天（术后第 1 天）	住院第 5 天（术后第 2 天）
主要诊疗工作	□ 上级医师查房 □ 诊疗评估 □ 观察伤口情况 □ 换药 □ 术后预防性给予抗菌药物	□ 确定行 EPS+RFCA 术的患者是否可以出院 □ 通知出院处 □ 通知患者及家属出院 □ 向患者交代出院后注意事项 □ 预约复诊时间 □ 将"出院记录"副本交予患者 □ 如患者不能如期出院，在病程记录中说明原因和继续治疗的方案
重点医嘱	**长期医嘱：** □ EPS+RFCA 术后护理 □ 心电监测 □ 预防性抗菌药物（视病情） **临时医嘱：** □ 换药一次（局部听诊有无杂音） □ 其他特殊医嘱	**临时医嘱：** □ 通知出院 □ 门诊随诊 □ 出院带药
病情变异记录	□ 无 □ 有，原因： 1. 2.	□ 无 □ 有，原因： 1. 2.
医师签名		

（二）护士表单

持续性室性心动过速临床路径护士表单 *

适用对象：**第一诊断为持续性室性心动过速**（ICD-10：I47.203）

行电生理检查+经导管消融术（EPS+RFCA）[ICD-9-CM-3：37.26+（37.34/37.94）]

患者姓名：_____ 性别：_____ 年龄：_____ 门诊号：_____ 住院号：_____

住院日期：____年__月__日 出院日期：____年__月__日 标准住院日 6～10 天

发病时间：____年__月__日__时__分 达急诊时间：____年__月__日__时__分

时间	到达急诊 （0～10 分钟）	到达急诊 （0～30 分钟）	到达急诊 （0～24 小时）
主要护理工作	□ 协助患者或家属完成挂号、交费等手续 □ 取血、并建立静脉通道，记录患者一般情况和用药 □ 询问病史 □ 检查生命体征，体格检查	□ 密切观察生命体征 □ 准确记录治疗过程（时间、病情变化） □ 协助医师直流电复律（按需）	□ 密切观察生命体征 □ 准确记录治疗过程（时间、病情变化 □ 密切观察心律情况
重点医嘱	□ 详见医嘱执行单	□ 详见医嘱执行单	□ 详见医嘱执行单
病情变异记录	□ 无 □ 有，原因： 1. 2.	□ 无 □ 有，原因： 1. 2.	□ 无 □ 有，原因： 1. 2.
护士签名			

*注：本流程只适用于需要电生理检查经导管消融的患者、非危重抢救的室速患者。如确诊为缺血性心脏疾病引起的室速应采用急性心肌梗死流程或择期 PCI 流程。

时间	住院第 1 天	住院第 2 天	住院第 3 天 （手术日）
主要护理工作	□ 入院宣教（环境、设施、人员等） □ 入院护理评估（营养状况、性格变化等） □ 病史询问、相应查体 □ 联系相关检查	□ 汇总检查结果 □ 完成术前评估 □ 术前宣教 □ 完成术前准备（备皮、建立静脉通路、输液）	□ 协助手术 □ 监测生命体征 □ 穿刺动脉，术后加压包扎，沙袋压迫 8 小时，平卧 8 ~ 12 小时，24 小时后解除包扎 □ 穿刺静脉，术后加压包扎，沙袋压迫 4 小时，平卧 8 ~ 12 小时后可下地活动切口护理 □ 定期记录重要监测指标
重点医嘱	长期医嘱： □ 二级护理 □ 心电、血压和血氧监测 □ 患者既往基础用药 临时医嘱： □ 描记 12 导联心电图 □ Holter（按需） □ 心脏（MRI）（按需） □ 抗心律失常药（按需）胺碘酮等	长期医嘱： □ 二级护理 临时医嘱： □ 明日局麻下行 EPS + RFCA 术 □ 术区备皮 □ 术前晚可口服镇静药物 □ 继续调整抗心律失常药（按需） □ 其他特殊医嘱	长期医嘱： □ 今日行 EPS + RFCA 手术 □ EPS+RFCA 术后护理 □ 卧床 □ 心电、血压监测 □ 吸氧 □ 预防性应用抗菌药物 2 天 临时医嘱： □ 继续调整抗心律失常药（按需） □ 描记 12 导联心电图 □ 其他特殊医嘱
病情变异记录	□ 无　□ 有，原因： 1. 2.	□ 无　□ 有，原因： 1. 2.	□ 无　□ 有，原因： 1. 2.
护士签名			

时间	住院第 4 天（术后第 1 天）	住院第 5 天（术后第 2 天）
主要护理工作	□ 心理和生活护理 □ 配合医师伤口换药 □ 指导术后活动 □ 预防教育 □ 出院准备指导	□ 向患者交代随访相关内容 □ 通知出院处 □ 向患者交代出院后注意事项 □ 帮助患者或家属办理离院手续
重点医嘱	□ 详见医嘱执行单	□ 详见医嘱执行单
病情变异记录	□ 无　□ 有，原因： 1. 2.	□ 无　□ 有，原因： 1. 2.
护士签名		

（三）患者表单

持续性室性心动过速临床路径患者表单*

适用对象：**第一诊断为持续性室性心动过速**（ICD-10：I47.203）
  行电生理检查+经导管消融术（EPS+RFCA）[ICD-9-CM-3：37.26+
  (37.34/37.94)]

患者姓名：_____性别：_____年龄：_____门诊号：_____住院号：_____
住院日期：____年___月___日 出院日期：____年___月___日 标准住院日
6~10 天

发病时间：____年___月___日___时___分 达急诊时间：_____年___月___
日___时___分

时间	到达急诊 （0~10 分钟）	到达急诊 （0~30 分钟）	到达急诊 （0~24 小时）
医患配合	□ 家属与医师交流了解病情 □ 接受病史询问 □ 进行体格检查 □ 进行相关检查 □ 交代既往用药情况	□ 接受医师安排，配合医师根据病情需要的抢救措施 □ 家属签署相关知情同意书	□ 家属再次与医师交流了解病情和治疗措施，签署相关知情同意书 □ 接受医师的安排
重点诊疗及检查	**重点诊疗：** □ 吸氧 □ 心电、血压和血氧监测 **重要检查：** □ 描记 12 导联心电图 □ 血清心肌标志物测定 □ 血常规+电解质 □ 动脉血气分析 □ 凝血功能	**重点诊疗：** □ 吸氧 □ 心电、血压和血氧监测 □ 麻醉机吸氧（如需直流电转复） □ 静脉予镇静剂（如需直流电复律） □ 直流电复律（按需） □ 静脉应用抗心律失常药（直流电转复后按需或血流动力学稳定者首选） **重要检查：** □ 描记 12 导联心电图（转复后）	**重点诊疗：** □ 吸氧 □ 心电、血压和血氧监测 **重要检查：** □ 针对异常实验室检查指标进行复查

  *注：本流程只适用于需要电生理检查经导管消融的患者、非危重抢救的室速患者。如
确诊为缺血性心脏疾病引起的室速应采用急性心肌梗死流程或择期 PCI 流程。

时间	住院第 1 天	住院第 2 天	住院第 3 天（手术日）
医患配合	□ 接受相关宣教 □ 接受入院护理评估 □ 接受病史询问 □ 进行体格检查 □ 交代既往用药情况 □ 进行相关治疗	□ 患者及家属与医师交流了解病情 □ 了解导管消融的注意事项 □ 根据经济承担能力，与医师协商选择相关导管等 □ 签署"知情同意书"等 □ 接受相关治疗 □ 接受术前宣教	□ 接受导管消融相关治疗 □ 患者家属与医师交流了解导管消融情况及术后注意事项 □ 接受术后护理与监测
重点诊疗及检查	**重点诊疗：** □ 心律失常护理常规 □ 二级护理 □ 普食 □ 心电、血压和血氧监测 □ 既往基础用药 **重要检查：** □ 描记 12 导联心电图 □ Holter（按需） □ 心脏（MRI）（按需）	**重点诊疗：** □ 心律失常护理常规 □ 二级护理 □ 普食 □ 术区备皮 □ 术前晚可口服镇静药物 □ 继续调整抗心律失常药（按需）	**重点诊疗：** □ 今日行 EPS + RFCA 手术 □ EPS+RFCA 术后护理 □ 卧床 □ 心电、血压监测 □ 吸氧 □ 预防性应用抗菌药物 2 天 □ 继续调整抗心律失常药（按需） **重要检查：** □ 描记 12 导联心电图 □ 其他必要检查

日期	住院第 4 天（术后第 1 天）	住院第 5 天（术后第 2 天）
医患配合	□ 接受术后活动指导 □ 配合医师进行伤口换药 □ 接受相关治疗	□ 接受出院前康复宣教 □ 接受出院注意事项宣教 □ 了解导管消融随访情况 □ 办理出院手续 □ 获取出院诊断书 □ 获取出院带药
重点诊疗及检查	**重要诊疗：** □ 卧床 □ 心电、血压监测 □ 换药一次（EPS+RFCA 术后 24 小时解除包扎，局部听诊有无杂音） □ 预防性抗菌药物 □ 继续使用抗心律失常药（按需）	**重要诊疗：** □ 出院 □ 出院带药：继续使用抗心律失常药（按需）

附：原表单（2009年版）

持续性室性心动过速临床路径表单 *

适用对象：**第一诊断为持续性室性心动过速**（ICD-10：I47.203）
行电生理检查＋经导管消融术（EPS＋RFCA）[ICD-9-CM-3：37.26＋(37.34/37.94)]

患者姓名：_____ 性别：_____ 年龄：_____ 病例号：_____
住院日期：____年___月___日 出院日期：____年___月___日 标准住院日 6～10天
发病时间：____年___月___日___时___分 达急诊时间：____年___月___日___时___分

时间	到达急诊 （0～10分钟）	到达急诊 （0～30分钟）	到达急诊 （0～24小时）
主要诊疗工作	□ 描记12导联心电图 □ 评价心电图 □ 询问病史 □ 检查生命体征，体格检查 □ 完成血流动力学评估 □ 根据患者病情，向家属交代可能的风险、所需抢救措施（包括直流电转复及气管插管、动脉深静脉穿刺等），并获得家属的知情同意签字	□ 请上级医师会诊 □ 如患者因血流动力学不稳定，出现意识丧失，则迅速给予直流电复律 □ 如果血流动力学尚稳定，未出现意识丧失，可等待会诊后决定治疗措施 □ 如患者出现休克症状，但意识尚清可给予镇静药物后复律 □ 向家属交代病情，签署相关知情同意书	□ 评价病史及基础病，分析各项化验结果 □ 再次向家属交代病情和治疗措施，签署相关知情同意书 □ 准备植入相关病房 □ AMI一过性缺血采用"PCI流程表" □ 特发性室速采用"EPS＋RFCA流程表" □ 需要植入ICD采用"ICD植入术流程表" □ 电解质紊乱、药物中毒等诱因或无手术指征采用"药物治疗流程" □ 密切观察患者心律情况
重点医嘱	**长期医嘱：** □ 吸氧 □ 心电、血压和血氧监测 **临时医嘱：** □ 描记12导联心电图 □ 血清心肌标志物测定 □ 血常规＋电解质 □ 动脉血气分析 □ 凝血功能	**长期医嘱：** □ 特级护理 □ 每小时测量记录生命体征 □ 卧床、禁食水 □ 心电、血压和血氧监测 **临时医嘱：** □ 麻醉机吸氧（如需直流电转复） □ 静脉予麻醉药物（如需直流电复律） □ 直流电复律（按需） □ 描记12导联心电图（转复后） □ 静脉应用抗心律失常药（直流电转复后按需或血流动力学稳定者首选）	**长期医嘱：** □ 特级护理 □ 卧床 □ 心电、血压和血氧监测 □ 吸氧 **临时医嘱：** □ 口服/静脉抗心律失常药物 □ 针对异常化验指标进行复查
主要护理工作	□ 协助患者或家属完成挂号、交费等手续 □ 取血、并建立静脉通道，记录患者一般情况和用药	□ 特级护理 □ 准确记录治疗过程（时间、病情变化）	□ 特级护理 □ 准确记录治疗过程（时间、病情变化）
病情变异记录	□ 无 □ 有，原因： 1. 2.	□ 无 □ 有，原因： 1. 2.	□ 无 □ 有，原因： 1. 2.
护士签名			
医师签名			

*注：本流程只适用于需要电生理检查经导管消融以及ICD置入的患者、非危重抢救的室速患者。如确诊为缺血性心脏病引起的室速应采用急性心肌梗死流程或择期PCI流程。

时间	住院第 1 天	住院第 2 天	住院第 3 天 （手术日）
主要诊疗工作	□ 上级医师查房 □ 分析病因、危险分层、监护强度、治疗效果评估 □ 确定下一步治疗方案 □ 完成病历书写 □ 向家属交代可能的风险，所需诊治方案，并获得家属的知情同意签字	□ 确定患者是否需要进行电生理检查+经导管消融术 □ 完成术前准备 □ 继续调整抗心律失常药	□ 术后 ECG □ 术后伤口观察。 □ 术后给予抗菌药物 □ EPS+RFCA 术后患者有植入 ICD 指证，转入"ICD 植入术流程"
重点医嘱	**长期医嘱：** □ 二级护理 □ 心电、血压和血氧监测 **临时医嘱：** □ 描记 12 导联心电图 □ Holter（按需） □ 心脏（MRI）（按需） □ 抗心律失常药（按需）	**长期医嘱：** □ 二级护理 **临时医嘱：** □ 明日局麻下行 EPS+RFCA 术 □ 术区备皮 □ 术前晚口口服镇静药物 □ 继续调整抗心律失常药（按需）	**长期医嘱：** □ 今日行 EPS+RFCA 手术 □ EPS+RFCA 术后护理 □ 卧床 □ 心电、血压监测 □ 吸氧 □ 预防性应用抗菌药物 2 天 **临时医嘱：** □ 继续调整抗心律失常药（按需） □ 描记 12 导联心电图
主要护理工作	□ 入院宣教 □ 病房设施及相关规定介绍 □ 心理及生活护理	□ 心理及生活护理 □ 指导患者相关治疗和检查活动	**EPS+RFCA 术中如** □ 穿刺动脉，术后加压包扎，沙袋压迫 8 小时，平卧 8～12 小时，24 小时后解除包扎 □ 穿刺静脉，术后加压包扎，沙袋压迫 4 小时，平卧 8～12 小时后可下地活动
病情变异记录	□ 无 □ 有，原因： 1. 2.	□ 无 □ 有，原因： 1. 2.	□ 无 □ 有，原因： 1. 2.
护士签名			
医师签名			

时间	住院第4天	住院第5天（出院日）
主要诊疗工作	□ 术后伤口观察，换药等相关治疗 □ 术后预防性给予抗菌药物 □ 安排术后相关检查	□ 确定行 EPS+RFCA 术的患者是否可以出院
重点医嘱	**长期医嘱：** □ 卧床 □ 心电、血压监测 **临时医嘱：** □ 换药一次（EPS+RFCA 术后 24 小时解除包扎，局部听诊有无杂音） □ 预防性抗菌药物 □ 继续使用抗心律失常药（按需）	**长期医嘱：** □ 出院医嘱 □ 出院带药：继续使用抗心律失常药（按需）
主要护理工作	□ 配合医师伤口换药	□ 办理出院
病情变异记录	□ 无　□ 有，原因： 1. 2.	□ 无　□ 有，原因： 1. 2.
护士签名		
医师签名		

持续性室性心动过速临床路径表单 *

适用对象：**第一诊断为持续性室性心动过速**（ICD-10：I47.203）

行植入型心律转复除颤器（ICD）治疗（ICD-9-CM-3：37.34/37.94）

患者姓名：_____ 性别：_____ 年龄：_____ 病例号：_____

住院日期：____年__月__日 出院日期：____年__月__日 标准住院日 6~10 天

发病时间：____年__月__日__时__分 达急诊时间：____年__月__日__时__分

时间	到达急诊 （0~10 分钟）	到达急诊 （0~30 分钟）	到达急诊 （0~24 小时）
主要诊疗工作	□ 描记 12 导联心电图 □ 评价心电图 □ 询问病史 □ 检查生命体征，体格检查 □ 完成血流动力学评估 □ 根据患者病情，向家属交代可能的风险、所需抢救措施（包括直流电转复及气管插管、动脉深静脉穿刺等），并获得家属的知情同意签字	□ 请上级医师会诊 □ 如患者因血流动力学不稳定，出现意识丧失，则迅速给予直流电复律 □ 如果血流动力学尚稳定，未出现意识丧失，可等待会诊后决定治疗措施 □ 如患者出现休克症状，但意识尚清可给予镇静药物后电复律 □ 向家属交代病情，签署相关知情同意书	□ 评价病史及基础病，分析各项化验结果 □ 再次向家属交代病情和治疗措施，签署相关知情同意书 □ 准备收入相关病房 □ AMI—过性缺血采用 "PCI 流程" □ 特发性室速采用 "EPS+RFCA 流程表" □ 需要植入 ICD 采用 "ICD 植入术流程表" □ 电解质紊乱、药物中毒等诱因或无手术指征采用 "药物治疗流程" □ 密切观察患者心律情况
重点医嘱	**长期医嘱：** □ 吸氧 □ 心电、血压和血氧监测 **临时医嘱：** □ 描记 12 导联心电图 □ 血清心肌标志物测定 □ 血常规+电解质 □ 动脉血气分析 □ 凝血功能	**长期医嘱：** □ 特级护理 □ 每小时测量记录生命体征 □ 卧床、禁食水 □ 心电、血压和血氧监测 **临时医嘱：** □ 麻醉机吸氧（如需直流电转复） □ 静脉予麻醉药物（如需直流电复律） □ 直流电复律（按需） □ 描记 12 导联心电图（转复后） □ 静脉应用抗心律失常药（直流电转复后按需或血流动力学稳定者首选）	**长期医嘱：** □ 特级护理 □ 卧床 □ 心电、血压和血氧监测 □ 吸氧 **临时医嘱：** □ 口服/静脉抗心律失常药物 □ 针对异常化验指标进行复查
主要护理工作	□ 协助患者或家属完成挂号、交费等手续 □ 取血、并建立静脉通道，记录患者一般情况和用药	□ 特级护理 □ 准确记录治疗过程（时间、病情变化）	□ 特级护理 □ 准确记录治疗过程（时间、病情变化）
病情变异记录	□ 无 □ 有，原因： 1. 2.	□ 无 □ 有，原因： 1. 2.	□ 无 □ 有，原因： 1. 2.
护士签名			
医师签名			

*注：本流程只适用于需要电生理检查经导管消融以及 ICD 植入的患者、非危重抢救的室速患者。如确诊为缺血性心脏疾病引起的室速应采用急性心肌梗死流程或择期 PCI 流程。

时间	住院第 1 天	住院第 2 天	住院第 3 天 （手术日）
主要诊疗工作	□ 上级医师查房 □ 分析病因、危险分层、监护强度、治疗效果评估 □ 制订下一步治疗方案 □ 完成病历书写 □ 向家属交代可能的风险，所需诊治方案，并获得家属的知情同意签字	□ 确定患者是否需要进行 ICD 植入术 □ 完成术前准备 □ 调整抗心律失常药	□ 术后心电图 □ 术后伤口观察 □ 术后预防性使用抗菌药物
重点医嘱	**长期医嘱：** □ 二级护理 □ 心电、血压和血氧监测 **临时医嘱：** □ 描记 12 导联心电图 □ Holter（按需） □ 心脏 MRI（按需） □ 抗心律失常药（按需）	**长期医嘱：** □ 二级护理 **临时医嘱：** □ 明日全麻下 ICD 植入术 □ 术区备皮 □ 术前禁食水 □ 术前晚可口服镇静药物 □ 调整抗心律失常药	**长期医嘱：** □ 全麻下 ICD 植入术后护理 □ 一级护理 □ 卧床 □ 心电、血压监测 □ 吸氧 □ 预防性使用抗菌药物 **临时医嘱：** □ 调整抗心律失常药 □ 心电图
主要护理工作	□ 入院宣教 □ 病房设施及相关规定介绍 □ 心理及生活护理	□ 心理及生活护理 □ 指导患者相关治疗和检查活动	□ 行 ICD 植入术者，术后局部加压包扎至次日晨，卧床 24 小时
病情变异记录	□ 无　□ 有，原因： 1. 2.	□ 无　□ 有，原因： 1. 2.	□ 无　□ 有，原因： 1. 2.
护士签名			
医师签名			

时间	住院第 4 天	住院第 5 天	住院第 6~9 天
主要诊疗工作	□ 术后伤口观察，换药等相关治疗 □ 术后给予抗菌药物 □ 安排术后相关检查	□ 术后给予抗菌药物 □ 行 ICD 植入患者进行术后检查（包括 X 线胸片、Holter、术后 ICD 程控）	□ 住院第 6 天可评估 ICD 植入术的患者是否可以出院 □ 术后检查评估 □ 向患者及家属交代出院后注意事项，预约复诊时间 □ 将出院记录的副本交给患者 □ 准备出院带药 □ 如果患者不能出院，在病程记录中说明原因和继续治疗的方案
重点医嘱	长期医嘱： □ 全麻下 ICD 植入术后护理 □ 一级护理 □ 卧床 □ 心电、血压监测 □ 预防性抗菌药物 临时医嘱： □ 换药一次（行 ICD 植入者晨起解除加压包扎，局部换药） □ 继续调整抗心律失常药 □ 心电图	长期医嘱： □ 全麻下 ICD 植入术后护理 □ 一级或二级护理 □ 预防性抗菌药物（术后共用 3 天） 临时医嘱： □ 调整抗心律失常药 □ X 线胸片 □ Holter □ 术后 ICD 程控	出院医嘱： □ ICD 植入术的患者出院（或住院第 9 天拆线后出院） □ 继续使用抗心律失常药 □ 住院第 9 天伤口拆线、换药
主要护理工作	□ 配合医师伤口换药	□ 协助患者完成相关检查	□ 办理出院（住院第 7 天出院者，嘱患者术后 9 天来院拆线） □ 出院指导
病情变异记录	□ 无 □ 有，原因： 1. 2.	□ 无 □ 有，原因： 1. 2.	□ 无 □ 有，原因： 1. 2.
护士签名			
医师签名			

附件1 室速的 EPS+RFCA 常见适应证

分类	电生理诊断	处理方法
特发性室速	☐ 右室流出道室速 ☐ 特发性左室室速 ☐ 左室流出道室速	
器质性心脏病室速	☐ 致心律失常性右室心肌病室速 ☐ 心肌梗死后室速（部分单型性室速） ☐ 束支折返性室速（部分扩张性心肌病/缺血性心肌病室速）	☐ 建议 ICD ☐ 首选 ICD ☐ 建议预防性植入起搏器

附件2 持续性室速临床症状分类及处理方法

分类	症状		处理方法
血流动力学稳定	无症状	☐ 无任何由室速引发的不适	
	有轻微症状	☐ 感觉胸部、咽部或颈部搏动感 ☐ 心悸、心慌 ☐ 漏搏感	首选抗心律失常药物转复
血流动力学不稳定	晕厥前症状	☐ 头晕 ☐ 乏力 ☐ 虚汗 ☐ 面色苍白	静脉麻醉后直流电转复
	晕厥/猝死	☐ 意识丧失	立即直流电转复

第七节 急性 ST 段抬高心肌梗死临床路径释义

一、急性 ST 段抬高心肌梗死编码

疾病名称及编码：I21.0-I21.3

二、临床路径检索方法

I21.0-I21.3（急诊 PCI 或溶栓后入院观察治疗病例）

三、急性 ST 段抬高心肌梗死（STEMI）临床路径标准住院流程

（一）适用对象

第一诊断为急性 ST 段抬高心肌梗死（STEMI）（ICD10：I21.0-I21.3）

> **释义**
>
> ■ 本路径适用于对象为指南中明确诊断为 ST 段抬高的急性心肌梗死患者，不适用于非 ST 段抬高（NSTEMI）的患者。

（二）诊断依据

根据《急性 ST 段抬高心肌梗死的诊断与治疗指南》（中华医学会心血管病分会，2001 年）、2007 年 ACC/AHA 及 2008 年 ESC 相关指南。

1. 持续剧烈胸痛>30 分，含服硝酸甘油（NTG）不缓解。
2. 相邻两个或两个以上导联心电图 ST 段抬高≥0.1mv。
3. 心肌损伤标志物（肌酸激酶 CK、CK 同工酶 MB、心肌特异的肌钙蛋白 cTNT 和 cTNI、肌红蛋白）异常升高。

注：符合前两项条件时，即确定诊断为 STEMI，不能因为等待心肌标志物检测的结果而延误再灌注治疗的开始。

> **释义**
>
> ■ AMI 的早期诊断和早期治疗是提高患者生存率和改善生活质量的关键。急诊应在 10 分钟内完成临床检验和 18 导联 ECG，作出 AMI 的诊断，询问缺血性胸痛病史和即刻描记心电图是筛查 AMI 的主要方法。AMI 诊断应具备以下两条：有缺血性胸痛的临床病史，有心电图的动态演变，有心肌生物标志物的动态改变。应注意到对于老年人和有心肌梗死病史的患者，心肌标志物检查尤其是肌钙蛋白对于 AMI 有重要的诊断价值。

（三）治疗方案的选择及依据

根据《急性 ST 段抬高心肌梗死的诊断与治疗指南》（中华医学会心血管病分会，2001 年）、2007 年 ACC/AHA 及 2008 年 ESC 相关指南。

1. 一般治疗。
2. 再灌注治疗：

（1）直接 PCI（经皮冠状动脉介入治疗）（以下为优先选择指征）。

①具备急诊 PCI 的条件，发病<12 小时的所有患者；尤其是发病时间>3 小时的患者。

②高危患者。如并发心源性休克，但 AMI<36 小时，休克<18 小时，尤其是发病时间>3 小时的患者。

③有溶栓禁忌证者。

④高度疑诊为 STEMI 者。

急诊 PCI 指标：从急诊室至血管开通（door-to-balloon time）<90 分钟。

（2）静脉溶栓治疗（以下为优先选择指征）：

①无溶栓禁忌证，发病<12 小时的所有患者，尤其是发病时间≤3 小时的患者。

②无条件行急诊 PCI。

③PCI 需延误时间者（door-to-balloon time>90 分钟）。

溶栓指标：从急诊室到溶栓治疗开始（door-to needle time）<30 分钟。

> **释义**
>
> ■ AMI 的急诊治疗以血运重建包括溶栓和急诊 PCI 为主，药物治疗为辅，目标是实现闭塞的冠脉再通。早期的再灌注治疗能改善左心室收缩功能和提高存活率，时间越早获益越大。STEMI 患者就诊于可行 PCI 的医院时，应在就诊 90 分钟内直接 PCI。对于没有能力在 90 分钟内开始 PCI 治疗的医院，立刻转院到有能力进行 PCI 的医院时最佳选择，条件是保证门-球时间在 90 分钟内。对于没有能力在 90 分钟内开始 PCI 治疗的医院，而且又不能在 90 分钟内到达有能力进行 PCI 治疗的医院，溶栓治疗非常重要，溶栓治疗的目标是从医疗接触开始到溶栓开始的时间不长于 30 分钟。

（四）标准住院日为：10~14 天

> **释义**
>
> ■ 急性心肌梗死患者入院后于 CCU 监护 3~7 天，转至普通病房后恢复 3~5 天，总住院天数不超过 14 天均符合路径要求。

（五）进入路径标准

1. 第一诊断必须符合 ICD10：I21.0-I21.3 急性 ST 段抬高心肌梗死疾病编码。
2. 除外主动脉夹层、急性肺栓塞等疾病或严重机械性并发症者。
3. 当患者同时具有其他疾病诊断时，如在住院期间不需特殊处理也不影响第一诊断的临床路径流程实施，可以进入路径。

> **释义**
>
> ■ 进入路径的入选标准：临床明确诊断的 STEMI 的患者。
> ■ 诊断中能明确除外主动脉夹层、急性肺栓塞、室间隔穿孔等严重机械并发症者。
> ■ 当患者同时患有多种疾病，STEMI 为当前致命疾病，且其他疾病在住院期间不需要特殊处理不影响目前 AMI 治疗的也可以进入路径。

（六）术前准备（术前评估）就诊当天所必需的检查项目

1. 心电、血压监护。
2. 血常规+血型。
3. 凝血功能。
4. 心肌损伤标志物。
5. 肝功能、肾功能、电解质、血糖。
6. 感染性疾病筛查（乙、丙型肝炎、HIV、梅毒等）。

根据患者具体情况可查：

1. 血脂、D-二聚体（D-Dimer）、脑钠肽（BNP）。
2. 尿、便常规+潜血、酮体。
3. 血气分析。
4. 床旁胸部 X 线片。
5. 床旁心脏超声。

> **释义**
>
> ■ 必查项目是确保介入治疗安全、有效开展的基础，在术前必须完成。相关人员应认真分析检查结果，以便及时发现异常情况并采取对应处置。
> ■ 对于患者术前进行心功能评估，胸片及床旁超声检查是最直接简便的手段。
> ■ 为缩短患者术前等待时间，检查项目可以在患者行介入手术准备是同时进行。

（七）选择用药

1. 抗心肌缺血药物：硝酸酯类药物、β受体阻滞剂。
2. 抗血小板药物：阿司匹林和氯吡格雷（常规合用）；对于行介入治疗者，术中可选用GPⅡb/Ⅲa受体拮抗剂。
3. 抗凝药物：普通肝素或低分子肝素。
4. 调脂药物：他汀类药物。
5. 血管紧张素转化酶抑制剂（ACEI）。
6. 镇静止痛药：吗啡或哌替啶。

释义

■对于AMI的患者的入院后应即刻给予阿司匹林及氯吡格雷治疗。

■对于入院后24小时之内无明确禁忌的患者均应给予β受体阻滞剂。

■住院期间对于无禁忌的患者应给予KATP通道开放剂、ACEI/ARB及他汀类药物治疗。

■无明确出血禁忌患者肝素或低分子肝素或依诺肝素等使用时间为2~8天。

（八）介入治疗时间

AMI起病12小时内实施急诊PCI治疗；时间超过12小时，如患者仍有缺血性疼痛证据，或血流动力学不稳定，或合并心源性休克者，仍应实施急诊PCI治疗。

1. 麻醉方式：局部麻醉。
2. 手术内置物：冠状动脉内支架。
3. 术中用药：抗凝药（肝素等）、抗血小板药（GPⅡb/Ⅲa受体拮抗剂）、血管活性药、抗心律失常药。
4. 术后住院第1天需检查项目：心电图（动态观察）、心肌损伤标志物（6小时测一次，至发病24小时）、血常规、尿常规、便常规+OB、凝血功能、血生化、血气分析、BNP、C-反应蛋白或hsCRP、D-Dimer、心脏超声心动图、胸部X线片。

释义

■只要能保证从急诊室至血管开通在90分钟内，对于发病时间小于12小时的STEMI患者，直接PCI是首选治疗，对于发病时间超过12小时，且出现心源性休克的患者指南中指出也应积极给予PCI治疗。

■术中依据病变的性质、范围选取相应的支架进行血运重建。

■术中常规要给以肝素抗凝，对于血栓负荷重的患者可给抗血小板药

（GPⅡb/Ⅲa受体拮抗剂），有并发症（如低血压、心律失常等）可给予相应的药物治疗。

■ 术后24小时之内要动态监测心电图，评估心电图ST段回落、T波的变化，同时监测心肌损伤的标志物直至其正常、监测血气、血生化等指标，评估血氧、血脂等情况，且术后重新评估心功能是必要的。

（九）术后住院恢复7~14天

释义

■ 对于STEMI的AMI患者在术后应入住CCU病房，进行生命体征、血流动力学、心肌损伤标志物、并发症等方面的监测，主管医师评估患者病情平稳后，方可中止持续监测转出监护病房。

■ 根据患者病情需要，开展相应的检查及治疗。检查内容不只限于路径中规定的必须复查项目，可根据需要增加，如外周血管超声、血栓弹力图等项目。必要时可增加同一项目的检查频次。

（十）出院标准（围绕一般情况、切口情况、第一诊断转归）

1. 生命体征平稳。
2. 血流动力学稳定。
3. 心电稳定。
4. 心功能稳定。
5. 心肌缺血症状得到有效控制。

释义

■ 患者出院前应对其生命体征（包括血压、心率、心律等）、血流动力学、心电活动等方面进行评估，出院前应再次评估心功能，以上评估情况均无异常。出院前主管医师应进行仔细分析并作出对应处置。

（十一）有无变异及原因分析

1. 冠状动脉造影后转外科行急诊冠脉搭桥。
2. 等待二次择期PCI。
3. 有合并症、病情危重不能出CCU和出院。

4. 等待择期 CABG。

5. 患者拒绝出院。

释义

■ 变异是指入选临床路径的患者未能按路径流程完成医疗行为或未达到预期的医疗质量控制目标。这包涵三方面情况：①按路径流程完成治疗，但出现非预期结果，可能需要后续进一步处理。如本路径治疗后出现心肌梗死后并发症如：梗死后综合征、机械并发症等；②按路径流程完成治疗，但超出了路径规定的时限或限定的费用。如实际住院日超出标准住院日要求、或未能在规定的时间及限定内好转出院等；③不能按路径流程完成治疗，患者需要中途退出路径。如治疗过程中出现严重并发症，导致必须中止路径或需要转入其他路径进行治疗等。对这些患者，主管医师均应进行变异原因的分析，并在临床路径的表单中予以说明。

■ 急性心肌梗死并发症包括：心律失常、心力衰竭、心源性休克、机械并发症、梗死延展、再梗死等。

■ 医师认可的变异原因主要指患者入选路径后，医师在检查及治疗过程中发现患者合并存在一些事前未预知的对本路径治疗可能产生影响的情况，需要中止执行路径或者是延长治疗时间、增加治疗费用。医师需在表单中明确说明。

■ 因患者方面的主观原因导致执行路径出现变异，也需要医师在表单中予以说明。

注：适用于 STEMI 发病<12 小时者，择期 PCI 患者不适用本流程。

四、推荐表单

(一) 医师表单

急性 ST 段抬高心肌梗死临床路径表单

适用对象：**第一诊断为急性 ST 段抬高心肌梗死（STEMI）(ICD10：I21.0-I21.3)**

患者姓名：_____ 性别：_____ 年龄：_____ 门诊号：_____ 住院号：_____

发病时间：_____年___月___日___时___分

到达急诊科时间：_____年___月___日___时___分

溶栓开始时间：_____年___月___日___时___分

PCI 开始时间：_____年___月___日___时___分

住院日期：_____年___月___日 出院日期：_____年___月___日

标准住院日 10～14 天 实际住院日：____天

时间	到达急诊科 （0～10 分钟）	到达急诊科 （11～30 分钟）
主要诊疗工作	□ 询问病史与体格检查 □ 建立静脉通道 □ 心电和血压监测 □ 描述并评价"18 导联"心电图 □ 开始急救和常规治疗	□ 急请心血管内科二线医师会诊（5 分钟内到达）：复核诊断、组织急救治疗 □ 迅速评估"溶栓治疗"或"直接 PCI 治疗"的适应证和禁忌证 □ 确定再灌注治疗方案 □ 对拟行"直接 PCI"者，尽快术前准备（药物、实验室检查、交代病情、签署知情同意书、通知术者和导管室、运送准备等） □ 对拟行"溶栓治疗"者，立即准备、签署知情同意书并尽早实施
重点医嘱	□ 描记"18 导联"心电图 □ 卧床、禁止活动 □ 吸氧 □ 重症监护（持续心电、血压和血氧饱和度监测等） □ 开始急性心肌梗死急救和"常规治疗"	□ 急性心肌梗死护理常规 □ 特级护理、卧床、禁食 □ 镇静镇痛 □ 静脉滴注硝酸甘油 □ 尽快准备和开始急诊"溶栓"治疗 □ 从速准备和开始急诊 PCI 治疗 □ 实验室检查（溶栓或急诊 PCI 前必查项目） □ 建立静脉通道 □ 血清心肌酶学和损伤标志物测定（不必等结果）
病情变异记录	□ 无 □ 有，原因： 1. 2.	□ 无 □ 有，原因： 1. 2.
医师签名		

注：适用于 STEMI 发病<12 小时者，择期 PCI 患者不适用本流程。

时间	到达急诊科（31~90分钟）	住院第1天（进入CCU24h内）
主要诊疗工作	□ 做好患者"急诊室⇌导管室⇌CCU"安全转运准备 □ 密切观察并记录溶栓过程中的病情变化和救治情况 □ 尽早运送患者到导管室，实施"直接PCI"治疗 □ 密切观察并记录"直接PCI"治疗中的病情变化和救治过程 □ 溶栓或介入治疗后患者安全运送至CCU继续治疗 □ 重症监护和救治 □ 若无血运重建治疗条件，尽快将患者转运至有血运重建条件的医院	□ 监护、急救和常规药物治疗 □ 密切观察、防治心肌梗死并发症 □ 密切观察和防治溶栓和介入并发症 □ 完成病历书写和病程记录 □ 上级医师查房：诊断、鉴别诊断、危险性分层分析、确定诊疗方案 □ 预防感染（必要时） □ 实验室检查 □ 梗死范围和心功能评价 □ 危险性评估
重点医嘱	□ 急性心肌梗死护理常规 □ 特级护理 □ 密切观察并记录溶栓治疗和直接PCI过程中的病情变化和救治过程 □ 持续重症监护（持续心电、血压等监测） □ 吸氧 □ 准备溶栓、直接PCI治疗中的救治 □ 实施溶栓治疗 □ 实施直接PCI治疗	**长期医嘱：** □ 急性心肌梗死护理常规 □ 特级护理 □ 卧床、吸氧 □ 记录24小时出入量 □ 流食或半流食 □ 保持排便通畅 □ 镇静镇痛 □ 重症监护（持续心电、血压和血氧饱和度监测等） □ 心肌酶动态监测 □ β受体阻滞剂（无禁忌证者常规使用） □ ACEI（不能耐受者可选用ARB治疗） □ 硝酸酯类药物 □ 阿司匹林、氯吡格雷联合应用 □ 术后应用低分子肝素、依诺肝素2~8天 □ 调脂治疗：他汀类药物 **临时医嘱：** □ 病危通知 □ 心电图 □ 感染性疾病筛查 □ 床旁胸部X线片 □ 床旁超声心动图
病情变异记录	□ 无　□ 有，原因： 1. 2.	□ 无　□ 有，原因： 1. 2.
医师签名		

时间	住院第 2 天 （进入 CCU24～48h）	住院第 3 天 （进入 CCU48～72h）
主要诊疗工作	□ 继续重症监护 □ 急性心梗和介入并发症预防和诊治 □ 病历书写和病程记录 □ 上级医师查房：治疗效果评估和诊疗方案调整或补充	□ 继续重症监护 □ 心电监测 □ 上级医师查房：梗死面积和心功能再评价 □ 完成上级医师查房和病程记录 □ 继续和调整药物治疗 □ 确定患者是否可以转出 CCU
重点医嘱	**长期医嘱：** □ 急性心肌梗死护理常规 □ 特级护理或一级护理 □ 卧床或床旁活动 □ 流食或半流食 □ 保持排便通畅 □ 吸氧 □ 记录 24 小时出入量 □ 重症监护（持续心电、血压和血氧饱和度监测等） □ β 受体阻滞剂（无禁忌证者常规使用） □ ACEI（不能耐受者可选用 ARB 治疗） □ 硝酸酯类药物 □ 阿司匹林、氯吡格雷联合应用 □ 术后应用低分子肝素、依诺肝素 2～8 天 □ 调脂治疗：他汀类药物 **临时医嘱：** □ 心电图 □ 心肌损伤标志物	**长期医嘱：** □ 急性心肌梗死护理常规 □ 一级护理 □ 床上或床旁活动 □ 半流食或低盐低脂普食 □ 保持排便通畅 □ 间断吸氧 □ 记录 24 小时出入量 □ 重症监护（持续心电、血压和血氧饱和度监测等） □ β 受体阻滞剂（无禁忌证者常规使用） □ ACEI（不能耐受者可选用 ARB 治疗） □ 硝酸酯类药物 □ 阿司匹林、氯吡格雷联合应用 □ 术后应用低分子肝素、依诺肝素 2～8 天 □ 调脂治疗：他汀类药物 **临时医嘱：** □ 心电图 □ 心肌损伤标志物
病情变异记录	□ 无 □ 有，原因： 1. 2.	□ 无 □ 有，原因： 1. 2.
医师签名		

注：如患者发生恶性心律失常，加用胺碘酮；如发生心衰，加用利尿剂等药物；低血压者可给予多巴胺。

时间	住院第 4~6 天 （普通病房第 1~3 天）	住院第 7~9 天 （普通病房第 4~6 天）	住院第 10~14 天 （出院日）
主要诊疗工作	□ 上级医师查房：危险性分层、心功能、监护强度和治疗效果评估 □ 确定下一步治疗方案 □ 完成上级医师查房记录 □ 急性心肌梗死"常规治疗" □ 完成上级医师查房记录	□ 上级医师查房与诊疗评估 □ 完成上级医师查房记录 □ 预防并发症 □ 再次血运重建治疗评估：包括 PCI、CABG □ 完成择期 PCI □ 梗死面积和心功能再评价 □ 治疗效果、预后和出院评估 □ 确定患者是否可以出院 □ 康复和宣教	如果患者可以出院： □ 通知出院处 □ 通知患者及其家属出院 □ 向患者交代出院后注意事项，预约复诊日期 □ 将"出院总结"交给患者 如果患者不能出院： □ 请在"病程记录"中说明原因和继续治疗和二级预防的方案
重点医嘱	长期医嘱： □ 急性心肌梗死护理常规 □ 二级护理 □ 床旁活动 □ 低盐低脂普食 □ β 受体阻滞剂（无禁忌证者常规使用） □ ACEI（不能耐受者可选用 ARB 治疗） □ 口服硝酸酯类药物 □ 阿司匹林、氯吡格雷联合应用 □ 术后应用低分子肝素、依诺肝素 2~8 天 □ 调脂治疗：他汀类药物 临时医嘱： □ 心电图 □ 心肌损伤标志物	长期医嘱： □ 急性心肌梗死护理常规 □ 二级护理 □ 室内或室外活动 □ 低盐低脂普食 □ β 受体阻滞剂（无禁忌证者常规使用） □ ACEI（不能耐受者可选用 ARB 治疗） □ 口服硝酸酯类药物 □ 阿司匹林、氯吡格雷联合应用 □ 术后应用低分子肝素、依诺肝素 2~8 天 □ 调脂治疗：他汀类药物 临时医嘱： □ 血、尿、便常规，凝血功能，生化检查 □ 心电图、心脏超声、胸部 X 线片	长期医嘱： □ 急性心肌梗死护理常规 □ 三级护理 □ 室内或室外活动 □ 低盐低脂普食 □ β 受体阻滞剂（无禁忌证者常规使用） □ ACEI（不能耐受者可选用 ARB 治疗） □ 口服硝酸酯类药物 □ 阿司匹林、氯吡格雷联合应用 □ 调脂治疗：他汀类药物
病情变异记录	□ 无　□ 有，原因： 1. 2.	□ 无　□ 有，原因： 1. 2.	□ 无　□ 有，原因： 1. 2.
医师签名			

（二）护士表单

急性 ST 段抬高心肌梗死临床路径护士表单

适用对象：**第一诊断**为急性 ST 段抬高心肌梗死（STEMI）（ICD10：I21.0-I21.3）

患者姓名：_____ 性别：_____ 年龄：_____ 门诊号：_____ 住院号：_____

发病时间：____年___月___日___时___分

到达急诊科时间：____年___月___日___时___分

溶栓开始时间：____年___月___日___时___分　PCI 开始时间：____年___月___日___时___分

标准住院日 10~14 天　　　　　　实际住院日：_____天

时间	到达急诊（0~10分钟）	到达急诊（11~30分钟）	到达急诊（31~90分钟）
主要护理工作	□ 建立静脉通道 □ 给予吸氧 □ 实施重症监护、做好除颤准备 □ 配合急救治疗（静脉/口服给药等） □ 静脉抽血准备 □ 完成护理记录 □ 指导家属完成急诊挂号、交费和办理"入院手续"等工作	□ 急性心肌梗死护理常规 □ 完成护理记录 □ 特级护理 □ 观察并记录溶栓治疗过程中的病情变化及救治过程 □ 配合监护和急救治疗 □ 配合急诊 PCI 术前准备 做好急诊 PCI 患者转运准备	□ 急性心肌梗死护理常规 □ 特级护理、完成护理记录 □ 配合溶栓治疗监护、急救和记录 □ 配合直接 PCI 观察、监护、急救和记录 □ 做好转运至介入中心的准备
重点医嘱	□ 详见医嘱执行单	□ 详见医嘱执行单	□ 详见医嘱执行单
病情变异记录	□ 无　□ 有，原因： 1. 2.	□ 无　□ 有，原因： 1. 2.	□ 无　□ 有，原因： 1. 2.
护士签名			

时间	到达病房（0～10分钟）	到达病房（11～30分）	到达病房（31～90分）
健康宣教		□ 介绍主管医师、护士 □ 入院宣教（常规、安全）	□ 做 PCI 术后当日宣教 □ 做溶栓术后当日宣教 □ PCI 患者予以饮食饮水活动宣教
护理处置	□ 准备抢救物品 □ 安置患者，佩戴腕带 □ 通知医师 □ 生命体征的监测测量 □ 吸氧 □ 交接液体 □ 病情交班 □ 配合急救治疗 □ 完成护理记录 □ 建立静脉通路（溶栓）	□ 评估病人全身情况 □ 静脉采血 □ 遵医嘱完成治疗 □ 特级护理 □ 完成护理记录	□ 观察生命体征 □ 协助患者完成临床检查 □ 注意化验结果回报 □ 完成护理记录 □ 病情交班 □ 配合急救治疗 □ 完成护理记录 □ 建立静脉通路（溶栓）
基础护理	□ 准备床单位、监护、吸氧 □ 心率、心律的观察 □ 特级护理	□ 评估皮肤、神志、肢体活动 □ 观察尿量 □ 做好病情变化的救治 □ 特级护理	□ 病情的观察（症状、体征、神志、生命体征） □ 保持水电解质平衡 □ 特级护理
专科护理	□ 使用药物的浓度剂量 □ 各种置管情况 □ 溶栓患者完成实验室检查 □ 溶栓患者建立两条静脉通路给药与采血分开 □ 配合急救治疗（静脉口服给药）	□ PCI 患者观察穿刺部位情况 □ 观察再灌注心律失常的发生 □ 观察并记录溶栓治疗过程胸痛缓解情况 □ 观察胸痛缓解情况 □ 观察穿刺部位	□ 穿刺部位渗血血肿及足背动脉搏动情况的观察 □ 准确给予静脉溶栓药 □ 观察溶栓患者有无出血
重点医嘱	□ 详见医嘱执行单	□ 详见医嘱执行单	□ 详见医嘱执行单
特殊情况记录	□ 无 □ 有，原因： 1. 2.	□ 无 □ 有，原因： 1. 2.	□ 无 □ 有，原因： 1. 2.
护士签名			

时间	住院第 1 天	住院第 2 天	住院第 3 天
健康宣教	□ 饮食宣教 □ 服药宣教	□ 指导恢复期的康复和锻炼（床上肢体活动） □ 饮食宣教 □ 疾病宣教	□ 活动指导 □ 康复宣教和二级预防 □ 转科及出院宣教
护理处置	□ 观察生命体征 □ 观察 24 小时出入量 □ 观察穿刺部位 □ 遵医嘱配合急救和治疗 □ 完成护理记录 □ 维持静脉通畅 □ 静脉和口服给药 □ 协助患者进餐 □ 保持排便通畅	□ 观察生命体征 □ 完成常规化验采集 □ 观察 24 小时出入量 □ 遵医嘱完成治疗 □ 维持静脉通畅 □ 静脉和口服给药 □ 保持排便通畅 □ 生活护理 □ 给予心理支持 □ 完成护理记录	□ 观察生命体征 □ 观察 24 小时出入量 □ 遵医嘱完成治疗 □ 维持静脉通畅 □ 静脉和口服给药 □ 保持排便通畅 □ 生活护理 □ 给予心理支持 □ 完成护理记录 □ 配合稳定患者转出 CCU
基础护理	□ 心率，心律，血压，血氧饱和度，呼吸 □ 准确记录出入量 □ 保持水电解质平衡 □ 协助患者完成各项检查 □ 协助患者进食 □ 协助患者做好生活护理	□ 心率，心律，血压，血氧饱和度，呼吸 □ 完成常规标本采集 □ 准确记录出入量 □ 保持水电解质平衡 □ 协助患者完成各项检查 □ 协助患者进食 □ 协助患者做好生活护理	□ 心率，心律，血压，血氧饱和度，呼吸 □ 完成常规标本采集 □ 准确记录出入量 □ 保持水电解质平衡 □ 协助患者完成各项检查 □ 协助患者进食 □ 办理转出 CCU 事项
专科护理	□ 相关并发症的观察 □ 股动脉鞘管拔除时注意迷走反射的发生 □ 鞘管拔除后伤口砂带压迫 10 小时，患侧肢体制动 12 小时	□ 相关并发症的观察	
重点医嘱	□ 详见医嘱执行单	□ 详见医嘱执行单	□ 详见医嘱执行单
特殊情况记录	□ 无　□ 有，原因： 1. 2.	□ 无　□ 有，原因： 1. 2.	□ 无　□ 有，原因： 1. 2.
护士签名			

时间	住院第4~6天 （普通病房第1~3天）	住院第7~9天 （普通病房第4~6天）	住院第10~14天 （出院日）
健康宣教	□ 饮食宣教 □ 服药宣教 □ 指导恢复期的康复和锻炼（床上肢体活动） □ 疾病宣教	□ 指导恢复期的康复和锻炼（床上肢体活动） □ 饮食宣教 □ 疾病宣教 □ 二级预防宣教	□ 活动指导 □ 康复宣教和二级预防 □ 出院宣教
护理处置	□ 观察生命体征 □ 观察24小时出入量 □ 遵医嘱配合急救和治疗 □ 完成护理记录 □ 维持静脉通畅 □ 静脉和口服给药 □ 协助患者进餐 □ 保持排便通畅 □ 完成常规化验采集	□ 观察生命体征 □ 完成常规化验采集 □ 观察24小时出入量 □ 遵医嘱完成治疗 □ 维持静脉通畅 □ 静脉和口服给药 □ 保持排便通畅 □ 生活护理 □ 给予心理支持	□ 观察生命体征 □ 遵医嘱完成治疗 □ 维持静脉通畅 □ 静脉和口服给药 □ 保持排便通畅 □ 生活护理 □ 给予心理支持 □ 配合患者做好出院准备
基础护理	□ 心率，心律，血压，血氧饱和度，呼吸 □ 准确记录出入量 □ 保持水电解质平衡 □ 协助患者完成各项检查 □ 协助患者进食 □ 协助患者做好生活护理	□ 心率，心律，血压，血氧饱和度，呼吸 □ 完成常规标本采集 □ 准确记录出入量 □ 保持水电解质平衡 □ 协助患者完成各项检查 □ 协助患者进食 □ 协助患者做好生活护理	□ 心率，心律，血压，血氧饱和度，呼吸 □ 完成常规标本采集 □ 准确记录出入量 □ 保持水电解质平衡 □ 协助患者完成各项检查 □ 协助患者进食 □ 办理出院事项
专科护理	□ 相关并发症的观察 □ 穿刺部位的观察	□ 相关并发症的观察	□ 相关并发症的观察
重点医嘱	□ 详见医嘱执行单	□ 详见医嘱执行单	□ 详见医嘱执行单
特殊情况记录	□ 无 □ 有，原因： 1. 2.	□ 无 □ 有，原因： 1. 2.	□ 无 □ 有，原因： 1. 2.
护士签名			

（三）患者表单

急性 ST 段抬高心肌梗死临床路径患者表单

适用对象：第一诊断为急性 ST 段抬高心肌梗死（STEMI）（ICD10：I21.0-I21.3）

患者姓名：_____性别：_____年龄：_____门诊号：_____住院号：_____

发病时间：_____年___月___日___时___分

到达急诊科时间：_____年___月___日___时___分

溶栓开始时间：_____年___月___日___时___分　PCI 开始时间：_____年___月___日___时___分

住院日期：_____年___月___日　出院日期：_____年___月___日

时间	住院第 1 天	住院第 2 天	住院第 3 天
监测	□ 测量生命体征、体重	□ 测量生命体征	□ 测量生命体征
医患配合	□ 护士行入院护理评估 □ 医师询问现病史、既往史、用药情况，收集资料并进行体格检查 □ 配合完善术前相关化验、检查 □ 介绍主管医师、护士 □ 入院宣教（常规、安全）	□ 做 PCI 术后当日宣教 □ PCI 患者予以饮食饮水活动宣教 □ 活动指导	□ 活动指导 □ 康复宣教和二级预防
重点诊疗及检查	重点诊疗： □ 特级护理 □ 重症监护（心电、血压、血氧饱和度监测等） □ 建立静脉通路 □ 溶栓治疗和直接 PCI □ 配合重症监护和救治 重要检查： □ 化验检查、心电图，X 线胸片 □ 血清心肌酶学和损伤标志物测定 □ 心肌酶动态监测，凝血监测 □ 感染性疾病筛查	重点诊疗： □ 一级护理 □ 继续重症监护 □ 配合急救和治疗 重要检查： □ 化验检查、心电图，X 线胸片 □ 血清心肌酶学和损伤标志物测定	重点诊疗： □ 一级护理 □ 继续重症监护 □ 配合急救和治疗 重要检查： □ 化验检查、心电图，X 线胸片 □ 血清心肌酶学和损伤标志物测定
饮食活动	□ 卧床休息，自主体位 □ 患肢制动 □ 流质饮食	□ 卧床休息，自主体位 □ 患肢可活动 □ 半流质饮食	□ 床上或床边活动 □ 低盐低脂饮食

时间	住院第 4 ~ 6 天 （普通病房第 1 ~ 天）	住院第 7 ~ 天 （普通病房第 4 ~ 6 天）	住院第 10 ~ 14 天 （出院日）
监测	□ 测量生命体征、体重	□ 测量生命体征	□ 测量生命体征
医患配合	□ 测量生命体征 □ 活动指导 □ 康复宣教和二级预防	□ 测量生命体征 □ 活动指导 □ 康复宣教和二级预防	□ 活动指导 □ 康复宣教和二级预防
重点诊疗及检查	**重点诊疗：** □ 一级护理 □ 继续重症监护 □ 配合急救和治疗 **重要检查：** □ 化验检查、心电图，X 　线胸片 □ 血清心肌酶学和损伤 　标志物测定	**重点诊疗：** □ 一级护理 □ 继续监护：心电、 　血压 □ 配合急救和治疗 **重要检查：** □ 化验检查、心电图，X 　线胸片 □ 血清心肌酶学和损伤 　标志物测定	**重点诊疗：** □ 带好出院带药 □ 酌情配合相关检查
饮食活动	□ 床上或床边活动 □ 低盐低脂饮食	□ 卧床休息，自主体位 □ 患肢可活动 □ 半流质饮食	□ 床边活动 □ 低盐低脂饮食

附：原表单（2009 年版）

急性 ST 段抬高心肌梗死临床路径表单

适用对象：**第一诊断为**急性 ST 段抬高心肌梗死（STEMI）（ICD10：I21.0-I21.3）

患者姓名：_____ 性别：_____ 年龄：_____ 门诊号：_____ 住院号：_____

发病时间：____ 年___月___日___时___分

到达急诊科时间：____ 年___月___日___时___分

溶栓开始时间：____ 年___月___日___时___分

PCI 开始时间：____ 年___月___日___时___分

住院日期：____ 年___月___日　　出院日期：____ 年___月___日

标准住院日 10 ~ 14 天　　实际住院日：____ 天

时间	到达急诊科（0 ~ 10 分钟）	到达急诊科（11 ~ 30 分钟）
主要诊疗工作	□ 询问病史与体格检查 □ 建立静脉通道 □ 心电和血压监测 □ 描记并评价"18 导联"心电图 □ 开始急救和常规治疗	□ 急请心血管内科二线医师会诊（5 分钟内到达）：复核诊断、组织急救治疗 □ 迅速评估"溶栓治疗"或"直接 PCI 治疗"的适应证和禁忌证 □ 确定再灌注治疗方案 □ 对拟行"直接 PCI"者，尽快术前准备（药物、实验室检查、交代病情、签署知情同意书、通知术者和导管室、运送准备等） □ 对拟行"溶栓治疗"者，立即准备、签署知情同意书并尽早实施
重点医嘱	□ 描记"18 导联"心电图 □ 卧床、禁活动 □ 吸氧 □ 重症监护（持续心电、血压和血氧饱和度监测等） □ 开始急性心肌梗死急救和"常规治疗"	□ 急性心肌梗死护理常规 □ 特级护理、卧床、禁食 □ 镇静镇痛 □ 静脉滴注硝酸甘油 □ 尽快准备和开始急诊"溶栓"治疗 □ 从速准备和开始急诊 PCI 治疗 □ 实验室检查（溶栓或急诊 PCI 前必查项目） □ 建立静脉通道 □ 血清心肌酶学和损伤标志物测定（不必等结果）
主要护理工作	□ 建立静脉通道 □ 给予吸氧 □ 实施重症监护、做好除颤准备 □ 配合急救治疗（静脉/口服给药等） □ 静脉抽血准备 □ 完成护理记录 □ 指导家属完成急诊挂号、交费和办理"入院手续"等工作	□ 急性心肌梗死护理常规 □ 完成护理记录 □ 特级护理 □ 观察并记录溶栓治疗过程中的病情变化及救治过程 □ 配合监护和急救治疗 □ 配合急诊 PCI 术前准备 □ 做好急诊 PCI 患者转运准备
病情变异记录	□ 无　□ 有，原因： 1. 2.	□ 无　□ 有，原因： 1. 2.
护士签名		
医师签名		

注：适用于 STEMI 发病<12 小时者，择期 PCI 患者不适用本流程。

时间	到达急诊科（31~90 分钟）	住院第 1 天（进入 CCU24h 内）
主要诊疗工作	□ 做好患者"急诊室⟷导管室⟷CCU"安全转运准备 □ 密切观察并记录溶栓过程中的病情变化和救治情况 □ 尽早运送患者到导管室，实施"直接PCI"治疗 □ 密切观察并记录"直接 PCI"治疗中的病情变化和救治过程 □ 溶栓或介入治疗后患者安全运送至CCU 继续治疗 □ 重症监护和救治 □ 若无血运重建治疗条件，尽快将患者转运至有血运重建条件的医院	□ 监护、急救和常规药物治疗 □ 密切观察、防治心肌梗死并发症 □ 密切观察和防治溶栓和介入并发症 □ 完成病历书写和病程记录 □ 上级医师查房：诊断、鉴别诊断、危险性分层分析、确定诊疗方案 □ 预防感染（必要时） □ 实验室检查 □ 梗死范围和心功能评价 □ 危险性评估
重点医嘱	□ 急性心肌梗死护理常规 □ 特级护理 □ 密切观察并记录溶栓治疗和直接 PCI过程中的病情变化和救治过程 □ 持续重症监护（持续心电、血压等监测） □ 吸氧 □ 准备溶栓、直接 PCI 治疗中的救治 □ 实施溶栓治疗 □ 实施直接 PCI 治疗	**长期医嘱：** □ 急性心肌梗死护理常规 □ 特级护理 □ 卧床、吸氧 □ 记录 24 小时出入量 □ 流食或半流食 □ 保持排便通畅 □ 镇静镇痛 □ 重症监护（持续心电、血压和血氧饱和度监测等） □ 心肌酶动态监测 □ β 受体阻滞剂（无禁忌证者常规使用） □ ACEI（不能耐受者可选用 ARB 治疗） □ 硝酸酯类药物 □ 阿司匹林、氯吡格雷联合应用 □ 术后应用低分子肝素 2~8 天 □ 调脂治疗：他汀类药物 **临时医嘱：** □ 病危通知 □ 心电图 □ 感染性疾病筛查 □ 床旁胸部 X 线片 □ 床旁超声心动图
主要护理工作	□ 急性心肌梗死护理常规 □ 特级护理、完成护理记录 □ 配合溶栓治疗监护、急救和记录 □ 配合直接 PCI 观察、监护、急救和记录 □ 做好转运回 CCU 的准备	□ 急性心肌梗死护理常规 □ 特级护理、护理记录 □ 实施重症监护 □ 配合急救和治疗 □ 维持静脉通道（包括中心静脉）、静脉和口服给药 □ 抽血化验 □ 执行医嘱和生活护理
病情变异记录	□ 无 □ 有，原因： 1. 2.	□ 无 □ 有，原因： 1. 2.
护士签名		
医师签名		

时间	住院第 2 天（进入 CCU24~48h）	住院第 3 天（进入 CCU48~72h）
主要诊疗工作	□ 继续重症监护 □ 急性心梗及介入并发症预防和诊治 □ 病历书写和病程记录 □ 上级医师查房：治疗效果评估和诊疗方案调整或补充	□ 继续重症监护 □ 心电监测 □ 上级医师查房：梗死面积和心功能再评价 □ 完成上级医师查房和病程记录 □ 继续和调整药物治疗 □ 确定患者是否可以转出 CCU
重点医嘱	**长期医嘱**： □ 急性心肌梗死护理常规 □ 特级护理或一级护理 □ 卧床或床旁活动 □ 流食或半流食 □ 保持排便通畅 □ 吸氧 □ 记录 24 小时出入量 □ 重症监护（持续心电、血压和血氧饱和度监测等） □ β 受体阻滞剂（无禁忌证者常规使用） □ ACEI（不能耐受者可选用 ARB 治疗） □ 硝酸酯类药物 □ 阿司匹林、氯吡格雷联合应用 □ 术后应用低分子肝素 2~8 天 □ 调脂治疗：他汀类药物 **临时医嘱**： □ 心电图 □ 心肌损伤标志物	**长期医嘱**： □ 急性心肌梗死护理常规 □ 一级护理 □ 床上或床旁活动 □ 半流食或低盐低脂普食 □ 保持排便通畅 □ 间断吸氧 □ 记录 24 小时出入量 □ 重症监护（持续心电、血压和血氧饱和度监测等） □ β 受体阻滞剂（无禁忌证者常规使用） □ ACEI（不能耐受者可选用 ARB 治疗） □ 硝酸酯类药物 □ 阿司匹林、氯吡格雷联合应用 □ 术后应用低分子肝素 2~8 天 □ 调脂治疗：他汀类药物 **临时医嘱**： □ 心电图 □ 心肌损伤标志物
主要护理工作	□ 配合急救和治疗 □ 生活与心理护理 □ 根据患者病情和危险性分层指导患者恢复期的康复和锻炼 □ 配合稳定患者转出 CCU 至普通病房	□ 配合医疗工作 □ 生活与心理护理 □ 配合康复和二级预防宣教
病情变异记录	□ 无 □ 有，原因： 1. 2.	□ 无 □ 有，原因： 1. 2.
护士签名		
医师签名		

注：如患者发生恶性心律失常，加用胺碘酮；如发生心衰，加用利尿剂等药物；低血压者可给予多巴胺。

时间	住院第 4~6 天 （普通病房第 1~3 天）	住院第 7~9 天 （普通病房第 4~6 天）	住院第 10~14 天 （出院日）
主要诊疗工作	□ 上级医师查房：危险性分层、心功能、监护强度和治疗效果评估 □ 确定下一步治疗方案 □ 完成上级医师查房记录 □ 急性心肌梗死"常规治疗" □ 完成上级医师查房记录	□ 上级医师查房与诊疗评估 □ 完成上级医师查房记录 □ 预防并发症 □ 再次血运重建治疗评估：包括 PCI、CABG □ 完成择期 PCI □ 梗死面积和心功能再评价 □ 治疗效果、预后和出院评估 □ 确定患者是否可以出院 □ 康复和宣教	如果患者可以出院： □ 通知出院处 □ 通知患者及其家属出院 □ 向患者交代出院后注意事项，预约复诊日期 □ 将"出院总结"交给患者 如患者不能出院： □ 请在"病程记录"中说明原因和继续治疗和二级预防的方案
重点医嘱	**长期医嘱：** □ 急性心肌梗死护理常规 □ 二级护理 □ 床旁活动 □ 低盐低脂普食 □ β 受体阻滞剂（无禁忌证者常规使用） □ ACEI（不能耐受者可选用 ARB 治疗） □ 口服硝酸酯类药物 □ 阿司匹林、氯吡格雷联合应用 □ 术后应用低分子肝素 2~8天 □ 调脂治疗：他汀类药物 **临时医嘱：** □ 心电图 □ 心肌损伤标志物	**长期医嘱：** □ 急性心肌梗死护理常规 □ 二级护理 □ 室内或室外活动 □ 低盐低脂普食 □ β 受体阻滞剂（无禁忌证者常规使用） □ ACEI（不能耐受者可选用 ARB 治疗） □ 口服硝酸酯类药物 □ 阿司匹林、氯吡格雷联合应用 □ 术后应用低分子肝素 2~8天 □ 调脂治疗：他汀类药物 **临时医嘱：** □ 血、尿、便常规，凝血功能，生化检查 □ 心电图、心脏超声、胸部 X 线片	**长期医嘱：** □ 急性心肌梗死护理常规 □ 三级护理 □ 室内或室外活动 □ 低盐低脂普食 □ β 受体阻滞剂（无禁忌证者常规使用） □ ACEI（不能耐受者可选用 ARB 治疗） □ 口服硝酸酯类药物 □ 阿司匹林、氯吡格雷联合应用 □ 调脂治疗：他汀类药物
主要护理工作	□ 疾病恢复期心理与生活护理 □ 根据患者病情和危险性分层指导并监督患者恢复期的治疗与活动 □ 二级预防教育	□ 疾病恢复期心理与生活护理 □ 根据患者病情和危险性分层指导并监督患者恢复期的治疗与活动 □ 二级预防教育 □ 出院准备及出院指导	□ 协助患者办理出院手续 □ 出院指导 □ 二级预防教育
病情变异记录	□ 无　□ 有，原因： 1. 2.	□ 无　□ 有，原因： 1. 2.	□ 无　□ 有，原因： 1. 2.
护士签名			
医师签名			

第三章 心血管系统临床路径释义药物信息表

第一节 抗血小板药

药品名称	目录类别	适应证	用量用法	注意事项	药典与处方集	制剂与规格	备注
阿司匹林 Aspirin 介宁	[基,保(甲)]	抑制血小板黏附和聚集，减少动脉粥样硬化或死患者的心肌梗死，暂时性脑缺血或中风发生	口服：每日一次，每次1～3片，或遵医嘱。本品宜在饭后温水送服	①慎与布洛芬、抗凝药合用 ②当使用吲哚美辛剂量为15mg/周或使用叶酸时，禁止合用 ③由于对血小板聚集的抑制作用而持续数天，可能导致手术中或术后增加出血 ④妊娠的最后3个月禁用	美国、欧洲、中国药典；中国国家处方集	肠溶缓释片：50mg	心血管危险因素者指冠心病家族史、糖尿病、血脂异常、高血压、肥胖、抽烟史、年龄大于50岁者
氯吡格雷（硫酸氢氯吡格雷）Clopidogrel 波立维	[保(乙)]	用于以下患者的预防动脉粥样硬化栓形成事件：①心肌梗死患者（从几天到小于35天），缺血性卒中（从7天到小于6个月）或确诊外周动脉性疾病的患者；②非ST段抬高性急性冠脉综合征的患者：1）非ST段抬高性急性冠脉综合征（包括不稳定性心绞痛	推荐剂量为每天75mg，与或不与食物同服。对于急性冠脉综合征的患者：非ST段抬高性急性冠脉综合征患者，应以单次负荷量氯吡格雷300mg开始，然后以75mg每日1次连续服药（合用阿司匹林75～325mg/d）。ST段抬高性急性心肌梗死，应以负荷量氯吡格雷开始，然后以75mg每日1次，合用阿司匹林。后以75mg每日1次或合用溶栓剂林，可合用或不合用溶栓剂。75mg片剂，如果漏服：在者规服药时间的12小时之内：患者应立即补服一次标准剂量，并按照常规服药时间服用下一次剂量；超过常规服药时间的12小时之后：患	禁忌：①对活性物质或本品任一成分过敏 ②严重的肝脏损害 ③活动性病理性出血，如消化性溃疡或颅内出血。注意事项：①如果病人择期手术，且无需抗血小板治疗，应在术前停用氯吡格雷7天以上。②有出血的病人（特别是胃肠道和眼内出血）应当慎用。③可能有出血倾向的中度肝脏疾病患者使用本药的经验有限，应慎用氯吡格雷。不良反应、禁忌、注意事项等详见说明书	美国药典；中国国家处方集	片剂：75mg；300mg	

续表

药品名称	目录类别	适应证	用量用法	注意事项	药典与处方集	制剂与规格	备注
		或非 Q 波心肌梗死，包括经皮冠状动脉介入术（PCI）后置入支架的患者或已接受冠脉旁路移植术的患者，与阿司匹林合用；（2）与阿司匹林合用于急性冠脉综合征患者冠脉血栓栓塞合并心血管病治疗中使用	者应在下次常规服药时间服用标准剂量，无需剂量加倍 经皮冠状动脉介入术（PCI）治疗的患者：术前应给予负荷剂量 300 mg，术前尽快达到最大化血小板聚集抑制。采用本品负荷治疗置入 DES 者，PCI 术后服用氯吡格雷 75mg/d 至少 12 个月，接受 BMS 者，氯吡格雷 75mg/d 至少 1 个月，最好 12 个月（如患者出血风险增高者，应缩短疗程）。置入 DES 的患者在使用双联抗血小板治疗期间，如有胃肠道出血或消化性溃疡病史，需进行双重抗血小板治疗 1 年以上；对支架内血栓高风险的患者，如肾功能障碍、糖尿病和左主干病变、分叉和多支血管病变、术后支架内血栓高危的患者以及支架贴壁不良的患者，可考虑将氯吡格雷服用时间延长至 1 年以上；对考虑行择期非心脏外科手术且可停用抗血小板药的患者，置入 BMS 后至少 1 个月，置入 DES 后至少 12 个月，最短至少 6 个月后停用氯吡格雷，术前 5 天停用 未行冠脉造影者可于择期冠脉造影后行经皮冠状动脉介入治疗（PCI）术前长期（1 年）口服氯吡格雷 75 mg/d 阿司匹林过敏或不能耐受者可用氯吡格雷替代			
替罗非班 Tirofiban		与肝素联用于不稳定型心绞痛或非 Q 波心肌梗死患者，以防止心脏缺血事件，同时也适用于冠脉血管成形术或冠脉内斑块切除术，以防治其冠脉并发的因缺血引起的心脏并发症	冠脉血管成形术或动脉内斑块切除术，按体重，起始剂量为 10 μg/kg，在 3 分钟内静推，而后以每分钟 0.15 μg/kg 的速率维持滴注 36 小时。结束经皮腔内血管成形术后 3~4 小时停药。肌酐清除率<30 ml/min 者，剂量应减少 50%	①下列情况慎用：1年内有出血史或出血性脑血管病史；凝血功能障碍、血小板异常或有血小板减少病史，血小板<150×10⁹/L（<15万/mm³）；1个月内有大手术或严重躯体创伤史、壁间动脉瘤、心包炎、急性心包炎、出血性视网膜病、血液透析或手术、活动性溃疡病、肌酐清除率<30 ml/min 动脉瘤。②孕妇慎用。哺乳妇女用药期间应停止哺乳，儿童不宜使用	中国国家处方集	注射液：①50 ml：12.5 mg；②100ml：5mg；粉针剂：5mg	GPⅡb/Ⅲa 受体拮抗剂

第二节 抗凝药

药品名称	目录类别	适应证	用量用法	注意事项	药典与处方集	制剂与规格	备注
肝素 Heparin	【基，保（甲）】	用于防治血栓栓塞形成或栓塞性疾病（如心肌梗死、血栓性静脉炎、肺栓塞等），各种原因引起的弥散性血管内凝血，血液透析、体外循环、导管术、微血管手术等操作中及某些血液标本或器械的抗凝处理	预防性治疗：皮下注射，高危血栓形成者，在外科手术前 2 小时给 5000IU，然后每隔 8～12 小时给 5000IU，共约 7 日。（但避免硬膜外麻醉）儿童：静注，按体重一次 50IU/kg，以后每 4 小时给予 50～100IU。静滴，按体重 50IU/kg，以后按体表面积 24 小时给予 20000IU/m²，加至氯化钠注射液中缓慢滴注	①不可肌内注射给药。②用药期间定期检测凝血时间，避免肌内注射其他药物。③以下情况慎用：有过敏性疾病及哮喘病史；已口服足量的抗凝血药者；要进行易致出血的操作者；月经量过多者；肝肾功能不全；出血性器质性病变；视网膜血管疾患。④妊娠后期和产后须慎用	美国、欧洲、中国药典；中国国家处方集	注射液（钠）：①2ml：1000IU；②2ml：5000 IU；③2ml：12500IU	过量时可可用 1% 的硫酸鱼精蛋白溶液缓慢滴注。每 1mg 鱼精蛋白可中和 100IU 的肝素钠
华法林 Warfarin	【保（甲）】	用于预防及治疗深静脉血栓及肺栓塞，预防心肌梗死后血栓栓塞（卒中或心肌梗死），心房颤动，心脏瓣膜病或人工瓣膜置换术后引起的血栓栓塞并发症（卒中或体循环栓塞）	口服：①成人常用量，第 1～3 天一日 3～4mg（年老体弱及糖尿病患者半量即可），3 天后给维持量一日 2.5～5mg。②快速抗凝，先用肝素治疗后，然后华法林和肝素重叠（最少 5～7 日）直至 INR 在目标范围 2 日以上，停用肝素	①本品个体差异较大，治疗期间应严密观察病情及出血，并依据凝血酶原时间、INR 值调整用量，INR 目标值在 2.0～3.0 之间。②在无凝血酶原测定的条件时，切不可滥用本品。③老年人及妊娠女性慎用	美国、欧洲、中国药典；中国国家处方集	片剂：①1mg；②2.5mg；③3mg；④5mg	发生严重出血可静注维生素 K，必要时可输全血、血浆或凝血酶原复合物

续表

药品名称	目录类别	适应证	用量用法	注意事项	药典与处方集	制剂与规格	备注
低分子肝素 依诺肝素钠 Enox-aparin克赛	[保（乙）]	预防静脉血栓栓塞性疾病；治疗伴有或不伴有肺栓塞的深静脉血栓；治疗不稳定性心绞痛及非Q波心肌梗死；用于血液透析体外循环中，防止血栓形成；治疗急性ST段抬高型心肌梗死	治疗急性ST段抬高型心梗：初始给予3000 AXaIU 静注，之后15分钟内皮下注射100 AXaIU/kg，随后每隔12小时皮下注射100 AXaIU/kg，治疗8天或用至出院；治疗不稳定性心绞痛及非Q波心梗：推荐剂量为每12小时皮下注射100 AXaIU/kg 皮下注射，每12小时给药一次，一般疗程为2至8天	①同肝素。不能用于肌内注射。用药期间应行血小板计数监测。②在治疗不稳定性心绞痛使用动脉导管时，应保留鞘管至给药后6~8小时。下一次给药时间应在拔鞘后6~8小时开始。③针头必须垂直进入皮下组织，在注射全过程应保持皮肤皱褶。④不同的低分子肝素产品在各自产品的使用方法、剂量等有要求。⑤禁用于急性胃十二指肠溃疡和脑出血等有出血倾向和需调整用药剂量的患者。⑥严重肾功能不全患者需调整用药剂量。⑦哺乳期妇女使用时应停止哺乳。⑧活性以抗凝血因子Xa 的活性标示：国际抗Xa 单位(AXaIU)。本表单简化为IU	欧洲药典；中国国家处方集	针剂：①0.4ml：4000 AXaIU；②0.6ml：6000 AXaIU 注：本品 100 AXaIU=1mg	①1mg 鱼精蛋白可中和1mg 本品产生的抗凝作用。但不同于肝素，不能完全中和，最大达60%。②依诺肝素用法：年龄＜75岁，血肌酐≤221μmol/L(男) 或≤177μmol/L(女)者，先静脉注射30mg，15min 后开始1mg/kg 皮下注射，1次/12h，直至使出院，最长使用8天；≥75岁者，不用静脉负荷量，直接 0.75mg/kg 皮下注射，1次/12h，最长使用8天。肌

续　表

药品名称	目录类别	适应证	用量用法	注意事项	药典与处方集	制剂与规格	备注
							酐清除率<30 ml/min 者，给予 1mg/kg，皮下注射，1 次 24h。对已用适当剂量依诺肝素治疗而需 PCI 的患者，若最后一次皮下注射在 8h 之内，PCI 前可不追加剂量，PCI 前同，应静脉注射依诺肝素 0.5mg/kg
那屈肝素 Nadroparin	[保（甲）]	预防血栓栓塞性疾病，特别是预防外科手术后血栓栓塞性疾病；治疗血栓栓塞性疾病，如严重的冠心病心绞痛；在血液透析中预防血凝块形成	①治疗不稳定性心绞痛和非 Q 波性心肌梗塞：皮下注射（初始+静脉给药），每日无码体重 86IU，每用 12h 一次，联合使用阿司匹林（推荐剂量：在 160～325mg 的符合剂量后，口服剂量 75～325mg）；②治疗性使用药，对已形成的深静脉栓塞的治疗，每日 2 次注射，间隔 12h，每次注射剂量干克体重 85IU；③预防性治疗，全麻下施行手术的患者，每日 1 次，中度血栓栓塞危险的手术，栓栓塞危险，2850IU（0.3ml，大约在术前 2 小时进行第一次注射）		欧洲药典；中国国家处方集	注射液（钙）：①0.3ml：3075IU；②0.4ml：4100IU；③0.6ml：6150IU	0.6ml 鱼精蛋白注射液可用来中和相当于本品产生的抗凝作用；0.1ml 本品产生的抗凝作用；要求在 24 小时内分 2～4 次注射所计算的鱼精蛋白的总量

药品名称	目录类别	适应证	用量用法	注意事项	药典与处方集	制剂与规格	备注
达肝素钠 Dalteparin	[保（甲）]	用于急性深静脉血栓，血液透析和血液滤过期间防止凝血，不稳定型冠脉疾病（如：不稳定型心绞痛，非ST段抬高心肌梗死），预防手术相关血栓形成	①不稳定性心绞痛和非Q-波定型心肌梗塞：皮下注射，每千克体重120IU，最大剂量为每2小时10000IU。至少治疗6天。如医生认为必要可以延长。②急性静脉血栓的治疗：皮下注射，每日1次，每千克体重200IU，每日总量不可超过18000IU。也可每日2次，每千克体重100IU。适用于出血危险较高的患者；③预防血栓的形成：中度血栓风险的患者：皮下注射，术前1~2小时2500IU，术后每日早晨2500IU，直到患者有活动，一般要5~7天或更长；高血栓风险的患者：皮下注射，术前一天晚上5000IU，以后每天晚上5000IU，一般需12~14天，持续性活动受限的患者可更长		欧洲；中国国家处方集	注射液（钠盐）①0.2ml：2500IU；②0.2ml：5000IU；③0.3ml：7500IU	紧急应用，1mg鱼精蛋白可以抑制100 U达肝素钠的作用。（注：鱼精蛋白只能中和达肝素钠25%~50%抗凝血因子Xa的活性。）
磺达肝癸钠 Fondaparinux		用于进行下肢重大骨科手术患者，预防静脉血栓栓塞事件的发生；无其他征兆行紧急（<120分钟）的不稳定性心绞痛或非ST段抬高心肌梗死（NSTEMI）的治疗；使用溶栓或初始不接受其他血运重建治疗形式的ST段抬高心肌梗死（STEMI）治疗	皮下注射：①常规，一次2.5mg，一日1次。STEMI患者的首剂应静脉给药。②肌酐清除率为20~50ml/min的患者慎用，一次剂量减至1.5mg，一日1次。疗程：手术患者在术后6小时开始给予，至少持续到术后5~9天，急性冠脉综合征行侵袭性治疗时间再延长24天，患者在诊断后应尽早开始治疗，直至出院或最长达8天	①具有临床意义的活动性出血，急性细菌性心内膜炎，肌酐清除率<20ml/min的严重肾损害患者禁用；②下列情况慎用：出血危险增高的患者（如血小板<50×10⁹/L，胃肠道活动性溃疡，近期颅内出血或脑、眼科手术不久，以及支气管扩张合并咯血病史），以及老年患者（体重<50 kg，肌酐清除率严重肾功能损害）或严重肝功能损害的患者。③不推荐用于哺乳期妇女，17岁以下患者；哺乳期女在治疗期间应停止哺乳		注射液（钠盐）0.5ml：2.5mg	磺达肝癸钠是一种人工合成的、活化因子X选择性抑制剂。不能灭活凝血酶（活化因子II），对血小板没有作用

第三节 硝酸酯类药

药品名称	目录类别	适应证	用量用法	注意事项	药典与处方集	制剂与规格	备注
硝酸甘油 Nitroglycerin	【基，保（甲）】(注：仅口服常释剂型和注射剂型属【保（甲）】)	用于心绞痛；急性心肌梗、急性左心衰；冠状动脉血管造影期间导致突发的冠状动脉痉挛	片剂：舌下含服，一次0.5mg，每5分钟一次，如15分钟内总量达3片后疼痛仍存在，应立即就医处理。注射液：静脉，初始剂量5μg/分钟，用5%葡萄糖注射液或氯化钠注射液稀释。常用剂量10~200μg/分钟。气雾剂：舌下喷雾，一次1~2喷，可在10分钟内重复给药。贴片：贴于左前胸皮肤，一次1片，一日1次。另：注射使用见（12. 血管扩张剂）	①妊娠期用药C级；哺乳妇女慎用。②有反跳现象，不应突然停药。长期连续用药可产生耐药性。③下列情况慎用：血容量不足，收缩压低，严重肝肾功能不全。④禁用于心肌梗死早期，严重贫血，青光眼，颅内压增高者，肥厚性梗阻型心肌病。⑤禁止与5型磷酸二酯酶抑制剂（如西地那非）合用	美国、欧洲、中国药典；中国国家处方集	片剂：0.5mg 注射液：①1ml：1mg；②1ml：2mg；③1ml：5mg；④10ml：10mg 气雾剂：14g：0.1g（0.5mg/喷） 贴片：25mg	本品注射液含有乙醇，不能用于对乙醇过敏者
硝酸异山梨酯 Isosorbide Dinitrate	【基，保（甲）】(注：缓控释剂型属【保（乙）】)	预防及治疗心绞痛；冠心病的长期治疗；对有持久性心绞痛症状的心肌梗、慢性肺心病及慢性充血性心衰的辅助治疗	①预防心绞痛：口服，一次5~10mg，一日2~3次，一日总量10~30mg；缓释片、缓释胶囊一次20~40mg，一日2次，剂量个体化。②缓解症状：舌下含服，一次5mg；气雾剂：舌下喷雾，一次1~3喷 静注或静滴：①不稳定型心绞痛，酌情调整剂量，每小时2~12mg，酌情调整剂量。②经皮腔内冠状动脉成形术，冠状动脉内给药，最大剂量每小时20mg。冠状动脉内给药1mg，球囊扩张前一次给药，30分钟内最大剂量5mg 另：注射使用见（12. 血管扩张剂）	①同硝酸甘油。②但注射剂不含乙醇，酒精过敏者可选用	日本、波兰国药典；中国国家处方集	片剂：①5mg；②10mg 缓释片：①20mg；②40mg 缓释胶囊：2mg 缓释胶囊：0.625mg 气雾剂：①9.1g：125mg；②12.5g：125mg 喷雾剂：①2.5ml：90mg；②10ml：96.2mg；③10ml：180mg；④20ml：250mg 乳膏：10g：1.5g	

续表

药品名称	目录类别	适应证	用量用法	注意事项	药典与处方集	制剂与规格	备注
单硝酸异山梨酯 Isosorbide Mononitrate	【基】注射剂为【保（乙）】	用于冠心病的长期治疗，心绞痛的预防；心肌梗死后持续与洋地黄、利尿剂联合应用治疗慢性心力衰竭	口服：①片剂，胶囊，胶丸，一次10~20mg，一日2~3次，严重者可一次40mg，一日2~3次。②缓释胶囊、缓释片，一次50mg或60mg，一日1次，晨服。静脉：初始剂量每小时1~2mg，最大剂量每小时8~10mg。注射剂用氯化钠注射液或5%葡萄糖注射液溶解并稀释	同硝酸异山梨酯	美国、欧洲、中国国家处方集	片剂、胶囊、胶丸：①10mg；②20mg；③40mg；缓释片、胶囊：①50mg；②60mg；粉针剂：①20mg；②25mg；③350mg；注射液：①1ml：10mg；②2ml：20mg；③5ml：20mg；④10ml：20mg；⑤5ml：25mg	

第四节　β受体阻断剂（β受体激动剂）

药品名称	目录类别	适应证	用量用法	注意事项	药典与处方集	制剂与规格	备注
普萘洛尔 Propranolol	【基】（甲）（注：注射剂和缓释片型为【保（乙）】）	①高血压；②劳力型心绞痛；③室上性快速心律失常；④室性心律失常；⑤肥厚型心肌病；⑥作为二级预防，降低心肌梗死病死率；⑦用于嗜铬细胞瘤；⑧用于控制甲状腺功能亢进患者的心率过快，也可用于治疗甲状腺危象	口服：①高血压：初始剂量一次10mg，可单独或伴用利尿剂与利尿剂合用。剂量应逐渐增加。②心绞痛：一次最大剂量200mg；一次5~10mg，一日3~4次。③心律失常：一日增加10~20mg，渐增至一日200mg，分3~4次口服；④室性快速心律失常：一次上抬，一日3~4次，根据需要及利用受超度调整用量。④心肌梗死：一次30~240mg，一日2~3次缓慢。静脉：①成人，一次1~3mg，缓慢注射，必要时5分钟后可重复，总量5mg。②儿童，一次0.01~0.1mg/kg，缓慢注射（大于10分钟），不宜超过1mg	①本品剂量必须个体化，且剂量应逐渐加减。大于某冠心病和甲亢患者不能骤停药。②用药期间，应定期检查血压、心率、心功能、肝功能等。③糖尿病患者定期监测血糖。④老人应减少剂量。③孕妇、哺乳期妇女慎用。	美国、欧洲、中国国药典、中国国家处方集	片剂：10mg；缓释片：①40mg；②80mg；注射液：5ml：5mg	禁用于支气管哮喘、心源性休克、II度或III度房室传导阻滞、重度或重度心力衰竭、心动过缓

续 表

药品名称	目录类别	适应证	用量用法	注意事项	药典与处方集	制剂与规格	备注
阿替洛尔 Atenolol	[基]、(甲)]	①高血压;②心肌梗死;③也可用于心律失常,甲状腺功能亢进的心率过速;④嗜铬细胞瘤的心动过速(配合α抗药剂)	口服:①成人,初始剂量,一次6.25~12.5mg,一日2次,按需要用及酌量渐增至一日50~200mg。②儿童,初始剂量,按体重一次0.25~0.5mg/kg,一日2次。③肾功能不全者:肌酐清除率小于15~35ml/min者,一日最大剂量50mg	①肾功能不全者剂量需要调整。②孕妇、哺乳期妇女慎用。儿童、注意监测心率、血压。③用药期间宜住院观察,检测血药浓度、血钾血药浓度及心电图等。④慎用于有慢性阻塞性肺部疾病的高血压患者;⑤长期服药的患者宜在1~2周逐渐减量,不应突然停药	美国、欧洲国药典、中国国家处方集	片剂:①12.5mg;②25mg;③50mg;④100mg	禁用于支气管哮喘、心原性休克、Ⅱ度及Ⅲ度房室传导阻滞、重度心力衰竭、窦性心动过缓。避免与能延长QT间期的药物合用。服用本品前应严密监测下停用其他抗心律失常药
美托洛尔 Metoprolol	[基]、(甲)]	①高血压;②心绞痛;③心肌梗死;④肥厚型心肌病;⑤主动脉夹层;⑥心律失常;⑦甲状腺功能亢进症等;⑧伴有心力衰竭(有经验医师指导下)本品缓释片仅用于用于①高血压;②心绞痛;③及伴有左心室收缩功能异常的慢性症状稳定的慢性心力衰竭	口服:①高血压:一次100~200mg,一日2次;缓释制剂一次47.5~95mg,一日1次;早晨顿服,或控释制剂与规格一次0.1g,早晨顿服。②心绞痛:片剂、胶囊剂,初始一次25~50mg,每6~12小时一次,然后一次100mg,一日2次;缓释片一次95mg,一日1次;空腹服药。静注:①不稳定型心绞痛,急性心肌梗死:即刻静注心绞痛5mg,可间隔2分钟重复给予,直到最大剂量15mg;之后15分钟开始口服,②室上性快速型心律失常:初始以每分钟1~2mg的速度静注,5mg;如病情需要,可间隔5分钟重复注射,总剂量10~15mg,注射后4~6小时,老剂后用口服维持	①有下列情况的患者不能即刻静脉推注给药:心率<70次/分,收缩压<110mmHg,或一度以上房室传导阻滞。静注,应在心电监测下谨慎使用。②慎用于肝肺功能不全、慢性血压、心脏内部疾病。阻塞性肺部疾病。③孕妇不宜使用,至少在麻醉前48小时时停用	美国药典、中国国家处方集	片剂、胶囊剂(酒石酸):①25mg;②50mg;③100mg;缓释片(琥珀酸):①23.5mg;②47.5mg;③95mg;注射液:①2ml:2mg;②5ml:5mg;粉针剂:①2mg;②5mg	禁用于支气管哮喘、重度或急性心力衰竭、Ⅱ度及Ⅲ度房室传导阻滞、代偿性心衰、窦性心动过缓或病态窦房结综合征、心源性休克、末梢循环灌注不良、严重的周围血管疾病

药品名称	目录类别	适应证	用量用法	注意事项	药典与处方集	制剂与规格	备注
比索洛尔 Bisoprolol	[保（乙）]	①高血压; ②冠心病; ③期前收缩; ④快速性室上性心动过速; ⑤中至重度慢性稳定性心力衰竭	口服: 高血压或心绞痛, 一次5mg, 一日1次。轻度高血压患者可以从2.5mg开始治疗, 可增至一次10mg, 一日1次	同美托洛尔	美国药典; 中国国家处方集	片剂、胶囊剂 ①2.5mg; ②5mg; ③25mg	同上
阿罗洛尔 Arotinolol	[保（乙）]	①原发性高血压病（轻～中度）; ②心绞痛; ③快速型心律失常; ④原发性震颤	口服: 一次10mg, 一日2次, 根据患者年龄、症状等进行增减, 最大剂量一日30mg	同美托洛尔	日本药典、中国国家处方集	片剂: ①5mg; ②10mg	同上。
倍他洛尔 Betaxolol		①高血压; ②心绞痛; ③心律失常	口服: 一次20mg, 一日1次。停药时须经1~2周以上, 逐渐减少剂量停药	下列情况慎用: 孕妇及哺乳期妇女, 哮喘, 慢性阻塞性支气管疾病、心力衰竭、心动过缓、周围血管疾病、肺功能不全、甲状腺功能减退、糖尿病、治疗过的嗜铬细胞瘤性高血压、银屑病有过敏史者	中国国家处方集	片剂: ①10mg; ②200mg; ③40mg	支气管哮喘; 严重慢性阻塞性肺病; 明显心力衰竭; 心源性休克; 经治疗未能控制的心力衰竭; 心动过缓; 严重的变异型心绞痛; 低血压; 严重的周围血管疾病; 未经治疗的嗜铬细胞瘤性高血压禁用

续表

药品名称	目录类别	适应证	用量用法	注意事项	药典与处方集	制剂与规格	备注
索他洛尔 Sotalol	[保（乙）]	用于各种危及生命的室性快速型心律失常	口服：一次40～80mg，一日2次，空腹服用。从小剂量开始，逐渐加量。室性心动过速，一日160～480mg，分2次给药。肾功能不全者延长给药间隔至24～48小时。静注：推荐剂量按体重0.5～1.5mg/kg，用5%葡萄糖溶液20ml稀释，10分钟内缓慢推注，如有必要可在6小时后重复	①孕妇、哺乳妇女、18岁以下患者慎用。②用药期间宜住院观察，检测血钾浓度及心电图、血钙浓度及QT等。③长期服用的患者宜在1～2周逐渐减量，不应突然停药。④避免与能延长QT同期的药物合用。服用本品前应严密监测QT停用其他抗心律失常药	美国、欧洲药典 中国国家处方集	片剂：①40mg；②80mg；注射液：2ml：20mg；粉针剂：40mg	哮喘、窦性心动过缓 Ⅱ～Ⅲ度房室传导阻滞（除非装有起搏器）、QT间期延长综合征、心源性休克、未控制的心衰患者禁用
拉贝洛尔 Labetalol	[保（乙）]	用于各种类型高血压	口服：一次100mg，一日2～3次，2～3天后根据需要加量，常用维持量为一次200～400mg，一日2次，饭后服。一日最大剂量2400mg。静注：一次25～50mg，加10%葡萄糖注射液20ml，于5～10分钟内缓慢注射，如降压效果不理想可于15分钟后重复一次，直至产生理想的降压效果。总剂量不应超过200mg。静滴：100mg，加5%葡萄糖注射液250ml，以每分钟1～4mg的速度滴注，有效剂量为50～200mg，但对嗜铬细胞瘤患者可能需300mg以上	①用量须调整个体化。②口服制剂可用于妊娠期高血压；哺乳期妇女慎用。孕、哺乳期妇女、小儿均忌静脉注射。③下列情况慎用：慢性心力衰竭、糖尿病、甲状腺功能低下、肺气肿、肝、肾功能不全、嗜诺综合征或哮喘的患者。④少数患者在服药后2～4小时出现直立性低血压，因此时用药剂量应逐渐增加。⑤若降压过低，可用去氧肾上腺素或阿托品予以拮抗	美国、欧洲药典 中国国家处方集	片剂：①50mg；②100mg；③200mg；注射液：①2ml：25mg；②5ml：50mg；③10ml：50mg；粉针剂：①25mg	多见不稳定性心绞痛介入治疗（药品表单）美托洛尔

续表

药品名称	目录类别	适应证	用量用法	注意事项	药典与处方集	制剂与规格	备注
卡维地洛 Carvedilol	[保(乙)]	①原发性高血压，②有症状的心力衰竭	口服：高血压，①成人开始2日，一次12.5mg，一日1次，以后一次25mg，一日1次。最大剂量一日50mg，分1~2次服用；②老年人，应从10mg开始，并注意密切观察	①密切监测肾功能，发生肾功能减退应减量或停药。②孕妇或有可能怀孕的妇女禁用。哺乳期妇女应避免使用，③尚无18岁以下患者安全性及疗效的研究资料	欧洲药典；中国国家处方集	片剂：①3.125mg；②6.25mg；③10mg；④12.5mg；⑤20mg；⑥25mg	下列情况禁用：IV级的失代偿性心力衰竭；哮喘患者，伴有支气管痉挛的肺疾病患者；严重肝功能异常；Ⅱ~Ⅲ度房室传导阻滞，严重心动过缓，病窦综合征，心源性休克，严重低血压；手术前48小时内
艾司洛尔 Esmolol		①心房颤动、②心房扑动时控制心室率；③围手术期高血压；④窦性心动过速	静注和静滴。围手术期高血压或心动过速，初始剂量按体重1mg/kg，30秒内静注，继续以一分钟0.15mg/kg的速度静滴。最大维持量为一分钟0.3mg/kg。肾衰竭患者半衰期延长，注意监测	①用药期间应定期监测血压、心率、心功能变化。②糖尿病患者应用时应小心，本品可掩盖低血糖反应。③高浓度给药（静脉内>10mg/ml）会造成严重的静脉反应，包括血栓性静脉炎，20mg/ml拓血栓在血管外可造成严重的局部反应，甚至坏死。④治高血压的用量通常较治疗心律失常的用量大	中国国家处方集	注射液：①2ml:0.2g；②10ml:0.2g；粉针剂：①0.1g；②0.2g	支气管哮喘或有支气管哮喘病史，严重慢性阻塞性肺疾病，窦性心动过缓，二三度房室传导阻滞，心功能不全，心源性休克禁用

药品名称	目录类别	适应证	用量用法	注意事项	药典与处方集	制剂与规格	备注
噻吗洛尔 Timolol		用于原发性开角型青光眼、高眼压症、闭角型青光眼的辅助治疗，无晶状体的高眼压病的继发性高眼压病，对手术后引起的高眼压病的治疗，心绞痛或心肌梗死后的治疗，预防偏头痛	口服：①高血压。初始剂量一次2.5~5mg，一日2~3次。根据心率及血压变化增减剂量，维持量通常为一日20~40mg，一日最大剂量60mg。增加药物剂量的间期至少为7天，②心肌梗死，一次2.5mg，一日2次，可渐增至一日20mg	①肝、肾功能不全者应减量，②以下情况慎用：自发性低血糖患者及接受降血糖药治疗的患者，或口服降血糖药物期间至少不宜单独用于治疗闭角型青光眼，心功能不全者避免与钙通道阻滞剂合用，轻中度慢性阻塞性肺病、支气管痉挛病史或原有支气管等类病史的患者，哺乳期妇女	美国 欧洲药典，中国国家处方集	片剂：①2.5mg；②5mg	支气管哮喘或有支气管哮喘史者，严重慢性阻塞性肺疾病，窦性心动过缓，Ⅱ~Ⅲ度房室传导阻滞，心源性休克，难控性心力衰竭，对本品过敏者及小儿禁用

第五节 钙通道阻滞剂

一、钙通道阻滞剂——非二氢吡啶类

药品名称	目录类别	适应证	用量用法	注意事项	药典与处方集	制剂与规格	备注
维拉帕米 Verapamil	【基】（甲）】（注：缓控释剂型为（乙）】【保（甲）】	心绞痛、室上性心律失常、原发性高血压，注发剂用于快速阵发性室上性心动过速的转复，心房颤动或心房扑动的暂时心室率的控制	口服：成人，心绞痛，一次80~120mg，一日3次。静注：必须在持续心电监测和血压监测下，缓慢静脉注射至少2分钟。最佳给药间隔，必须个体化。初始剂量5~10mg（或0.075~0.15mg/kg），稀释后给药，如初反应不满意，首剂15~30分钟后再给1次5~10mg（或0.075~0.15mg/kg）静脉，加入氯化钠注射液或5%葡萄糖注射液中静脉滴注。每小时5~10mg，一日总量不超过50~100mg	①严重肝功能不全时，口服、血液给予正常剂量的30%。②孕妇固国药典，孕3月内应避免使用，哺乳期妇女服用本品同阻应暂停哺乳。③下列情况慎用：低血压；Ⅰ度房室传导阻滞；低血压；心动过缓；严重肝功能损害；伴有QRS增宽（>0.12s）的室性心动过速；进行性肌营养不良；急性心肌梗死；与β受体阻滞药合用	美国 欧洲 中国国药典，中国国家处方集	片剂：40mg 缓释片：①120mg；②180mg；③240mg 粉针剂：①5mg ②10mg 注射液：2ml：5mg	①不能与葡萄柚汁同时服用。②用药期间应定期检查血压

续表

药品名称	目录类别	适应证	用量用法	注意事项	药典与处方集	制剂与规格	备注
地尔硫䓬 Diltiazem	[基]，[保（乙）]	口服制剂用于冠状动脉痉挛引起的心绞痛，劳力型心绞痛，高血压，肥厚型心肌病。注射制剂用于室上性心动过速，手术时非常高血压的急救处置，高血压急症，不稳定型心绞痛	口服：①初始剂量，一次30mg，一日4次，餐前及睡前服药，每1~2天增加一次剂量。维持剂量，一日90~360mg。②缓释片，胶囊：初始剂量，一次60~120mg，一日2次。维持剂量，一次240~360mg。③控释胶囊：一次90~150mg，一日1次。静滴：不稳定性心绞痛：从小剂量开始，每分钟1~5μg/kg，最大速度为每分钟5μg/kg。（注射用盐酸地尔硫䓬改用5ml以上的氯化钠注射液或5%葡萄糖注射液溶解。）	①肝肾功能不全时需要减量并慎用。长期给药应定期监测肝肾功能。②哺乳期使用时须停止哺乳。③下列情况慎用：充血性心衰，心动过缓，急性心肌梗死，心动过缓，Ⅱ度房室传导阻滞，低血压，伴有预激综合征的房颤。正使用β受体阻断剂者。④老年人应从低剂量开始	美国、欧洲、中国药典；中国国家处方集	片剂：30mg；缓释片：①30mg；②60mg；③90mg；控释胶囊：①90mg；②120mg；③150mg；注射剂：①1ml：10mg；②2ml：10mg；③10ml：10mg；④10ml：50mg；粉针剂：①10mg；②250mg	

二、钙通道阻滞剂——二氢吡啶类

药品名称	目录类别	适应证	用量用法	注意事项	药典与处方集	制剂与规格	备注
硝苯地平 Nifedipine	[基]①（甲）普通剂型，口服常释剂型；[保（乙）]缓控释剂型	①高血压；②稳定型或变异型心绞痛（控释制剂用于慢性稳定型心绞痛）	口服。①片剂，胶囊剂，胶囊剂：初始剂量一次10mg，一日3次，维持剂量一次10~20mg，一日3次。冠脉痉挛者可一次20~30mg，一日3~4次，单次最大剂量30mg，一日最大剂量120mg。②缓释片剂，缓释剂：一次10~20mg，一日2次，单次最大剂量40mg，一日最大剂量120mg；③控释片剂：一次30mg，一日1次	①严重肝肾功能不全时减小剂量。②老年人用药应从小剂量开始。③下列情况慎用：重度低血压，明显心衰，严重主动脉瓣狭窄，胃肠道严重狭窄及肝功能损害的患者。④终止使用时应逐渐减量。⑤不得与利福平合用。⑥禁用于心源性休克。儿童，孕妇和哺乳期妇女	美国、欧洲、中国药典；中国国家处方集	片剂，胶囊：①15mg；②10mg；缓释片：①10mg；②20mg；控释片：①30mg；②60mg；缓释胶囊：20mg	

续 表

药品名称	目录类别	适应证	用量用法	注意事项	药典与处方集	制剂与规格	备注
尼群地平 Nitrendipine	【保】，【基】，（甲）	用于高血压	口服：初始剂量一次10mg，一日2次，以后可调整一次20mg，一日2次	在用药期间定期测量血压，心电图，少数接受β受体抗药者加用此药出现心力衰竭，有主动脉瓣狭窄的患者危险性更大	欧洲，中国药典；中国国家处方集	片剂：①12.5mg；②25mg 胶囊、软胶囊：10mg	
氨氯地平 Amlodipine	【保（乙）】	①高血压；②稳定型和变异型心绞痛	口服：①初始剂量，一次5mg，一日1次，最高剂量一次10mg，一日1次。与其他抗高血压药合用时，一次2.5mg，一日1次；②肝功能受损，老年人初始剂量，一次2.5mg，一日1次，逐渐增量；③肾功能损害者可采用正常剂量；④6~17岁儿童高血压患者，推荐剂量为2.5~5mg，每日1次	①伴有严重冠状动脉阻塞性疾病的患者，在开始使用钙通道阻滞剂治疗或增加剂量时，可能出现心绞痛频率增加，时间延长和/或程度加重，或发生急性心肌梗死。②非常必要时方可用于孕妇，服药时的哺乳期妇女应中止哺乳	欧洲，中国处方集	片剂（苯磺酸）：①2.5mg；②5mg；③10mg（以氨氯地平计，下同）分散片（苯磺酸）：5mg 片剂（马来酸）：5mg 片剂（甲磺酸）：5mg 片剂（L-门冬氨酸）：5mg	
氨氯地平/贝那普利 百安新		用于治疗高血压，但非初治用于单独服用氨氯地平或贝那普利不能满意控制血压的患者；或临同时服用氨氯地平和贝那普利片的替代治疗	口服：一次氨氯地平2.5mg，贝那普利10mg，一日一次	①严重肾功能不全患者禁镇使用。②心力衰竭患者慎镇使用。③严重肝功能衰竭患者禁镇使用。④可能引起高血钾症。⑤服用者接受手术或麻醉可能产生低血压，可以通过扩容纠正	中国国家处方集	片剂：①12.5mg（氨氯地平2.5mg+贝那普利10mg）	

续表

药品名称	目录类别	适应证	用量用法	注意事项	药典与处方集	制剂与规格	备注
氨氯地平/阿托伐他汀钙		①高血压或心绞痛患者合并高胆固醇血症或混合型高脂血症的治疗	片剂：剂量个体化，根据患者对氨氯地平和阿托伐他汀钙的治疗效果和耐受性确定本品的初始剂量及后续调整 氨氯地平有效剂量2.5～10mg；阿托伐他汀钙有效剂量10～80mg；具体参见上述氨氯地平和阿托伐他汀钙药下的阿托伐他汀钙	参见上述氨氯地平和阿托伐他汀类调剂药下的阿托伐他汀钙		片剂：（未顿酸氨氯地平/阿托伐他汀钙） ①5mg/10mg； ②5mg/20mg； ③5mg/40mg	
尼莫地平 Nimodipine 尼立苏 【保（甲乙）】		①缺血性脑血管病、偏头痛、蛛网膜下腔出血所致脑血管痉挛、脑血管病恢复期的脑血液循环改善，突发性耳聋，轻中度高血压	口服：①急性脑血管病恢复期：一次30～40mg，一日4次。②缺血性神经障碍：普通制剂：一日30～120mg，分3次服用，连续1个月。缓释制剂一次60～120mg，一日2次，连续1个月。③偏头痛：一次40mg，一日3次，12周为一疗程。④蛛网膜下腔出血所致脑血管痉挛：一次40～60mg，一日3～4次，3～4周为一个疗程。⑤突发性耳聋：一日40～60mg，分3次服用，5天为一疗程，3～4个疗程。⑥轻中度高血压：一次40mg，一日最大剂量为240mg 静脉注射：用于动脉瘤性蛛网膜下腔出血后脑血管痉挛引起的缺血性神经损伤。体重低于70kg或血压不稳定，开始2小时0.5mg/h，耐受良好，2小时后可增至1mg/h；体重大于70kg，开始1mg/h，耐受良好，2小时后可增至2mg/h	①脑水肿及颅内压增高患者须慎用。②尼莫地平的代谢产物具有毒性反应，肝功能损害者应当慎用。③本品可引起血压的降低。在高血压合并脑网膜下腔出血或脑卒中患者中，应注意减少或暂时停用降血压药物。④可产生本品的用药剂量。表现为皮肤发红、出汗等。⑤肠梗阻、假性肠梗阻模型，当出现上述症状时应当减少用药剂量和保持观察。⑤建免与β受体活抗剂或其他钙离子阻滞剂合用	中国药典，中国国家处方集	尼莫地平片： ①20mg；②30mg 尼莫地平胶囊： 20mg 尼莫地平缓释片： 60mg 尼莫地平缓释胶囊：60mg 注射用尼莫地平： ①2mg；②4mg； ③8mg 尼莫地平注射液： ①10ml：2mg； ②20ml：4mg； ③40ml：8mg； ④50ml：10mg； ⑤100ml：20mg	

续 表

药品名称	目录类别	适应证	用量用法	注意事项	药典与处方集	制剂与规格	备注
门冬氨酸氨氯地平 Aspartic acid Amlodipine Tablets 力斯得	【保（乙）】	可单独或联合其他抗高血压药物治疗高血压	通常初始剂量为5mg，一日1次。对老年、体弱、肝功能损害患者及联用其他抗高血压药物的患者，初始剂量可为2.5mg，一日1次。剂量调整应根据患者个体的临床反应，最大剂量可增至10mg，一日1次。本品与噻嗪类利尿剂、β-受体拮抗剂（阻滞剂）和血管紧张素转化酶抑制剂合用时不需调整剂量	①肝功能受损病人：与其他所有钙离子拮抗剂相同，本品的半衰期在肝功能受损时延长，但尚未确定相应的推荐剂量，因此，在这种情况下使用本品应十分小心。②肾功能衰竭病人：本品广泛代谢为无活性的代谢物，仅10%的药物以原形经尿液排泄，故血药浓度的改变与肾功能损害程度无相关性。肾功能损害患者可以采用正常剂量。本品不被透析。③如其他钙离子拮抗剂，可罕见有齿龈增生，多在治疗1～21周时发生。但停药后1～9月症状和增生可有改善。④外科手术前无须停药，但麻醉师须知道用此药的治疗。⑤下列情况禁用：严重低血压；主动脉瓣狭窄	中国国家处方集	门冬氨酸氨氯地平片：5mg（按氨氯地平计）	

药品名称	目录类别	适应证	用量用法	注意事项	药典与处方集	制剂与规格	备注
左旋氨氯地平 levamlodipine	[保（乙）]	①高血压；②稳定型和变异型心绞痛	口服：①高血压：初始剂量一次2.5mg，一日1次，最大剂量一次5mg，一日1次。肝功能受损、老年人初始剂量一次1.25mg，一日1次；②心绞痛：初始剂量一次2.5~5mg，一日1次	氨氯地平左旋异构体。同氨氯地平	中国国家处方集	片剂（苯磺酸）：2.5mg；片剂（马来酸）：2.5mg	
非洛地平 Felodipine	[保（乙）]	①高血压；②稳定型心绞痛	口服：①常规初始剂量一次2.5mg，一日2次，一日1次，必要时一日10mg，必要时可进一步增加剂量；②缓释片，肾功能不全全不需要调整剂量：初始剂量一次5mg，维持剂量一次5mg或10mg，一日1次，整片吞服	①下列情况慎用：主动脉瓣狭窄，肝脏损害，严重肾功能损害者（GFR<30 ml/min），急性心肌梗死后心衰；②剂量超过10 mg可增加周围性水肿和其他血管扩张不良事件的发生率。③哺乳妇女应停药或停止哺乳。④肾功能受损、老年人需减少剂量并注意监测	美国、欧洲、中国药典，中国国家处方集	片剂：①2.5mg；②5mg；③10mg 缓释片：①2.5mg；②5mg；③10mg 缓释胶囊：2.5mg	下列情况禁忌：不稳定型心绞痛；失代偿性心衰；急性心肌梗死；妊娠妇女
尼卡地平 Nicardipine	[保（乙）]	①原发性高血压；②稳定型心绞痛；注射剂用于手术时异常高血压的急救处理及高血压危象	口服：①常规初始剂量一次20mg，一日3次；维持剂量一次20~40mg，一日3次；增加剂量前至少连续给药3日以上；②缓释胶囊，缓释片：一次40mg，一日2次。注射：①手术时异常高血压的紧急处理：2~10μg/（kg·min），静脉滴注，必要时10~30μg/kg，静注。②高血压急症：0.5~6μg/（kg·min），静滴	①严重肝功能不全、中度肾功能不全时，能不全时，减少剂量或延长用药间隔；②老年人应从低剂量开始。③哺乳期妇女慎用；④下列情况慎用：中风急性期，主动脉瓣狭窄，心力衰竭，青光眼，急性脑梗死和脑缺血患者，孕妇和儿童。⑤在用药期间应定期监测血压，心电图	中国药典，中国国家处方集	片剂：10mg（以盐酸尼卡地平计）缓释片：①20mg；②40mg 缓释胶囊：40mg 粉针剂：①5mg；②10mg；③20mg 注射液：①2ml：2mg；②5ml：5mg；③10ml：10mg	下列情况禁忌：颅内出血尚未完全止血的患者，脑中风急性期颅内压增高的患者，重度主动脉瓣狭窄，急性心功能不全，肥厚型梗阻性心肌病，低血压，心源性休克的患者，急性心功能不全，不稳定型心绞痛，尚未稳定的重度急性心肌梗死的患者

续 表

药品名称	目录类别	适应证	用量用法	注意事项	药典与处方集	制剂与规格	备注
拉西地平 Lacidipine	[保(乙)]	用于高血压	口服：①常规初始剂量，一次4mg，一日1次，晨服更佳；根据患者反应，3~4周后可加量至一次6~8mg，一日1次。②肝功能不全时初始剂量一次2mg，一日1次；3年人初始剂量为一次2mg，一日1次，一日1次，必要时可增至一日4~6mg，一日1次	①孕妇应权衡利弊，临妊娠妇女避免使用；哺乳期妇女慎用。②下列情况慎用：新发心肌梗死，不稳定心绞痛，心脏储备力差，QT间期延长者	中国国家处方集	片剂：①4mg；②6mg	
乐卡地平 Lercanidipine		轻、中度原发性高血压	口服：餐前15分钟服用，一次10mg，一日1次，根据患者反应可增至一次20mg，一日1次	①本品应至中度肝肾功能不全时需要适当调整剂量。②孕妇、哺乳期妇女及儿童不宜服用。③下列情况慎用：行透析治疗、心脏病病或安装起搏器者	中国国家处方集	片剂：①10mg	左心室流出道梗阻；未控制的充血性心力衰竭；不稳定型心绞痛；严重肾脏或肝脏疾病；急性心肌梗死禁用
巴尼地平 Barnidipine		①原发性高血压；②肾性高血压	口服：早餐后服用，初始剂量一次10mg，一日1次，维持剂量一次10mg或15mg，一日1次。不可咬破或打开胶囊	①严重肝肾功能不全时慎用。②孕妇或可能妊娠的妇女禁用。哺乳期妇女应用时，应停止哺乳。③停用本品应缓慢减量并注意观察	中国国家处方集	缓释胶囊：①10mg；②15mg	
贝尼地平 Benidipine		用于原发性高血压	口服：①常规，早餐后服用，一次2~4mg，一日1次，效果不佳时可增至一次8mg，一日1次。②高龄患者初始剂量一次2mg，一日1次；③重症高血压患者，一次4~8mg，一日1次	①严重肝功能不全、血压过低时慎用。②停用本品应逐渐减量并注意观察，可因血压过度降低引起一过性意识丧失、抽搐等	中国国家处方集	片剂：①2mg；②4mg；③8mg	心源性休克，孕妇或可能妊娠的妇女，哺乳期妇女禁用

第六节　血管紧张素转换酶抑制剂（ACEI）

药品名称	目录类别	适应证	用量用法	注意事项	药典与处方集	制剂与规格	备注
卡托普利 Captopril	【基】，【保】（甲）】	①高血压；②心力衰竭	口服。①成人，初始剂量一次12.5mg，一日2~3次，必要时1~2周内增至一次50mg。近期大量服用利尿剂，处于低钠或低血容量，血压正常或偏低的心力衰竭患者，初始剂量一次6.25mg，一日3次，按体重一次0.3mg/kg，一日3次，必要时每8~24小时增加0.3mg/kg。宜在餐前1小时服药	①下列情况慎用：自身免疫性疾病，骨髓抑制，脑动脉或冠状动脉供血不足，主动脉瓣狭窄，严格饮食限制钠盐或进行透析者，哺乳期妇女需权衡利弊；②儿童仅限于女需权衡利弊的其他严重高血压且对其他降压药治疗无效时；老年人须酌减剂量。③妊娠前三个月禁用。④出现血管神经水肿伴有喉部水肿，应停用本品，迅速皮下注射1：1000肾上腺素0.3~0.5ml。⑤发生持续性的咳嗽，停药可以得到缓解。对于由ACEI导致的咳嗽，必须考虑进行咳嗽的鉴别诊断	美国、欧洲、日本、中国药典；中国国家处方集	片剂：①12.5mg；②25mg 胶囊：25mg 滴丸：6.25mg	用药期间注意定期监测白细胞、尿蛋白、血钾。①最初3个月每2周查一次白细胞计数和分类计数；②每月查一次尿蛋白，如蛋白尿逐渐增多，暂停本品或减少用量。③可能增高血钾，与保钾利尿剂合用时尤应注意检查血钾

续 表

药品名称	目录类别	适应证	用量用法	注意事项	药典与处方集	制剂与规格	备注
依那普利 Enalapril 依苏	[基]、[保(乙)]	①原发性高血压；②肾性高血压；③心力衰竭	口服：①原发性高血压，初始剂量，常规一次 5～10mg，一日 1 次。维持剂量一次 10～20mg，一日 1 次，最大剂量一日 40mg，分 1～2 次口服；肾功能不全时减少剂量或延长给药间隔；②肾性高血压：初始剂量，一次 5mg 或以下，一日 1 次，根据需要调整剂量；③心力衰竭：初始剂量一次 2.5mg，一日 1 次，根据耐受情况逐渐加量在 2～4 周内至一日 5～20mg，分 1～2 次口服	①下列情况慎用：主动脉瓣狭窄、肥厚型心肌病、哺乳期妇女使用，肝、肾功能不全者。②儿童不需要调整剂量；小于 30ml/min 的儿童患者中不推荐使用。③出现血管神经性水肿伴有喉部水肿、咳嗽见上述卡托普利③。④服用利尿药时，提前 2～3 天停用利尿药或初始剂量减半	美国、欧洲、中国药典、中国国家处方集	片剂：①2.5mg；②5mg；③10mg；胶囊：① 5mg；②10mg	同卡托普利
贝那普利 Benazepril	[保(乙)]	①高血压；②充血性心力衰竭	口服：①高血压，初始剂量一次 10mg，一日 1 次，根据血压调整，最大剂量一次 40mg，一日 1 次。肌酐清除率小于 30ml/min 时，起始剂量为一日 1 次 5mg；②心力衰竭：初始剂量，一次 2.5mg，一日 1 次，根据情况逐渐加量至一次 5～20mg，一日 1 次	①慎用见上述那那普利。②老年患者伴有心衰、冠状动脉及脑动脉硬化患者使用时应注意。③服用利尿药时，提前 2～3 天停用利尿药或初始剂量减半	美国药典、中国国家处方集	片剂：①5mg；②10mg	同卡托普利

续 表

药品名称	目录类别	适应证	用量用法	注意事项	药典与处方集	制剂与规格	备注
赖诺普利 Lisinopril	【保（乙）】	①高血压；②心力衰竭	口服：①高血压，初始剂量，一次10mg，一日1次，维持剂量，一次20~40mg，最大剂量，一次80mg，一日1次。服用利尿药时应前2~3天停用利尿药或减小初始剂量为5mg；②心力衰竭：初始剂量一次2.5mg，一日1次，根据耐受性逐渐加量至一次5~20mg，一日1次	①下列情况慎用：肾功能损害，急性心肌梗死，妊娠期和哺乳期妇女，老年人（按肾功能及血压控制情况调整剂量）②肾功能不全时剂量调整：肌酐清除率 初始剂量 31~70ml/min 5~10mg 10~30ml/min 2.5~5mg 小于10ml/min 2.5mg	中国国家处方集	片剂：①5mg；②10mg；③20mg；胶囊：①5mg；②10mg	同卡托普利
雷米普利 Ramipril	【保（乙）】	①原发性高血压；②无血性心力衰竭；③急性心肌梗死（2~9天）后出现的轻到中度心力衰竭；④非糖尿病肾病，尤其是伴有高血压者	口服：①高血压，初始剂量一次2.5mg，一日1次，晨服。根据需要3周后可增加剂量，维持剂量一次2.5~5mg，一日1次，最大剂量一次10mg；②急性心力衰竭：初始剂量为一日1.25~2.5mg，分2次服用。同腐1~2日剂量可加倍，最大剂量一日5mg，分2次服用；③非糖尿病肾病：初始剂量，一次1.25mg，一日1次，2~3周后剂量加倍，维持剂量一日5mg，肌酐清除率小于60ml/min时，减少剂量	①下列情况慎用：肾损害，高钾血症、瓣膜狭窄、麻醉前、期间或刚刚结束后，严重难治性高血压，老年人，周围血管疾病或动脉粥样硬化者。②同时使用利尿剂、有充血性心力衰竭或肾功能不全的老年患者应慎用本品。③妊娠和哺乳期妇女禁用。④服用利尿药的，应提前2~3天停用或减少利尿药并初始剂量减半	中国国家处方集	片剂：①1.25mg；②2.5mg；③5mg；④10mg	同卡托普利

续 表

药品名称	目录类别	适应证	用量用法	注意事项	药典与处方集	制剂与规格	备注
培哚普利 Perindopril	[保（乙）]	①高血压；②充血性心力衰竭	口服：①高血压：一次4mg，一日一次，3～4周后若有需要可增至一日8mg，一日1次。老年病人由小剂量一日2mg开始治疗，如果必要，1个月后可增一日4mg；②充血性心力衰竭：起始剂量为一次2mg，一日1次，维持量4mg，一日1次	①以下情况慎用：动脉硬化级，严重心衰（心功能Ⅳ级）、胰岛素依赖糖尿病。老年人。②妊娠早期不推荐使用（4～9个月）时禁用；③增加剂量时应检测血钾和血肌酐，并且按照心功能分级，每隔3～6个月进行一次检测，评估治疗的安全性	欧洲药典、中国国家处方集	片剂：①2mg；②4mg（以培哚普利叔丁胺盐计）	同卡托普利
福辛普利 Fosinopril	[保（乙）]	①高血压；②心力衰竭	口服：①高血压：初始剂量，一次10mg，一日1次，四周后根据需要增加剂量，维持剂量一日10～40mg。同时服用利尿药时，提前2～3天停用利尿药或服用本药后监测几小时直至血压稳定；②心力衰竭：初始剂量，一次10mg，一日1次，根据耐受情况逐渐加量至一次20～40mg，一日1次	①下列情况慎用：自身免疫性疾病、骨髓抑制、脑或冠状动脉供血不足、血钾过高、肾功能障碍、严格饮食限钠或盐透析或进行透析治疗者。②儿童患者不推荐；老年患者不需要降低剂量；妊娠和哺乳期妇女禁用	中国国家处方集	片剂：①10mg；②20mg；③40mg	同卡托普利
咪达普利 Imidapril	[保（乙）]	①原发性高血压；②肾实质性病变所致继发性高血压	口服：①成人，一次5～10mg，一日1次；②高龄患者、肾功能障碍、严重高血压及肾实质性病变发生性高血压初始剂量，为一次2.5mg，一日1次	①肌酐清除率小于30ml/min时用药需慎重，或间隔量减半，或延长用药间隔。②下列情况慎用：严重肾功能障碍、双侧肾动脉狭窄或单侧肾动脉狭窄、脑血管障碍及高龄患者、肝功能不全、妊娠、哺乳期妇女。③手术前24小时内最好不用本药	中国国家处方集	片剂：①2.5mg；②5mg；③10mg	同卡托普利 另：伴有Ⅰ型糖尿病患者用药初期可能出现肾功能迅速恶化和高钾血症，如发现异常，需减量或终止给药

续　表

药品名称	目录类别	适应证	用量用法	注意事项	药典与处方集	制剂与规格	备注
西拉普利 Cilazapril	【保（乙）】	①原发性高血压；②肾性高血压；③慢性心力衰竭	口服：①原发性高血压，初始剂量一次1mg，一日1次，维持剂量一次2.5～5.0mg，一日1次。②肾性高血压：初始剂量一次0.25～0.5mg，维持剂量按个体调整；③慢性心力衰竭：初始剂量一次0.5mg，一日1次，根据病情逐渐增至一次1～2.5mg，一日1次，最大剂量为一次5mg，一日1次	①肝硬化、严重肾功能损害、低钠和血容量不足者慎用。②腹水患者、妊娠及哺乳妇女、儿童禁用。③服用利尿药的，提前2～3天停用利尿药并减少药物初始剂量减半	欧洲药典；中国国家处方集	片剂：2.5mg	同卡托普利

第七节　血管紧张素Ⅱ受体拮抗剂（ARB）

药品名称	目录类别	适应证	用量用法	注意事项	药典与处方集	制剂与规格	备注
氯沙坦 Losartan 缬宁	【保（乙）】	用于原发性高血压	口服：一次50mg，一日1次。部分患者剂量可增加到一次100mg，一日1次。血容量不足的患者，初始剂量一次25mg，一日1次。本品可与食物同服或单独服用	①肝功能不全患者应慎用较低剂量。②妊娠期妇女在怀孕中期和后期用药时避免使用；哺乳期妇女停止哺乳或停用药物；不推荐肾小球滤过率<30ml/min 和肝功能受损的儿童使用本品。③以下情况慎用：血容量不足的患者；严重充血性心力衰竭或有单侧肾脏或双侧肾动脉狭窄或肾动脉狭窄的患者	美国药典；中国国家处方集	片剂：①50mg；②100mg 胶囊：50mg	

续 表

药品名称	目录类别	适应证	用量用法	注意事项	药典与处方集	制剂与规格	备注
氯沙坦钾氢氯噻嗪	[保(乙)]	用于原发性高血压,适用于联合用药治疗的患者	口服:常用起始剂量为一次1片(50mg/12.5mg),一日1次。反应不足时可增至最大剂量一次2片,一日1次。本品可与食物同服或单独服用	禁用于无尿患者,磺胺类药物过敏的患者。其他上述氯沙坦	中国国家处方集	片剂:(氯沙坦钾氢氯噻嗪)50mg/12.5mg	
缬沙坦 Valsartan	[保(乙)]	用于轻、中度原发性高血压	口服:一次80mg,一日1次。降压不佳者,一次160mg,一日1次,或加用利尿剂	①肝、肾功能不全时不需要调整剂量,胆道梗阻患者因排泄减少使用时应小心。②妊娠期妇女哺乳期妇女禁用。③以下情况慎用:低钠和(或)血容量不足,肾动脉狭窄,肌酐清除率<10ml/min,胆汁性肝硬化或胆道梗塞的患者	中国国家处方集	片剂:40mg 胶囊:①40mg;②80mg;③160mg;分散片:①40mg;②80mg	
缬沙坦氢氯噻嗪	[处]	用于轻、中度原发性高血压	口服:一次1片(80mg/12.5mg),一日1次	禁用于无尿患者,磺胺类药物过敏的患者。其他上述缬沙坦	中国国家处方集	片剂,胶囊:(缬沙坦/氢氯噻嗪)80mg/12.5mg	
坎地沙坦 Candesartan	[保(乙)]	用于原发性高血压	口服:一次4～8mg,一日1次,必要时可增加剂量至一次12mg,一日1次,有肾功能不全的患者,一次2mg,一日1次开始,谨慎使用	同上述坎地沙坦	中国国家处方集	片剂:①4mg;②8mg;③12mg胶囊:②8mg分散片:4mg	

续表

药品名称	目录类别	适应证	用量用法	注意事项	药典与处方集	制剂与规格	备注
缬沙坦/氨氯地平		单药不能充分控制血压的原发性高血压	口服：缬沙坦氨氯地平片（80mg/5mg），一日1次，一次1～2片。①缬沙坦和氨氯地平有效剂量分别为80～320mg 和 2.5～10mg，一日1次。②轻中度肾功能损伤的患者无需调整剂量。重度肾功能损伤（肌酐清除率<10 mL/min）者禁用	①服药前应纠正血容量不足的状况，或在开始治疗时密切监测。②禁用于孕妇和哺乳期妇女、遗传性血管性水肿患者及服用 ACE 或 ARB 治疗早期即发展成血管性水肿的患者。③心衰、最近发生心梗即接受手术或透析，主动脉瓣或二尖瓣狭窄，阻塞性心肌肥厚，肝功能损伤的患者慎用		片剂：80mg/5mg	氨氯地平或缬沙坦单药治疗未能充分控制血压的患者或发生不良反应的患者可以改用较低剂量本品治疗
厄贝沙坦 Irbesartan 科苏	【保（乙）】	①原发性高血压；②合并高血压的2型糖尿病肾病	口服：初始剂量，一次150mg，一日1次。根据病情增至一次300mg，一日1次。进行血液透析和年龄超过75岁的患者，初始剂量一次75mg，一日1次。可空腹或进餐时使用	①开始服用本药之前应纠正血容量不足。②肾功能损害者使用时，宜定期监测血清钾和肌酐。③主动脉和二尖瓣狭窄及肥厚梗阻性心肌病患者慎用。④不推荐原发性醛固酮增多症患者或儿童使用	美国药典；中国国家处方集	片剂：①75mg；②150mg；③300mg 分散片：①75mg 胶囊：①75mg；②150mg	
厄贝沙坦氢氯噻嗪	【保（乙）】	原发性高血压及单用厄贝沙坦或氢氯噻嗪不能有效控制血压的患者	口服：一次1片（150mg/12.5mg），一日1次。根据疗效可增加一次1片（300mg/12.5mg），一日1次	禁用于无尿患者、磺胺类药物过敏的患者。其他上述厄贝沙坦	中国国家处方集	片剂：(厄贝沙坦/氢氯噻嗪)①150mg/12.5mg；②300mg/12.5mg 胶囊：(厄贝沙坦/氢氯噻嗪)150mg/12.5mg	

药品名称	目录类别	适应证	用量用法	注意事项	药典与处方集	制剂与规格	备注
替米沙坦 Telmisartan	【保（乙）】	用于原发性高血压	口服：应个体化给药，初始剂量一次40mg，一日1次，最大剂量为一次80mg，一日1次。轻中度肝功能不全，一日不应超过40mg	①不推荐使用：妊娠前3个月；原发性醛固酮增多症的患者；18岁以下患者。②以下情况慎用：血容量不足的患者；严重的充血性心力衰竭患者；双侧肾脏或单侧肾动脉狭窄或只有单侧肾脏而肾动脉狭窄的患者；主动脉瓣或二尖瓣狭窄、阻塞性肥厚性心肌病患者使用	中国国家处方集	片剂：①20mg；②40mg；③80mg；胶囊：①20mg；②40mg	对本品过敏者；妊娠中末期及哺乳；胆汁淤积胆道阻塞性疾病患者；严重肝功能不全患者；严重肾功能不全患者（肌酐清除率<30ml/min）
奥美沙坦 Olmesartan		用于高血压	口服：成人，起始剂量一次20mg，一日1次，2周治疗后仍需进一步降低血压的患者，剂量可增至一次40mg，一日1次	①肾动脉狭窄，严重肝、肾功能损害，低钠和/或血容量不足的病人慎用。②儿童不宜使用；哺乳期女必须用药时须中止哺乳；妊娠妇女禁用	中国国家处方集	片剂：①20mg；②40mg	

第八节　抗心律失常药

药品名称	目录类别	适应证	用量用法	注意事项	药典与处方集	制剂与规格	备注
盐酸胺碘酮 Amiodarone 可达龙	[基]，(甲)	针剂：当不宜口服给药时治疗严重的心律失常，尤其适用于下列情况：房性心律失常伴快速室性心律；W-P-W综合征的心动过速；严重的室性心律失常；休外电除颤无效的室颤的心脏停搏的心肺复苏	初始剂量为24小时内给予1000mg：头10分钟内给0.150g静脉滴注（15mg/min），随后6h静脉滴注360mg（1mg/min），剩余18h静脉滴注540mg（0.5mg/min）。第一个24h后，维持滴注速度0.5mg/min（720mg/24h）	应纠正低钾血症，监测QT间期，建议定期检查肝功能，应在持续心电监护下使用。禁用于孕妇同哺乳母亲。不推荐儿童用药。老年人应在心电监护下使用	2010版中国药典、英国药典	针剂：3ml：0.15g片剂：0.2g	注射时禁止与可导致尖端扭转性室速的抗心律失常药物联合应用
利多卡因 Lidocaine	[基]，(甲)	用于急性心肌梗死后室性早搏和室性心动过速，洋地黄类中毒、心脏外科手术及心导管引起的室性心律失常	①室性心律失常：静注，1～1.5mg/kg，2～3分钟缓静注，如需要可重复1～2次，每5分钟重复，至1小时内最大剂量200～300mg。然后以1～4mg/min，持续滴注。一般以5%葡萄糖注射液配成1～4mg/ml药液滴注或用输液瓶给药。②室性心律失常急处理：肌注，一次50～300mg，较稳定的患者，一次50～100mg。如需要60～90分钟后重复给药	①肝或肾损害、慢性心力衰竭和心脏手术后、心搏徐缓、呼吸抑制、休克病人或体弱者，年龄大者应用、妊娠期妇女慎用。②大于70岁患者剂量应减半	美国、欧洲、中国国药典、中国药典、中国处方集	注射液：①5ml：50mg；②5ml：100mg；③10ml：200mg；④20ml：400mg	

续　表

药品名称	目录类别	适应证	用量用法	注意事项	药典与处方集	制剂与规格	备注
普罗帕酮 Propafenone	[基],(甲)]	用于阵发性室性心动过速及室上性心动过速、预激综合征伴室上性心动过速或心房扑动或心房颤动的预防，各类早搏	口服：一次100~200mg，一日3~4次。维持量，一日300~600mg，分2~4次服用。静注：一次70mg，加5%葡萄糖稀释，于10分钟内缓慢注射，必要时10~20分钟重复一次，总量不超过210mg。然后改为静滴，滴速0.5~1.0mg/min或口服维持	①下列情况禁用：严重心肌损害者，严重的心动过速、肝肾功能不全、明显低血压患者、孕妇及哺乳期妇女。②老年患者的有效剂量较正常低，应谨慎。③如出现窦性或传导性传导高度阻滞时，可静脉注射乳酸钠、阿托品，异丙肾上腺素等解救	美国、欧洲药典；中国国家处方集	片剂：①50mg；②150mg 胶囊：①50mg；②100mg；③150mg 注射液：①5ml：17.5mg；②10ml：35mg	用于治疗房性心动过速时需在使用地高辛的基础上应用
普鲁卡因胺 Procainamide	[基],(甲)]	用于危及生命的室性心律失常	口服：一次0.25~0.5g，每4小时一次。静注：一次0.1g，5分钟缓慢注入，必要时每隔5~10分钟重复一次，总量不得超过10~15mg/kg。静滴：10~15mg/kg滴注1小时，然后以每小时1.5~2mg/kg维持	①对普鲁卡因及其他有关药物过敏者，可停换用本品也过敏。②妊娠及哺乳妇女应慎用，小儿、老人应时情调整剂量。③下列情况慎用：过敏患者，支气管哮喘、肝肾功能磷碍、低血压、心脏收缩功能明显降低者	美国、欧洲、中国药典；中国国家处方集	片剂：0.25g 注射液：1ml：0.1g	
美西律 Mexiletine	[基],(甲)]	用于慢性室性心律失常	口服：首次0.2~0.3g，必要时2小时后再服0.1~0.2g。维持量一日0.4~0.8g，分2~3次服。成人极量为一日1.2g，分3次口服。静注：开始0.1g，加入5%葡萄糖液20ml中，缓慢注射3~5分钟，如无效，可在5~10分钟后再给50~100mg。然后以后减至0.75~1mg/min，并维持24~48小时	①下列情况慎用：低血压、室内传导阻滞、严重充血性心力衰竭、严重窦性心动过缓、肝肾功能不全。②老年人应用时应监测肝功能。③用药期间应同时检查血压、心电图、血药浓度	美国、欧洲、中国药典；中国国家处方集	片剂：①50mg；②100mg 胶囊：100mg 注射液：2ml：100mg	

续表

药品名称	目录类别	适应证	用量用法	注意事项	药典与处方集	制剂与规格	备注
普萘洛尔 Propranolol		见β受体拮抗剂项下的普萘洛尔					
阿替洛尔 Atenolol		见β受体拮抗剂项下的阿替洛尔					
美托洛尔 Metoprolol		见β受体拮抗剂项下的美托洛尔					
索他洛尔 Sotalol		见β受体拮抗剂项下的索他洛尔					
维拉帕米 Verapamil	【基】，【保（甲）】	见上述钙离子阻滞剂维拉帕米	心律失常：成人，①慢性心房纤颤服用洋地黄者，一日240～320mg，分3～4次；②预防阵发性室上性心动过速，未服用洋地黄者，一日240～480mg，分3～4次。儿童：年龄1～5岁，按体重一日4～8mg/kg，分3次，或每8小时40～80mg；大于5岁，每6～8小时80mg	见上述钙离子阻滞剂维拉帕米	美国、欧洲、中国药典；中国国家处方集	见上述钙离子阻滞剂"维拉帕米"	

续　表

药品名称	目录类别	适应证	用量用法	注意事项	药典与处方集	制剂与规格	备注
丙吡胺 Disopyramide	【保（乙）】	用于其他药物无效的危及生命的室性心律失常	口服：成人首剂0.2g，以后一次0.1~0.15g，每6小时一次。应根据需要及耐受程度调整用量。心电图要QRS增宽超过25%时应停药	①老年人应根据肾功能适当减量。妊娠期妇女慎用，哺乳期妇女用药时应停止哺乳。②下列情况禁用：Ⅰ度房室或室内阻滞、肾功能衰竭、未经治疗控制的充血性心力衰竭或有心力衰竭史者、广泛心肌损害、低血压。③用药期间应监测血压、心电图、心功能、肝肾功能。眼压和血钾	中国国家处方集	片剂：0.1g	①血液透析可清除本品，故透析后可能需加一剂药。②服用硫酸奎尼丁或盐酸普鲁卡因胺者如需换用本品，应先停服硫酸奎尼丁6~12小时或盐酸普鲁卡因胺3~6小时
莫雷西嗪 Moracizine	【保（乙）】	用于室性早搏，室性心动过速	口服：成人常用量一次150~300mg，每8小时一次，一日最大剂量900mg。剂量应个体化	①以下情况慎用：心肌梗死后无症状的非致命性室性心律失常者、Ⅱ度房室阻滞和室内阻滞、肝肾功能不全者、严重心衰。②用药期间应注意检查血压、心电图、肝功能	美国、中国药典；中国国家处方集	片剂：50mg	在应用本品前，应停用其他抗心律失常药物1~2个半衰期
安他唑啉 Antazoline	【保（乙）】	用于房性、室性早搏，室性心动过速、房颤等心律失常及过敏性疾病	口服：一次0.1~0.2g，一日3~4次，餐后服用	器质性心脏病、心输出量不足者慎用	中国国家处方集	片剂：0.1g	

药品名称	目录类别	适应证	用量用法	注意事项	药典与处方集	制剂与规格	备注
阿普林定 Aprindine	[保(乙)]	用于预发的室性和阵发性期前收缩，阵发性室性和房性心动过速，预激综合征合并阵发性心动过速等	口服：①成人初始剂量100mg，其后6～8小时50～100mg，当日不超过300mg，第二日和第三日内各100～150mg，此后逐渐减至维持量，一日50～100mg，分2～3次服用。②儿童及老年患者，用量酌减	①下列情况慎用：有器质性心脏病的患者、帕金森病、肝病病史者、肝肾功能不全者。②孕妇及哺乳期妇女慎用。③用药期间应定期检查血象常规、肝肾功能、心电图	中国国家处方集	片剂：①125mg；②250mg	
托西溴苄铵 Bretylium tosilate	[保(乙)]	各种病因所致的室性心律失常（如预发性早搏，阵发性室性心动过速、心室扑动和颤动）	静注或肌注：按体重一次3～5mg/kg，以5%葡萄糖注射液稀释后，取卧位在10～20分钟内缓慢静注。必要时可在静注出现疗效后，肌注维持，一次肌注不宜超过5ml，并应变换注射部位	①以下情况慎用：肾功能不全，主动脉瓣狭窄；肺动脉高压及其他有心排血量减低的病况。②不宜与钙离子的药物合用。③因本品起效较慢，宜尽早用药	美国药典，中国国家处方集	注射剂：2ml：0.25g	
腺苷 Adenosine		阵发性室上性心动过速，超声心动图药物负荷试验	静注：①成人，起始剂量6mg，若1～2分钟内未见症状改变，第二次或第三次给予12mg，直至症状改善。②儿童，起始剂量按体重0.05～0.1mg/kg，依症状是否改善每隔1～2分钟内0.05～0.1mg/kg之剂量缓慢增加至症状改善但不超过最大剂量0.25～0.3mg/kg	①严重肝功能不全者不可使用。②肾功能不全者伴有瓣膜缺陷者慎用，孕妇及哺乳期妇女慎用。③对心衰患者或使用β受体拮抗药者，治疗扩宽上速优于维拉帕米。④不宜长期用于预防阵发性室性心动过速	美国、欧洲药典，中国国家处方集	注射液：2ml：6mg	

第九节　血脂调节药

一、他汀类药

药品名称	目录类别	适应证	用量用法	注意事项	药典与处方集	制剂与规格	备注
辛伐他汀 Simvastatin	【基】，【保（乙）】	用于高脂蛋白血症、冠心病，杂合子家族性高胆固醇血症儿童患者	口服：①心血管事件高危人群推荐初始剂量一次20～40mg，晚间顿服。调整剂量应间隔4周以上；②纯合子家族性高胆固醇血症：推荐一次40mg，晚间顿服；或一次80mg，分早晨20mg，午间20mg和晚间40mg服用。严重肾功能不全者（肌酐清除率<30ml／min），起始剂量应为一日5mg，并密切监测	①以下情况使用：大量饮酒、肝病史、妊娠及哺乳期妇女。②血清AST及ALT升高至正常上限3倍时，须停止本品治疗。③对于有弥散性的肌痛、肌无力及肌酸激酶（CK）升高至大于正常值十倍以上时宜考虑为肌病，须立即停用本品。④儿童长期使用安全性尚无	美国、欧洲、中国国药典，中国国家处方集	片剂：①5mg；②10mg；③20mg。分散片：10mg。胶囊：5mg。干混悬剂：10mg	
阿托伐他汀 Atorvastatin	【保（乙）】	用于高胆固醇血症、冠心病	口服：①原发性高胆固醇和混合型高脂血症：一般剂量一日10mg，一日1次。②纯合子家族性高胆固醇血症：一日10～80mg，一日1次。肾功能不全者无须调整剂量	同辛伐他汀。但尚无对儿童生长发育的安全性资料。儿童中使用仅限少数少严重高脂血症患者，推荐初始剂量为一日10mg	中国国家处方集	片剂：①10mg；②20mg。胶囊：10mg	
普伐他汀 Pravastatin	【保（乙）】	用于高脂蛋白血症、家族性高胆固醇血症	口服：初始剂量一次10～20mg，睡前顿服。最大剂量一日40mg。严重肾功能不全者禁用	同辛伐他汀。但18岁以下患者不推荐使用	欧洲药典，中国国家处方集	片剂：①5mg；②10mg；③20mg	
匹伐他汀钙 Pitavastatin Calcium	【保（乙）】	高胆固醇血症、家族性高胆固醇血症	成人：一日1次，晚饭后口服匹伐他汀1～2mg	①用前必须进行充分检查，确认患有高胆固醇血症。家族性高胆固醇血症后再考虑使用本品；②从服药开始到12周之间至少要检查肝功能1次，以后定期（如半年1次）检查	英国药典	片剂：①1mg；②2mg	

续　表

药品名称	目录类别	适应证	用量用法	注意事项	药典与处方集	制剂与规格	备注
氟伐他汀 Fluvastatin		用于原发性高胆固醇血症、原发性混合型血脂异常（Ⅱa和Ⅲb型）	口服：一次20~40mg，晚餐时或睡前顿服。剂量可按需要调整。严重肾功能不全者禁用	同辛伐他汀。但18岁以下患者不推荐使用	美国国家处方集；中国	胶囊：①20mg；②40mg	
洛伐他汀 Lovastatin	【保（乙）】	用于高胆固醇固醇血症、混合型血脂蛋白血症	口服：成人常用量一次10~20mg，一日1次。晚餐时服用。剂量可按需要调整，但最大剂量不超过一日80mg。严重肾功能损害的患者（肌酐清除率<30ml/min）禁用	同辛伐他汀。但18岁以下患者不推荐使用	美国、欧洲药典；中国国家处方集	片剂：20mg；分散片：20mg；胶囊：①10mg；②20mg	
瑞舒伐他汀 Rosuvastatin		用于原发性高胆固醇血症或混合型血脂异常症（Ⅱa和Ⅲb型），纯合子家族性高胆固醇血症	口服：起始剂量为一次5~10mg，一日1次。如有必要，可在治疗4周后调整剂量。一日最大剂量为20mg。严重肾功能损害的患者（肌酐清除率<30ml/min）禁用	同辛伐他汀。但18岁以下患者不推荐使用。儿科使用的经验局限于少数（年龄≥8岁）纯合子家族性高胆固醇血症的患儿	中国国家处方集	片剂，胶囊：①5mg；②10mg；③20mg	
血脂康胶囊	【基，（甲）】	除湿祛痰，活血化瘀，健脾消食。用于脾虚痰瘀阻滞证，症见气短、乏力、头晕、头痛、胸闷、腹胀、食少纳呆等；高脂血症；也可用于由高脂血症及动脉粥样硬化引起的心脑血管疾病的辅助治疗	口服：一次2粒，一日2次，饭后服用。轻、中度者一日2粒，晚饭后服用。或遵医嘱	①用药期间应定期检查血脂，血清氨基转移酶和肌酸磷酸激酶；②在本品治疗过程中，如发生血清氨基转移酶增高达正常值高限3倍，或血清肌酸磷酸激酶显著增高时应停用本品；③不推荐孕妇及乳母使用；④儿童用药的安全性和有效性尚未确定	中国国家处方集	胶囊：300mg	

二、贝特类药

药品名称	目录类别	适应证	用量用法	注意事项	药典与处方集	制剂与规格	备注
非诺贝特 Fenofibrate	[保（乙）]	①高胆固醇血症（Ⅱa型）和内源性高甘油三酯血症，③单纯型（Ⅳ）和混合型（Ⅱb型）	口服：①片剂、咀嚼片剂、胶囊剂，一次100mg，一日3倍以上，维持量一次100mg，一日1~2次。用餐时服。②微粒化胶囊剂：一次160mg或200mg，一日1次。本品不可嚼服。③缓释胶囊剂：一次250mg，一日1次。本品不可掰开或嚼服	①当AST，ALT升高至正常值3倍以上者，应停止治疗。②下列情况禁用：肝肾功能不全者、胆囊疾病史、胆石症、原发性胆汁性肝硬化、不明原因的肝功能持续异常、妊娠及哺乳期妇女、儿童	美国，欧洲药典；中国国家处方集	片剂，胶囊：100mg；咀嚼片：①100mg；②200mg；微粒化胶囊：①100mg；②200mg；③200mg；缓释胶囊：250mg	
苯扎贝特 Bezafibrate	[保（乙）]	①高甘油三酯血症；②高胆固醇血症；③混合型高脂血症	口服：①片剂，一次200~400mg，一日3次，餐后或与饭同服。维持量一次400mg，一日2次；②缓释片剂：一次400mg，一日1次，不可掰开或嚼服。③肾功能不全患者，肌酐清除率在40~60ml/min时，一日2次，一次400mg，在15~40ml/min时，一次400mg，一日或隔日1次；低于15ml/min时，一次400mg，三日1次	①妊娠期，哺乳期妇女、儿童不宜使用。②用药后出现胆石症，肝功能显著异常，或疑有肌病的症状（如肌痛，触痛，乏力等）或应酌情酌减激酶显著升高，应停药。③胆囊疾病史、胆石症，原发性胆汁性肝硬化，严重肝及肾功能不全者禁用	美国，欧洲药典；中国国家处方集	片剂：200mg；缓释片：400mg	
吉非罗齐 Gemfibrozil	[保（乙）]	①用于饮食控制，减轻体重无效的Ⅳ、Ⅴ型高脂血症。②饮食控制，减轻体重及其他药物治疗无效的Ⅱb型高脂血症	口服：一次0.3~0.6g，一日2次，早餐及晚餐前30分钟服用	①用药期间应定期检查：全血象及血小板计数；肝功能试验；血脂；血肌酸磷酸激酶。②治疗3个月后无效即应停药。③如用药后出现胆石症，肝功能显著异常，疑有肌病的症状（如肌痛，触痛，乏力等）或应酌情酌减磷酸激酶显著升高，应停药	美国，欧洲药典；中国国家处方集	片剂：0.15g；胶囊：0.3g	同非诺贝特

三、烟酸类药

药品名称	目录类别	适应证	用量用法	注意事项	药典与处方集	制剂与规格	备注
烟酸 Nicotinic Acid		高脂血症的辅助治疗（除Ⅰ型外），烟酸缺乏病（糙皮病等）及扩张小血管（注射剂）	口服：高脂血症。①普通片：初始剂量，一次 0.1g，一日 3 次，4～7日后可增至一次 1～2g，一日 3 次；②缓释片：睡前服用，第 1～4 周，一次 0.5g，一日 1 次；第 5～8 周，一次 1000mg，一日 1 次，8 周后根据疗效和耐受性调整剂量，维持剂量，一日 1～2g，最大剂量一日 2g	①肝病患者应慎用。②妊娠期、哺乳期妇女不宜使用。③以下情况慎用：与他汀类药合用时、不稳定型心绞痛、心肌梗死急性期；痛风或有痛风风险倾向。④治疗期间应定期监测肝功能和肌酸激酶。⑤患有黄疸性肝病、肝胆疾病、糖尿病或消化道溃疡的患者，在服用期间应该严格监控肝功能和血糖	美国、欧洲药典，中国国家处方集	片剂：①50mg；②100mg；缓释片：①0.25g；②0.5g；③0.75g；缓释胶囊：0.25g	对烟酸过敏、严重的或原因未明的肝功能损害、活动性消化性溃疡，动脉性出血、儿童患者
阿昔莫司 Acipimox [保（乙）]		高甘油三酯血症（Ⅳ型）高脂蛋白血症（Ⅱa 型）、高胆固醇高甘油三酯和高胆固醇血症（Ⅱb、Ⅲ及Ⅴ型）	口服：一次 250mg，一日 2～3 次，餐后服用。根据 TC 及 TG 水平调整剂量，一日总剂量不超过 1200mg。Ⅳ 型高脂血症：一次 0.25g，一日 2 次；Ⅱb、Ⅲ 及 Ⅴ 型高脂血症：一次 0.25g，一日 3 次，根据血中甘油三酯及胆固醇水平调整剂量，一日总量不超过 1.2g，餐后服用	①肾功能不全时，应根据肌酐清除率调整剂量，肌酐清除率 80～40ml/min，隔一日 0.25g；40～20ml/min，一日 0.25g。②长期应用者，应定期检查血脂及肝功能。尤其在伴有皮肤潮红及痤疮时用药，此现象会很快消失	美国、欧洲药典，中国国家处方集	胶囊：0.25g	
烟酸肌醇 Inositol Nicotinate [保（乙）]		①高脂血症；②动脉粥样硬化；③各种末梢血管闭塞性疾病（如闭塞性动脉硬化症、肢端动脉痉挛症、冻伤、血管性偏头痛等）的辅助治疗	口服：一次 0.2～0.6g，一日 3 次，连续服用 1～3 个月	①胃酸缺乏者应同时服用稀盐酸或柠檬汁以减少不良反应 ②哺乳期妇女应考虑停药或停止哺乳。③烟酸类药物过敏者、患活动性肝病、不明原因氨基转移酶升高等肝功能异常者、活动性消化道溃疡、有出血倾向者禁用		片剂：0.2g	

续表

药品名称	目录类别	适应证	用量用法	注意事项	药典与处方集	制剂与规格	备注
维生素E烟酸酯 Vitamin E Nicotinate		高脂血症，防治动脉粥样硬化	口服：一次0.1~0.2g，一日3次	下列情况慎用：动脉出血，糖尿病，青光眼，痛风，尿酸血症，肝病，溃疡病，低血压，肝功能不全	中国国家处方集	胶囊，胶丸：0.1g	

四、其他类药

药品名称	目录类别	适应证	用量用法	注意事项	药典与处方集	制剂与规格	备注
普罗布考 Probucol	[保(乙)]	高胆固醇血症	口服：一次0.5g，一日2次，早晚餐时服用	①肾功能不全时需减量。②孕妇哺乳期妇女慎用，孕妇哺乳期妇女慎用不宜服用。③服用本品期间应定期检查心电图及Q-T间期。④服用三环类抗抑郁药、抗心律失常药和吩噻嗪类药物的患者，合用时发生心律失常的危险性增大	美国、欧洲药典；中国国家处方集	片剂：①0.125g；②0.25g	服用本品对诊断有干扰：可使血氨基转移酶、胆红素、肌酸磷酸激酶、尿酸、尿素氮短暂升高
依折麦布 Ezetimibe		用于原发性高胆固醇血症，纯合子家族性高胆固醇血症，纯合子谷甾醇血症	口服：成人剂量，一次10mg，一日1次。可单独服用或与他汀类联合应用	①孕妇及哺乳期妇女慎用。②小于10岁儿童不推荐应用。③活动性肝病或不明原因的血清AST及ALT持续升高的患者禁忌	中国国家处方集	片剂：10mg	

第十节 其他抗心肌缺血药

药品名称	目录类别	适应证	用量用法	注意事项	药典与处方集	制剂与规格	备注
曲美他嗪 Trimetazidine		心绞痛发作的预防性治疗，眩晕和耳鸣的辅助性对症治疗	口服：一次20mg，一日3次，三餐时服用	①妊娠期间不宜应用，哺乳期应暂停哺乳。②不应用于入院前或入院后最初几天的治疗。③心绞痛发作时，对冠状动脉病况应重新评估，并考虑治疗的调整（药物治疗和可能的血运重建）	中国国家处方集	片剂：20mg	不作为心绞痛发作时的对症治疗用药；也不适用于对不稳定心绞痛或心肌梗死的初始治疗
环磷腺苷 Adenosine Cyclophos-phate	【保（乙）】 注：限心衰	心绞痛，心肌梗死，心肌炎及心源性休克，改善风湿性心脏病的心悸、气急、胸闷等症状	肌注：一次20mg，溶于氯化钠注射液2ml中，一日2次 静注：一次20mg，溶于氯化钠注射液20ml中，一日2次 静滴：一次40mg，溶于250～500ml 5%葡萄糖注射液中，一日2次。 疗程：冠心病以15日为一疗程，可连续应用2～3疗程	大剂量静脉注射（按体重每分钟达0.5mg/kg）时，可引起腹痛、头痛、肌痛、睾丸痛、背痛、四肢无力、恶心、手脚麻木、高热等	中国国家处方集	粉针：①20mg；②40mg；③60mg 注射液： ①2ml：20mg； ②5ml：40mg 环磷腺苷葡萄糖注射液：250ml：40mg（葡萄糖12.5g） 环磷腺苷氯化钠注射液：250ml：40mg（氯化钠2.25g）	

续　表

药品名称	目录类别	适应证	用量用法	注意事项	药典与处方集	制剂与规格	备注
三磷酸腺苷 Adenosine Triphosphate	【保（乙）】注：限急救	进行性肌萎缩，脑出血后遗症、心功能不全、心肌疾患及肝炎等的辅助治疗。用于中止阵发性室上性心动过速而转复为窦性心律	口服：一次20~40mg，一日3次。用量可根据年龄酌情增减肌注或静注，一次10~20mg，一日1~2次	①下列情况慎用：心肌梗死及脑出血发病期、60岁以上老人、窦性心动过缓者。②静脉注射宜缓慢，以免引起头晕、头胀、胸闷及低血压等不良反应	中国国家处方集	片剂：①10mg；②20mg 胶囊：20mg 粉针：①10mg；②200mg 注射液：①1ml：10mg；②2ml：20mg 三磷酸腺苷二钠氯化钠注射液：①50ml：10mg（氯化钠0.45g）；②100ml：20mg（氯化钠0.9g）	

第十一节 α 受体拮抗剂

药品名称	目录类别	适应证	用量用法	注意事项	药典与处方集	制剂与规格	备注
乌拉地尔 Urapidil	[保（乙）]	各种类型高血压、重症高血压，高血压危象，难治性高血压，控制围手术期高血压	口服：高血压，一次 30～60mg，一日 2 次，维持剂量一日 30～180mg。静注：一次 20～50mg，监测血压变化，降压效果应在 5 分钟内即可显示。若效果不够满意，可重复用药。静注：10～50 mg/次，用生理盐水 20～40ml 稀释。缓慢注射。静滴或用输液泵输入（在静注后使用）。①高血压，最大浓度为 4mg/ml，推荐初始输入速度为每分钟 2mg，维持剂量输入速度为平均每小时 9mg；治疗期限一般不超过 7 天。②急性心力衰竭，通常每分钟 100～400µg，可逐渐增加剂量，并根据血压和临床状况予以调整。伴严重高血压者可反复静脉推注 12.5～25.0mg。（参考：2010 年急性心力衰竭诊断和治疗指南 [中华医学会]）	①肝功能不全者应慎用；老年人慎用，初始剂量宜小。②静注或静滴，患者须取卧位。③对本品过敏有皮肤瘙痒、潮红，有皮疹应停药。④过量可致低血压，可指高下肢及增加血容量，必要时与碱性液体混合。⑤注射液不能与的程度由用前 15 分钟内输入的药物剂量状定，然后后用低剂量维持	日本药典、中国国家处方集	缓释片、胶囊：30mg 粉针剂：①25mg②50mg 注射液：①5ml：25mg②10ml：50mg 乌拉地尔氯化钠注射液：100ml：50mg/0.9g 乌拉地尔葡萄糖注射液：100ml：50mg/5g	主动脉峡部狭窄或动静脉分流（肾透析时的分流除外），哺乳期妇女禁用

续表

药品名称	目录类别	适应证	用量用法	注意事项	药典与处方集	制剂与规格	备注
哌唑嗪 Prazosin	【基】，【保】（甲）	用于高血压（第一线药）、充血性心力衰竭（严重的难治性患者），也用于嗜铬细胞瘤	口服：①成人首剂一次0.5mg，睡前顿服，此后一次0.5～1mg，一日2～3次，逐渐按疗效调整为一日6～15mg，分2～3次服；②儿童，7岁以下，一次0.25mg，一日2～3次；7～12岁，一次0.5mg，一日2～3次，按疗效调整剂量，起始剂量一次1mg，一日2次为宜。肾功能不全时应减小剂量，肝病患者也应减小剂量	①剂量必须按个体化原则，以降低血压反应为标准。②可以单独或与其他药物联合应用以用来控制妊娠期严重高血压。③精神病患者、机械性梗阻引起的心力衰竭患者慎用。④首次服用、加量或停药数日后再次用药时常会出现明显的首立效应	美国、欧洲、中国药典；中国国家处方集	片剂：①0.5mg；②1mg；③2mg	
多沙唑嗪 Doxazosin		用于高血压，良性前列腺增生的治疗	口服：①普通片，成人起始剂量一次1mg，一日1次，1～2周后根据临床反应和耐受情况调整剂量及调整剂量时宜睡前服。维持剂量一般1～8mg，一日1次；②控释片一日4mg，一日1次，不得咀嚼、掰开或碾碎后服用	①肝功能不全者慎用。②妊娠及哺乳期妇女慎用。③本品可能出现头晕、疲劳（特别是刚开始治疗时）、嗜睡、可能导致反应能力下降，从事驾驶或机械操作者应谨慎。④首次服用、加量或停药数日后再次用药时常会出现明显的首立效应	美国、欧洲药典；中国国家处方集	控释片：4mg	
特拉唑嗪 Terazosin	【基】	用于轻度或中度高血压，良性前列腺增生	口服：高血压：初始剂量为睡前服用1mg，以尽量减少首剂低血压事件的发生。一周后一日单剂量可加倍已达到预期效应。常用维持剂量为一日2～10mg。加用噻嗪类利尿药或其他抗高血压药时应减少本药用量	①首次用药、剂量增加时或停药后重新用药后会发生体位性低血压，轻度支晕或晕眩。老年患者较年轻患者更易发生直立性低血压。②建议特拉唑嗪不用于有排尿晕厥史的患者。③使用本品治疗良性前列腺增生前者应排除前列腺癌的可能性	美国、欧洲药典；中国国家处方集	片剂：2mg	

第十二节 血管舒张性抗高血压药

药品名称	目录类别	适应证	用量用法	注意事项	药典与处方集	制剂与规格	备注
硝普钠 Nitroprusside	[基]、[保(甲)]	高血压急症(高血压危象、高血压脑病、恶性高血压、嗜铬细胞瘤手术前后麻醉性急血压、外科麻醉期间进行控制性降压)，急性心力衰竭，急性肺水肿	静滴：①成人开始按体重每分钟0.5μg/kg，根据治疗反应以每分钟0.5μg/kg速度，逐渐调整剂量。常用剂量为按体重每分钟3μg/kg，极量为每分钟10μg/kg，总量为3500μg/kg；②儿童常用量按体重每分钟1.4μg/kg，按效应逐渐调整用量用前将本品50mg溶解于5%葡萄糖注射液5ml中，再稀释于250～1000ml 5%葡萄糖注射液内，避光静滴，溶液的保存与应用不应超过24小时	①本品不可静注，应缓慢点滴。或使用微量输液泵②如用药期间，应经常监测血压。急性心肌梗死患者使用本品时须监测肺动脉舒张压或肺楔压。③左心衰竭伴低血压，应用本品须同时用加心肌正性肌力药如多巴胺或多巴酚丁胺。④适用于严重心衰，原有舒张性衰竭心原性休克患者	美国、欧洲、国际、中国药典；中国国家处方集	粉针：50mg	肾功能不全而应用本品超过48～72小时者，每天须测定血浆中氰化物或硫氰酸盐，保持氰酸盐不超过100μg/ml；氰化物不超过3μmol/ml
二氮嗪 Diazoxide	[保(乙)]	用于恶性高血压、高血压危象、幼儿持发性低血糖症。胰岛细胞瘤引起的严重低血糖	静注：①成人一次150mg，或按体重一次1～3mg/kg，严重高血压隔5～15分钟后重复注射1次，达效后，按需要每4～24小时1次，直到病情所用口服降压药发生作用，超过量一般需4～5天。极量一日1.2g；②儿童按体重一次1～3mg/kg，用法同成人快速静注：①成人一次200～400mg，严重高血压危象时，可在15～20秒内注完。抢救高血压危象时，可在0.5～3小时内再注射1次，1日总量不超过1200mg；②儿童按体重一次5mg/kg。病人卧位注速静脉注射；症状缓解后再改以口服降压药维持	①对噻嗪类利尿剂、磺胺药、碳酸酐酶抑制剂等过敏者，也可能过敏。②下列情况慎用：急性主动脉夹层、心肌梗死、代偿性高血压、足、痛风、低钾血症、肝功能不全等者。③儿童慎用④老年人应减量使用。④可加剧高血糖和高尿酸血症。⑤注射时防止漏出血管外，以免引起疼痛和炎症	美国、欧洲、中国药典；中国国家处方集	注射液：①10ml：0.15g；②20ml：0.3g	充血性心力衰竭、糖尿病，孕妇及哺乳期妇女、肾功能不全的重型高血压

续　表

药品名称	目录类别	适应证	用量用法	注意事项	药典与处方集	制剂与规格	备注
肼屈嗪 Hydralazine	[保(乙)]	用于高血压，心力衰竭	口服：①成人，一次10mg，一日4次，餐后服用。2~4天后，加至一次25mg，餐后服用。第2周后增至一次50mg，一日4次。最大剂量不超过一日300mg；②儿童，按体重一次0.75mg/kg，一日2~4次，1~4周内渐增至最大量，一日300mg或一日7.5mg/kg。餐后服用	①哺乳期妇女、合并冠心病患者慎用，老年人宜减少剂量。②用药期间随访检查抗核抗体、血常规，必要时查红斑狼疮。③缓慢增加剂量或合用β受体拮抗药可使不良反应减少。停用本品须缓慢增减量。④中度原发性高血压，不宜单独应用，应合并应用利尿药和β受体拮抗药	欧洲、中国药典；中国国家处方集	片剂：①10mg；②25mg；③50mg	主动脉瘤、脑中风，严重肾功能不全禁用
米诺地尔 Minoxidil	[保(乙)]	用于高血压（第二或第三线用药）	口服：①成人，初始一次2.5mg，一日2次，以后每3日按剂量增加，单次或分次维持用。最大一日不能超过100mg，单次或分次服用；②儿童，初始按体重一次0.2mg/kg，一日1次，以后每3日按体重增加0.1mg/量，一次一日最多50mg，12岁以下一日最多50mg，单次或分次量，一日0.25~1mg/kg，单次或分次服用	①应用本品期间应定时测量血压、体重。②突然停药可致血压反跳，故宜逐渐撤药。③孕妇及哺乳期妇女慎用。④治疗初期血尿素氮及肌酐增高，但继续治疗后下降至用药前水平	美国、欧洲、中国国药典；中国国家处方集	片剂：2.5mg	使用本品血浆肾素活性、血清碱性磷酸酶、血钠可能增高，血细胞计数及血红蛋白可能因血液稀释而减低
地巴唑 Dibazol	[保(乙)]	轻度高血压，脑血管痉挛，胃肠平滑肌痉挛，脊髓灰质炎后遗症，外周颜面神经麻痹，妊娠后高血压综合征	口服：高血压，胃肠痉挛，一次10~20mg，一日3次		中国国家处方集	片剂：①20mg；②30mg	

药品名称	目录类别	适应证	用量用法	注意事项	药典与处方集	制剂与规格	备注
注射用葛根素 Puerarin for Injection 普乐宁	[保(乙)]	适用于冠心病、心绞痛、心肌梗死、视网膜阻塞、突发性耳聋的治疗	使用前用5%葡萄糖注射液或氯化钠注射液溶解、稀释，静脉滴注。用于心脏血管疾病时，常用量为400~600mg/次，每日一次，10~15天为一疗程；用于视网膜动脉、静脉阻塞和突发性耳聋时，常用量为200~400mg/次，每日一次，10~20天为一疗程，可连续使用2~3个疗程	①使用本品者应定期监测血红蛋白、网织红细胞、血红蛋白尿常规；②出现寒战发热、黄疸、腰痛、尿色加深等症状者，需立即停药；③有出血倾向者及时治疗；④血容量不足者应在短期内补足血容量后使用本品	中国药典；中国国家处方集	注射用葛根素：①50mg；②0.1g；③0.2g；④0.4g	

第十三节 中枢性抗高血压药

药品名称	目录类别	适应证	用量用法	注意事项	药典与处方集	制剂与规格	备注
可乐定 Clonidine		用于高血压（不作为第一线用药）、高血压急症、偏头痛、痛经、绝经期潮热、阿片类成瘾的戒毒治疗；滴眼液用于青光眼、高眼压症	口服：①高血压：初始一次0.1mg，一日2次；隔2~4天后可按需一日递增0.1~0.2mg。常用维持剂量为一日0.3~0.9mg，分2~4次口服；②严重高血压紧急治疗：首剂0.2mg，继以每小时0.1mg，直至舒张压控制或总量达0.7mg，后改用维持剂量。静注：降压，常用剂量0.15~0.3mg，加入葡萄糖注射液20~50ml缓慢静射，不宜超过一日0.75mg	①妊娠及哺乳期妇女仅在必要时使用；老年人注意防止直立性低血压。②下列情况慎用：脑血管病、冠状动脉供血不足、精神抑郁史、近期心肌梗死、窦房结或房室结功能低下、血栓闭塞性脉管炎。③长期用药可产生耐药性，加用利尿剂可纠正	美国、欧洲、日本、中国药典；中国国家处方集	片剂：①0.075mg；②0.1mg。滴丸：0.075mg。注射液：1ml：0.15mg	①低血压性青光眼禁用。②停药必须在1~2周内逐渐减量，同时加以其他降压治疗以免血压反跳。手术必须停药，应在术前4~6小时停药，术中静滴降压药，术后复用本品

续 表

药品名称	目录类别	适应证	用量用法	注意事项	药典与处方集	制剂与规格	备注
甲基多巴 Methyldopa		用于高血压	口服。①成人一次250mg，一日2~3次。每2天调整剂量至达预期疗效。与噻嗪类利尿药合用时，减量。②儿童初始一日0.5g，维持剂量一日0.5~2g，分2~4次，最大剂量一日小于3g。②儿童按体重一日10mg/kg，分2~4次服，每2天调整剂量一日小于一日65mg/kg或3g，最大剂量小于一日65mg/kg或3g。（注：一般晚上加量以减少药物的过度镇静作用。用药2~3个月后可产生耐药性，加用利尿剂时纠正。）	①可用于妊娠期妇女。不建议哺乳期服用；年青人须酌情减量。②应用本药前利用药过程中应定期检查血常规、Coombs试验和肝功能。③下列情况慎用：嗜铬细胞瘤、冠心病、溶血性贫血、有抑郁病史者、肝肾功能不全。④服用甲基多巴出现水肿或体重增加的病人，可用利尿剂治疗	美国、日本、国际、欧洲、中国药典；中国国家处方集	片剂：0.25g	出现下列情况须立即停药：①一旦水肿进行性加重或有心衰迹象应停服；②患者脑血管若服本药过程中发生本自主性瘤症；③若发生溶血性贫血应立即停药

第十四节 利尿剂

一、袢利尿药

药品名称	目录类别	适应证	用量用法	注意事项	药典与处方集	制剂与规格	备注
呋塞米 Furosemide	[基]、(甲)	①水肿性疾病；②预防急性肾衰竭；③高血压危象；④高钾血症；⑤高钙血症；稀释性低钠血症；抗利尿激素分泌过多综合症；⑥急性药物及毒物中毒	口服：高血压：起始一日40~80mg，分2次服用，并根据情况调整剂量。高血压危象：起始40~80mg，伴急性左心衰竭或高性肾衰竭时，可酌情增加剂量。静注和静滴：急性左心衰竭：起始20~40mg静注，其总剂量在起初5~40mg/h。其总剂量在起初6h不超过80mg。起初24h不超过200mg。用过程中应检测尿量，并根据情况调整用量	①存在低钾血症或低钾血症倾向时，应注意补充钾盐。②常规剂量静脉注射时应同超过1~2分钟，大剂量静注射时每分钟不超过4mg。③以降压药增强高血压治疗药剂量。④应酌情调整降压药剂量。不作为原发性高血压的首选药物	美国、日本、国际、中国药典；中国国家处方集	片剂：20mg。注射液：2ml：20mg	①与磺胺类、噻嗪类药物有交叉过敏反应。②参见心力衰竭诊断和治疗指南（中华医学会）2010年

续 表

药品名称	目录类别	适应证	用量用法	注意事项	药典与处方集	制剂与规格	备注
托拉塞米 Torasemide	【保（乙）】	充血性心力衰竭引起的水肿，肝硬化腹水，肾脏疾病所致水肿，原发性高血压	口服：原发性高血压：起始剂量一次5mg，一日1次，4~6周内降压作用不理想可增至一次10mg，一日1次，若一日10mg仍未取得足够的降压作用，可考虑合用其他降压药。急性左心衰竭：一般初始剂量为5mg或10mg，每日一次，缓慢静注，也可以用5%葡萄糖溶液或生理盐水稀释后进行静脉推注；如疗效不满意可增加剂量至20mg，每日一次，疗效不满意每日最大剂量为40mg，疗程不超过一周	①肝硬化和肝病腹水患者慎用。②妊娠期妇女服需权衡利弊，哺乳期妇女应谨慎用本品。③在用药期间，应定期检查电解质（特别是血钾），血糖、尿酸、肌酐、血脂等	美国、欧洲药典、中国国家处方集	片剂：①5mg；②10mg；③20mg 胶囊：10mg 注射液：①1ml：10mg；②2ml：20mg；③5ml：50mg 粉针剂：①10mg；②20mg	①与磺胺脲类、噻嗪类药物有交叉过敏反应。②肾衰竭无尿患者、肝昏迷前期或肝昏迷患者、低血压、低血容量、低钾或低钠血症患者、严重排尿困难者禁用
布美他尼 Bumetanide	【保（乙）】	①水肿性疾病②预防急性肾衰竭；③高血压危象；④高钾血症、高药血症、稀释性低钠血症；⑤抗利尿激素分泌过多症；⑥急性药物及毒物中毒；⑦对某些呋塞米无效的病例仍可能有效	口服：高血压：成人，一次0.5~1mg，一日1次。最大剂量，一日5mg。静注：左心衰、肺水肿：起始一次1~2mg静注，必要时隔20分钟重复。最大剂量一日10mg。静滴：一次2~5mg，加入0.9%氯化钠注射液500ml中稀释后静滴，缓慢静滴，时间不短于30~60分钟	见上述呋塞米	美国、欧洲、日本、中国药典、中国国家处方集	片剂：1mg 注射液：①2ml：0.5mg；②2ml：1mg 粉针剂：①0.5mg；②1mg	与磺胺脲类、噻嗪类药物有交叉过敏反应

二、噻嗪类及其他利尿剂

药品名称	目录类别	适应证	用量用法	注意事项	药典与处方集	制剂与规格	备注
氢氯噻嗪 Hydrochlorothiazide	[基]，（甲）	用于水肿性疾病，高血压，中枢性或肾性尿崩症，肾石症（预防含钙盐成分形成的结石）	口服：高血压，一日25mg～100mg，分1～2次服用，并按降压效果调整剂量	①哺乳期，妊娠期妇女慎用。②在用药期间，应定期检查血电解质，血糖、血尿酸、血肌酐、尿素氮和血压。③有低钾血症倾向的患者，应酌情补钾或与补钾利尿药合用	美国、欧洲、国际、日本、威南、中国药典；中国国家处方集	片剂：25mg	与磺酰胺类、噻嗪类药物有交叉过敏反应
氯噻酮 Chlortalidone		用于水肿性疾病，高血压，中枢性或肾性尿崩症，肾石症的预防	口服：高血压，一次25～100mg，一日1次或隔日1次，与其他抗高血压药联合应用时一日12.5～25mg。早晨服用	①严重肝功能损害者慎用。②低血钾可能造成肝昏迷。③妊娠期妇女应慎重（GFR≤20ml/min）。③妊娠期妇女应慎用，哺乳期妇女不宜服用	美国、欧洲、国际、中国药典；中国国家处方集	片剂：①50mg；②100mg	与磺酰胺类、噻嗪类药物有交叉过敏反应
螺内酯 Spironolactone	[基]，（甲）	①水肿性疾病②高血压（作为治疗高血压的辅助性药物）；③原发性醛固酮增多症；④低钾血症的预防	口服：高血压，开始一日40～80mg，分2～4次服，至少2周。日剂量可增加至常规剂量的2～3倍，以后酌情调整剂量	①用药期间定期检查血电解质，如出现高钾血症，应立即停药。②孕妇慎用，且用药时间应尽量缩短；老年人用药较易发生高钾血症和利尿过度。③不宜与血管紧张素转换酶抑制剂合用	美国、欧洲、日本、中国、国际、中国药典；中国国家处方集	片剂：20mg 胶囊：	高钾血症，低钠血症患者禁用
吲达帕胺 Indapamide	[基]，（乙）	原发性高血压	口服：一次2.5mg，一日1次，最好早晨服用。缓释剂：一日1.5mg，缓释药片不能掰开或嚼碎	①妊娠妇女，哺乳期妇女应避免服用；老年人、交感神经经切除者慎用。②血浆钾浓度高、血压正常者，只能增加利尿作用不能降血压。③用药期间注意监测血电解质，低钾血症或低钾血症症倾向时，注意补充钾盐	美国、欧洲、中国药典；中国国家处方集	片剂、胶囊、丸：2.5mg 缓释片：1.5mg 胶囊：滴	对磺胺过敏者；严重肾功能不全；肝性脑病或严重肝功能不全症禁用

第十五节 其他抗高血压药

药品名称	目录类别	适应证	用量用法	注意事项	药典与处方集	制剂与规格	备注
利血平 Reserpine	【保（甲）】	用于高血压，高血压危象	口服：初始剂量一次 0.1～0.25mg，一日 1 次，经 1～2 周调整剂量，最大剂量一次 0.5mg。肌内注射：高血压危象时首次 0.5～1mg，以后按需要每 4～6 小时肌内注射 0.4～0.6mg	①妊娠期妇女禁用；哺乳期妇女、儿童和老年人慎用。②下列情况慎用：帕金森病、癫痫、心律失常、心肌梗死、心脏抑制、呼吸功能不全、消化性溃疡、溃疡性结肠炎、胃肠功能失调、胆石症、高尿酸血症和有痛风病史者、慢性肾功能不全	美国、欧洲、国际、日本、越南、中国药典；中国国家处方集	片剂：①0.1mg；②0.25mg 注射液：①1ml：1mg；②1ml：2.5mg	活动性溃疡；溃疡性结肠炎；抑郁症；严重肾功能障碍及孕妇禁用
复方利血平 Compound Reserpine	【基】	用于早期和中期高血压病	口服：一次 1～2 片，一日 3 次	①胃及十二指肠溃疡患者禁用。②用药期间出现明显抑郁症状，即应减量或停药	中国药典；中国国家处方集	片剂：复方片	每片含利血平 0.032mg、氢氯噻嗪 3.1mg、维生素 B₆ 1mg、三硅酸镁 30mg、氯化钾 30mg、维生素 B₁ 1mg、硫酸双肼屈嗪 4.2mg、盐酸异丙嗪 2.1mg
复方利血平氨苯蝶啶 Compound Hypotensive	【基】	用于治疗轻、中度高血压	口服：常用量一次 1 片，一日 1 次。维持量一次 1 片，二～三日 1 次，或遵医嘱	参见上述利血平	中国国家处方集	片剂：复方片	每片含氢氯噻嗪 12.5mg、氨苯蝶啶 12.5mg、硫酸双肼屈嗪 12.5mg、利血平 0.1mg

续 表

药品名称	目录类别	适应证	用量用法	注意事项	药典与处方集	制剂与规格	备注
降压灵 Verticil		用于早期高血压	口服：一次4~8mg，一日3次。血压稳定后即改为每次4mg	①孕妇禁用，哺乳期妇女停止哺乳；老年人、体衰者宜用小剂量。②下列情况慎用：心律失常、嗜铬细胞瘤、消化性溃疡、肾功能不全者、癫痫、胆石症、精神抑郁史者、震颤麻痹、溃疡性结肠炎、呼吸功能受损	中国国家处方集	片剂：4mg	出现下列情况须停药：球后神经炎、视力模糊、清晨失眠、食欲减退、阳痿、精神抑郁

第十六节　血管扩张剂

药品名称	目录类别	适应证	用量用法	注意事项	药典与处方集	制剂与规格	备注
硝酸甘油 Nitroglycerin	【基】，（甲）【保】	参见硝酸酯类硝酸甘油	静滴：初始剂量5μg/min。降低血压或治疗心力衰竭时，可每3~5分钟增加每分钟5μg，在每分钟20μg无效时可以每分钟10μg递增，以后可每分钟20μg	参见不稳定性心绞痛介入治疗（药品表单）硝酸甘油	美国、欧洲、中国药典；中国国家处方集	注射液： ①1ml：1mg； ②1ml：2mg； ③1ml：5mg； ④10ml：10mg	本品注射液含有乙醇，不能用于对乙醇过敏者

续表

药品名称	目录类别	适应证	用量用法	注意事项	药典与处方集	制剂与规格	备注
硝酸异山梨酯 Isosorbide Dinitrate	[基]、(甲)	参见硝酸异山梨酸酯	静注或静滴：初始剂量可从1~2μg/小时开始，根据个体需要进行调整，最大剂量不超过8~10mg/h。心力衰竭时，有时需要大剂量：达10mg/h，个别可至50mg/h常用浓度为50μg/ml或100μg/ml，需要限制液入体量时浓度可为200μg/ml	参见不稳定性心绞痛介入治疗（药品表单）硝酸异山梨酯	中国药典；中国国家处方集	粉针剂：①2.5mg；②5mg；③10mg；④20mg；⑤25mg注射液：①5ml：5mg；②10ml：10mg；③50ml：50mg硝酸异山梨酯氯化钠注射液：①100ml：10mg②200ml：20mg硝酸异山梨酯葡萄糖注射液：①100ml：10mg②250ml：25mg	①注射剂不含乙醇、酒精过敏者可选用。②硝酸异山梨酯氯化钠注射液中氯化钠浓度0.9%。③硝酸异山梨酯葡萄糖注射液中葡萄糖浓度5%
硝普钠 Nitroprusside	[基]、(甲)	高血压急症（高血压危象、高血压脑病、恶性高血压、嗜铬细胞瘤手术后阵发性高血压、麻醉期间进行控制性降压）；急性心力衰竭，急性肺水肿	静滴：①成人开始按体重每分钟0.5μg/kg。根据治疗反应以每分钟0.5μg/kg速增，逐渐调整剂量，常用剂量每分钟3μg/kg，极量为每分钟10μg/kg，总量为3.5mg/kg。②儿童常用量按体重每分钟1.4μg/kg，按效应逐渐调整用量用前将本品50mg溶解于5%葡萄糖注射液5ml中，再稀释于250~1000ml 5%葡萄糖注射液中。避光静滴。溶液保存与应用不应超过24小时	①本品不可静注，应缓慢点滴或使用微量输液泵。②用药期间，应经常监测血压，急性心肌梗死或心力衰竭患者使用本品时须监测肺动脉舒张压或肺压。③左心衰竭时加用心肌正性肌力药如多巴胺或多巴酚丁胺。④适用于严重心衰、尿有负荷增加以及伴心房性体克患者	美国、欧洲、中国药典；中国国家处方集	粉针：50mg	肾功能不全者应用本品超过48~72小时者，每天须测定血浆中氰化物或硫氰酸盐，保持氰酸盐不超过100μg/ml；氰化物不超过3μmol/ml

续 表

药品名称	目录类别	适应证	用量用法	注意事项	药典与处方集	制剂与规格	备注
重组人B型利钠肽 Recombinant Human B Natriuretic Peptide		急性失代偿性心力衰竭	静注：成人，初始负荷剂量为1.5μg/kg，继以每分钟0.0075~0.015μg/kg维持滴注。疗程：一般3天，最长不超过7天	①不能用于心源性休克的主要治疗。②禁用于收缩压低于90mmHg的患者		粉针剂：0.5mg	参考：2010年急性心力衰竭诊断和治疗指南（中华医学会）
乌拉地尔 Urapidil	[保（乙）]	各种类型高血压，高血压危象，重症高血压，难治性高血压，控制围手术期高血压	静注：通常每分钟100~400μg，可逐渐增加剂量，并根据血压和临床状况予以调整。伴严重高血压者可缓慢静脉注射12.5~25.0mg。（参考：2010年急性心力衰竭诊断和治疗指南[中华医学会]）	①肝功能不全者应慎用；老年人慎用，初始剂量宜小。②静注或静滴，患者须取卧位。③对本品过敏者皮肤潮红、瘙痒、有皮疹应停药。④过量可致低血压，必要时下肢及躯干加高容量，升高压药。⑤注射液不能与碱性液体混合	中国国家处方集	粉针剂：①25mg；②50mg。注射液：①5ml:25mg；②10ml:50mg。乌拉地尔氯化钠注射液：100ml:50mg/0.9g。乌拉地尔葡萄糖注射液：100ml:50mg/5g	适用于高血压性心脏病、缺血性心肌病（包括急性心肌梗死）和扩张型心肌病引起的急性左心衰。参考：2010年急性心力衰竭诊断和治疗指南（中华医学会）
酚妥拉明 Phentolamine	[基]，[保（甲）]，[处]	用于诊断嗜铬细胞瘤及治疗其所致的高血压发作；治疗左心室衰竭；治疗去甲肾上腺素静脉给药外溢，用于防止皮肤坏死	静滴：心力衰竭时减轻心脏负荷，成人每分钟0.17~0.4mg滴注	严重动脉硬化及肾功能不全者，低血压，冠心病，心肌梗死，胃炎或胃溃疡病者禁用	美国、欧洲、中国国药典、中国国家处方集	注射液（甲磺酸）：1ml:5mg；1ml:10mg。粉针剂（甲磺酸）：10mg	

第十七节 升压药

药品名称	目录类别	适应证	用量用法	注意事项	药典与处方集	制剂与规格	备注
多巴胺 Dopamine	[基]，[保]（甲）]	用于心肌梗死、创伤、内毒素败血症、心脏手术、肾衰竭、充血性心力衰竭等引起的休克综合征。也可用于洋地黄和利尿剂无效的心功能不全	静滴：每分钟 250～500μg。个体差异较大，一般从小剂量开始，逐渐增加剂量，短期应用。（参见 2010 年急性心力衰竭诊断和治疗指南[中华医学会]）。静滴：急性心力衰竭，成人，初始每分钟 1～5 μg/kg 滴注。根据患者血压、心输出量和尿量，加量至每分钟 5～10μg/kg，至加入 5% 葡萄糖注射液 200～300ml中静滴，开始时按每分钟 75～100μg 滴入，以后根据血压情况，可加快速度和加大浓度，最大剂量不超过每分钟 500μg	①给药前必须纠正低血容量；选用粗大的静脉作静注或静滴，以防药液外溢及产生组织坏死。若液体外溢，可用 5～10mg 酚妥拉明稀释溶液在注射部位浸润。②滴液速度和时间，需根据血压、心率、尿量、外周血管灌流情况、异位搏动出现与否等而定。③遇有血管过度收缩引起舒张压不成比例升高和脉压减小、尿量减少、心率增快或出现心律失常，滴速必须减慢或暂停滴注。④停用时，剂量应逐渐减	美国、欧洲、中国国药典、中国国家处方集	粉针剂：①5mg；②10mg；③20mg。注射液：2ml：20mg。盐酸多巴胺葡萄糖注射液：250ml：0.2g/12.5g	在滴注前必须稀释，稀释液的浓度取决于个体所需剂量及个体需要的液量。若不需要扩容，可用 0.8mg/ml 溶液，如有液体潴留，可用 1.6～3.2mg/ml 溶液。正在应用 β 受体拮抗剂的患者不推荐应用
多巴酚丁胺 Dobutamine	[基]，[保]（甲）]	用于器质性心脏病时心肌收缩力下降引起的心力衰竭	静滴：每分钟 100～250μg。使用时注意监测血压。（参见 2010 年急性心力衰竭诊断和治疗指南[中华医学会]）。静滴：一次 250mg，加入 5% 葡萄糖液或氯化钠注射液中，以每分钟 2.5～10μg/kg 滴入	①用药期间应监测心电图、血压、心排出量，必要时或可能时监测肺毛细血管楔压。②用药前，应先补充血容量。③纠正血容量，给药前需调整给药量需调整给药速度。可依据患者的治疗效应调整，可依患者出现心率、血压、尿量以及是否出现异位搏动等情况	美国、欧洲、中国国药典、中国国家处方集	粉针剂：①20mg；②125mg；③250mg。注射液：①2ml：20mg；②20ml：250mg	正在应用 β 受体拮抗剂的患者不推荐应用

续表

药品名称	目录类别	适应证	用量用法	注意事项	药典与处方集	制剂与规格	备注
去甲肾上腺素 Noradrenaline	[基]、(甲)	用于急性心肌梗死、体外循环等引起的低血压；血容量不足所致的休克、低血压，急救时补充血容量后的辅助治疗，椎管内阻滞时的低血压，心脏骤停复苏后血压维持	静滴：①成人常用量，开始以每分钟8～12μg速度滴注，调整滴速以达到血压升到理想水平；维持量为每分钟2～4μg，必要时可增加。②儿童常用量，开始按体重每分钟0.02～0.1μg/kg速度滴注，按需要调节滴速。宜用5%葡萄糖注射液或葡萄糖氯化钠注射液稀释，不宜以氯化钠注射液稀释	①用药过程中必须监测动脉压、中心静脉压，尿量，心电图。②儿童应选择粗大静脉，并需更换注射部位。③老人长期大量使用可使心排血量减低。④禁止与含有缺血坏死的麻醉剂和其他儿茶酚胺类药合并使用	美国药典、欧洲、中国药典；中国国家处方集	注射液：①1ml：2mg；②2ml：10mg	

第十八节 正性肌力药

一、洋地黄制剂

药品名称	目录类别	适应证	用量用法	注意事项	药典与处方集	制剂与规格	备注
去乙酰毛花苷 Deslanoside (西地兰D)	[基]	用于急性心力衰竭、慢性心力衰竭加重时，控制心房颤动、心房扑动引起的快心室率	肌注或静注：①成人用5%葡萄糖注射液20ml稀释后缓慢静注，或在1～2周内未用过洋地黄苷的患者，初始剂量0.4～0.6mg，以后每2～4小时可再给0.2～0.4mg，总量1～1.6mg。②儿童，早产儿和足月新生儿，肌或肾功能减退、心肌炎患儿，一日0.022mg/kg；2周～3岁，一日0.025mg/kg；分2～3次同次静脉注射，每隔3～4小时给予。见效后改用地高辛常用维持量	见下述地高辛	美国药典、欧洲、中国药典；中国国家处方集	注射液：2ml：0.4mg	

续　表

药品名称	目录类别	适应证	用量用法	注意事项	药典与处方集	制剂与规格	备注
毛花苷C Lanatoside C (西地兰)	【基】, 【保（甲）】	用于急性心力衰竭或慢性心力衰竭急性加重，控制快速心室率的心房颤动、心房扑动的心室率	静注：①成人常用量，首剂0.125～0.25mg，加入5%葡萄糖注射液20～40ml后缓慢注入，时间不少于5分钟，按需要可2小时后重复一次0.125～0.25mg，总剂量一日0.25～0.5mg。极量一次0.5mg，一日1mg。②儿童常用量一日按体重0.007～0.01mg/kg 或按体表面积0.3mg/m²，首剂给予一半剂量，其余分成几个相等分，同隔0.5～2小时给予。病情好转后，可改用地高辛口服	见下述地高辛	中国国家处方集	注射液：2ml：0.4mg	
毒毛花苷K Strophanthin K	【保（甲）】	用于急性心力衰竭（特别适用于洋地黄无效者）、心率正常或心率缓慢的心房颤动的急性心力衰竭患者	静注：成人常用量，首剂0.125～0.25mg，加入5%葡萄糖注射液20～40ml后缓慢注入，时间不少于5分钟，按需要可2小时后重复一次0.125～0.25mg，总剂量一日0.25～0.5mg。极量一次0.5mg，一日1mg。病情转好后，可改用地高辛口服。儿童常用量一日按体重0.007～0.01mg/kg 或按体表面积0.3mg/m²，首剂给予一半剂量，其余分成几个相等部分，同隔0.5～2小时给予	见下述地高辛	中国药典；中国国家处方集	注射液：1ml：0.25mg	

続 表

药品名称	目录类别	适应证	用量用法	注意事项	药典与处方集	制剂与规格	备注
地高辛 Digoxin	【保】,【基】,(甲)	用于急、慢性心力衰竭,控制心房颤动、心房扑动引起的快速心室率,室上性心动过速	口服:①成人常用量:一次 0.125 ~ 0.5mg,一日 1 次,7 天可达稳态血药浓度,若快速负荷量,可一次 0.25mg,每 6~8 小时 1 次,总剂量一日 0.75 ~ 1.25mg;维持量一日 1 次;②儿童一日总量按体重:早产儿 0.02 ~ 0.03mg/kg;1 月以下新生儿 0.03 ~ 0.04mg/kg;1 月 ~ 2 岁,0.05 ~ 0.06mg/kg;2 ~ 5 岁,0.03 ~ 0.04mg/kg;5 ~ 10 岁,0.02 ~ 0.035mg/kg;10 岁或 10 岁以上,照成人常用量。分 3 次或每 6~8 小时 1 次给予,维持剂量为总量的 1/5 ~ 1/3,分 2 次,每 12 小时 1 次或一日 1 次 静注:①成人常用量:一次 0.25 ~ 0.5mg,用 5% 葡萄糖注射液稀释后缓慢注射,以后可用 0.25mg,每隔 4~6 小时按需注射,但一日总量不超过 1mg;不能口服者需静注,维持量 0.125 ~ 0.5mg,一日 1 次;②儿童一日总量按体重:早产新生儿 0.015 ~ 0.025mg/kg;足月新生儿 0.02 ~ 0.03mg/kg;1 月 ~ 2 岁 0.04 ~ 0.05mg/kg;2 ~ 5 岁 0.025 ~ 0.035mg/kg;5 ~ 10 岁 0.015 ~ 0.03mg/kg;10 岁或 10 岁以上照成人常用量。分 3 次或每 6~8 小时给予	①下列情况慎用:低钾血症、不完全性房室传导阻滞、高钙血症、甲状腺功能低下、缺血性心脏病、急性心肌梗死早期、活动性心肌炎、肾功能不全。②用药期间,应定期监测地高辛血药浓度、血压、心率及心律、心电图、心功能、电解质如血清钾、钙、镁、肾功能。③剂量应个体化,疑有洋地黄中毒时,应作地高辛血药浓度测定。高辛在血液中的浓度、地高辛中毒,同时使用利尿药的用量必须减少(减量一半)。④不能与含钙注射剂合用	美国、欧洲、中国国药典,中国国家处方集	片剂:0.25mg 注射液:2ml:0.5mg	地高辛血药浓度参考范围:0.8 ~ 2.0ng/ml

二、非洋地黄类制剂

药品名称	目录类别	适应证	用量用法	注意事项	药典与处方集	制剂与规格	备注
多巴胺 Dopamine	[基]、[保](甲)	参见上述升压药 多巴胺					
多巴酚丁胺 Dobutamine	[基]、[保](甲)	参见上述升压药 多巴酚丁胺					
米力农 Milrinone	[保](乙)	用于对洋地黄、利尿药、血管扩张剂治疗无效或欠佳的急、慢性顽固性充血性心力衰竭	静注：负荷量 25～75μg/kg，5～10分钟缓慢静注，以后每分钟 0.25～1.0μg/kg 速度维持。最大剂量一日 1.13mg/kg	①本品仅限于短期使用，长期使用可增加死亡率。②用药期间应监测心率、心律、血压，必要时调整剂量。③对房扑、房颤患者，因可增加房室传导作用致心室率增快，宜先用洋地黄制剂与规格控制心室率。④合用强利尿剂时，可使左室充盈压过度下降，且易引起水、电解质失衡	美国、中国药典、中国国家处方集	粉针剂：①5mg；②10mg；③20mg； 注射液： 5ml：5mg； 注射液（乳酸盐）： ①10ml：10mg； ②20ml：20mg	磷酸二酯酶抑制药类
左西孟旦 Levosimendan		本品适用于传统治疗（利尿剂、血管紧张素转换酶抑制剂和洋地黄类）疗效不佳，并且需要增加心肌收缩力的急性失代偿心力衰竭（ADHF）的短期治疗	静滴：治疗剂量和持续时间应根据患者的一般情况和临床表现进行调整。①对初始负荷剂量 6～12μg/kg，于 10 分钟以后，每分钟 0.1μg/kg 滴注，持续 24 小时；②另血管活性物合用时，初始负荷剂量 6/kg，用 5% 葡萄糖注射液稀释后使用，稀释后浓度 0.025～0.05mg/L。稀释后应在 24 小时内使用	①仅用于住院病人。使用时应当有适当的医疗监测设备，并且具有使用正性肌力药物的经验。②治疗过程中必须对心电图、血压、心率进行监测，同时测定尿量。③不能用于儿童或 18 岁以下青少年		注射液： 5ml：12.5mg	钙增敏剂

第十九节 解痉平喘药

药品名称	目录类别	适应证	用量用法	注意事项	药典与处方集	制剂与规格	备注
氨茶碱 Aminophylline	[基]、[保（甲）]	用于支气管哮喘、喘息性支气管炎、慢性阻塞性肺疾病，也可用于急性心功能不全和心源性哮喘	静注：①成人，一次 0.125～0.25g，0.25g 用 25% 葡萄糖 20～40ml 稀释后，缓慢静脉注射，注射时间 20～30 分钟，极量一次 0.5g，一日 1g；②儿童按体重一次 2～4mg/kg。静滴：一次 0.25g～0.5g，用葡萄糖注射液 250ml 稀释后缓慢滴注。最大滴速每分钟 25mg	①新生儿、老年人、妊娠期和哺乳期妇女、心肝及肝脏疾病、消化性溃疡、甲亢、高血压、癫痫、心力衰竭、慢性酒精中毒、急性发热性疾病患者慎用。②茶碱类药物可致心律失常恶化，患使原有的心律失常恶化，患者心率和（或）心律的任何改变均应密切注意	美国、欧洲、中国国药典；中国国家处方集	注射液：①2ml：250mg；②2ml：500mg；③5ml：250mg	2010 年急性心力衰竭诊断和治疗指南（中华医学会）
二羟丙茶碱 Diprophylline	[保（乙）]	用于支气管哮喘、具有喘息症状的支气管炎、慢性阻塞性肺疾病等缓解喘息症状。也适用于心源性肺水肿引起的喘息。尤适用于不能耐受茶碱的哮喘病例	静脉：一次 0.25～0.75g，以 5% 或 10% 葡萄糖注射液 250～500ml 稀释后静脉滴注。静注：一次 0.5～0.75g，用 25% 葡萄糖注射液 20～40ml 稀释后缓注射，注射时间 15～20 分钟	参见上述氨茶碱。但哮喘急性严重发作的患者不宜选本品	美国、欧洲、中国国药典；中国国家处方集	片剂：①100mg；②200ml。注射液：2ml：250mg	

第二十节　糖皮质激素类药

药品名称	目录类别	适应证	用量用法	注意事项	药典与处方集	制剂与规格	备注
地塞米松 Dexamethasone	【基】，【保】（甲）	过敏性、炎症性与自身免疫性疾病	静注或静脉滴注：用于各种危重病例的抢救，一次 2～20mg，每隔 2～6h 重复给药，直至病情稳定。肌注：用于过敏性休克或过敏性疾病，1次2～6mg，严重者每隔2～6h重复给药	①下列情况慎用：妊娠及哺乳期妇女；心脏病和急性心力衰竭者；高脂蛋白血症、高血压，甲状腺功能减退，重症肌无力者。②用药过程中应监测患者的血红蛋白、血糖、血清钾、血压的变化，并注意是否有隐性出血	美国、欧洲、中国药典；中国国家处方集	注射液（磷酸钠）：①1ml：1mg；②1ml：2mg；③1ml：5mg。注射剂（醋酸）：①0.5ml：2.5mg；②1ml：5mg；③5ml：25mg	
氢化可的松 Hydrocortisone	【基】，【保】（甲）	肾上腺皮质功能减退症，及垂体功能减退症，也用于过敏性、炎症性疾病，抢救危重中毒性感染	静脉滴注：用于各种危重病例的抢救，一次 100～200mg；严重过敏反应、哮喘持续状态及休克，一次100mg，连续应用不宜超过3～5d	同上述地塞米松。但①注射液中含有乙醇，必须稀释至 0.2mg/ml 浓度后滴注。②中枢神经系统受抑制、肝功能受损者宜选择氢化可的松琥珀酸钠注射液	美国、欧洲、中国药典；中国国家处方集	注射液：①2ml：10mg；②5ml：25mg；③20ml：100mg。粉针剂（琥珀酸钠）：① 67.5mg（以氢化可的松计 50mg）；② 135mg（以氢化可的松计 100mg）	

第二十一节 合并快速心室率的房颤用药

药品名称	目录类别	适应证	用量用法	注意事项	药典与处方集	制剂与规格	备注
去乙酰毛花苷 Deslanoside（西地兰D）	[基]	见上述洋地黄制剂去乙酰毛花苷。有预激综合征的房颤患者禁用					
毛花苷C Lanatoside C（西地兰）	[基],（甲）	见上述地黄制剂毛花苷C。另：有预激综合征的房颤患者禁用					
地高辛 Digoxin	[基],（甲）	见上述洋地黄制剂地高辛。口服用药，有预激综合征的房颤患者禁用					
胺碘酮 Amiodarone	[基],（甲）	参见抗心律失常药物中胺碘酮					
普萘洛尔 Propranolol	[基],（甲）（注：注射剂和缓释剂型为[乙]）	参见β受体阻断剂中普萘洛尔	口服：室上性、室性快速性心律失常：一次10～30mg，一日3～4次，根据需要及耐受程度调整用量 静注：①成人，一次1～3mg，缓慢注射，必要时5分钟后可再重复，总量5mg。②儿童，一次0.01～0.1mg/kg，缓慢注射（大于10分钟，不宜超过1mg	参见β受体阻断剂中普萘洛尔	美国、欧洲、中国药典；中国国家处方集	片剂：10mg 缓释片：①40mg，②80mg 注射液：5ml：5mg	禁用于支气管哮喘、心源性休克、Ⅱ度及Ⅲ度房室传导阻滞、重度心力衰竭、窦性心动过缓

续表

药品名称	目录类别	适应证	用量用法	注意事项	药典与处方集	制剂与规格	备注
美托洛尔 Metoprolol	[基]、(甲)	参见β受体阻断剂中美托洛尔	静注：室上性快速型心律失常：初：以每分钟1~2mg的速度注射，一次5mg；如病情需要，可间隔5钟重复注射，总剂量10~15mg。注射4~6小时后，心律失常控制，用口服制剂维持，一日2~3次，每次剂量不超过50mg。口服：心力衰竭：初始剂量一次6.25mg，一日2~3次，以后视临床情况每2~4周增加剂量。最大剂量一次50~100mg，一日2~3次	参见β受体阻断剂中美托洛尔。另：应在使用洋地黄和（或）利尿剂、ACEI等抗心力衰竭的治疗基础上使用本药	美国、欧洲药典；中国国家处方集	片剂、胶囊剂（酒石酸）：①25mg；②50mg；③100mg；注射液：①2ml：2mg；②5ml：5mg；粉针剂：①2mg；②5mg	禁用于支气管哮喘、重度或急性心力衰竭、窦及Ⅲ度房室传导阻滞、失代偿性心衰、窦性心动过缓或病态窦房结综合征、心源性休克、末稍循环灌注不良、严重的周围血管疾病
艾司洛尔 Esmolol		参见β受体阻断剂中艾司洛尔	静注和静滴：控制心房颤动、心房扑动的心室率：成人先静脉注射负荷量每分钟0.5mg/kg，约1分钟，随后静脉滴注维持量：每分钟0.05mg/kg开始，4分钟后若疗效理想则继续维持，若疗效不佳可重复负荷量并将维持量以每分钟0.05mg/kg的幅度递增。维持量最大可加至每分钟0.3mg/kg，肾衰竭患者半衰期延长，注意监测	参见β受体阻断剂中艾司洛尔	中国国家处方集	注射液：2ml：200mg；粉针剂：①0.1g；②0.2g	支气管哮喘或有支气管哮喘病史、严重慢性阻塞性肺疾病、窦性心动过缓、Ⅱ～Ⅲ度房室传导阻滞、难治性心功能不全、心源性休克禁用
地尔硫卓 Diltiazem	[基]、(乙)	参见钙通道阻滞剂—非二氢吡啶类中地尔硫卓	静滴：室上性心动过速：单次静脉注射10mg，约3分钟缓慢静脉注射，根据病情况适当增减	参见钙通道阻滞剂—非二氢吡啶类中地尔硫卓	美国、欧洲、中国药典；中国国家处方集	参见钙通道阻滞剂—非二氢吡啶类中地尔硫卓	

第二十二节 镇静止痛药

药品名称	目录类别	适应证	用量用法	注意事项	药典与处方集	制剂与规格	备注
吗啡 Morphine	【基】【保（甲）】(注：控缓释片不属于医保品种)	注射液及普通片剂用于其他镇痛药无效的急性锐痛，如严重创伤、烧伤、晚期癌症等疼痛；心肌梗死血压尚正常者，可使患者镇静并减轻心脏负担；用于心源性哮喘时有所缓解；麻醉和手术前给药可保持患者安宁进入睡眠；与阿托品等有效的解经药合用，用于内脏绞痛（如胆绞痛等）缓控释片主要适用于重度癌痛患者镇痛	皮下注射：①成人常用量一次5～15mg，一日15～40mg；②极量：一日60mg。静注：用于镇痛，成人常用量5～10mg。口服：①常用量：一次5～15mg，一日15～60mg；②极量：一次30mg，一日100mg	①以下情况慎用：有药物滥用史，颅内压升高，低血容量性低血压，胆道疾病或胰腺炎、老年人、严重肾衰、严重慢性阻塞性肺部疾患、严重肺源性心脏病、严重支气管哮喘或呼吸抑制。②本品使用3～5天会产生对药物的耐受性，长期应用可成瘾。治疗突然停止时会发生戒断综合征	美国、欧洲、中国国药典；中国国家处方集	注射液：①0.5ml：5mg；②1ml：10mg；片剂：①5mg；②10mg；③20mg；④30mg	①本品按麻醉药品严格管理和使用。②中毒解救，除一般中毒处理外，还可静脉注射纳洛酮0.005～0.01mg/kg（成人0.4mg）。亦可用稀丙吗啡作为拮抗药

续表

药品名称	目录类别	适应证	用量用法	注意事项	药典与处方集	制剂与规格	备注
哌替啶 Pethidine（杜冷丁）	[基]、(甲)	适用于各种剧痛，如创伤性疼痛、手术后疼痛，对内脏绞痛应与阿托品配伍应用。用于分娩止痛时，须监护本品对新生儿的抑制呼吸作用	口服：镇痛：①成人常用量，一次50~100mg，一日200~400mg；极量：一次150mg，一日600mg。②小儿每公斤体重一次以1.1~1.76mg为度。注射：镇痛：成人肌内注射常用量一次25~100mg，一日100~400mg，极量：一次150mg，一日600mg，静脉注射成人一次按体重以0.3mg/kg为限	①肝功能损伤、甲状腺功能不全者慎用。②本品各须在单胺氧化酶抑制药（如呋喃唑酮、丙卡巴肼等）停用14天以上方可给络药，而且应先试用小剂量（1/4常用量），否则会发生难以预料的、严重的并发症，临床表现为多汗、肌肉僵直、血压先升高后剧降，呼吸抑制、紫绀、昏迷、高热、惊厥，终致循环衰竭而死亡	美国、欧洲、中国药典；中国国家处方集	注射液：①1ml：50mg；②2ml：100mg；片剂：50mg	本品为国家特殊管理的麻醉药品，注射剂仅限住院病人一次使用，方规定一次常用量

第二十三节　调节水电解质紊乱和酸碱平衡药

药品名称	目录类别	适应证	用量用法	注意事项	药典与处方集	制剂与规格	备注
葡萄糖 Glucose	[基]、(甲)	用于补充能量和体液；低血糖症；高钾血症；高渗溶液用作组织脱水剂；配制腹膜透析液	静滴。①补充热能，应根据所需热能计算每日葡萄糖量，一般可给予10%~25%葡萄糖注射液静滴，并同时补充无体液。②静脉营养治疗时，在非蛋白质热能中，葡萄糖供能与脂肪供能。必要时每5~10g葡萄糖加入胰岛素1单位。低血糖症者可予以50%葡萄糖静脉注射	①应防高渗葡萄糖溶液滴注过快引起高渗性利尿。②分娩时输注射过多葡萄糖，可刺激胎儿胰岛素分泌，发生产后婴儿低血糖。③水肿及严重心肾功能不全，肝硬化腹水者，易致水潴留，应控制输注量，心功能不全者尤其应该控制滴速	美国、欧洲、中国药典；中国国家处方集	注射液：①10ml：0.5g；②20ml：1g；③500ml：25g；④500ml：50g；⑤500ml：12g；⑥20ml：10g；⑦100ml：50g；⑧250ml：125g	

续 表

药品名称	目录类别	适应证	用量用法	注意事项	药典与处方集	制剂与规格	备注
葡萄糖氯化钠	【基】,【保】(甲)	补充热能和体液，用于各种原因引起的进食不足或大量体液丢失	同时考虑葡萄糖和氯化钠的用法用量	同葡萄糖和氯化钠。5%葡萄糖与0.9%氯化钠混合液或10%葡萄糖与0.9%氯化钠混合液	美国、欧洲、中国药典；中国药典处方集	注射液:(葡萄糖氯化钠) ①100ml:5g/0.9g; ②100ml:10g/0.9g; ③250ml; ④250ml; 12.5g/2.25g; 25g/2.25g; ⑤500ml:25g/4.5g; ⑥500ml:50g/4.5g; ⑦1000ml:50g/9g	
氯化钠 Sodium Chloride	【基】,【保】(甲)	用于各种原因所致的低渗性、等渗性和高渗性失水、高渗性非酮症糖尿病昏迷、低氯性代谢性碱中毒。外用可冲洗眼部、伤口等。浓氯化钠主要用于各种原因所致的水中毒及严重的低钠血症	静滴:①高渗性失水。所需补液总量(L)=[血钠浓度(mmol/L)－142]/血钠浓度(mmol/L)×0.6×体重(kg)，第一日补给半量，余量在以后2~3日内补给，并根据心肺肾功能酌情调节。在治疗开始的48小时内，血Na+浓度每小时下降不超过0.5mmol/L。若患者存在休克，应先予氯化钠注射液，补充血容量，并酌情补充胶体。待休克纠正、血钠>155mmol/L，血浆渗透浓度>350mOsm/L，可予低渗氯化钠注射液。待血浆渗透浓度<330mOsm/L，改用0.9%氯化钠注射液;②等渗性失水。原则给予等渗溶液，但应注意防止高氯血症出现;③低渗性失	①根据临床需要，检查血清中钠、钾、氯离子浓度;血液中酸碱度平衡指标，肾功能及血压和心肺功能。②儿童用药及老人用药，补液速度应严格控制。③浓氯化钠不可直接静脉注射或滴注，应加入液体稀释后应用	美国、欧洲、中国药典；中国药典处方集	注射液 ①50ml:0.45g; ②100ml:0.9g; ③250ml:2.25g; ④500ml:4.5g; ⑤1000ml:9g 浓氯化钠注射液: 10ml:1g	

续 表

药品名称	目录类别	适应证	用量用法	注意事项	药典与处方集	制剂与规格	备注
			水：血钠低于120mmol/L或出现中枢神经系统症状时，给予3%～5%氯化钠注射液缓慢滴注，在6小时内将血钠浓度提高至120mmol/L以上。待血钠回升至120～125mmol/L以上，可改用等渗溶液或等渗葡萄糖溶液中酌情加入高渗溶液或10%氯化钠注射液；④低氯性碱中毒：给予0.9%氯化钠注射液或复方氯化钠注射液500～1000ml，以后根据碱中毒情况决定用量				
复方氯化钠溶液（林格液）Ringer's Solution	[基],(甲)	各种原因所致的失水，包括低渗性、等渗性和高渗性失水；高渗性非酮症糖尿病昏迷；低氯性代谢性碱中毒	静滴：剂量视病情需要及体重而定。常用剂量，一次500～1000ml。低氯性碱中毒，根据碱中毒量情况决定用量	根据临床需要检查，血清中钠、钾、钙及氯离子的浓度；血液中酸碱浓度平衡指标、肾功能及血压和心肺功能	美国、欧洲、中国药典；中国国家处方集	注射液：100ml含氯化钠0.85g，氯化钾0.03g，氯化钙0.003g；①250ml；②500ml；③1000ml	
乳酸钠林格液 Ringer's lactated Solution	[基],(甲)	调节体液、电解质及酸碱平衡失调，用于代谢性酸中毒或有代谢性酸中毒的脱水病例	静滴：成人一次500ml～1000ml，按年龄体重及症状不同可适当增减。给药速度：成人每小时300～500ml	①酗酒、水杨酸中毒、Ⅰ型糖原沉积病时有发生乳酸性酸中毒倾向，不宜再用乳酸钠以纠正酸碱平衡。②糖尿病患者服用双胍类药物（尤其是降糖灵），阻碍肝脏对乳酸的利用，易引起乳酸中毒	美国、欧洲、中国药典；中国国家处方集	注射液：500ml（含氯化钠1.5g，氯化钾0.75g，氯化钙0.05g，乳酸钠1.55g）	

续 表

药品名称	目录类别	适应证	用量用法	注意事项	药典与处方集	制剂与规格	备注
氯化钾 Potassium Chloride	[基]，[保]（甲）]	用于防治低钾血症，治疗洋地黄中毒引起的频发性、多源性早搏或快速心律失常	静滴。①成人，将10%氯化钾注射液10~15ml 加入5%葡萄糖注射液500ml中滴注。一般补钾浓度不超过3.4g/L（45mmol/L），速度不超过0.75g/小时（10mmol/h），一日补钾量为3~4.5g（40~60mmol）；在体内缺钾引起严重快速室性异位心律失常时，钾盐浓度可升高至一日0.5%~1%，滴速可达1.5g/h（20mmol/h），补钾总量可达一日10g 或以上；补钾速度超过上述规定，高钾血症发生。②儿童，一日剂量按体重0.22g/kg（3.0mmol/kg）或按体表面积3.0g/m²计算	①本品严禁直接静脉注射。②用药期间需作以下随访检查：血钾、血镁、血钠、血电图，酸碱平衡指标，心电图，肾功能和尿量。③老年人肾脏清除 K⁺功能下降，应用钾盐时较易发生高钾血症	美国、欧洲、中国药典；中国国家处方集	注射液：①10ml：1g；②10ml：1.5g	
门冬氨酸钾镁 Potassium Aspartate and Magnesium Aspartaise	[保]（乙）]	用于低钾血症、低钾及洋地黄中毒引起的心律失常、心肌炎后遗症、慢性心功能不全、急、慢性肝炎的辅助治疗	口服：一次1~2片或一次1g口服液，一日3次静滴：一次10~20ml，一日1次加入5%葡萄糖注射液250ml或500ml中缓慢滴注，或遵医嘱	①不宜与保钾利尿药合用。②妊娠及哺乳期妇女慎用。③老年人肾脏清除能力下降，应慎用	中国国家处方集	片剂（钾/镁）：36mg/11.8mg口服液（钾/镁）：①10ml：103mg/34mg；②5ml：103mg/34mg注射液（钾/镁）：①10ml：114mg/42mg；②20ml：228mg/82mg	

续 表

药品名称	目录类别	适应证	用量用法	注意事项	药典与处方集	制剂与规格	备注
碳酸氢钠 Sodium Bicarbonate	[基]、[保(甲)]	用于代谢性酸中毒、碱化尿液以预防尿酸性肾结石、减少磺胺药的肾毒性，及急性溶血时防止血红蛋白沉积在肾小管；治疗胃酸过多引起的症状；静脉滴注对巴妥类、水杨酸等药物中毒有非特异性的治疗作用	口服：代谢性酸中毒：成人一次0.5~2g，一日3次。静滴：代谢性酸中毒：①成人所需剂量按下式计算，补碱量(mmol)×0.25×体重(kg)，或补碱量(mmol) = (-2.3 - 实际测得的BE值)×0.25×体重(kg)，或补碱量(mmol) = 正常的CO_2CP-实际测得的CO_2CP(mmol)×0.25×体重(kg)。一般先给计算剂量的1/3~1/2，4~8小时内滴注完毕。心肺复苏抢救时，因存在致命的酸中毒，应快速静脉输注，首次1mmol/kg，以后根据血气分析结果调整剂量（每1g碳酸氢钠相当于12mmol碳酸氢根）；②儿童：心肺复苏抢救时，首次静脉输注按体重1mmol/kg，以后根据血气分析结果调整剂量	①下列情况不作静脉内用药：碱中毒；各种原因导致的大量胃液丢失；低钙血症时。②长期或大量应用可致代谢性碱中毒，并且钠负荷过高引起水肿等，妊娠期妇女应慎用	美国、欧洲、中国国药典；中国药典、家处方集	注射液：①10ml：0.5g；②100ml：5g；③250ml：12.5g	

第二十四节 对比剂（心血管系统检查）

药品名称	目录类别	适应证	用量用法	注意事项	药典与处方集	制剂与规格	备注
复方泛影葡胺 Compound Meglumine Diatrizoate	[保（乙）]	泌尿系造影，心脏血管造影，脑血管造影和周围血管造影，其他脏器的CT增强扫描和其他各种摄影，也可用于冠状动脉造影	心血管造影或主动脉造影：经导管入心腔，成人常用量40~60ml（76%），或按体重1ml/kg，用压力注射器在2秒钟左右注入，重复注射或与其他造影同时进行时，总量不宜超过225ml。小儿常用量按体重1.0~1.5ml/kg（76%），重复注射总量不宜超过4ml/kg。婴幼儿造影，经导管过3ml/kg。②泌尿动脉造影，经导管入心脏，成人常用量一次4~10ml（76%），必要时，需在心电图监护下注射。③CT增强扫描50~150ml（60%或76%），静脉推注法或静脉滴注 注：其他造影用量见说明书	①严禁注入脑室、预内、椎管内（脑脊膜下腔，与蛛网膜下腔交通的囊腔）和瘘管。②用前可用过敏反应，在应用前用后有的试验或试验用注射液做碘过敏试验。③孕妇使用时应权衡利弊。④速循环使用离子型造影剂的一般注意事项。⑤老年人使用时须谨慎	美国、中国药典；中国国家处方集	注射液：①60%（292mg/ml）20ml；12g ②76%（370mg/ml）20ml；15.2g（组分：泛影酸钠1份与泛影葡胺6.6份加制成的灭菌水溶液。附有试验用注射液1ml：0.3g）	X线造影剂。血清和尿中高浓度的造影剂，会影响胆红素、蛋白质或无机物（如铁、铜、药的和磷酸盐）的实验室测定结果。在使用这天术影剂时应做这些检查
泛影酸钠 Sodium Diatrizoate	[保（乙）]	主要用于泌尿系造影，亦用于心脏造影、脑血管造影、周围血管、胆管等造影及各种注入法造影如关节腔、子宫输卵管腔及瘘管等造影	静注：心脏大血管造影：50%注射液，一次40ml 注：其他造影用法用量参见说明书	同复方泛影葡胺注射液，细胞膜的通透性及血脑屏障有损害作用，并减少肾积液的产生，可引起暂时性低血压	美国、欧洲、波兰、中国国际、药典；中国国家处方集	注射剂：20ml；10g；30ml；15g（附有试验用注射液1ml：0.3g）	同复方泛影葡胺

续 表

药品名称	目录类别	适应证	用量用法	注意事项	药典与处方集	制剂与规格	备注
碘海醇 Iohexol 欧苏	[保（甲）]	用于心血管和动脉造影、尿路造影、静脉造影、CT增强检查；胸和腰段椎管造影、经椎管蛛网膜下腔注射后CT脑池造影、经关节腔造影、经内镜胆胰管造影（ERCP）、疝或瘘道造影、子宫输卵管造影、逆腺造影、经皮肝胆管造影（PTC）、窦道造影、胃肠道造影和"T"型管造影	给药剂量取决于检查的种类、病人年龄、体重、心输出量和全身情况及使用的技术。动脉注射：①主动脉血管造影：300 mg I/ml，用量为一次注射30~40 ml；②心血管造影：成人，350 mg I/ml，左心室和主动脉根注射，一次30~60 ml；选择性冠状动脉造影，一次4~8 ml。儿童，300 mg I/ml或350 mg I/ml，用量取决于年龄、体重和病情（最高按体重8 ml/kg）；③数字减影造影（DSA）：300 mg I/ml，一次10~15 ml（取决于注射部位。偶尔可用大剂量，最高达30 ml） 注：其他造影用法用量参见说明书	遵循使用非离子型造影剂的一般注意事项。参见下述碘佛醇	美国、欧洲、中国国际药典；中国国家处方集	注射剂：①10ml：3g；②20ml：6g；③20ml：7g；④50ml：15g；⑤50ml：17.5；⑥75ml：22.5g；⑦75ml：26.25g；⑧100ml：30g；⑨100ml：35g；⑩200ml：70g	同复方泛影葡胺

续　表

药品名称	目录类别	适应证	用量用法	注意事项	药典与处方集	制剂与规格	备注
碘普罗胺（碘普罗胺）Iopromide	【保（甲）】	①浓度 300mgI/ml，用于 CT 增强、数字减影血管造影（DSA）、静脉尿路造影、四肢静脉造影、动脉造影、体腔造影（如关节造影、子宫输卵管造影、瘘道造影）。②浓度 370mg I/ml，用于 CT 增强、数字减影血管造影（DSA）、静脉尿路造影、动脉造影（尤其是心血管造影）、体腔造影（如关节造影、子宫输卵管造影、瘘道造影）	血管造影：用量视病人年龄、体重、心输出量、病人的一般情况、临床造影目的、被检查血管床的性质和容量而不同。参考剂量：动脉给药：①冠状动脉造影和左心室造影：成人，浓度 370mgI/ml，每个操作的最大用量 225 ml，碘最大量 86g。左侧冠状动脉 3～14ml；右侧冠状动脉 3～14ml；左心室 30～60ml。②主动脉造影和心脏血管造影：成人，每个操作的最大用量 225 ml，碘最大量 86g注：其他造影用法用量参见说明书	①不能用于蛛网膜下腔造影、脑室造影或脑池造影。②动脉造影 DSA 比静脉法造影剂用量及浓度均可降低。③遵循使用非离子型造影剂的一般注意事项。④使用二甲双胍的糖尿病病人血管内造影时，同下述碘克沙醇	美国、中国药典；中国国家处方集	注射剂：①300mg I/ml；20ml：12.46g；50ml：31.15g；100ml：62.3g；②370mg I/ml；20ml：15.38g；50ml：38.45g；100ml：76.9g	同复方泛影葡胺

药品名称	目录类别	适应证	用量用法	注意事项	药典与处方集	制剂与规格	备注
碘帕醇 Iopamidol	[保（甲）]	脊髓神经根造影术、脑池造影和脑室造影术；脑动脉造影术、冠状动脉造影术、胸主动脉和腹主动脉造影术、心血管造影术、选择性内脏动脉造影术、周围动脉造影术和静脉造影术、大脑动脉造影术。大脑动脉及腹部周围动脉的数字减影血管造影术；静脉尿路造影术、数字减影血管造影术 CT检查中增强扫描、关节造影术、瘘道造影和数字减影血管造影术	静脉给药：心血管造影术；儿童剂量370 mg I/ml，<2岁10～15 ml；2～9岁15～30 ml；10～18岁20～50 ml。一次性注射，周围大静脉注射给药或直接通过中心导管给药。累积注射剂量，<2岁40 ml；2～4岁50 ml；5～9岁 100 ml；10～18岁125 ml 动脉给药：①选择性内脏动脉造影：成人，370 mg I/ml，或主动脉造影：成人，如主动脉或腹腔动脉、大血管，多次注射的最大总量225 ml。②选择性冠状动脉造影：成人，370 mg I/ml，2～10 ml；③选择性冠状动脉根注射后非选择性的冠状动脉造影：成人，各检查总的最大用量200 ml。必须在心电监测下进行 注：其他造影用法用量参见说明书	①禁止鞘内给药。②遵循使用非离子型造影剂的一般注意事项。同下述碘克沙醇③给药剂量取决于检查的种类、病人年龄、体重、心输出量和全身情况及使用的技术	美国、欧洲药典、中国药典、中国国家处方集	注射剂： ①300mg I/ml； 30ml：9g； 50ml：15g； 100ml：30g； ②370mg I/ml； 30ml：11.1g； 50ml：18.5g； 100ml：37g	

续 表

药品名称	目录类别	适应证	用量用法	注意事项	药典与处方集	制剂与规格	备注
碘佛醇 Ioversol	【保（甲）】	成人的冠状动脉造影和心室造影，外周动脉和心腔造影，头部和体部的CT增强扫描，排泄性尿路造影，静脉性数字减影血管造影，及儿童心血管造影	包括或不包括左心室造影的选择性冠状动脉造影：浓度320mg I/ml。成人，常用剂量350mg I/ml。①成人，右冠状动脉2～6ml；左心室造影30～40ml。如有必要，可重复，但每次注入前应相隔几分钟让血流动力学紊乱消退。②儿童，总剂量不应超过250ml。③儿童，1岁和以上，按体重一次1～1.5ml/kg。在进行多次注入时，最高总剂量不应超过5ml/kg或总剂量250ml	①遵循使用非离子型造影剂的一般注意事项。参见下述碘克沙醇。②必须避免碘佛醇注射液接触，因为血液浓缩会导致血栓栓塞并发症	美国药典；中国国家处方集	注射剂：①320mg I/ml；20ml：6.4g；50ml：16g；100ml：32g；125ml：40g；②350mg I/ml；50ml：17.5g；100ml：35g；125ml：43.75g	
碘美普尔 Iomeprol	【保（乙）】	静脉尿路造影，CT，海绵动脉造影，静脉和动脉DSA，ERCP，MCU，外周静脉造影，关节，子宫输卵管造影或胆管造影，逆行尿路造影或肾盂造影及常规血管造影，心血管造影，椎间盘，乳管，涎管造影	根据不同的检查需要选择不同的浓度与剂量。详见说明书。介入性动脉造影，浓度300mg I/ml或400mg I/ml；成人，不得超过250ml。单次注射的体积取决于所要检查的血管面积；儿童，根据体重和年龄确定用量。心血管造影，①心血管造影：浓度300mg I/ml或400mg I/ml，单次注射的体积取决于所要检查的血管面积，儿童，3～5ml/kg。②常规选择性冠状动脉造影：浓度300mg I/ml或400mg I/ml，成人，每支动脉4～10ml，必要时重复	遵循使用非离子型造影剂的一般注意事项。参见下述碘克沙醇	中国国家处方集	注射剂：①50ml：12.5g；②100ml：25g；③50ml：15g；④75ml：22.5g；⑤100ml：30g；⑥50ml：17.5g；⑦100ml：35g；⑧50ml：20g；⑨100ml：40g	

续　表

药品名称	目录类别	适应证	用量用法	注意事项	药典与处方集	制剂与规格	备注
碘克沙醇 Iodixanol	【保（乙）】	成人的心血管造影，脑血管的（常规的与 DSA）、外周动脉造影（常规的与 DSA）、a. DSA），腹部血管造影（i. a. DSA）、尿路造影及 CT 增强检查。（注：i. a. DSA =动脉数字减影血管造影）	动脉给药：心血管造影：①左心室主动脉根部注射，浓度为 320mgI/ml，一次注射 30～60ml；②选择性冠状动脉造影，浓度为 320mgI/ml，一次注射 40～80ml；③儿童，用量应根据年龄、体重和病理情况，推荐最大总剂量为按体重 10ml/kg。 静脉给药：①CT 增强造影：浓度为 270/320mgI/ml，每瓶 50～150ml。②CT 增强，成人，浓度为 270/320mgI/ml，头部 CT 的用量为 50～150ml，体部 CT 用量为 75～150ml；③儿童，头、体部 CT 用量方按体重 2～3ml/kg，可至 50ml（少数病例可至 150ml） 注：其他造影用法用量参见说明书	①遵循使用非离子型造影剂后一般注意事项，如在给药前有必要，可在检查前由静脉维持输液直到造影剂与心电图显视除。冠状造影应在心电图监视下，及时纠正低血压。②给药剂量取决于检查的技术、推荐量及所使用的技术。身情况及所使用的技术的推荐量及所使用的技术。龄、体重，心输出量和病人全的剂量可作为指导，可重复使内注射的单次剂量，可重复使用。③老年人，同其他成年人。④在造影剂清除之前避免任何加重肾脏负担的肾毒性的肾脏病人。口服胆囊造影剂造影剂前，必须测定血清肌酐水平，并根据结果：1）对于正常的患者：在注射造影剂时必须停用一甲双胍，48 小时后方可恢复用药。2）对于不正常的患者：必须停用一甲双胍，并只有在停药后方能检查，并只有在肾功能恢复正常水平后方才能恢复一甲双胍的使用。3）对急诊病例：必须对使用造影剂后的利弊，并需采取预防措施，停用一甲双胍，给病人充足的水分，监测肾功能和仔细观察乳酸中毒的症状	美国药典；中国国家处方集	注射剂：①270 mgI/ml；50ml、13.5g；100ml、27g；②320mgI/ml；50ml、16g；100ml、32g	同复方泛影葡胺

第二十五节 手术预防用抗菌药物

一、抗菌药物预防性应用的基本原则

根据《抗菌药物临床应用指导原则》（卫医发〔2004〕285号）、《卫生部办公厅关于抗菌药物临床应用管理有关问题的通知》（卫办医政发〔2009〕38号）和《2012年全国抗菌药物临床应用专项整治活动方案》（卫办医政发〔2012〕32号），对临床使用抗菌药物进行如下简介，供手术预防用抗菌药物使用参考：

（一）内科及儿科预防用药

1. 用于预防一种或两种特定病原菌入侵体内引起的感染，可能有效；如目的在于防止任何细菌入侵，则往往无效。

2. 预防在一段时间内发生的感染可能有效；长期预防用药，常不能达到目的。

3. 患者原发疾病可以治愈或缓解者，预防用药可能有效。原发疾病不能治愈或缓解者（如免疫缺陷者），预防用药应尽量不用或少用。对免疫缺陷患者，宜严密观察其病情，一旦出现感染征兆时，在送检有关标本作培养同时，首先给予经验治疗。

4. 通常不宜常规预防性应用抗菌药物的情况：普通感冒、麻疹、水痘等病毒性疾病，昏迷、休克、中毒、心力衰竭、肿瘤、应用肾上腺皮质激素等患者。

（二）外科手术预防用药

1. **外科手术预防用药目的** 预防手术后切口感染，以及清洁-污染或污染手术后手术部位感染及术后可能发生的全身性感染。

2. **外科手术预防用药基本原则** 根据手术野有否污染或污染可能，决定是否预防用抗菌药物。

（1）清洁手术：手术野为人体无菌部位，局部无炎症、无损伤，也不涉及呼吸道、消化道、泌尿生殖道等人体与外界相通的器官。手术野无污染，通常不需预防用抗菌药物，仅在下列情况时可考虑预防用药：

1）手术范围大、时间长、污染机会增加。

2）手术涉及重要脏器，一旦发生感染将造成严重后果者，如头颅手术、心脏手术、眼内手术等。

3）异物植入手术，如人工心瓣膜植入、永久性心脏起搏器放置、人工关节置换等。

4）高龄或免疫缺陷者等高危人群。

（2）清洁-污染手术：上、下呼吸道、上、下消化道、泌尿生殖道手术，或经以上器官的手术，如经口咽部大手术、经阴道子宫切除术、经直肠前列腺手术，以及开放性骨折或创伤手术。由于手术部位存在大量人体寄殖菌群，手术时可能污染手术野引致感染，故此类手术需预防用抗菌药物。

（3）污染手术：由于胃肠道、尿路、胆道体液大量溢出或开放性创伤未经扩创等已造成手术野严重污染的手术。此类手术需预防用抗菌药物。

术前已存在细菌性感染的手术，如腹腔脏器穿孔腹膜炎、脓肿切除术、气性坏疽截肢术等，属抗菌药物治疗性应用，不属预防应用范畴。

（4）外科预防用抗菌药物的选择及给药方法：抗菌药物的选择视预防目的而定。为预防术后切口感染，应针对金黄色葡萄球菌（以下简称金葡菌）选用药物。预防手术部位感染或全身性感染，则需依据手术野污染或可能的污染菌种类选用，如结肠或直肠手术前应选用对大肠埃希菌和脆弱拟杆菌有效的抗菌药物。选用的抗菌药物必须是疗效肯定、安全、使用方便及价格相对较低的品种。

给药方法：接受清洁手术者，在术前 0.5～2 小时内给药（万古霉素、克林霉素、喹诺酮类滴注时间另有规定），或麻醉开始时给药，使手术切口暴露时局部组织中已达到足以杀灭手术过程中入侵切口细菌的药物浓度。如果手术时间超过 3 小时，或失血量大（>1500 ml），可手术中给予第 2 剂。抗菌药物的有效覆盖时间应包括整个手术过程和手术结束后 4 小时，总的预防用药时间不超过 24 小时，个别情况可延长至 48 小时。手术时间较短（<2 小时）的清洁手术，术前用药一次即可。接受清洁-污染手术者的手术时预防用药时间亦为 24 小时，必要时延长至 48 小时。污染手术可依据患者情况酌量延长。对手术前已形成感染者，抗菌药物使用时间应按治疗性应用而定。

常见手术预防用抗菌药物表

手术名称	抗菌药物选择
颅脑手术	第一、二代头孢菌素；头孢曲松
颈部外科（含甲状腺）手术	第一代头孢菌素
经口咽部黏膜切口的大手术	第一代头孢菌素，可加用甲硝唑
乳腺手术	第一代头孢菌素
周围血管外科手术	第一、二代头孢菌素
腹外疝手术	第一代头孢菌素
胃十二指肠手术	第一、二代头孢菌素
阑尾手术	第二代头孢菌素或头孢噻肟；可加用甲硝唑
结、直肠手术	第二代头孢菌素或头孢曲松或头孢噻肟；可加用甲硝唑
肝胆系统手术	第二代头孢菌素，有反复感染史者可选头孢曲松或头孢哌酮或头孢哌酮/舒巴坦
胸外科手术（食管、肺）	第一、二代头孢菌素，头孢曲松
心脏大血管手术	第一、二代头孢菌素
泌尿外科手术	第一、二代头孢菌素，环丙沙星
一般骨科手术	第一代头孢菌素
应用人工植入物的骨科手术（骨折内固定术、脊柱融合术、关节置换术）	第一、二代头孢菌素，头孢曲松
妇科手术	第一、二代头孢菌素或头孢曲松或头孢噻肟；涉及阴道时可加用甲硝唑
剖宫产	第一代头孢菌素（结扎脐带后给药）

注：1. Ⅰ类切口手术常用预防抗菌药物为第一代头孢菌素：头孢唑啉、头孢拉定和头孢替唑等。

2. Ⅰ类切口手术常用预防抗菌药物单次使用剂量：头孢唑啉 1～2g；头孢拉定 1～2g；头孢呋辛 1.5g；头孢曲松 1～2g；甲硝唑 0.5g。头孢菌素应在 30 min 内滴完。

3. 对 β-内酰胺类抗菌药物过敏者，可选用克林霉素预防葡萄球菌、链接菌感染，可选用氨曲南预防革兰阴性杆菌感染。必要时可联合使用。

4. 耐甲氧西林葡萄球菌检出率高的医疗机构，如进行工人材料植入手术（如人工心脏瓣膜置换、永久性心脏起搏器置入、人工关节置换等），也可选用万古霉素或去甲万古霉素预防感染。

5. 下消化道手术也可以使用第一代头孢菌素，对预防切口感染有利，但预防危害程度更大的深部器官-腔隙感染力度不够。基本用药应是第二代头孢菌素，复杂大手术可用第三代头孢菌素。

二、第一代头孢菌素类

药品名称	目录类别	抗菌谱与适应证	用量用法	特殊人群用药	药典与处方集	制剂与规格	学科及病种
头孢唑林 Cefazolin	[保(甲)]	本品为第一代头孢菌素。除肠球菌、MRSN外，对其他革兰阳性球菌均有良好抗菌活性；对部分大肠埃希菌、奇异变形杆菌、肺炎克雷伯菌有抗菌活性。也用于某些外科手术预防用药	静脉给药，常规单次剂量：1～2g	青霉素过敏者、肝、肾功能不全者、胃肠道疾病史者慎用。肾功能减退者首剂量0.5g，并应按肌酐清除率调节用量和给药间隔。肝肾功能损害者有肝肾功能损害。药物热、药疹等。不推荐用于新生儿、孕期、哺乳期用药需权衡利弊。老年患者宜适当减量或延长给药间隔	美国、欧洲、中国药典、中国国家处方集	注射用头孢唑林钠：①0.5g；②1g；③1.5g；④2g	神经外科：①颅前窝底脑膜瘤；②颅后窝脑膜瘤；③垂体腺瘤；④小脑幕桃体下疝畸形；⑤三叉神经痛；⑥慢性硬脑膜下血肿； 普通外科：①急性乳腺炎；②乳腺癌；③结节性甲状腺肿；④腹股沟疝；⑤胃十二指肠溃疡 肿瘤专业：甲状腺癌 耳鼻咽喉科：①声带息肉；②喉癌 口腔科：①舌癌；②唇癌；③腭裂；④下颌骨骨折；⑤下颌前突畸形；⑥腮腺多形性腺瘤；⑦腭裂； 心脏大血管外科：①房间隔缺损；②室间隔缺损；③动脉导管未闭；④冠状动脉粥样硬化性心脏病；⑤风湿性心脏病二尖瓣病变 泌尿外科：①肾癌；②膀胱肿瘤；③膀胱尿管结石 增生：①腰椎间盘突出症；②颈椎病；③膝座膝 骨科：①腰椎间盘突出症；②颈椎病；③重度膝关节炎；④股骨颈骨折；⑤胫骨平台骨折；⑥踝关节骨折；③股骨干骨折； 妇科：①子宫腺肌病；②卵巢良性肿瘤；③宫颈癌；④输卵管妊娠；⑤子宫平滑肌瘤 产科：计划性剖宫产

药品名称	目录类别	抗菌谱与适应证	用量用法	特殊人群用药	药典与处方集	制剂与规格	学科及病种
头孢拉定 Cephradine	[保（甲）]	第一代头孢菌素，适用于外科手术预防用药	静脉给药，常规单次剂量：1～2g	①肾功能减退的老年患者应当适当减少剂量或延长给药间期。②妊娠安全性分级为B级。哺乳妇女应用时须权衡利弊。③对头孢菌素过敏者及有青霉素过敏性休克史者禁用	美国、欧洲、中国药典、中国国家处方集	注射用头孢拉定：0.5g；1.0g	
头孢硫脒 Cefathiami- dine	[保（乙）]	第一代头孢菌素，适用于外科手术预防用药	静脉滴注一次2g，一日2～4次	①肾功能减退者须当减量。②妊娠早期妇女慎用，哺乳妇女用药须权衡利弊。③对头孢菌素过敏者及有青霉素过敏性休克史者禁用	中国药典、中国国家处方集	注射用头孢硫脒：0.5g；1.0g；2.0g	

续 表

药品名称	目录类别	抗菌谱与适应证	用量用法	特殊人群用药	药典与处方集	制剂与规格	学科及病种
头孢西酮钠 Cefazedone Sodium 舒美社复		第一代头孢菌素，适用于外科手术预防用药。本品对金黄色葡萄球菌、凝固酶阴性葡萄球菌、肺炎链球菌、β-溶血性链球菌等革兰阳性菌具有良好的抗菌活性	静脉给药，成人一日 1～4g，分 2～3 次用药。4 周以上儿童一日 50mg/kg，分 2～3 次，静脉注射或静脉滴注	①肾功能不全者慎用。②青霉素过敏者慎用。③对本品或其他头孢菌素类抗生素过敏者禁用。④孕妇、哺乳期妇女用药要权衡利弊	韩国抗生物质医药品基准（韩抗基）	注射用头孢西酮钠：0.5g、1.0g	
头孢替唑钠 So-Ceftezole di-um 特子社复		第一代头孢菌素，适用于外科手术预防用药。本品对革兰阴性菌，尤其是球菌，包括产青霉素酶和不产生青霉素酶的金黄色葡萄球菌、化脓性链球菌、肺炎球菌 B 组溶血性链球菌、草绿色链球菌、表皮葡萄球菌，以及白喉杆菌、炭疽杆菌皆比较敏感	静脉给药，成人一次 0.5g～4g，一日 2 次。儿童日用量为 20～80mg/kg 体重，分 1～2 次静脉给药	①肾功能不全者慎用。②青霉素过敏者慎用。③对本品或其他头孢菌素类抗生素过敏者禁用。④孕妇、哺乳期妇女用药要权衡利弊	中国药典、日本抗生物质药品基准（日抗基）	注射用头孢替唑钠：0.5g、1.0g、0.75g、1.5g、2.0g	

三、第二代头孢菌素类

药品名称	目录类别	抗菌谱与适应证	用量用法	特殊人群用药	药典与处方集	制剂与规格	学科及病种
头孢呋辛钠 Cefuroxime Sodium	[保（甲）]	第二代头孢菌素，适用于头颅脑手术、周围血管外科手术、胃十二指肠手术、阑尾手术、结、直肠手术、胸外科手术、肝胆系统手术、心脏大血管手术、泌尿外科手术、应用人工植入物的骨科手术、妇科手术的预防用药	静脉给药，常规单次剂量：1.5g	①严重肝、肾功能不全者慎用。5岁以下小儿禁用。老年患者口服本药，必须根据年龄调整剂量。②妊娠安全性分级为B级。哺乳妇女应权衡利弊，如需用药，应暂停哺乳。③对头孢菌素或及有青霉素过敏性休克史者禁用	美国、欧洲、中国药典，中国国家处方集	注射用头孢呋辛钠：0.25g；0.5g；0.75g；1.0g；1.5g；2.0g；2.25g；2.5g；3.0g	神经外科：①颅前窝底脑膜瘤；②垂体腺瘤；③垂体腺瘤；④小脑扁桃体下疝畸形；⑤三叉神经痛；心脏大血管外科：①房间隔缺损；②室间隔缺损；③动脉导管未闭；④冠状动脉粥样硬化性心脏病；⑤风湿性心脏病二尖瓣病变；普通外科：①胃十二指肠溃疡；②急性单纯性阑尾炎；③直肠息肉；小儿外科：先天性巨结肠；消化系统：①胆总管结石；②大肠息肉；③贲门失弛缓症；②自发性气胸；胸外科：①支气管肺癌；泌尿外科：①肾癌；②膀胱肿瘤；③良性前列腺增生；④肾结石；⑤输尿管结石；骨科：①腰椎间盘突出症；②颈椎病；③重度膝关节骨关节炎；④股骨颈骨折；⑤股骨干骨折；⑥踝关节骨折；⑦股骨干骨折；⑧髌骨骨折；妇科：①子宫腺肌病；②卵巢良性肿瘤；③子宫颈癌；④输卵管妊娠；⑤子宫平滑肌瘤
头孢替安 Cefotiam	[保（乙）]	第二代头孢菌素，适用于头颅脑手术、周围血管外科手术、胃十二指肠手术、阑尾手术、结、直肠手术、胸外科手术、肝胆系统手术、心脏大血管手术、泌尿外科手术、应用人工植入物的骨科手术、妇科手术的预防用药	静脉给药，常规单次剂量：1~2g	①老年患者用药应监测其肾功能减退，应酌情减量。②早产儿和新生儿使用本药的安全性尚未确定。③孕妇或可能已妊娠的妇女、哺乳期妇女用药，应权衡利弊。④对头孢菌素过敏者及有青霉素过敏性休克史者禁用	美国、欧洲、中国药典，中国国家处方集	注射用盐酸头孢替安：0.5g；1g	

续表

药品名称	目录类别	抗菌谱与适应证	用量用法	特殊人群用药	药典与处方集	制剂与规格	学科及病种
头孢西丁 Cefoxitin	【保（乙）】	第二代头孢菌素，适用于预防脑手术、周围血管外科手术、胃十二指肠手术、阑尾手术、结、直肠手术，胸外科肝胆系统手术，心脏大血管手术，泌尿外科手术，应用人工植入物的骨科手术、妇科手术的预防用药	静脉给药，常规单次剂量：1～2g	①3个月以内婴儿不宜使用本药。②妊娠安全性分级为B级。哺乳期妇女应权衡利弊后用药。③对头孢菌素过敏者及有青霉素过敏性休克史者禁用	美国、欧洲、中国药典、中国国家处方集	注射用头孢西丁钠：1g；2g	
头孢美唑 Cefmetazole	【保（乙）】	第二代头孢菌素，适用于预防脑手术、周围血管外科手术、胃十二指肠手术、阑尾手术、结、直肠手术、胸外科肝胆系统手术，心脏大血管手术，泌尿外科手术，应用人工植入物的骨科手术、妇科手术的预防用药	静脉给药，常规单次剂量：1～2g	①孕妇、哺乳期妇女、早产儿、新生儿慎用。②严重肝、肾功能障碍者慎用。③高度过敏性体质、年老、体弱患者慎用	美国、欧洲、中国药典、中国国家处方集	注射用头孢美唑钠：1g；2g	

四、第三代头孢菌素类

药品名称	目录类别	抗菌谱与适应证	用量用法	特殊人群用药	药典与处方集	制剂与规格	学科及病种
头孢曲松 Ceftriaxone	[保(甲)]	三代头孢菌素，适用于预防手术、有结、直肠等手术，有反复感染史患者的肝胆系统手术，胸外科手术，应用人工植入物的骨科手术，妇科手术的预防用药	静脉给药，成人：每24小时1～2g或每12小时0.5～1g，最高剂量4g。小儿常用量，按体重一日20～80mg/kg	①出生体重低于2kg的新生儿使用本药的安全性尚未确立。本药可将胆红素从血清白蛋白上置换下来，患有高胆红素血症的新生儿（尤其是早产儿），应避免使用本药。②妊娠安全性分级为B级，哺乳妇女用药时应充分权衡利弊后应用。③对头孢菌素过敏者及有青霉素过敏性休克史者禁用	美国、欧洲、中国药典、中国国家处方集	注射用头孢曲松钠：0.25g；0.5g；0.75g；1.0g；1.5g；2.0g；3.0g；4.0g	神经外科：①颅前窝底脑膜瘤；②颅后窝脑膜瘤；③垂体腺瘤；④小脑扁桃体下疝畸形；⑤三叉神经痛；⑥慢性硬脑膜下血肿；普通外科：①直肠息肉 小儿外科：先天性巨结肠 消化系统：①胆总管结石；②大肠息肉 胸外科：①贲门失弛缓症；②自发性气胸；③食管癌；④支气管肺癌 骨科：①腰椎间盘突出症；②颈椎病；③重度膝关节骨关节炎；④股骨颈骨折；⑤胫骨平台骨折；⑥膝关节骨折；⑦股骨干骨折；③ 妇科：①子宫肌瘤；②卵巢良性肿瘤；③宫颈癌；④输卵管妊娠；⑤子宫脱垂肌瘤
头孢噻肟 Cefotaxime	[保(甲)]	三代头孢菌素，适用于预防手术、有结、直肠等手术，有反复感染史患者的肝胆系统手术，胸外科手术，应用人工植入物的骨科手术，妇科手术的预防用药	①成人静脉给药一日2～6g，分2～3次给药；②儿童：静脉给药：新生儿：一次50mg/kg；7日内新生儿每12小时1次；7～28日新生儿每8小时1次	①严重肾功能减退患者应用本药时须根据肌酐清除率调整剂量。②老年患者应根据肾功能适当减量。③哺乳期妇女用药时宜暂停哺乳。分级为B级。④对头孢菌素过敏者及有青霉素过敏性休克史者禁用	美国、欧洲、中国药典、中国国家处方集	注射用头孢噻肟钠：①0.5g；②1g；③2g	

续 表

药品名称	目录类别	抗菌谱与适应证	用量用法	特殊人群用药	药典与处方集	制剂与规格	学科及病种
头孢哌酮 Cefoperazone		三代头孢菌素，适用于有反复感染史患者的胆系手术的预防用药	①成人：一次1~2g，每12小时1次；②儿童：一日50~200mg/kg，分2~3次给药	①新生儿和早产儿用药须权衡利弊。②妊娠安全性分级为B级。哺乳期妇女用药期间宜暂停哺乳。③对头孢菌素过敏者及有青霉素过敏性休克史者禁用	美国、欧洲、中国药典、中国国家处方集	注射用头孢哌酮钠：0.5g；1.0g；1.5g；2.0g	消化系统：①胆总管结石；②大肠息肉
头孢哌酮舒巴坦	[保（乙）]	三代头孢菌素与含β-内酰胺酶抑制剂适用于有反复感染史患者的胆系统手术的预防用药	成人：一次2~4g，每12小时1次	①新生儿和早产儿用药须权衡利弊。②老年人生理性的肝、肾功能减退，因此应慎用本药并需调整剂量。③妊娠安全性分级为B级。哺乳妇女应慎用	美国、欧洲、中国药典、中国国家处方集	注射用头孢哌酮钠舒巴坦钠（1:1）：①1.0g；②2.0g	

五、其他类别抗菌药

药品名称	目录类别	抗菌谱与适应证	用量用法	特殊人群用药	药典与处方集	制剂与规格	学科及病种	备注
环丙沙星 Ciprofloxacin	[保（甲）]	适用于泌尿外科手术预防用药	一次0.1~0.2g；每12小时一次	①对本药或氟喹诺酮类药物过敏者、孕妇、18岁以下患者禁用。②胃肠中枢神经系统疾病者（如癫痫、脑动脉硬化）、肝、肾功能不全者慎用。③老年患者应减量给药。④妊娠安全性分级为C级。哺乳期妇女全身用药时，应暂停哺乳	美国、欧洲、中国药典，中国国家处方集	环丙沙星注射液：100ml：0.2g；环丙沙星葡萄糖注射液：100ml：0.2g；乳酸环丙沙星注射液：①100ml：0.1g；②100ml：0.2g；③250ml：0.25g；乳酸环丙沙星0.9%氯化钠注射液：①100ml：0.2g；②200ml：0.4g；注射用乳酸环丙沙星：①0.2g；②0.4g	泌尿外科：①肾癌；②膀胱肿瘤；③良性前列腺增生；④肾结石；⑤输尿管结石	喹诺酮类
甲硝唑 Metronidazole	[保（甲）]	适用于经口咽部黏膜切口的大手术、阑尾手术、结肠、直肠手术，涉及阴道的妇科手术	静脉给药，常规单次剂量：0.5g	①对本药或其他硝基咪唑类药物过敏或有过敏史者、活动性中枢神经疾病史者、血液病患者、哺乳期妇女禁用；②肝功能不全者慎用；③老年患者本应注意监测血药浓度并调整剂量；④FDA妊娠安全性分级为B级	美国、欧洲、中国药典，中国国家处方集	甲硝唑注射液：①20ml：100mg；②100ml：0.2g；③100ml：0.5g；④250ml：0.5g；⑤250ml：1.25g；甲硝唑葡萄糖注射液250ml，内含甲硝唑0.5g，葡萄糖12.5g。注射用甲硝唑磷酸二钠：0.915g	耳鼻咽喉科：①声带息肉；②喉癌；口腔科：①牙槽；②腭裂；③腭裂、下颌骨折；⑤下颌前突畸形；⑥腺瘤多形性腺瘤；普通外科：①急性单纯性阑尾炎；②直肠息肉；小儿外科：先天性巨结肠；妇科（涉及阴道时可加用）：①子宫腺肌病；②卵巢良性肿瘤；③宫颈癌；④输卵管妊娠；⑤子宫平滑肌瘤	硝基咪唑类

续 表

药品名称	目录类别	抗菌谱与适应证	用量用法	特殊人群用药	药典与处方集	制剂与规格	学科及病种	备注
克林霉素 Clindamycin	[保（甲）]	适用于对 β-内酰胺类抗菌药物过敏者，预防葡萄球菌、链球菌感染的外科手术	静脉给药，常规单次剂量：0.6~0.9g	①有胃肠疾病或病史者，特别是溃疡性结肠炎、克罗恩病或假膜性肠炎患者，肝功能不全者，严重肾功能障碍者，有哮喘或其他过敏史者慎用；②新生儿禁用，4 岁以内儿童慎用，16 岁以内儿童应用时应注意重要器官功能监测；③老年患者用药时需密切观察；④孕妇应用须无充分权衡利弊。FDA 妊娠安全性分级为 B 级；⑤哺乳妇女慎用，用药时宜暂停哺乳	美国、欧洲、中国药典、中国国家处方集	盐酸克林霉素注射液：①4ml：0.3g；②8ml：0.6g；③2ml：0.3g 注射用盐酸克林霉素：0.5g 克林霉素磷酸酯注射液：①2ml：0.3g；②4ml：0.6g 注射用克林霉素磷酸酯：①0.3g；②0.6g；③1.2g		林可酰胺类
氨曲南 Aztreonam	[保（乙）]	适用于对 β-内酰胺类抗菌药物过敏者，预防革兰阴性杆菌感染的外科手术	静脉给药，常规单次剂量：1~2 克	老年人用药剂量应按其肾功能减退情况酌情减量。妊娠安全性分级为 B 级。哺乳妇女用时应暂停哺乳	美国、欧洲、中国药典、中国国家处方集	注射用氨曲南：①0.5g；②1.0g；③2.0g		单环酰胺环类

续　表

药品名称	目录类别	抗菌谱与适应证	用量用法	特殊人群用药	药典与处方集	制剂与规格	学科及病种	备注
万古霉素 Vancomycin	[保（乙）]	适用于耐甲氧西林葡萄球菌检出率高的医疗机构进行人工材料植入手术（如人工心脏瓣膜置换、永久性心脏起搏器置入、人工关节置换等）预防感染	静脉给药，一次1克，每12小时给药一次	①对本药或其他万古霉素类抗生素过敏者禁用；②严重肾功能不全者，听力减退或有耳蜗病变者慎用；③儿童（尤其是低出生体重儿、新生儿）应监测血药浓度，谨慎给药；④老年患者确有指征使用时必须调整剂量或调整用药间隔；⑤孕妇应充分权衡利弊。FDA妊娠安全性分级为C级；⑥哺乳期妇女用药应充分权衡利弊	美国、欧洲、中国药典、中国国家处方集	注射用盐酸万古霉素：①0.5g（50万U）；②1.0g（100万U）		糖肽类
去甲万古霉素 Norvancomycin	[保（乙）]	适用于耐甲氧西林葡萄球菌检出率高的医疗机构进行人工材料植入手术（如人工心脏瓣膜置换、永久性心脏起搏器置入、人工关节置换等）预防感染	静脉给药，一次400～800mg，每12小时给药一次	①对本药或万古霉素类抗生素过敏者禁用；②肾功能不全者，听力减退或有耳蜗病史者慎用；③新生儿、婴幼儿用药需充分权衡利弊；④老年患者有指征使用时必须调整剂量；⑤孕妇应充分权衡利弊后用药；⑥哺乳期妇女用药应充分权衡利弊	中国药典、中国国家处方集	注射用盐酸去甲万古霉素：①0.4g（40万U）；②0.8g（80万U）		糖肽类

注：1. Ⅰ类切口手术常用预防抗菌药物为一代头孢：头孢唑啉或头孢拉定等。

2. Ⅰ类切口手术常用预防抗菌药物单次使用剂量：头孢唑啉1～2g；头孢拉定1～2g；头孢呋辛1.5g；头孢曲松1～2g；甲硝唑0.5g，其他详见具体药品表中。头孢菌素应在30 min内滴完。

3. 对β-内酰胺类抗菌药物过敏者，可选用克林霉素预防葡萄球菌、链球菌感染，可选用氨曲南预防革兰阴性杆菌感染。必要时可联合使用。

4. 耐甲氧西林葡萄球菌检出率高的医疗机构，如进行人工材料植入手术（如人工心脏瓣膜置换、永久性心脏起搏器置入、人工关节置换等），也可选用万古霉素或去甲万古霉素预防感染。

第二十六节 治疗用抗菌药物

一、青霉素类

药品名称	目录类别	抗菌谱与适应证	用量用法	特殊人群用药	药典与处方集	制剂与规格	备注
青霉素 Benzylpenicillin	【基（基）保（甲）】	适用于溶血性链球菌、肺炎链球菌、不产青霉素酶葡萄球菌的感染；炭疽、破伤风、气性坏疽等梭状芽孢杆菌感染及梅毒、钩端螺旋体病、回归热、白喉。与氨基苷类药物联合用于治疗草绿色链球菌心内膜炎。也可用于流行性脑脊髓膜炎、放线菌病、淋病、奋森咽峡炎、莱姆病、鼠咬热、李斯特菌感染。除脆弱拟杆菌以外的厌氧菌感染。风湿性心脏病或先天性心脏病患者手术前预防用药	①肌内注射：成人：一日80万～200万单位，分3～4次给药；小儿：按体重2.5万单位/kg，每12小时给药1次。②静脉滴注：成人一日200万～2000万单位，分2～4次给药；小儿每日按体重5万～20万/kg，分2～4次给药	①肾功能减退者：轻、中度肾功能损害者使用常规剂量不需减量，严重肾功能损害者应调整剂量。②妊娠妇女给药属美国FDA妊娠风险B级。哺乳期妇女用药时宜慎重哺乳	美国、欧洲、中国药典、中国国家处方集	注射用青霉素钠：①0.12g（2万U）；②0.24g（40万U）；③0.48g（80万U）；④0.6g（100万U）；⑤0.96g（160万U）；⑥2.4g（400万U）注射用青霉素钾：①0.125g（20万U）；②0.25g（40万U）；③0.5g（80万U）；④0.625g（100万U）	参考：中国国家处方集、药品说明书

续 表

药品名称	目录类别	抗菌谱与适应证	用量用法	特殊人群用药	药典与处方集	制剂与规格	备注
青霉素V Phenoxymeth-ylpenicillin	[保(甲)]	①青霉素敏感菌所致的轻、中度感染，包括链球菌所致的扁桃体炎、咽峡炎、猩红热、丹毒等；②肺炎链球菌所致的轻度至中度呼吸道感染；中耳炎、鼻窦炎及皮肤软组织感染等；③螺旋体感染和作为风湿热复发和心内膜炎的预防用药	口服：①成人：链球菌感染：一次125~250mg，每6~8小时1次，疗程10日。肺炎球菌感染：一次250mg，每6小时1次，疗程至退热后至少2日。葡萄球菌感染、螺旋体感染：一次250~500mg，每6~8小时1次。预防风湿热复发：一次250mg，一日2次。预防心内膜炎：在拔牙或上呼吸道手术前1小时口服2g，6小时后再加服1g（27kg以下小儿剂量减半）。②小儿：按体重，一次2.5~9.3mg/kg，每4小时1次；或一次3.75~14mg/kg，每6小时1次；或一次5~18.7mg/kg，每8小时1次	①青霉素皮试阳性反应者，对青霉素类药物过敏者及传染性单核细胞增多者患者禁用。②对有青霉素类药物过敏史、哮喘、湿疹、花粉症、荨麻疹等过敏性疾病患者慎用。③肾功能减退者应适当调整剂量或减少给药剂量。④妊娠风险根据美国FDA妊娠风险给药厦美国FDA妊娠风险B级。哺乳期妇女使用时慎用或用药期间暂停哺乳	美国、欧洲药典中国国家处方集	青霉素V钾片：①100万U；②60万U；③0.25g（40万U）；④0.5g（80万U）	参考：中国国家处方集、药品说明书
普鲁卡因青霉素 Procaine Benzylpenicil-lin	[保(乙)]	①与青霉素相仿，但由于血药浓度较低，故仅限于青霉素、中度敏感病原体所致的轻、中度感染，如A组链球菌所致的扁桃体炎、猩红热、肺炎链球菌肺炎，青霉素敏感金葡菌所致皮肤软组织感染。②可用于治疗钩端螺旋体病、奋森咽峡炎、回归热和早期梅毒等	肌内注射，每次40万~80万单位，每日1~2次	①青霉素类药物或普鲁卡因过敏史者禁用。②哮喘、湿疹、花粉症、荨麻疹等过敏性疾病患者应慎用本品。③妊娠妇女给药属美国FDA妊娠风险B级。哺乳期妇女用药时不宜哺乳	美国、欧洲药典、中国国家处方集	注射用普鲁卡因青霉素：①40万U［普鲁卡因青霉素30万U，青霉素钠（钾）10万U］；②80万U［普鲁卡因青霉素60万U，青霉素钠（钾）20万U］	参考：中国国家处方集、药品说明书
苄星青霉素 Benza-thineBenzylpen-icillin	[保(乙)]	用于预防风湿热，治疗各期梅毒也可用于控制链球菌感染的流行	肌内注射：成人，一次60万~120万U，2~4周1次；小儿，一次30万~60万单位，2~4周1次	①哮喘、湿疹、花粉症、荨麻疹等过敏性疾病患者应慎用。②美国FDA妊娠风险B级。哺乳期妇女用药时宜暂停哺乳	美国、欧洲药典、中国国家处方集	注射用苄星青霉素：①30万U；②60万U；③120万U	参考：中国国家处方集、药品说明书

药品名称	目录类别	抗菌谱与适应证	特殊人群用药	用量用法	药典与处方集	制剂与规格	备注
阿莫西林 Amoxicillin	【基（甲）、保（乙）】	适用于治疗敏感菌所致的下列感染：①中耳炎、鼻窦炎、咽部感染、扁桃体炎等上呼吸道感染、肺炎等下呼吸道感染、急性支气管炎等下呼吸道感染；②泌尿、生殖道感染；③皮肤、软组织感染；④适用于治疗急性单纯性淋病；⑤尚可用于治疗伤寒、伤寒带菌者及钩端螺旋体病；⑥亦可与其他药物联合治疗幽门螺杆菌感染	①青霉素类药物过敏者禁用。②巨细胞病毒感染、淋巴细胞白血病、淋巴细胞肉瘤的患者应避免使用。③传染性单核细胞增多症患者应避免使用。④哮喘、湿疹、花粉症、荨麻疹等过敏性疾病史者。⑤肾功能严重损害者慎用	口服。成人：一次0.5g，每6～8小时1次，日剂量不超过4g；小儿每次按体重20～40mg/kg，每8小时1次；3个月以下婴儿：每12小时1次。肌内注射或稀释后静脉滴注：成人一次0.5～1g，每6～8小时1次；小儿一日50～100mg/kg，分3～4次给药。肾功能不全时的剂量：肌酐清除率为10～30ml/min者，一次0.25～0.5g，每12小时1次；肌酐清除率小于10ml/min者，一次0.25～0.5g，每24小时1次；每次血液透析后应补给1g剂量	欧洲药典，中国国家处方集；中国药典	片：①0.125g；②0.25g。胶囊：①0.125g；②0.25g。干混悬剂：①0.125g；②0.25g。颗粒：125mg。注射用阿莫西林钠：①0.5g；②22g	参考：中国国家处方集；药品说明书
磺苄西林 Sulbenicillin	【保（乙）】	适用于敏感的铜绿假单胞菌、某些变形杆菌以及其他敏感革兰阴性菌所致肺炎、尿路感染、复杂性皮肤软组织感染和败血症等。对本品敏感菌所致呼吸道感染、盆腔感染也宜与氨基糖苷类药物联合应用	有青霉素类药物过敏或青霉素皮肤试验阳性患者禁用。孕妇应在确有必要时使用本品	静脉滴注或静脉注射：中度感染成人一日剂量8g，重症或铜绿假单胞菌感染时剂量可增至一日20g。小儿按体重一日给药：儿童根据病情每日剂量按体重80～300mg/kg，分4次给药	中国药典，中国国家处方集	注射用磺苄西林钠：1.0g；100万U	参考：中国国家处方集；药品说明书
替卡西林 Ticarcillin		对大肠埃希菌、奇异变形杆菌、普通变形杆菌等肠杆菌属、流感嗜血杆菌、沙门菌、铜绿假单胞菌等具有良好的抗菌活性。①适用于治疗敏感菌所致的下呼吸道感染、骨和关节感染、皮肤及软组织感染及尿路感染等。②与氨基糖苷类联用，可用于治疗铜绿假单胞菌所致感染	①严重肝、肾功能不全、凝血功能异常者慎用。②孕妇慎用。妊娠安全性级别为B级。③哺乳妇女慎用。④青霉素类抗生素过敏者禁用	成人：肌内注射：1g。静脉注射：一日4次，静脉给药：一日200～300mg/kg，分次给药。儿童：一日200～300mg/kg，分次给药。②小儿：一日225mg/kg，分次给药。③对7日龄以下新生儿：一日150mg/kg，分次给药	美国、欧洲药典，中国国家处方集	注射用替卡西林钠：①0.5g；②1g；③3g；④6g	参考：中国国家处方集；药品说明书

续　表

药品名称	目录类别	抗菌谱与适应证	用量用法	特殊人群用药	药典与方案	制剂与规格	备注
注射用哌拉西林 Piperacillin for Injection	[基（基）保（甲）]	①治疗铜绿假单胞菌和敏感革兰阴性杆菌所致的各种感染，如败血症、尿路感染、呼吸道感染、胆道感染、腹腔感染、盆腔感染以及皮肤、软组织感染等。②与氨基糖苷类药联用治疗粒细胞减少症免疫缺陷患者的感染	成人：中度感染一日8g，分2次给药；严重感染一次3~4g，每6小时1次。一日最大剂量不可超过24g。儿童：①婴幼儿和12岁以下儿童：体重100~200mg/kg。②新生儿：体重低于2kg者：出生后第1周内，一次50mg/kg，每12小时1次；出生第1周以上者：一次50mg/kg，每8小时1次；体重2kg以上者：出生后第1周内，一次50mg/kg，每8小时1次；1周以上，一次50mg/kg，每6小时1次	①有出血史者、溃疡性结肠炎、克罗恩病或假膜性肠炎者、肝、肾功能不全者，年老、体弱者慎用。②12岁以下儿童下述用药安全性剂量尚未正式确定，应慎用。③孕妇应仅在确有必要时才能使用本药。④哺乳妇女用药应权衡利弊或暂停哺乳。⑤对青霉素、头孢菌素或其他β-内酰胺类抗生素过敏或过敏史者禁用	美国、欧洲、中国药典、中国国家处方集	注射用哌拉西林钠（按哌拉西林计）：①0.5g；②1g；③2g	参考：中国国家处方集、药品说明书
注射用美洛西林钠 Mezlocillin Sodium for Injection 力扬	[保（乙）]	用于大肠埃希菌、肠杆菌属、变形杆菌等革兰阴性杆菌中敏感菌株所致的呼吸系统、泌尿系统、消化系统、妇科和生殖器官等感染，如败血症、化脓性脑膜炎、腹膜炎、骨髓炎、皮肤软组织感染以及眼、耳、鼻、喉科感染	肌内注射、静脉注射或静脉滴注。肌内注射临用前加灭菌注射用水溶解，静脉注射或通常加入5%葡萄糖氯化钠注射液或5%~10%葡萄糖注射液溶解后使用。成人一日2~6g，最大可增至15g。儿童，按体重一日0.1~0.2g/kg，严重感染者可增至0.3g/kg；肌内注射一日2~4次，静脉滴注按需要每6~8小时一次，其剂量根据病情而定，严重者可每4~6小时的静脉注射一次	老年患者肾功能减退，须调整剂量。妊娠安全性分级为B级。哺乳妇女应慎用。对青霉素类抗生素过敏或过敏史者禁用	中国药典、中国国家处方集	注射用美洛西林钠：①0.5g；②1.5g；③1.0g；④2.5g；⑤2.0g；⑥3.0g；⑦4.0g	参考：中国国家处方集、药品说明书

续　表

药品名称	目录类别	抗菌谱与适应证	用量用法	特殊人群用药	药典与处方集	制剂与规格	备注
注射用美洛西林钠舒巴坦钠 Mezlocillin Sodium and Subactam Sodium for Injection 开林	[保（乙）]	本品含 β-内酰胺酶抑制剂一舒巴坦钠，适用于产酶耐药菌引起的中重度下列感染性疾病，包括：①呼吸系统感染：如中耳炎、鼻窦炎、扁桃体炎、咽炎、肺炎、急性支气管炎和慢性支气管炎急性发作、支气管扩张、脓胸、肺脓肿等；②泌尿生殖系统感染：如肾盂肾炎、膀胱炎和尿道炎等；③腹腔感染：如胆道感染、如胆道组织感染、腹膜炎、脓毒血症、脓肿和胰腺病等；④皮肤及软组织感染：如蜂窝织炎、伤口感染、疖病、脓性皮炎和脓疱病等；性病：淋病等；⑤盆腔感染：妇科感染、产后感染等；⑥严重系统感染：细菌性心内膜炎、腹膜炎、败血症、脓毒症等。对于致命的全身性细菌感染，未知微生物或不敏感微生物所致感染、重度感染及混合感染等，如使用本品，建议与其他杀菌剂联合用药治疗	静脉滴注，用前用适量注射用水或0.9%氯化钠注射液溶解后，再加入0.9%葡萄糖或5%~10%葡萄糖氯化钠注射液100ml 中静脉滴注，每次滴注时间为30~50 分钟。成人剂量：每次2.5~3.75g（美洛西林2.0~3.0g，舒巴坦0.5~0.75g），每8 小时或12 小时一次，疗程7~14 天	本品可透过胎盘和进入乳汁，妊娠和哺乳妇女慎用。1~14 岁儿童及体重超过3kg 的婴儿，每次给药75mg/kg 体重，每日 2~3 次。体重不足 3kg 者，每次75mg/kg 体重，每日 2 次。老年用药可参照成人用剂量，但肝有肝、肾功能不良的患者，剂量应调整		①0.625g（美洛西林 0.5g 与舒巴坦 0.125g）；②1.25g（美洛西林 1.0g 与舒巴坦 0.25g）；③ 2.5g（美洛西林 2.0g 与舒巴坦 0.50g）；④3.75g（美洛西林 3.0g 与舒巴坦 0.75g）	参考：药品说明书

续表

药品名称	目录类别	抗菌谱与适应证	用量用法	特殊人群用药	药典与处方集	制剂与规格	备注
注射用阿洛西林 Azlocillin for Injection	[保(乙)]	敏感的革兰阳性及革兰阴性菌(包括铜绿假单胞菌)所致的、呼吸道、泌尿道、生殖器官、胆道、胃肠道、败血症、脑膜炎、心内膜炎等严重感染，以及手术、烧伤后感染、骨、皮肤及软组织感染	成人：一日6~10g，严重病例可增至10~16g，分2~4次滴注。儿童：一次75mg/kg，一日2~4次。婴儿及新生儿：一次100mg/kg，一日2~4次	妊娠安全性分级为B级。哺乳妇女用药须权衡利弊。对青霉素类抗生素过敏或有过敏史者禁用	波兰药典，中国国家处方集	注射用阿洛西林钠：①0.5g；②1g；③2g；④3g	参见：中国国家处方集，药品说明书

二、头孢菌素类

(一)第一代头孢菌素类

药品名称	目录类别	抗菌谱与适应证	用量用法	特殊人群用药	药典与处方集	制剂与规格	备注
注射用头孢唑林钠 Cefazolin Sodium for Injection	[基(基)、保(甲)]	第一代头孢菌素。除肠球菌、MRSA外，对其他革兰阳性球菌均有良好抗菌活性；对部分大肠埃希菌、奇异变形杆菌、肺炎克雷伯菌有抗菌活性。临床用于敏感菌所致的呼吸道、尿路感染、皮肤软组织、骨和关节、肝胆系统感染，以及心内膜炎、败血症、眼、耳、鼻、咽喉部感染；也用于外科手术预防用药	①肌内、静注、静滴：1次0.5~1g，1日2~4次。严重感染可增至1日6g，分2~4次静脉给予。儿童1日量为50~100mg/kg，分2~3次给予。②外科手术预防用药：术前0.5~1h给药1g，手术超过6h者术中加给药0.5~1g，术后每6~8h给药0.5~1g至术后24h	①青霉素过敏者、肝、肾功能不全者、胃肠道疾病史者慎用。并应监测肾清除率调节用量和给药间隔。②不推荐用于新生儿；孕期、哺乳期用药需权衡利弊；老年患者宜适当减量或延长给药间隔	美国、欧洲、中国药典，中国国家处方集	注射用头孢唑林钠：①0.5g；②1g；③1.5g；④2g	头孢唑林用量是1~2g，体重超过90kg者宜用2g

续表

药品名称	目录类别	抗菌谱与适应证	用量用法	特殊人群用药	药典与处方集	制剂与规格	备注
注射用头孢拉定 Cefradine for Injection	【保（甲/乙）】	第一代头孢菌素。适用于治疗敏感菌所致的轻、中度感染，如：急性咽炎、中耳炎、扁桃体炎、中耳炎、支气管炎急性发作、肺炎等呼吸道感染；泌尿生殖道感染及皮肤软组织感染等	①成人：口服给药：一次0.25～0.5g，每6小时1次；严重感染时可增至一次1g，一日最高剂量为4g。肌内注射及静脉给药：一次0.5～1g，每6小时1次。一日最高剂量为8g。②儿童：口服给药：一次6.25～12.5mg/kg，每6小时1次。肌内注射及静脉给药：1周岁以上小儿，一次12.5～25mg/kg，每6小时1次。③肌酐清除率大于20ml/min时，其推荐剂量为每6小时0.5g；肌酐清除率为每6小时5～20ml/min时，其剂量为每6小时0.25g；肌酐清除率小于5ml/min时，其剂量为每12小时0.25g	①肾功能减退的老年患者应适当减少剂量或延长给药间期。②妊娠安全性分级为B级。③哺乳妇女应用时须权衡利弊。④对头孢菌素过敏者及有青霉素过敏性休克史者禁用	美国、欧洲、中国药典、中国国家处方集	头孢拉定胶囊：①0.25g；②0.5g。头孢拉定片：①0.25g；②0.5g。头孢拉定颗粒：①0.125g；②0.25g。头孢拉定干混悬剂①0.125g；②0.25g；③1.5g；④3g。注射用头孢拉定：①0.5g；②1g	参考：中国国家处方集、药品说明书
注射用头孢硫脒 Cefathiamidine for Injection	[保(乙)]	第一代头孢菌素。用于敏感菌所引起呼吸系统、肝胆系统、五官、尿路感染及小肠膜炎、败血症	①成人：肌内注射，一次0.5～1g，一日4次。②静脉滴注：一次2g，一日2～4次。②儿童：肌内注射，一日50～150mg/kg，分3～4次给药；静脉滴注50～100mg/kg，分2～4次给药	①肾功能减退者须适当减量。②妊娠早期妇女慎用。③哺乳妇女用药须权衡利弊。④对头孢菌素过敏者及有青霉素过敏性休克史者禁用	中国国家处方集	注射用头孢硫脒①0.5g；②1g；③2g	参考：中国国家处方集、药品说明书

续表

药品名称	目录类别	抗菌谱与适应证	用量用法	特殊人群用药	药典与处方集	制剂与规格	备注
头孢氨苄 Cefalexin	【保（甲）】	第一代口服头孢菌素。用于金黄色葡萄球菌、大肠埃希菌、肺炎杆菌、流感杆菌等敏感菌所致的下列感染：①扁桃体炎、咽喉炎、支气管炎、肺炎、支气管扩张症感染以及手术后胸壁盂肓炎。②急性及慢性肾盂肾炎、膀胱炎、前列腺炎及泌尿生殖系感染。③中耳炎、外耳炎、鼻窦炎。④上颌骨骨髓炎、上颌骨周围炎、急性牙槽脓肿、牙槽脓肿、根尖性牙周炎、智齿周围炎、拔牙后感染。⑤睑腺炎、急性泪囊炎。⑥毛囊炎、疖、丹毒、痈、蜂窝织炎、脓疱、脓痂疹、蜂窝组织炎、皮下脓肿、创伤感染、乳腺炎、淋巴管炎等	①成人：口服，一般剂量：一次250～500mg，每6小时1次。一日最高剂量为4g。单纯性膀胱炎、单纯皮肤软组织感染以及链球菌咽峡炎：一次500mg，每12小时1次。②儿童：口服，一日25～50mg/kg，一日4次。皮肤软组织感染及链球菌咽峡炎：一次12.5～50mg/kg，每12小时1次	①肝、肾功能不全者。②老年患者以下小儿慎用：应根据肾功能情况调整用药剂量或用药间期。③妊娠安全性分级为B级。哺乳期妇女须权衡利弊后应用。④对头孢菌素过敏者及有青霉素过敏性休克史者禁用	美国、欧洲、中国国家处方集 中国药典、	头孢氨苄胶囊：①125mg；②250mg。头孢氨苄片：①125mg；②250mg。头孢氨苄颗粒：①50mg；②125mg。头孢氨苄干混悬剂：1.5g。头孢氨苄泡腾片：125mg	参考：中国国家处方集，药品说明书

续表

药品名称	目录类别	抗菌谱与适应证	用量用法	特殊人群用药	药典与处方集	制剂与规格	备注
头孢羟氨苄 Cefadroxil	[保(乙)]	第一代口服头孢菌素。主要用于敏感菌所致的尿路感染、呼吸道感染、皮肤软组织感染、骨关节感染	①成人：口服，一次0.5~1g，一日2次。肾功能不全者首次给予1g负荷剂量，然后根据肌酐清除率(Ccr)调整剂量。Ccr为25~50ml/min者，一次0.5g，每12小时1次；Ccr为10~25ml/min者，一次0.5g，每24小时1次。②儿童：一次0.5g，一日2次。A组溶血性链球菌咽炎或扁桃体炎：一次15mg/kg，每12小时1次，共10日	①肝、肾功能不全者慎用。老年患者肾功能减退，用药时需调整剂量。②妊娠安全性分级为B级。哺乳期妇女须权衡利弊后应用。③对头孢菌素过敏者及有青霉素过敏性休克史者禁用	美国药典、中国国家处方集	头孢羟氨苄胶囊：①0.125g；②0.25g；③0.5g。头孢羟氨苄片：①0.125g；②0.25g。头孢羟氨苄颗粒：①0.125g；②0.25g	参考：中国国家处方集，药品说明书

(二) 第二代头孢菌素类

药品名称	目录类别	抗菌谱与适应证	用量用法	特殊人群用药	药典与处方集	制剂与规格	备注
头孢呋辛 Cefuroxim	[保(甲)]	第二代注射用头孢菌素。对革兰阳性球菌的活性或略差，但对革兰阴性菌和革兰阴性杆菌产生的β内酰胺酶较为稳定。适用于治疗敏感菌或敏感病原体所致的下列感染：①泌尿系统感染。②泌尿相关感染。③骨和关节感染。④皮肤软组织感染。⑤预防手术感染。⑥其他，如败血症、脑膜炎等严重感染	①成人：口服一日0.5g；下呼吸道感染：一日1g；泌尿道感染：一日0.25g；无并发症的淋病：单剂口服1g。②儿童：口服，急性咽炎或扁桃体炎等一般感染：一次10mg/kg，一日2次，一日最大剂量为0.5g；急性中耳炎、脓疱病等严重感染：一次15mg/kg，一日2次，一日最大剂量为1g	①严重肝、肾功能不全者慎用。②5岁以下小儿禁用。老年患者口服本药，不必根据年龄调整剂量。②妊娠安全性分级为B级。哺乳妇女用药应权衡利弊，如需哺乳，应暂停哺乳。③对头孢菌素过敏者及有青霉素过敏性休克史者禁用	美国、欧洲、中国药典，中国国家处方集	头孢呋辛酯片：①0.125g；②0.25g。头孢呋辛酯干混悬剂：0.125g。头孢呋辛酯胶囊：①0.125g。注射用头孢呋辛钠：①0.25g；②0.5g；③0.75g；④1.0g；⑤1.5g；⑥2.0g；⑦2.25g；⑧3.0g。	参考：中国国家处方集，药品说明书

续　表

药品名称	目录类别	抗菌谱与适应证	用量用法	特殊人群用药	药典与处方集	制剂与规格	备注
注射用头孢替安 Cefotiam for Injection	[保(乙)]	第二代注射用头孢菌素。用于敏感菌所致的肺炎、支气管炎、胆道感染、腹膜炎、尿路感染以及手术和手术所致的感染和败血症	肌内注射时或静脉给药。成人：一日1～2g，分2～4次给予；败血症时可增至一日4g。儿童：一日40～80mg/kg，分3～4次给予，重症感染时可增至一日160mg/kg。肌酐清除率等于或大于16.6ml/min者，不需调整剂量；肌酐清除率小于16.6ml/min者，每6～8小时用量应减为常用剂量的75%	①老年患者用药剂量应按其肾功能减退情况酌情减量。②早产儿和新生儿使用本药的安全性尚未确定。③孕妇或可能已妊娠的妇女，哺乳妇女，应权衡利弊后用药。④对头孢菌素类或青霉素过敏性休克史者禁用	美国药典，日本药典，中国药典，国家处方集	注射用盐酸头孢替安：0.5g；1g	参考：中国国家处方集，药品说明书
头孢丙烯 Cefprozil 元锐	[保(乙)]	第二代口服头孢菌素。用于敏感菌所致的下列轻、中度感染：①呼吸道感染，如化脓性链球菌性咽炎或扁桃体炎、肺炎链球菌、流感嗜血杆菌和卡他莫拉菌引起的中耳炎或急性鼻窦炎、急性支气管炎继发细菌感染和慢性支气管炎急性发作。②金黄色葡萄球菌（包括产青霉素酶菌株）和化脓性链球菌等引起的非复杂性皮肤和皮肤软组织感染	口服。成人：呼吸道感染：一次0.5g，一日1～2次；皮肤或皮肤软组织感染：一日0.5g，分1～2次给药；严重病例，一次0.5g，一日2次。儿童：①对0.5～12岁患儿。中耳炎，一次15mg/kg，一日2次；急性鼻窦炎，一次7.5mg/kg，一日2次；严重感染，一次15mg/kg，一日2次。②对2～12岁患儿。急性扁桃体炎、咽炎，一次7.5mg/kg，一日2次；皮肤或皮肤组织感染，一次20mg/kg，一日1次。肾功能不全时，根据肌酐清除率进行剂量调整	①65岁以上老人使用本药，与健康成人志愿者对比，药物吸收一时间曲线下面积增高35%～60%，肌酐清除率下降40%。②妊娠安全性分级为B级。哺乳妇女应慎用或暂停哺乳。③对头孢菌素过敏者及有青霉素过敏性休克史者禁用	美国药典，中国国家处方集	头孢丙烯片：1) 0.25；2) 0.5g；头孢丙烯分散片：0.25g；头孢丙烯咀嚼片：0.25g；头孢丙烯胶囊：1) 0.125g；2) 0.25g；头孢丙烯颗粒：0.125g；头孢丙烯干混悬剂：1) 0.125g；2) 0.75g；3) 1.5g；4) 3.0g	参考：中国国家处方集，药品说明书

续 表

药品名称	目录类别	抗菌谱与适应证	用量用法	特殊人群用药	药典与处方集	制剂与规格	备注
注射用头孢尼西 Cefonicid for Injection 西钠	【保（乙）】	适用于敏感菌引起的下列感染：下呼吸道感染，尿路感染，败血症，皮肤软组织感染，骨和关节感染，也可用于手术预防感染。在外科手术前单剂量注射1g头孢尼西可以减少由于手术过程中污染或潜在污染所导致的术后感染在污染而导致的术后感染发生率。在剖腹产手术中使用头孢尼西（剪断脐带后）可以减少某些术后感染发生率	肾功能正常患者：①一般轻度至中度感染：成人每日剂量为1g，每24小时一次；在严重感染或危及生命的感染中，可每日2g，每24小时给药一次；②无并发症的尿路感染：每日0.5g，每24小时一次；③手术预防感染：手术前1小时单剂量给药1g，术中和术后没有没必要再用药1g，术中如关节成型手术或开胸手术，必要时可复复给药2天；剖腹产手术中，应脐带扎后才给予本品。疗程依不同病情而应定 肾功能不全患者，对于肾功能损害的患者使用本品必须严格依据患者的肾功能损害程度调整剂量。初始剂量为7.5mg/kg，维持剂量根据下表根据肌酐清除率进行调整，患者在进行透析之后，无须再追加剂量	①对头孢菌素类抗生素过敏者禁用；②对青霉素过敏者也可能对本品过敏，因此有青霉素过敏史或其他药物过敏病史者应慎用。对麻醉药过敏患者禁止使用利多卡因作为溶剂；③本品治疗开始和疗程中可引起胃肠炎，严重的导致假膜性肠炎，一旦出现，轻度停药即可，中、重度患者应给予补充电解质、蛋白质以及适当的抗生素（如万古霉素）治疗；④重症者长大剂量给药或合用氨基苷类抗生素治疗时，必须经常注意肾功能情况，肝或肝脏损害患者在使用该药物时，应加倍小心；⑤长期使用任何广谱抗生素都可能导致其他非敏感菌过度生长，应注意观察二重感染的发生	美国、欧洲、中国药典	注射用头孢尼西钠：①0.5g；②1.0g	参考：药品说明书

续表

药品名称	目录类别	抗菌谱与适应证	用量用法	特殊人群用药	药典与处方集	制剂与规格	备注
头孢克洛 Cefaclor 新达罗	[保（乙）]	第二代口服头孢菌素。适用于敏感菌所致下列部位的轻、中度感染：①呼吸系统感染；②泌尿生殖系统感染；③皮肤软组织感染；④口腔感染；⑤眼科感染	①成人：口服，一次250mg，每8小时1次；较重的感染或敏感性较差的细菌引起的感染，剂量可加倍，但一日总量不超过4g。②儿童：口服，每日20mg/kg，分3次，宜空腹服用；重症感染可增至一日40mg/kg，但一日总量不超过1g	①肾功能轻度不全者可不减量；肾功能中度和重度减退者的剂量应分别减为正常剂量的1/2和1/4。②新生儿用药的安全性尚未确定。③老年患者除肾迟缓，营养不良或严重肾功能损害外，一般不需调整剂量。④妊娠安全性级别为B级。哺乳妇女应慎用或用药时暂停哺乳。⑤对头孢菌素过敏者及有青霉素过敏性休克史者禁用	美国、欧洲、中国药典、中国国家处方集	胶囊：125mg；250mg 缓释胶囊：187.5mg 片：250mg 缓释片：375mg 分散片：①125mg；②375mg 颗粒：①100mg；②125mg；③250mg 混悬液：①30ml：0.75g；②60ml：1.5g	参考：中国国家处方集、药品说明书
头孢呋辛酯 Cefuroxime Axetil 伏欣	[保（甲）]	第二代口服头孢菌素。适用于溶血性链球菌、金黄色葡萄球菌（耐甲氧西林株除外）及溶血嗜血杆菌、大肠埃希菌、肺炎克雷伯菌、奇异变形杆菌等肠杆菌科细菌敏感菌株所致成人急性咽炎或急性扁桃体炎，急性中耳炎，上颌窦炎，慢性支气管炎急性发作，急性支气管炎，单纯性尿路感染，皮肤软组织感染及无并发症淋病奈瑟菌性尿道炎和宫颈炎。儿童急性咽炎或急性扁桃体炎，急性中耳炎及皮肤软组织感染等	口服：①成人：一般一日0.5g；下呼吸道感染患者：一日1g；单纯性下尿路感染患者：一日0.25g，均分2次服用。单纯性淋球菌尿道炎单剂疗法剂量为1g。②5~12岁儿：急性咽炎或急性扁桃体炎：按体重一日20mg/kg，分2次服用，一日不超过0.5g；急性中耳炎，脓疱病：按体重一日30mg/kg，分2次服用，一日不超过1g	①对本品及其他头孢菌素类过敏者，有青霉素过敏性肠道反应者及胃肠道吸收障碍者禁用。②5岁以下小儿禁用	美国、欧洲、中国、日本药典、中国国家处方集	片：①0.125g；②0.25g	参考：中国国家处方集、药品说明书

续表

药品名称	目录类别	抗菌谱与适应证	用量用法	特殊人群用药	药典与处方集	制剂与规格	备注
注射用盐酸头孢甲肟 Cefmenoxime Hydrochloride for Injection 立华均		适用于头孢甲肟敏感的链球菌属（肠球菌除外）、肺炎链球菌、消化链球菌、大肠杆菌、柠檬酸杆菌属、克雷伯菌属、肠杆菌属、沙雷菌属、变形菌属、流感嗜血杆菌、拟杆菌属等引起的下述感染症：①肺炎、支气管炎、支气管扩张症合并感染、慢性呼吸系统疾病的继发感染、肺脓肿、脓胸；②肾盂肾炎、膀胱炎、前列腺大腺炎、子宫内膜炎、子宫附件炎、盆腔炎、子宫旁组织炎；③胆管炎、胆囊炎、肝脓肿；腹膜炎；④烧伤、手术切口的继发感染；⑤败血症；⑥脑脊膜炎	用法：本品溶于0.9%氯化钠注射液中，静脉滴注。或葡萄糖注射液中，静脉滴注。此外，对成年人可将本品的1次用量0.5～2g加于维液、电解质液或氨基酸制剂等补液中，在30分钟～2小时内进行静脉滴注。对小儿也可考虑肌内进行静脉滴注，在30分患1次用量加于补液中，静注钟～1小时，进行静脉滴注。静注用1g时注入约5ml溶解液于瓶内溶解，溶解后注入不少于100ml溶解液中滴注。用量：①成人：轻度感染：1日1～2g，分2次静脉滴注；中、重度感染：可增至一日4g，分2～4次静脉滴注，也可根据临床情况进行剂量调整。②小儿：轻度感染：一日公斤体重40～80mg，分3～4次静脉滴注；中、重度感染：可增至一日每公斤体重160mg，分3～4次静脉滴注；脑膜炎：可增至一日每公斤体重200mg，分3～4次静脉滴注	下述患者慎重用药：①对青霉素类抗生素有过敏史的患者；②本人或父母兄弟中有易引起支气管哮喘、皮疹、荨麻疹等变态反应症状体质的患者；③有严重肾功能障碍的患者（有可能出现血药浓度持续升高）；④老年患者（生理功能低下，易出现副作用，有时出现维生素K缺乏而出血倾向）；⑤经口摄入不良或非经肠内营养者、全身状态不良者（有时可引起维生素K缺乏症，故应仔细观察）因有可能发生休克反应，所以要详细问诊，建议在注射前做皮肤过敏反应试验。要事先做好一旦发生休克时的应急处理工作使用该药时，最好定期做肝功能、肾功能、血液等检查		注射用盐酸头孢甲肟：①0.25g；②0.5g；③1.0g；④2.0g（按$C_{16}H_{17}N_9O_5S_3$计）	

（三）第三代头孢菌素类

药品名称	目录类别	抗菌谱与适应证	用量用法	特殊人群用药	药典与处方集	制剂与规格	备注
注射用头孢唑肟 Ceftizoxime for Injection	[保（乙）]	第三代注射用头孢菌素。用于治疗敏感菌引起的下呼吸道感染、胆道感染、腹腔感染、盆腔感染、尿路感染、皮肤软组织感染、败血症、脑膜炎、皮肤软组织感染、骨和关节感染、心内膜炎、烧伤、烫伤后的严重感染	静脉滴注。成人：一次1~2g，每8~12小时1次；严重感染：剂量可增至一次3~4g，每8小时1次。治疗非复杂性尿路感染：一次0.5g，每12小时1次。儿童：6个月及6个月以上的婴儿和儿童常用量：按体重一次50mg/kg，每6~8小时1次。肾功能减退的患者首次给予0.5~1g的首次负荷剂量后，需根据其损害程度调整剂量	①6个月以下小儿使用本药的安全性和有效性尚未确定。②老年患者常伴有肾功能减退，应适当减少剂量或延长给药间隔。③妊娠妇女应用本药时应权衡利弊。④对头孢菌素过敏者及有青霉素过敏性休克史者禁用	美国药典，中国国家处方集	注射用头孢唑肟钠：①0.5g；②1g；③2g	参考：中国国家处方集、药品说明书
注射用头孢噻肟 Cefotaxime for Injection	[保（甲）]	第三代注射用头孢菌素。用于敏感细菌所致的肺炎及其他下呼吸道感染、尿路感染、腹腔感染、脑膜炎、盆腔感染、皮肤软组织感染、生殖道感染、骨和关节感染等。头孢噻肟可以作为小儿脑膜炎的选用药物	肌内注射或静脉给药。成人：肌内注射0.5~2g，每8~12小时一次。静脉给药一日2~6g，分2~3次给药；严重感染者，每6~8小时2~3g，一日最高剂量为12g。治疗无并发症的淋病奈瑟球菌或尿道感染：单剂肌内注射1g。儿童：静脉给药：①新生儿：一次50mg/kg，7日内新生儿每12小时1次，7~28日新生儿每8小时1次	①严重肾功能减退患者应用本药时应根据肌酐清除率调整剂量。②老年患者应根据肾功能适当减量。③妊娠安全性分级为B级。④对头孢菌素过敏者及有青霉素过敏性休克史者禁用	美国、欧洲、中国药典，中国国家处方集	注射用头孢噻肟钠：①0.5g；②1g；③2g	参考：中国国家处方集、药品说明书
注射用头孢曲松 Ceftriaxone for Injection	[保（甲）]	第三代注射用头孢菌素。用于敏感致病菌所致的下呼吸道感染、尿路、胆道感染、盆腔感染、皮肤软组织感染、骨和关节感染、败血症、脑膜炎等及手术期感染预防。可治疗单纯性淋病	肌内注射或静脉给药。成人：每24小时1~2g或每12小时0.5~1g。最高剂量一日4g。小儿常用量静脉给药，按体重20~80mg/kg	①出生体重低于2kg的新生儿使用本药的安全性尚未确定。本药可将胆红素从血清白蛋白结合部位置换出来，患有高胆红素血症的新生儿（尤其是早产儿），应避免使用本药。②妊娠安全性分级为B级。哺乳妇女权衡利弊后应用。③对头孢菌素过敏及有青霉素过敏性休克史者禁用	美国、欧洲、中国药典，中国国家处方集	注射用头孢曲松钠：①0.25g；②0.5g；③0.75g；④1g；⑤1.5g；⑥2g；⑦3g；⑧4g	参考：中国国家处方集、药品说明书

续　表

药品名称	目录类别	抗菌谱与适应证	用量用法	特殊人群用药	药典与处方集	制剂与规格	备注
注射用头孢哌酮 Cefoperazone for Injection	非医保、非基本药物	第三代注射用头孢菌素。用于治疗敏感菌所致的呼吸道感染、泌尿道感染、胆道感染、皮肤软组织感染、败血症、脑膜炎等，创伤及手术后感染。与抗厌氧菌药联用，用于治疗敏感菌所致的腹膜炎、盆腔感染	肌内注射或静脉给药。成人：一般感染：一次1~2g，每12小时1次；严重感染：一次2~3g，每8小时1次。一日剂量不宜超过9g，但免疫缺陷患者伴严重感染时剂量可增至一日12g。儿童：一日50~200mg/kg，分2~3次给药	①新生儿和早产儿用药须权衡利弊。②妊娠安全性分级为B级。哺乳期妇女用药期间宜暂停哺乳。③对头孢菌素及青霉素过敏性休克史者禁用	美国、欧洲、中国药典、中国国家处方集	注射用头孢哌酮钠：①0.5g；②1g；③1.5g；④2g	参考：中国国家处方集、药品说明书
注射用头孢他啶 Ceftazidime for Injection	[保(乙)]	第三代注射用头孢菌素。用于敏感革兰阴性杆菌所致的败血症，下呼吸道感染，腹腔和胆道感染，复杂性尿路感染和重度皮肤软组织感染等。对于由多种耐药革兰阴性杆菌引起的免疫缺陷者感染、医院内感染以及革兰阴性杆菌或铜绿假单胞菌所致中枢神经系统感染尤为适用	静脉注射或静脉滴注。①败血症、下呼吸道感染、胆道感染等，一日4~6g，分2~3次静脉滴注或静脉注射。②泌尿系统感染和重度皮肤软组织感染等，一日2~4g，分2次静脉滴注或静脉注射。③对于某些危及生命的感染、严重铜绿假单胞菌感染和中枢神经系统感染，可酌情增量至一日0.15~0.2g/kg，分3次静脉滴注。①婴幼儿常用剂量为一日30~100mg/kg，分2~3次静脉滴注	①早产儿及2个月以内新生儿慎用。②妊娠安全性分级为B级。哺乳妇女须权衡利弊后用药。③对头孢菌素及青霉素过敏者及有青霉素过敏性休克史者禁用	美国、欧洲、中国药典、中国国家处方集	注射用头孢他啶：①0.25g；②0.5g；③1g；④2g	参考：中国国家处方集、药品说明书

续 表

药品名称	目录类别	抗菌谱与适应证	用量用法	特殊人群用药	药典与处方集	制剂与规格	备注
头孢地尼 Cefdinir 世扶尼	[保（乙）]	第三代口服头孢菌素。用于对本品敏感的葡萄球菌、大肠埃希菌、克雷伯菌属、奇异变形杆菌等引起的下列感染：①咽喉炎、扁桃体炎、肺炎、支气管炎急性发作。②中耳炎、鼻窦炎。③肾盂肾炎、膀胱炎、淋菌性尿道炎、宫内感染、前庭大腺炎。④附件炎。⑤乳腺炎、肛门周围脓肿、外伤或手术伤口的继发感染。⑥皮肤软组织炎、睑腺炎、睑板腺炎、猩红热	口服：成人一次100mg，一日3次。儿童9~18mg/kg，分3次服用。严重肾功能障碍者应酌情减剂量及延长给药间隔时间。血液透析患者，建议剂量为一次100mg，一日1次	①新生儿和小于6个月婴儿的安全性和疗效尚未确定，可用于儿童尚在上颌鼻窦炎。②老年患者可能会有出血倾向。③妊娠安全性分级为B级。哺乳期妇女仅在利大于弊时，才能使用。④对头孢菌素过敏者及有青霉素过敏性休克史者禁用	中国药典、中国国家处方集	头孢地尼胶囊：①50mg；②100mg；头孢地尼分散片：①50mg；②100mg	参考：中国国家处方集、药品说明书
头孢克肟 Cefixime	[保（乙）]	第三代口服头孢菌素。用于敏感菌所致的咽炎、扁桃体炎、急性支气管炎和慢性支气管炎急性发作、中耳炎、尿路感染、单纯性淋病等	口服：成人：一次50~100mg，一日2次；严重感染时，可增加至一次200mg。儿童：儿童一次1.5~3mg/kg，一日2次；体重30kg以下一次1.5~3mg/kg，一日2次；严重感染时，一次6mg/kg，一日2次	①6个月以下儿童使用本药的安全性和有效性尚未确定。②老年人使用本药的血药浓度峰值和AUC可较年轻人分别高26%和20%。③妊娠安全性分级为B级。哺乳期妇女使用时应暂停哺乳。④对头孢菌素过敏者及有青霉素过敏性休克史者禁用	美国、欧洲药典、中国国家处方集	片：①0.05g；②0.1g；分散片：0.1g；咀嚼片：①0.05g；②0.1g；胶囊：①0.05g；②0.1g；颗粒：0.05g	参考：中国国家处方集、药品说明书

续 表

药品名称	目录类别	抗菌谱与适应证	用量用法	特殊人群用药	药典与处方集	制剂与规格	备注
头孢泊肟酯 Cefpodoxime Proxetil	非医保。非基本药物	第三代口服头孢菌素。适用于敏感菌引起的下列轻至中度感染:①呼吸系统感染。②泌尿、生殖系统感染。③皮肤及皮肤附件感染:如毛囊炎、疖、痈、丹毒、蜂窝织炎、淋巴管(结)炎、皮下脓性甲沟(周)炎、皮肤化脓性泌尿道感染:单纯性脓肿、汗腺炎、感染性粉瘤、肛周脓肿等。④耳鼻喉感染:中耳炎、鼻窦炎等。⑤其他:乳腺炎等	餐后口服。成人:上呼吸道感染:一次0.1g,一日2次,疗程5~10天;下呼吸道感染:慢性支气管感染:一次0.2g,一日2次,急性发作:一次0.2g,一日2次,疗程10天;急性社区获得性肺炎:一次0.2g,一日2次,疗程14天;单纯性泌尿道感染:一次0.1g,一日2次,疗程7天;急性单纯性淋病:单剂0.2g;皮肤和皮肤软组织感染:一次0.4g,一日2次,疗程7~14天。儿童:急性中耳炎:每日剂量10mg/kg,一次5mg/kg,每12小时一次,疗程10天。扁桃体炎:每日剂量10mg/kg,一次5mg/kg,每日最大剂量不超过0.4g。鼻窦炎:每12小时一次,一次5mg/kg,疗程5~10天。每日最大剂量不超过0.2g	妊娠安全性分级为B级。哺乳妇女用药时应停止哺乳或换用其他药物。对头孢菌素过敏者及有青霉素过敏性休克史者禁用	美国、日本药典,中国国家处方集	头孢泊肟酯片: ①100mg; ②200mg 头孢泊肟酯胶囊:100mg 头孢泊肟酯颗粒:40mg 头孢泊肟酯干混悬剂:①50mg; ②100mg	参考:中国国家处方集、药品说明书

(四) 第四代头孢菌素类

药品名称	目录类别	抗菌谱与适应证	用量用法	特殊人群用药	药典与处方集	制剂与规格	备注
注射用头孢吡肟 Cefepime for Injection	【保 (乙)】	第四代头孢菌素。用于治疗敏感细菌所致的下列中、重度感染:①下呼吸道感染,如肺炎、支气管炎等。②泌尿道感染。③非复杂性皮肤或皮肤软组织感染。④复杂性腹腔内感染。⑤妇产科感染。⑥其他,如败血症。儿童脑脊髓膜炎及中性粒细胞减少性发热患者的经验治疗	肌内注射或静脉滴注。成人:一次1~2g,每12小时1次;中度感染:一次0.5~1g,每12小时1次;重度泌尿道感染:一次2g,每12小时1次;严重感染、中性粒细胞减少伴发热的经验治疗:一次2g,每8小时1次。儿童:对2月龄至12岁儿童或体重低于40kg的患儿:最大剂量不可超过成人剂量,按体重一次40mg/kg,每12小时1次,疗程7~14日	①对13岁以下儿童的疗效尚不明确,须慎用。②老年患者使用本药的半衰期延长,且65岁及以上老年患者的药物总清除率下降。③妊娠安全性分级为B级。哺乳女应慎用或用药时暂停哺乳。④对头孢菌素过敏者及有青霉素过敏性休克史者禁用	美国、日本药典、中国国家处方集	注射用盐酸头孢吡肟:①0.5g;②1g	参考:中国国家处方集、药品说明书
注射用头孢匹罗 Cefpirome for Injection 罗邦	【保 (乙)】	第四代头孢菌素。适用于治疗敏感细菌引起的下列严重感染(如大叶性肺炎、肺脓肿、支气管扩张合并感染等)。①严重的下呼吸道感染。②严重的泌尿系统感染(如复杂性尿路感染)。③严重皮肤及软组织感染(如脓肿、疖病等)。④中性粒细胞减少患者所患严重感染。⑤败血症、脑膜炎、化脓性脑膜炎,肝胆系统感染、盆腔内感染	静脉给药。成人:上、下泌尿道感染并感染,严重皮肤及软组织感染:一次1g,每12小时1次;严重下呼吸道感染:一次1~2g,每12小时1次;败血症:一次2g,每12小时1次;中性粒细胞减少患者所患严重感染:一次2g,每12小时1次。肾功能不全时剂量:先给予1~2g负荷剂量,再根据肌酐清除率进行剂量调整。血液透析患者(肌酐清除率小于5ml/min):一日1次,透析后再给予0.25~0.5g的补充剂量	①小于12岁儿童用药的有效性及安全性尚未确定。不推荐在该年龄组使用本药。②妊娠期同用药应权衡利弊。哺乳妇女用药应权衡利弊。③对尿道减少患者或对敏感者有青霉素过敏或敏感性休克史者禁用	日本药典、中国国家处方集	注射用头孢匹罗:①0.25g;②0.5g;③1g;④2.0g	参考:中国国家处方集、药品说明书

三、其他 β-内酰胺类

药品名称	目录类别	抗菌谱与适应证	用量用法	特殊人群用药	药典与处方集	制剂与规格	备注
注射用头孢美唑钠 Cefmetazole for Injection	【保（乙）】	第二代注射用头孢菌素类。抗菌活性与第二代头孢菌素相近。适用于葡萄球菌，大肠埃希菌，克雷伯菌属，变形杆菌，脆弱拟杆菌，消化链球菌等所致的下列感染。①呼吸道感染。②尿路感染。③胆管炎，胆囊炎。④腹膜炎。⑤女性生殖系统感染。⑥败血症。⑦颌骨周围蜂窝织炎，颌炎	静脉给药。成人：一日1～2g，分2次给药；重度感染：剂量可至一日4g，分2～4次静脉滴注。儿童：一日25～100mg/kg，分2～4次给药；重度感染：一日150mg/kg，分2～4次静脉滴注。肾功能不全者本药血药浓度升高，半衰期延长，应调整用量	早产儿、新生儿使用本药的安全性尚未确定。孕妇或可能妊娠的妇女应权衡利弊后用药。哺乳期妇女使用本药，应暂停哺乳。对头孢菌素过敏及有青霉素过敏性休克史者禁用	美国药典。中国国家处方集	注射用头孢美唑钠：①1g；②2g	参考：中国国家处方集，药品说明书
注射用头孢西丁钠 Cefoxitin for Injection	【保（乙）】	第二代注射用头孢菌素类。适用于治疗敏感菌所致的下呼吸道、泌尿生殖系统、骨、关节、皮肤软组织、心内膜感染以及败血症。尤其用于需氧菌和厌氧菌混合感染导致的吸入性肺炎、糖尿病病足下肢感染及腹腔感染或盆腔感染	肌内注射或静脉给药。成人：一次1～2g，每6～8小时1次。①单纯感染：每6～8小时1g，一日总量3～4g。②中度感染：一日总量6～8g。③严重感染：每4小时2g或每6小时3g，一日总量12g。④肾功能不全者首次剂量为1～2g，此后按其肌酐清除率制订给药方案	①3个月以内婴儿不宜使用本药。②妊娠安全性分级为B级。③对头孢菌素过敏者及对头孢菌素过敏性休克史者禁用	美国药典、欧洲药典、中国国家处方集	注射用头孢西丁钠：①1g；②2g	参考：中国国家处方集，药品说明书
注射用头孢米诺钠 Cefminox for Injection	【保（乙）】	第三代头孢菌素类。抗菌活性与第三代头孢菌素相似。用于治疗敏感菌所致的下列感染：①呼吸系统感染。②泌尿系统感染。盆腔感染：肾盂肾炎、膀胱炎、子宫附件炎、子宫内感染、盆腔死腔炎、子宫旁组织炎。败血症等	静脉给药。成人：一次1g，一日2次。败血症和重症感染：一日6g，分3～4次给药。儿童：一次20mg/kg，一日3～4次	①新生儿、早产儿的用药安全性尚未确定。②孕妇、哺乳期妇女用药应权衡利弊。③对头孢菌素及有青霉素过敏性休克史者禁用	日本药典、中国国家处方集	注射用头孢米诺钠：①0.5g；②1g；③1.5g；④2g	参考：中国国家处方集，药品说明书

续 表

药品名称	目录类别	抗菌谱与适应证	用量用法	特殊人群用药	药典与处方集	制剂与规格	备注
注射用拉氧头孢 Latamoxef for Injection	[保（乙）]	第三代注射用头霉素类，抗菌性与第三代头孢菌素相近。适用于治疗敏感细菌所致的下列感染：①呼吸系统感染，如肺炎、支气管炎、支气管扩张继发感染、肺脓肿、脓胸等。②消化系统感染，如胆囊炎、胆管炎等。③腹腔内感染，如肝脓肿、腹膜炎等。④泌尿生殖系统感染。⑤骨、关节、皮肤和软组织感染。⑥其他严重感染，如败血症、脑膜炎等	静脉给药。成人，一次0.5~1g，一日2次。重度感染，一日剂量可增加至4g。儿童：一日60~80mg/kg，分3~4次给药，危重病例剂量可速增至一日150mg/kg	①严重肾功能不全者，胆道阻塞患者慎用。②早产儿、新生儿使用。③妊娠安全性分级为C级。哺乳期妇女慎用	日本药典、中国国家处方集	注射用拉氧头孢钠：①1g；②2g	参考：中国国家处方集、药品说明书
注射用舒巴坦 Sulbactam for Injection	[保（乙）]	β内酰胺酶抑制剂，与青霉素类或头孢菌素类药合用，治疗敏感菌所致的尿路感染、肺部感染、支气管感染、胆道感染、腹腔和盆腔感染、耳鼻咽喉科感染、皮肤软组织感染、骨和关节感染、周围脓毒血症等	舒巴坦与氨苄西林以1:2剂量比应用。一般感染，成人剂量为舒巴坦一日1~2g，氨苄西林每日2~4g，一日量分2~3次，静脉滴注或肌注；轻度感染可舒巴坦每日0.5g，氨苄西林1g，分2次，静脉滴注。重度感染可增大剂量至每日舒巴坦3~4g，氨苄西林每6~8g，一日量分3~4次，静脉滴注	孕妇使用应权衡利弊。哺乳期妇女使用应权衡利弊	美国、欧洲、日本、中国药典、中国国家处方集	注射用舒巴坦：0.25g、0.5g、1.0g	参考：中国国家处方集、药品说明书

续　表

药品名称	目录类别	抗菌谱与适应证	用量用法	特殊人群用药	药典与处方集	制剂与规格	备注
注射用氨曲南 Aztreonam for Injection	[保(乙)]	单环β内酰胺类，适用于治疗敏感需氧革兰阴性菌所致的多种感染，如败血症、下呼吸道感染、尿路感染、腹腔内感染、子宫内膜炎、盆腔炎、术后伤口及处创伤、溃疡等皮肤软组织感染等	肌内注射或静脉给药。成人：泌尿道感染：一次0.5~1g，每8~12小时1次；中度感染：一次1~2g，每8~12小时1次；危重患者或由铜绿假单胞菌所致的严重感染：一次2g，每6~8小时1次，一日最大剂量不宜超过8g。肾功能不全患者需量：应根据肌酐清除率调整剂量；每次血液透析后，除维持量外，应另给予起始量的1/8	老年人用药剂量应按肾功能减退的情况酌减量。妊娠安全性分级为B级。哺乳妇女使用时应暂停哺乳	美国、日本、中国药典，美国、中国处方集	注射用氨曲南：①0.5g；②1.0g；③2.0g	参考：中国国家处方集，药品说明书

四、碳青霉烯类

药品名称	目录类别	抗菌谱与适应证	用量用法	特殊人群用药	药典与处方集	制剂与规格	备注
注射用亚胺培南西司他丁钠 Imipenem and Cilastatin for Injection	[保(乙)]	对大多数革兰阳性、革兰阴性的需氧菌和厌氧菌有抗菌作用。适用于治疗敏感革兰阳性菌及革兰阴性菌所致的严重感染（如败血症、感染性心内膜炎、下呼吸道感染、腹腔感染、盆腔感染、皮肤软组织感染、骨和关节感染、尿路感染）以及多种细菌引起的混合感染	静脉滴注：成人：轻度感染：每6小时0.25g；中度感染：一次1g，一日2次；严重感染：每8小时1g，一日最大剂量不超过4g。儿童：体重小于40kg，一次15mg/kg，每6小时1次，一日总剂量不超过2g。肾功能不全时剂量：肌酐清除率为30~70ml/min者，每6~8小时用0.5g；肌酐清除率为20~30ml/min者，每12小时用0.25g；肌酐清除率低于20ml/min者，透析时建议血液透析后补充1次用量	①婴儿及肾功能不全的儿童不宜使用本药须权衡利弊。严重肾功能不全的患者应根据肌酐清除率调节用量。②有癫痫史或中枢神经系统功能障碍或肾功能减退者意识障碍等不良反应增加。③妊娠期安全性分级为C级。哺乳妇女使用本药时，应暂停哺乳	美国、欧洲、日本药典、中国国家处方集	注射用亚胺培南西司他丁钠（1：1）：①0.5g；②1g；③2g	参考：中国国家处方集，药品说明书

续　表

药品名称	目录类别	抗菌谱与适应证	用量用法	特殊人群用药	药典与处方集	制剂与规格	备注
注射用美罗培南 Meropenem for Injection 美平	[保(乙)]	①对大多数革兰阳性、革兰阴性需氧菌和厌氧菌有抗菌活性，比同类产品增加了脑膜炎的适应证。适用于由单一或多种敏感细菌引起的成人及儿童的严重感染，混合感染和耐药菌感染，包括：肺炎及医院内获得性肺炎，败血症、腹腔内感染，尿路感染，皮肤和软组织感染。②对于被中性粒细胞减少的发热病人，可用美平作为单方经验治疗	静脉给药：成人：每 8 小时 1 次，一次 0.5～1g；脑膜炎：每 8 小时 1 次，一次 2g；中性粒细胞减少伴发热的嗜症患者，腹膜炎：每 8 小时 1 次，一次 1g；皮肤和软组织感染：每 8 小时 1 次，一次 0.5g。尿路感染，儿童：3 个月～12 岁的患儿，一次超过 50kg 体重的患儿，按成人剂量给药；脑膜炎：一次 40mg/kg，每 8 小时 1 次。治疗的剂量和疗程根据感染的类型和严重程度及病人的情况决定，最大可用到每日 6g	①3 个月以下婴幼儿使用本药的有效性和安全性尚未确定。②严重肾功能不全的患者应根据肌酐清除率调节用量；③妊娠安全性分级为 B 级。哺乳期妇女用药应权衡利弊。④使用丙戊酸钠的患者禁用本品	美国、欧洲、中国药典、中国国家处方集	注射用美罗培南：①0.25g；②0.5g	参考：中国国家处方集、药品说明书
注射用比阿培南 Biapenem for Injection 天册	[保(乙)]	用于治疗由敏感细菌所引起的败血症、肺炎、肺脓肿、肺部脓肿、继发性呼吸道疾病的二次感染、难治性膀胱炎、肾盂肾炎、腹膜炎、妇科附件炎等	静脉滴注：成人：一次 0.3g，一日 2 次。滴注 30～60 分钟。一日的最大给药量不得超过 1.2g。缩短药量不得超过或延长静脉滴注时间至每 8 小时一次或以增加疗效。由于老年患者生理功能下降，需注意调整用药剂量及用药间隔时间	严重肾功能不全的患者应根据肌酐清除率调节用量；有癫痫史或中枢神经系统功能障碍者慎用。儿童、孕妇、哺乳期妇女用药的安全性尚不明确	美国、欧洲、日本药典、中国国家处方集	注射用比阿培南：0.3g	参考：中国国家处方集、药品说明书

续 表

药品名称	目录类别	抗菌谱与适应证	用量用法	特殊人群用药	药典与处方集	制剂与规格	备注
注射用帕尼培南倍他米隆 Panipenem Betamipron for Injection	[保（乙）]	用于敏感的金黄色葡萄球菌、表皮葡萄球菌、大肠杆菌、肺炎杆菌、流感杆菌、阴沟杆菌、李斯特菌、消化链球菌、脆弱拟杆菌等所致的下列感染：①呼吸系统感染。②腹腔感染。③泌尿、生殖系统感染。④眼科和皮肤、软组织感染。⑤耳、鼻、咽喉感染。⑥骨、关节感染。⑦其他严重感染，如败血症、感染性心内膜炎等	静脉滴注：成人，一日1g，分2次给药；重症或顽固性感染疾病，剂量可增至一日2g，分2次给药。儿童，一日30～60mg/kg，分3次静滴；重症或顽固性感染疾病，剂量可增至一日100mg/kg，分3～4次静滴。一日总量不超过2g。	儿童用药的安全性尚未确定，建议慎用。新生儿不宜使用。老年患者应慎用。孕妇用药的安全性尚未确定，用药应权衡利弊。对哺乳的影响尚不明确	日本药典、中国国家处方集	注射用帕尼培南倍他米隆（1：1）：①250mg（以帕尼培南计）②500mg（以帕尼培南计）	参考：中国国家处方集、药品说明书
注射用厄他培南 Ertapenem for Injection		用于敏感菌引起的下列感染：①社区获得性肺炎。②皮下复杂性感染。③皮下组织感染。④复杂性腹部感染。⑤复杂性泌尿道感染。⑥急性盆腔感染	13岁及以上患者中的常用剂量为1g，每日一次（每天不超过1g）。3个月至12岁患者中的剂量是15mg/kg，每日2次。静脉输注给药，最长可使用14天；肌内注射给药，最长可使用7天	①已知或疑有中枢神经系统障碍（包括癫痫病史）者慎用。②不推荐用于儿童脑膜炎患者。③妊娠安全性分级为B级。哺乳期妇女使用时应权衡利弊	美国、欧洲、日本药典、中国国家处方集	注射用厄他培南：1g	参考：中国国家处方集、药品说明书
法罗培南 Faropenem	[保（乙）]	用于由葡萄球菌、链球菌、肺炎球菌、肠球菌、柠檬酸杆菌、拟杆菌、消化链球菌、流感杆菌等所致的下列感染：①呼吸系统感染。②泌尿系感染。③子宫附件炎、子宫内膜炎、前庭大腺炎。④浅表性皮肤感染症、深层皮肤感染症、痤疮（仅限于炎症性皮疹多发者）、淋巴管炎、淋巴结炎、乳腺炎、肛周脓肿、外伤、烫伤和手术创伤等继发性感染	口服：成人，①浅表性皮肤感染症、深部皮肤感染症等浅表感染一次150～200mg，一日3次。②肺炎、膀胱炎、肾盂肾炎、前列腺炎、睾丸炎、中耳炎、鼻窦炎一次200～300mg，一日3次。老年人剂量一般应从一次150mg开始用药	儿童的安全性尚未确立。老年患者用药可能因维生素K缺乏而发生出血倾向，应慎用。孕妇用药权衡利弊。哺乳期使用期间应避免哺乳	日本药典、中国国家处方集	法罗培南钠片：①0.15g；②0.2g。法罗培南钠胶囊：0.1g	参考：中国国家处方集、药品说明书

五、β-内酰胺类复方制剂

药品名称	目录类别	抗菌谱与适应证	用量用法	特殊人群用药	药典与处方集	制剂与规格	备注
阿莫西林克拉维酸钾 Amoxicillinand Clavulanate Potassium	[基（基）保（甲）]	①上呼吸道感染：鼻窦炎、扁桃体炎、咽部炎、下呼吸道感染：急性支气管炎、慢性支气管炎急性发作、肺炎、肺脓肿和支气管扩张合并感染等。②泌尿系统感染：膀胱炎、尿道炎、肾盂肾炎、前列腺炎、淋病奈瑟菌性尿道炎、盆腔炎、③皮肤和软组织感染：疖、脓肿、蜂窝织炎、伤口感染、④中耳炎、骨髓炎、败血症、腹膜炎、术后感染等	①口服：成人、轻至中度感染：一次375mg，每8小时1次，疗程7～10日；肺炎及其他中度严重感染：一次625mg，每8小时1次，疗程7～10日。3个月以下婴儿：每12小时15mg/kg。儿童（40kg以下）：一般感染：每12小时25mg/kg，或每8小时20mg/kg；严重感染：每12小时45mg/kg，或每8小时40mg/kg，疗程7～10日。儿童（40kg以上）：按成人剂量给药。②静脉滴注：成人及12岁以上儿童：一次1.2g，每日2～3次，疗重严重者可增加至一日4次。每12小时1次，3个月以下婴儿：一次30mg/kg，每12小时1次，3个月至12岁儿童：一次30mg/kg，一日2～3次，疗程7～14d	①青霉素皮试阳性反应者、对本品及其他青霉素类药物过敏者及传染性单核细胞增多症患者禁用。②对头孢菌素药物过敏者及有哮喘、湿疹、花粉症、荨麻疹等过敏性疾病史和严重肝功能障碍者慎用。③肾功能减退者应根据肌酐清除率调整应用剂量。④孕妇慎用。哺乳期妇女用药时应暂停哺乳。⑤老年患者应根据肾功能情况调整用药剂量	美国、欧洲、中国、日本药典、中国国家处方集	普通片：375mg；分散片：156.25mg；228.5mg；咀嚼片：228.5mg；颗粒：①156.25mg；②187.5mg；228.5mg；干混悬剂：1g；156.25mg；1.5g；228.5mg；混悬液：5ml：156.25mg；5ml：312.5mg；注射用阿莫西林克拉维酸钾：0.6g；1.2g	参考：中国国家处方集、药品说明书
注射用氨苄西林钠舒巴坦钠 Ampicillin Sodium and Sulbactam Sodium for Injection	[保（乙）]	①用于治疗敏感菌（包括产β-内酰胺酶菌株）所致的呼吸道感染、肝胆系统感染、泌尿系统感染、皮肤软组织感染。②用于治疗需氧与厌氧菌混合感染（特别是腹腔感染和盆腔感染）	深部肌内注射、静脉注射或静脉滴注。成人一次1.5～3g，每6小时1次。肌内注射一日剂量不超过6g，静脉用药一日剂量最高不超过12g（舒巴坦一日剂量最高不超过4g）。儿童按体重一日100～200mg/kg，分次给药	①青霉素类抗生素过敏者禁用。②传染性单核细胞增多症、巨细胞病毒感染、淋巴细胞白血病、淋巴瘤等病人不宜应用。③下列情况应慎用：有哮喘、湿疹、花粉症、荨麻疹等过敏性疾病史患者。④肾功能减退者，根据血浆肌酐清除率调整用药。⑤孕妇及哺乳期妇女应用应权衡利弊。⑥老年患者肾功能减退，须调整剂量	美国、欧洲、日本、中国药典、中国国家处方集	注射用氨苄西林钠舒巴坦钠：①氨苄西林钠0.75g（氨苄西林钠0.5g，舒巴坦钠0.25g）；②1.5g（氨苄西林钠1g，舒巴坦钠0.5g）；③2.25g（氨苄西林钠1.5g，舒巴坦钠0.75g）；④3g（氨苄西林钠2g，舒巴坦钠1g）	参考：中国国家处方集、药品说明书

续 表

药品名称	目录类别	抗菌谱与适应证	用量用法	特殊人群用药	药典与处方集	制剂与规格	备注
注射用替卡西林钠克拉维酸钾 Ticarcillin Disodium and Clavulanate Potassium for Injection	[保（乙）]	适用于治疗敏感菌所致的败血症、腹膜炎、呼吸道感染、胆道感染、泌尿系统感染、骨和关节感染、皮肤和软组织感染、耳鼻喉感染等	①成人：静脉滴注：一次1.6～3.2g，每6～8小时1次；最大剂量，一次3.2g，每4小时1次。②肾功能不全者剂量：肌酐清除率大于30ml/min者，每8小时1次，每8小时1.6g；肌酐清除率10～30ml/min者，每8小时1.6g；肌酐清除率小于10ml/min时1.6g。③儿童：小儿用量：一次80mg/kg，每6～8小时1次。④早产儿及足月新生儿：一次80mg/kg，每12小时1次	①严重肝、肾功能不全者，凝血功能异常者、高度过敏性体质者慎用。②孕妇用药应权衡利弊。可用于哺乳妇女。③对青霉素类抗生素过敏者禁用	美国、欧洲、日本药典、中国国家处方集	注射用替卡西林钠克拉维酸钾：①1.6g（替卡西林钠1.5g，克拉维酸钾0.1g）；②3.2g（替卡西林钠3g，克拉维酸钾0.2g）	参考：中国国家处方集、药品说明书
注射用哌拉西林舒巴坦 Piperacillinand Subactam for Injection	[保（乙）]	用于对哌拉西林本品敏感的产β-内酰胺酶致病菌引起的感染：①呼吸系统感染（如急性支气管炎、慢性支气管炎急性发作、支气管扩张继发感染、肺炎等）。②泌尿生殖系统感染（如单纯型泌尿系感染、复杂型泌尿系感染等）	①成人：静脉滴注一次2.5～5g，每12小时1次；严重或难治性感染时，每8小时1次。一日最大用量不得超过20g（舒巴坦最大剂量为一日4g）。疗程通常为7～14日。②肾功能不全时应酌情调整剂量。③老年患者剂量酌减	①青霉素、头孢菌素或其他β-内酰胺类抗生素过敏或有过敏史者禁用。②肾功能不全者慎用。③孕妇、哺乳期女性用药须权衡利弊	美国、欧洲、中国药典、中国国家处方集	注射用哌拉西林钠舒巴坦钠：1.25g；2.5g	参考：中国国家处方集、药品说明书

续 表

药品名称	目录类别	抗菌谱与适应证	用量用法	特殊人群用药	药典与处方集	制剂与规格	备注
注射用哌拉西林钠/他唑巴坦钠 Piperacillin Sodium and Tazobactam Sodium for Injection	【保（乙）】	用于对哌拉西林耐药，但对哌拉西林/他唑巴坦敏感的产β内酰胺酶的细菌引起的中、重度感染：①大肠埃希菌和拟杆菌属所致的阑尾炎、腹膜炎；②金黄色葡萄球菌所致的中、重度医院获得性肺炎、非复杂性和复杂性皮肤软组织感染；③大肠埃希菌所致的产后子宫内膜炎或盆腔炎性疾病；④流感嗜血杆菌所致的社区获得性肺炎	①成人：静脉滴注：一般感染：一次3.375g（含哌拉西林3.0g，他唑巴坦0.375g，下同），每6小时一次，或4.5g，每8小时一次，疗程7～10日。医院获得性肺炎：起始量3.375g，每4小时1次，疗程7～14日，也可根据病情及细菌学检查结果进行调整。②肾功能不全者应根据肌酐清除率调整剂量。③血液透析者一次最大剂量为2.25g，每8小时1次，并在每次血液透析后可追加0.75g	①青霉素类、头孢类抗生素或β-内酰胺酶抑制剂过敏者禁用。②严重肝、肾功能障碍者，有出血史者、溃疡性结肠炎、克罗恩病或假膜性肠炎者慎用。③妊娠安全性分级为B级。④哺乳期妇女慎用	美国、欧洲、中国药典、中国国家处方集	注射用哌拉西林钠/他唑巴坦钠（哌拉西林/他唑巴坦）①1.125g（哌拉西林1g，他唑巴坦0.125g）；②2.25g（哌拉西林2g，他唑巴坦0.25g）；③3.375g（哌拉西林3g，他唑巴坦0.375g）；④4.5g（哌拉西林4g，他唑巴坦0.5g）	参考：中国国家处方集、药品说明书
注射用头孢哌酮钠舒巴坦钠 Cefoperazone and Sulbactam for Injection	【保（乙）】	用于治疗敏感细菌所致的下列感染：①呼吸系统感染。②腹内感染，如腹膜炎、胆囊炎、胆管炎。③泌尿、生殖系统感染，如尿路感染、盆腔炎、子宫内膜炎等。④皮肤、软组织感染。⑤骨、关节感染。⑥其他严重感染，如败血症、脑膜炎等	静脉滴注。①成人：一日2～4g，严重或难治性感染可增至一日8g。分等量每12小时静脉滴注1次。舒巴坦每日最高剂量不超过4g。②儿童：常用量一日40～80mg/kg，等分2～4次滴注。严重或难治性感染可增至一日160mg/kg，等分2～4次滴注。新生儿出生第一周内，应每隔12小时给药1次。舒巴坦每日最高剂量不超过80mg/kg	①新生儿和早产儿用药须权衡利弊。②老年人呈生理性的肝、肾功能减退，因此应慎用本药并谨慎调整剂量。③妊娠安全性分级为B级。④对头孢菌素过敏妇女应慎用。哺乳期妇女慎用。④对头孢菌素过敏及有青霉素过敏性休克史者禁用	美国、欧洲、中国国家处方集 中国药典、	注射用头孢哌酮钠舒巴坦钠（1：1）：①1g（头孢哌酮钠0.5g，舒巴坦钠0.5g）；②2g（头孢哌酮钠1g，舒巴坦钠1g）。注射用头孢哌酮钠舒巴坦钠（2：1）：①1.5g（头孢哌酮钠1g，舒巴坦钠0.5g）；②3g（头孢哌酮钠2g，舒巴坦钠1g）	参考：中国国家处方集、药品说明书

六、氨基苷类

药品名称	目录类别	抗菌谱与适应证	用量用法	特殊人群用药	药典与处方集	制剂与规格	备注
注射用链霉素 Streptomycin for Injection	【基（基），保（甲）】	①与其他抗结核药物联合用于治疗结核分枝杆菌所致的各种结核病或其他分枝杆菌感染。②用于治疗土拉菌病，或与其他抗菌药物联合用于治疗鼠疫、腹股沟肉芽肿、布鲁菌病、鼠咬热。③与青霉素联合用于预防或治疗草绿色链球菌或肠球菌所致的心内膜炎	肌内注射。成人：①结核病：一次0.5g，一日1次；0.75g，一日1次。②草绿色链球菌心内膜炎：一次1g，每12小时1次，连续用药1周，然后一次0.5g，每12小时1次，连续用药1周。③肠球菌心内膜炎：一次1g，每12小时1次，连续用药2周，然后一次0.5g，每12小时1次，连续用药4周。④土拉菌病、鼠疫：一次0.5～1g，每12小时1次。⑤布鲁菌病：一日1～2g，分2次给药	①脱水患者、第8对脑神经损害患者、重症肌无力或帕金森病患者、肾功能不全患者，接受肌肉松弛药治疗患者、老年患者应采用较小治疗量且可能在疗程中监测血药浓度。②妊娠安全性分级为D级。哺乳妇女在用药期间应暂停哺乳	美国、欧洲、中国、日本药典，中国国家处方集	注射用硫酸链霉素：①0.75g（75万U）；②1g（100万U）；③2g（200万U）；④5g（500万U）	参考：中国国家处方集、药品说明书
庆大霉素 Gentamicin	【基（基），保（甲/乙）】	①适用于治疗敏感革兰阴性杆菌，如大肠埃希菌、克雷伯菌属、肠杆菌属、变形杆菌属、铜绿假单胞菌以及甲氧西林敏感的葡萄球菌所致的严重感染，如败血症、下呼吸道感染、肠道感染、腹腔感染、皮肤软组织感染、复杂性尿路感染等。治疗腹腔及盆腔感染应与抗厌氧菌药物合用。②用于治疗肠球菌（或氨苄西林）合用治疗肠球菌属感染。与青霉素类合用治疗中枢神经系统感染，可鞘内注射作为辅助治疗	肌内注射、静脉滴注、鞘内及脑室内给药。成人：一次80mg，或按体重一次1～1.7mg/kg，每8小时1次；体重小于60kg者，一日1次给药3mg/kg；体重大于60kg者，总量不超过160mg，每24小时1次，疗程为7～10日。儿童：一次2.5mg/kg，每12小时1次；或一次1.7mg/kg，每8小时1次，疗程为7～10日。③鞘内及脑室内给药剂量成人一次4～8mg，小儿（3个月以上）一次1～2mg，一日2～3日1次。④肾功能减退患者根据肌酐清除率调整剂量	①脱水患者、第8对脑神经损害患者、重症肌无力或帕金森病患者、肾功能不全患者，接受肌肉松弛药治疗患者。②老年患者应采用较小治疗量且可能在疗程中监测血药浓度。③妊娠安全性分级为D级。女性在用药期间暂停哺乳	美国、欧洲、中国药典，中国国家处方集	硫酸庆大霉素片（每片10mg相当于1万U）；硫酸庆大霉素注射液：①1ml：20mg；②1ml：40mg；②2ml：80mg；硫酸庆大霉素颗粒：10mg	参考：中国国家处方集、药品说明书

续表

药品名称	目录类别	抗菌谱与适应证	用量用法	特殊人群用药	药典与处方集	制剂与规格	备注
妥布霉素 Tobramycin	[保(乙)]	①适用于铜绿假单胞菌、大肠杆菌、克雷伯菌属、沙雷菌属、肠杆菌属、所致的新生儿脓毒血症、败血症、中枢神经系统感染、泌尿生殖系统感染、肺部感染、胆道感染、腹腔感染、骨骼感染、烧伤感染、皮肤软组织感染、急性及慢性中耳炎、鼻窦炎等。②与其他抗菌药物联合用于治疗葡萄球菌所致感染（耐甲氧西林菌株感染除外）	肌内注射或静脉滴注。成人：一次1~1.7mg/kg，每8小时1次，疗程7~14日。儿童：早产儿或0~7日小儿，一次2mg/kg，每12~24小时1次，大于7日小儿，一次2mg/kg，每8小时1次	①脱水患者、第8对脑神经损害患者、重症肌无力或帕金森病患者、儿童、肝肾功能患者。②接受肌内松弛药治疗患者。②孕妇患者应采用较小给药量且只可能在疗程中监测血药浓度。③妊娠期安全性分级为D级。哺乳妇女在用药期间可同停哺乳	美国药典，中国国家处方集	硫酸妥布霉素注射液（每10mg相当于1万）：2ml：80mg	参考：中国国家处方集、药品说明书
阿米卡星 Amikacin	[基(基)、保(甲)]	①对大肠埃希菌、铜绿假单胞菌及其他假单胞菌、变形杆菌、克雷伯菌、不动杆菌、沙雷菌属和肠杆菌属等敏感革兰阴性杆菌与葡萄球菌属所致严重感染，如下呼吸道感染、腹腔感染、胆道感染、关节、泌尿系统感染、皮肤软组织、细菌性心内膜炎、菌血症或败血症等；②对庆大霉素、妥布霉素和卡那霉素耐药菌株所致的严重感染	肌内注射或静脉滴注。①成人：单纯性尿路感染：每12小时200mg；其他全身感染：每8小时5mg/kg，或每12小时7.5mg/kg。一日不超过1.5g；烧伤合并感染：一次5~7.5mg/kg，每6小时1次。②肾功能不全者根据肌酐清除率调整剂量。③儿童：首剂10mg/kg，然后每12小时7.5mg/kg	①儿童、脱水患者、重症肌无力或帕金森病者、肾功能损害者、老年患者应用本药后较易产生各种毒性反应。②孕妇用药前应充分权衡利弊，妊娠安全性分级为D级；哺乳妇女应用本药时期暂停哺乳	美国、欧洲、中国药典，中国国家处方集	硫酸阿米卡星注射液：①1ml：100mg（10万U）；②2ml：200mg（20万U）。注射用硫酸阿米卡星：200mg	参考：中国国家处方集、药品说明书

续表

药品名称	目录类别	抗菌谱与适应证	用量用法	特殊人群用药	药典与处方集	制剂与规格	备注
注射用奈替米星 Netilmicin for Injection	[保（乙）]	①主要适用于治疗敏感革兰阴性杆菌所致的严重感染，如大肠埃希菌、肠杆菌属、变形杆菌、铜绿假单胞菌等所致的下呼吸道感染、复杂性尿路感染、腹腔感染、胃肠道感染、骨及关节感染、皮肤软组织感染、烧伤或创伤感染、手术感染、败血症等。②与其他抗菌药物联合用于治疗葡萄球菌属（耐甲氧西林葡萄球菌除外）所致严重感染。③其他需大剂量素菌所致严重感染	肌内注射或静脉滴注。成人1.3～2.2mg/kg/8小时或2～3.25mg/kg/12小时，疗程7～14日。一日最高剂量不超过7.5mg/kg；复杂性尿路感染：一次1.5～2mg/kg，每12小时一次，疗程7～14日。一日最高剂量不超过7.5mg/kg；肾功能不全者：按照血药浓度进行调整，或根据肌酐清除率计算调整剂量	①对本药或其他氨基糖苷类药过敏者对杆菌肽交叉敏感禁用。②脱水患者、重症肌无力或帕金森病等、肝、肾功能损害者慎用。③儿童（尤其是早产儿及新生儿）慎用。④老年患者使用时按轻度肾功能减退者减量用药，且只可在疗程中监测血药浓度。⑤妊娠安全性分级为D级；哺乳妇女在用药期间暂停哺乳	美国药典、欧洲药典、中国药典、中国国家处方集	注射用硫酸奈替米星：①1ml（5万U）；②2ml（10万U）	参考：中国国家处方集，药品说明书
注射用依替米星 Etimicin for Injection	[保（乙）]	用于敏感菌所致的感染：①呼吸系统感染：如急性支气管炎、慢性支气管炎急性发作、社区肺部感染、支气管扩张并发肺部感染等。②泌尿生殖系统感染：如急性肾盂肾炎、膀胱炎、前列腺炎、慢性肾盂肾炎或慢性膀胱炎急性发作等。③皮肤软组织感染。④创伤和手术后组织感染	静脉滴注：一次100～150mg，每12小时1次，疗程为5～10日；肾功能不全者：应调整剂量，并应监测本药血药浓度	①对本药或其他氨基糖苷类药过敏者禁用。②肾功能不全、脱水者、大面积烧伤患者、孕妇用药须慎用。③儿童、老人需调整给药剂量与用药间隔。⑤哺乳妇女在用药期间需暂时停止哺乳	中国国家处方集	注射用硫酸依替米星：①50mg（5万U）；②100mg（10万U）	参考：中国国家处方集，药品说明书

续表

药品名称	目录类列	抗菌谱与适应证	用量用法	特殊人群用药	药典与处方集	制剂与规格	备注
新霉素 Neomycin	[保（乙）]	①敏感菌所致肠道感染；②用于肠道感染和结肠手术前准备	口服给药。①成人：常用量：一次250～500mg，一日4次；感染性腹泻：一次8.75mg/kg，每6小时1次，疗程2～3日；结肠手术前准备：每小时700mg，用药4小时；继以每4小时700mg，共24小时；肝性脑病的辅助治疗：一次500～1000mg，每6小时1次，疗程5～6日；②儿童：一日25～50mg/kg，分4次服用	①对本药或其他氨基苷类药过敏者、肠梗阻患者禁用。②儿童、肾功能损害患者、贫血患者、溃疡性结肠炎、牙病患者慎用。③老年患者应采用较小用。③老年患者日后可能在疗程中监测血药浓度。④妊娠安全性分级为D级；哺乳妇女用药期间暂停哺乳	美国、欧洲、日本药典、中国国家处方集	硫酸新霉素片（以新霉素计）：①100mg（10万U）；②250mg（25万U）	参考：中国国家处方集、药品说明书
异帕米星 Isepamicin	[保（乙）]	用于治疗敏感菌所致肺炎、支气管炎、肾盂肾炎、膀胱炎、腹膜炎、败血症、外伤或烧伤创口感染	肌内注射或静脉滴注。成人：一日400mg，分1～2次注射；静脉滴注时一日400mg，分1～2次滴注	①对本药或其他氨基苷类药过敏者禁用。②孕妇、儿童、严重肝、肾功能不全者。③哺乳妇女应慎用或暂停哺乳。年老体弱者慎用。	日本药典、中国国家处方集	硫酸异帕米星注射液：①2ml：200mg（20万U）；②2ml：400mg	参考：中国国家处方集、药品说明书

七、四环素类

药品名称	目录类别	抗菌谱与适应证	用量用法	特殊人群用药	药典与处方集	制剂与规格	备注
四环素 Tetracycline	[保（甲/乙）]	①立克次体病，包括流行性斑疹伤寒、地方性斑疹伤寒、洛矶山热、恙虫病和Q热；②支原体属感染，包括鹦鹉热、性病淋巴肉芽肿、非特异性尿道炎、输精管炎、宫颈炎及沙眼；④回归热；⑤布鲁菌病（与氨基糖苷类药物联用）；⑥霍乱；⑦鼠疫；⑧兔热病；⑨软下疳	①口服给药：成人一次0.25~0.5g，每6小时1次；8岁以上小儿一日25~50mg/kg，分4次服用，疗程一般为7~14日。②静脉滴注：成人一日1~1.5g，分2~3次给药；8岁以上小儿一日10~20mg/kg，分2次给药，一日剂量不超过1g。③支原体肺炎、布鲁菌病需治疗3周左右	①对本药或其他四环素类药过敏者、8岁以下儿童禁用；②老年患者、肝肾功能不全者慎用；③孕妇应避免使用本药。如确有指征应用时每日静脉剂量以1g为宜，不应超过1.5g，其血药浓度应保持在15μg/ml以下。FDA的妊娠安全性分级为D级。④哺乳妇女用药须权衡利弊或暂停哺乳	美国、欧洲药典，中国国家处方集	盐酸四环素片：①0.125g；②0.25g 盐酸四环素胶囊：0.25g 注射用盐酸四环素：①0.125g；②0.25g；③0.5g	参考：中国国家处方集、药品说明书
土霉素 Oxytetracycline	[保（甲）]	①立克次体病，包括流行性斑疹伤寒、地方性斑疹伤寒、洛矶山热、恙虫病和Q热；②支原体属感染；③衣原体属感染，包括鹦鹉热、性病淋巴肉芽肿、非特异性尿道炎、宫颈炎；④霍乱；⑤布鲁菌病（与氨基糖苷类药物联用）；⑧兔热病；⑨软下疳	口服给药：①成人：一次250~500mg，每6小时1次；②儿童：8岁以上患儿，一次6.25~12.5mg/kg，每6小时1次	①对本药或其他四环素类药过敏者禁用。②老年患者、肝肾功能不全者慎用。③8岁以下小儿禁用，可致恒牙黄染，牙釉质发育不良和骨生长抑制。④孕妇应避免使用，FDA的妊娠安全性分级为D级。⑤哺乳妇女用药须权衡利弊或暂停哺乳	美国、欧洲药典，中国国家处方集	土霉素片：0.25g	参考：中国国家处方集、药品说明书

续 表

药品名称	目录类别	抗菌谱与适应证	用量用法	特殊人群用药	药典与处方集	制剂与规格	备注
多西环素 Doxycycline	[保(甲)]	①首选药用于: 立克次体病、支原体属感染、衣原体属感染、回归热、布鲁菌病（与氨基苷类药联用）、霍乱、鼠疫、兔热病、软下疳; ②可用于治疗对青霉素类过敏患者的破伤风、气性坏疽、梅毒、淋病和钩端螺旋体病; ③中、重度痤疮患者的辅助治疗	口服给药: 成人: 一般感染: 首次200mg, 以后一次100mg, 一日1~2次; 疗程为3~7日; 抗寄生虫感染: 第1日, 一次100mg, 每12小时1次; 以后一次100~200mg, 一日1次 (或一次50~100mg, 每12小时1次); 淋病奈瑟菌所致尿道炎和宫颈炎、沙眼衣原体或直肠感染: 一次100mg, 一日2次, 疗程至少7日; 梅毒: 一次150mg, 每12小时1次, 疗程至少10日	①对本药或其他四环素类药过敏者、8岁以下儿童禁用; ②原有肝病患者慎用; ③孕妇不宜使用本药, FDA妊娠安全性分级为D级; ④本药可泌入乳汁, 哺乳妇女应用时应暂停哺乳	美国、欧洲、中国药典; 国家处方集	盐酸多西环素片: ①50mg; ②100mg; 盐酸多西环素胶囊: ①25mg; ②100mg	参考: 中国国家处方集、药品说明书
米诺环素 Minocycline	[保(乙)]	用于对本品敏感的葡萄球菌、链球菌、肺炎球菌、淋病奈瑟菌、大肠埃希菌、克雷伯菌、衣原体、梅毒螺旋体等引起的感染: ①浅表性化脓性感染; ②深部化脓性疾病; 乳腺炎、淋巴管(结)炎、骨髓炎、骨膜炎等; ③呼吸道感染; ④痢疾、肠炎、胆囊炎、食物中毒、胆管炎、感染性肠炎等; ⑤泌尿生殖道感染等; ⑥败血症、菌血症	口服给药: ①成人: 每12小时100mg, 或每6小时50mg; ②儿童: 8岁以上儿童: 每日2~4mg/kg, 分1~2次口服, 首剂量4mg/kg	①对本药或其他四环素类药过敏者、8岁以下儿童禁用; ②肝、肾功能不全者, 口服吸收不良者慎用; ③老年患者慎用本药, 对肾功能障碍者, 推荐减少给药剂量; ④FDA的妊娠安全性分级为D级; ⑤哺乳期妇女须权衡利弊后用药或暂停哺乳	美国、欧洲、日本药典; 中国国家处方集	盐酸米诺环素片: ①50mg (5万U); ②100mg (10万U); 盐酸米诺环素胶囊: ①50mg (5万U); ②100mg (10万U)	参考: 中国国家处方集、药品说明书

八、大环内酯类

药品名称	目录类别	抗菌谱与适应证	用量用法	特殊人群用药	药典与处方集	制剂与规格	备注
红霉素 Erythromycin	【基（基）、保（甲）】	①作为青霉素过敏患者治疗下列感染的替代用药：溶血性链球菌、肺炎链球菌所致的急性扁桃体炎、急性咽炎、鼻窦炎；溶血性链球菌所致的猩红热、蜂窝组织炎；白喉及白喉带菌者；气性坏疽、炭疽、破伤风；放线菌病；梅毒；李斯特菌病等；②肺炎支原体肺炎、肺炎衣原体肺炎；③军团菌病；④百日咳；⑤泌尿生殖系统感染；⑥沙眼衣原体结膜炎；⑦空肠弯曲菌肠炎；⑧厌氧菌所致口腔感染	口服给药：①成人：一日 0.75～2g，分 3～4 次；军团菌病：一日 1～4g，分 3 次服用；风湿热复发的预防：一次 250mg，一日 2 次；感染性心内膜炎的预防：术前 1 小时口服 1g，术后 6 小时再服用 500mg。②儿童：一日 20～40mg/kg，分 3～4 次服用静脉滴注：①成人：一次 0.5～1.0g，一日 2～3 次；军团菌病，一日 3～4g，分 4 次；②儿童：一日 20～30mg/kg，分 2～3 次栓剂直肠给药：成人一次 0.1g，一日 2 次；儿童一日 20～30mg/kg。	①对本药及其他大环内酯类药过敏者禁用；②肝、肾功能不全者，重症肌无力患者能不全者，重症肌无力患者慎用；③孕妇用药应权衡利弊，FDA 妊娠安全性分级为 B 级；④哺乳妇女应慎用	美国、欧洲、中国、日本药典、中国国家处方集	片：①0.125g；②0.25g；软膏：1%、0.5%栓：①0.1g；②0.2g硬脂酸红霉素片：①0.05g；②0.125g；③0.25g硬脂酸红霉素胶囊：①0.1g；②0.125g硬脂酸红霉素颗粒：50mg；注射用乳糖酸红霉素：①0.25g；②0.3g	参考：中国国家处方集、药品说明书，注意药物相互作用

续 表

药品名称	目录类别	抗菌谱与适应证	用量用法	特殊人群用药	药典与处方集	制剂与规格	备注
阿奇霉素 Azithromycin	【基(基)】保(甲/乙)	①用于化脓性链球菌引起的急性咽炎、急性扁桃体炎以及敏感细菌引起的鼻窦炎、急性中耳炎、急性支气管炎、慢性支气管炎急性发作；②用于肺炎链球菌、流感嗜血杆菌以及肺炎支原体所致的肺炎；③用于衣原体属等微生物所致的肺炎；④用于敏感菌所致的皮肤软组织感染	口服：饭前1小时或餐后2小时服用。成人：沙眼衣原体、杜克雷嗜血杆菌或敏感淋球菌所致的性传播疾病，仅需单次口服1g；其他感染的治疗：第一日，0.5g顿服，第2～5日，一日0.25g顿服；或一日0.5g顿服，连服3日；儿童：中耳炎、肺炎：第1日10mg/kg顿服，一日最大量不超过500mg；咽炎、扁桃体炎，一日12mg/kg顿服（一日最大量不超过0.5g），连用5日。静脉滴注：成人社区获得性肺炎，静脉滴注至少2日后转口服给药，一次500mg，7～10日为一疗程；盆腔炎，静脉滴注1～2日后转为口服给药，一次250mg，一日1次，7日为一疗程	①对本药或其他大环内酯类药过敏者禁用。②严重肝功能不全、严重肾功能不全者慎用。③用于6个月以下幼儿中耳炎或社区获得性肺炎及2岁以下小儿咽炎或扁桃体炎的疗效与安全性均尚未确立。④孕妇须充分权衡利弊后用药，FDA妊娠安全性级别为B级。⑤哺乳妇女须充分权衡利弊后用药	美国、欧洲、中国药典、中国国家处方集	阿奇霉素片（每100mg相当于10万U）①250mg；②500mg；阿奇霉素分散片：①125mg；②250mg；阿奇霉素胶囊：①125mg；②250mg；阿奇霉素颗粒：①100mg；②250mg；③500mg；阿奇霉素干混悬剂：2g；0.1g；阿奇霉素混悬剂：①0.125g；②0.25g；阿奇霉素糖浆：25ml:500mg；注射用乳糖酸阿奇霉素（以阿奇霉素计）：①125mg；②250mg；③500mg；阿奇霉素注射液：①2ml:125mg；②2ml:250mg；③5ml:500mg；阿奇霉素葡萄糖注射液：①100ml（阿奇霉素125mg，葡萄糖5g）；②100ml（阿奇霉素200mg，葡萄糖5g）	参见：中国国家处方集、药品说明书

续表

药品名称	目录类别	抗菌谱与适应证	用量用法	特殊人群用药	药典与处方集	制剂与规格	备注
地红霉素 Dirithromycin 红薇第	[保(乙)]	用于12岁以上患者，对本品敏感菌所致的轻、中度感染：慢性阻塞性肺疾病急性加重或细菌性支气管炎急性发作；急性支气管炎；社区获得性肺炎；咽炎和扁桃体炎；单纯性皮肤和软组织感染	口服给药：①慢性支气管炎急性发作：一次500mg，一日1次。疗程5~7日；②急性支气管炎：一次500mg，一日1次，疗程7日；③社区获得性肺炎：一次500mg，一日1次，疗程14日；④咽炎和扁桃体炎：一次500mg，一日1次，疗程10日；⑤单纯性皮肤和软组织感染：一次500mg，一日1次，疗程5~7日	①对本药和其他大环内酯类抗生素过敏者，可疑胆汁淤积在菌血症患者禁用；②肝功能不全者慎用；③孕妇慎用，FDA的妊娠安全性分级为C级；④哺乳期妇女用药应权衡利弊	美国、欧洲、中国国家处方集	地红霉素肠溶胶囊：250mg	参考：中国国家处方集、说明书；注意药物相互作用
琥乙红霉素 Erythromycin Ethylsuccinate	[保(乙)]	适用于治疗敏感病原体引起的下列感染性疾病：①呼吸系统感染：轻、中度呼吸道感染；肺炎支原体肺炎；白喉（辅助抗毒素作用）；百日咳；军团菌病；李斯特菌病。②泌尿生殖系统感染：淋病奈瑟菌引起的急性盆腔炎；梅毒、衣原体、沙眼衣原体引起的尿道、宫颈及直肠感染等。③军团菌病。④其他：肠道阿米巴病；中度皮肤和软组织感染；空肠弯曲菌肠炎；厌氧菌所致口腔感染；沙眼；猩红热；气性坏疽、炭疽、破伤风。预防风湿热初发或复发；细菌性心内膜炎	口服给药：①成人：一般用量：每6小时400mg；预防链球菌感染：一次400mg，一日2次；军团菌：一次400~1000mg，一日4次；沙眼衣原体所致的尿道炎：一次800mg，一日3次，连服7日。②儿童：一般感染：一日30~50mg/kg，分4次服用，每6小时服药一次；预防链球菌感染：一次剂量的一半，一次服用，也可每日剂量的1/3，每12小时服药一次。对于更严重的感染，剂量可加倍。百日咳：一日40~50mg/kg，分4次服，连服5~14日	①对本药或其他大环内酯类药物过敏者、严重肝功能不全者禁用；②轻度肝功能不全者慎用；③孕妇按用药应权衡利弊，FDA的妊娠安全性分级为B级；④哺乳妇女慎用或应暂停哺乳	美国、欧洲、日本、中国药典，中国国家处方集	琥乙红霉素片：①200mg；②400mg	参考：中国国家处方集、药品说明书；注意药物相互作用

续 表

药品名称	目录类别	抗菌谱与适应证	用量用法	特殊人群用药	药典与处方集	制剂与规格	备注
罗红霉素 Roxithromycin 仁冰	[保(乙)]	①呼吸道感染：化脓性链球菌引起的咽炎及扁桃体炎；敏感菌所致的鼻窦炎、中耳炎、急性支气管炎、慢性支气管炎急性发作；肺炎支原体或肺炎衣原体所致的肺炎。②泌尿生殖系统感染：沙眼衣原体引起的尿道炎和宫颈炎；③皮肤软组织感染	口服给药：①成人一次150mg，一日2次；或一次300mg，一日1次。疗程一般为5～12日；②肾功能不全者可发生累计效应，严重肾功能减退者不全者给药时间延长1倍（一次150mg，一日1次）；③严重肝硬化者的半衰期延长至正常水平2倍以上，如确实需要使用，则150mg一日1次给药；④儿童一次2.5～5mg/kg，一日2次	①对本药或其他大环内酯类药过敏者禁用；②孕妇、肝、肾功能不全者慎用；③不建议哺乳妇女服用	欧洲、中国、日本药典、中国国家处方集	罗红霉素片：150mg；罗红霉素胶囊：50mg、150mg；罗红霉素细粒剂：50mg	参考：中国国家处方集、药品说明书；注意药物相互作用
乙酰螺旋霉素 Acetylspiramycin	[保(乙)]	①适用于治疗敏感菌所致的呼吸系统感染和皮肤软组织感染，包括：咽炎、扁桃体炎、急性支气管炎、慢性支气管炎急性发作、肺炎、脓皮病、丹毒和猩红热等；②适用于治疗敏感菌所致的口腔及耳鼻咽喉科感染，如中耳炎、牙周炎、急性鼻窦炎等；③可作为治疗隐孢子虫病以及弓形虫病的选用药物	口服给药：成人：一日800～1200mg，分3～4次服；重症一日可用至1600～2000mg；儿童：一日量为20～30mg/kg，分2～4次给药	①对本药及其他大环内酯类药过敏者禁用；②严重肝、肾功能不全者慎用；③本药可透过胎盘屏障，故孕妇慎用。FDA的妊娠安全性分级为C级；④哺乳妇女应用时应暂停哺乳	欧洲、日本、中国药典、中国国家处方集	乙酰螺旋霉素片：100mg（10万U）	参考：中国国家处方集、药品说明书；注意药物相互作用

续表

药品名称	目录类别	抗菌谱与适应证	用量用法	特殊人群用药	药典与处方集	制剂与规格	备注
克拉霉素 Clarithromycin 百红优	【保（乙）】	适用于敏感菌所致下列感染：①耳鼻咽喉感染：中耳炎、鼻窦炎、扁桃体炎、咽喉炎；②下呼吸道感染：急性支气管炎、慢性支气管炎急性发作、肺炎；③皮肤软组织感染：脓疱病、丹毒、毛囊炎、疖、蜂窝组织炎；④与其他药物联用，可根除幽门螺杆菌，减低十二指肠溃疡复发率	口服给药：①成人：轻症，250mg，一日2次；重症，500mg，一日2次；疗程5~14日；②儿童：一般感染，6个月以上的小儿，一次7.5mg/kg，一日2次。根据感染的严重程度应连续服用5~10日	①对本药及其他大环内酯类药过敏者、心脏病患者、水电解质紊乱者禁用；②肝功能不全者，中度至重度肾功能不全者慎用；③小于6个月儿的小儿的疗效和安全性尚未确定；④FDA的妊娠安全性分级为C级；⑤可分泌入乳汁，哺乳期妇女使用应暂停哺乳，孕妇禁用	美国、欧洲、中国、日本药典，中国国家处方集	片：①125mg；②250mg 分散片：①50mg；②125mg；③250mg 缓释片：500mg 胶囊：①125mg；②250mg 颗粒：2g：125mg；3g：100mg 干混悬剂：①1g：125mg；②2g：250mg	参考：中国国家处方集、药品说明书；注意药物相互作用

九、酰胺醇类

药品名称	目录类别	抗菌谱与适应证	用量用法	特殊人群用药	药典与处方集	制剂与规格	备注
氯霉素 Chloramphenicol	【基（基）、保（甲）】	①用于敏感菌所致伤寒、副伤寒；②用于严重的沙门菌属感染；③用于耐氨苄西林的B型流感嗜血杆菌脑膜炎、肺炎球菌脑膜炎及脑膜炎球菌脑膜炎的单一药物治疗；④用于需氧菌和厌氧菌混合感染的耳源性脑脓肿；⑤可与氨基糖苷类药联用治疗腹腔感染、盆腔感染以及敏感菌所致的其他脑膜感染；⑥用于Q热、地方性斑疹伤寒和立克次体病	①成人：口服给药一日1.5~3.0g，分3~4次给药；静脉给药，一日2次，静脉滴注一次0.5~1g，分2~4次给药；②儿童：口服给药一日25~50mg/kg，分3~4次给药；新生儿必需用药时，一日量不超过25mg/kg，分4次给药；静脉滴注一日25~50mg/kg，分次给药	①对本药过敏者、精神病患者、老年患者、孕妇、乳母、体弱者禁用；②肝肾功能损害者慎用；③新生儿（尤其早产儿）不宜用本药，确有指征必须用药时应在监测血药浓度情况下减量用，尤其是妊娠末期或分娩期妇女，FDA的妊娠安全性分级为C级；⑤禁用于哺乳期妇女，必须用药时应暂停哺乳	美国、欧洲、中国、日本药典，中国国家处方集	氯霉素片：0.25g 棕榈氯霉素：0.05g 氯霉素胶囊：0.25g 棕榈氯霉素颗粒：0.1g 棕榈氯霉素混悬液：1ml：25mg 氯霉素注射液：①1ml：0.125g；②2ml：0.25g 氯霉素滴眼液：①0.125g；②0.2g；③0.5g 氯霉素甘油滴耳液：10ml：0.25g	参考：中国国家处方集、药品说明书

十、林可霉素类

药品名称	目录类别	抗菌谱与适应证	用量用法	特殊人群用药	药典与处方集	制剂与规格	备注
林可霉素 Lincomycin	[保（甲、乙）]	①适用于治疗敏感葡萄球菌属、链球菌属、肺炎球菌及厌氧菌所致的呼吸道感染、腹腔感染、女性生殖道感染、盆腔感染、皮肤软组织感染等。②用于对青霉素类过敏的或不适于用青霉素类药物的感染性疾病的治疗	①成人：口服给药：一日1.5~2g，分3~4次给药；肌内注射：一日0.6~1.2g，分次注射；静脉滴注：严重感染时一次0.6~1g，每8~12小时1次。②儿童：口服给药：一日30~60mg/kg，分3~4次给药；肌内注射：一日10~20mg/kg，分次注射；静脉滴注：剂量同肌内注射，分2~3次给药	①对本药或其他林可胺类药过敏者、新生儿、深部真菌感染者禁用；②胃肠病病患者，哮喘或其他严重过敏者，肝功能不全者，严重肾功能不全者，白色念珠菌阴道炎和鹅口疮患者慎用；③患有严重基础疾病的老年人用药时需密切观察；④FDA妊娠安全性分级为C级；⑤哺乳妇女应暂停哺乳	美国、欧洲、中国、日本药典、中国国家处方集	盐酸林可霉素片：①0.25g；②0.5g。盐酸林可霉素胶囊：①0.25g；②0.5g。盐酸林可霉素口服溶液：①10ml：0.5g；②100ml：5g。盐酸林可霉素注射液：①1ml：0.2g；②2ml：0.6g	参考：中国国家处方集、药品说明书

续 表

药品名称	目录类别	抗菌谱与适应证	用量用法	特殊人群用药	药典与处方集	制剂与规格	备注
克林霉素 Clindamycin 方派	【基（基）、保（甲/乙）】	用于革兰阳性菌和厌氧菌引起的感染：①呼吸系统感染；②泌尿系统感染；③厌氧菌所致的妇产科感染如子宫内膜炎、非淋病奈瑟球菌性卵巢-输卵管脓肿、盆腔蜂窝织炎；④皮肤软组织感染；⑤骨、关节感染，如骨髓炎（是金黄色葡萄球菌性骨髓炎的首选治疗药物）、化脓性关节炎；⑥腹腔内感染；⑦其他如心内膜炎、败血症、扁桃体炎和口腔感染等	①成人：肌内注射或静脉滴注：一次量不宜超过600mg；中度感染或革兰阳性需氧菌感染：一日0.6～1.2g，分2～4次给药；每12或8小时1次；严重感染或厌氧菌感染：一日1.2～2.4g，分2～4次给药；每12或8或6小时1次。②轻中度肾功能损害的患者不需调整剂量，无尿及重度肾功能损害患者的剂量应减至正常剂量的一半。③中度以上肝功能损害的患者应避免使用本药，如确有指征使用时应减量。④儿童：用于4周及4周以上患儿。静脉滴注：一日15～25mg/kg，分3～4次给药，每8或6小时1次；重度感染：一日25～40mg/kg，分3～4次给药，每8或6小时1次	①有胃肠疾病或病史者，特别是溃疡性结肠炎、克罗恩病、伪膜性肠炎患者，肝功能不全者，严重肾功能障碍者，有哮喘或其他过敏史者慎用；②新生儿禁用，16岁以内儿童以内儿童慎用，4岁以内儿童应用时应注意重要器官功能监测；③老年患者用药时须密切观察；④孕妇应用时须充分权衡利弊。FDA 妊娠安全分级为 B 级；⑤哺乳妇女慎用，用药时宜暂停哺乳	美国、欧洲、中国药典，日本国家处方集	盐酸克林霉素胶囊：①75mg；②150mg；注射用盐酸克林霉素：0.5g；盐酸克林霉素注射液：①2ml：0.3g；②4ml：0.3g；③8ml：0.6g；注射用克林霉素磷酸酯：①0.3g；②0.6g；③1.2g；克林霉素磷酸酯注射液：①2ml：0.3g；②4ml：0.6g；③1ml：0.15g；盐酸克林霉素棕榈酸酯颗粒：①1g：37.5mg；②2g：75mg；③24g：0.9g；盐酸克林霉素棕榈酸酯分散片：75mg	参考：中国国家处方集、药品说明书

十一、多肽类抗生素

药品名称	目录类别	抗菌谱与适应证	用量用法	特殊人群用药	药典与处方集	制剂与规格	备注
万古霉素 Vancomycin	[保（乙）]	①用于甲氧西林金黄色葡萄球菌、肠球菌所致的严重感染（如心内膜炎、脑膜炎、骨髓炎、肺炎、败血症或软组织感染等）；亦用于对β-内酰胺类抗生素过敏者的上述严重感染。②用于血液透析患者发生葡萄球菌属所致的动静脉分流感染。③口服适用于甲硝唑无效的难辨梭状芽胞杆菌相关性肠炎或葡萄球菌肠炎	①成人。口服给药：难辨梭状芽胞杆菌引起的假膜性结肠炎，经甲硝唑治疗无效者，一次125～500mg，每6小时1次，治疗5～10日，每日剂量不宜超过4g；静脉滴注：通常用（效价）盐酸万古霉素每天2g（效价），可分为每6小时500mg或每12小时1g，每次静滴在60分钟以上，可根据年龄、体重、症状适量增减。老人每12小时500mg或每24小时1g，每次静滴在60分钟以上。②儿童。口服给药：肠道感染，一次10mg/kg，每6小时1次，治疗5～10日；静脉滴注：一次10mg/kg，每6小时1次；或一次20mg/kg，每12小时1次	①对本药或其他万古霉素类抗生素过敏者禁用；②严重肾功能不全者、听力减退或有耳聋病史者慎用；③儿童（尤其是低出生体重儿、新生儿）应监测血药浓度，慎重给药；④老年患者确有指征使用时必须调整剂量或调整用药间隔。FDA 妊娠安全性分级为 C 级；⑤孕妇应充分权衡利弊；⑥哺乳期妇女用药应充分权衡利弊	美国、欧州、日本 药典、中国国家处方集	注射用盐酸万古霉素：①500mg（50万 U）；②1000mg（100万U）。盐酸万古霉素胶囊：①125mg（12.5万 U）；②250mg（25万U）	参考：中国国家处方集、药品说明书
去甲万古霉素 Norvancomycin	[保（乙）]	①可用于对青霉素类过敏的肠球菌、棒状杆菌心内膜炎患者的治疗；②可用于对青霉素类或头孢菌素类治疗无效的严重葡萄球菌心内膜炎、骨髓炎、肺炎、败血症或软组织感染患者的治疗；③可用于治疗血液透析患者发生葡萄球菌属所致的动静脉分流感染	①成人。静脉滴注一日 800～1600mg，分2～3次给药；肾功能减退者酌减剂量，每次剂量不变，给药间期可延长。②儿童。一日 16～24mg/kg，一次或分次给药	①对本药或万古霉素类抗生素过敏者禁用；②肾功能不全或有耳疾病史者慎用；③新生儿、婴幼儿用药必须充分权衡利弊；④用药期间应定期监测血药浓度；⑤老年患者确有指征使用时必须调整剂量；⑥孕妇应充分权衡利弊；哺乳期妇女用药后宜暂停哺乳	中国 药典、中国国家处方集	注射用盐酸去甲万古霉素：①400mg（40万U）；②800mg（80万U）	参考：中国国家处方集、药品说明书

药品名称	目录类别	抗菌谱与适应证	用量用法	特殊人群用药	药典与处方集	制剂与规格	备注
替考拉宁 Teicoplanin	[保(乙)]	①用于治疗严重的革兰阳性菌感染，尤其是不能用青霉素及头孢菌素类抗生素治疗或用上述抗生素治疗失败的严重葡萄球菌感染，或对其他抗生素耐药的葡萄球菌感染。皮肤和软组织感染、泌尿道感染、呼吸道感染、骨和关节感染、败血症、心内膜炎及持续性非卧床腹膜透析相关性腹膜炎；②作为万古霉素和甲硝唑的替代药	①成人肌内、静脉滴注或静脉注射：中度感染：负荷量为第1日单次给药400mg；维持量为一次200mg，一日1次；严重感染：负荷量为一次400mg，每12小时1次，共给药3次；维持量为一次400mg，一日1次。严重感染或金黄色葡萄球菌心内膜炎：维持量可能需达一日12mg/kg。②儿童肌内、静脉滴注或静脉注射：中度感染：推荐前3次滴注量为10mg/kg，每12小时1次，随后剂量为10mg/kg，一日1次；严重感染和中性粒细胞减少的新生儿（2个月以上）：推荐前3次剂量为一次10mg/kg，每12小时1次，随后维持量为一次10mg/kg，一日1次；严重感染和中性粒细胞减少的新生儿：第1日的推荐剂量为16mg/kg，只用1剂，以后维持剂量为一次8mg/kg，一日1次	①对本药过敏者，对万古霉素、去甲万古霉素等糖肽类抗生素过敏者禁用；②肾功能不全者慎用；③本药一般不应用于已确诊妊娠或可能妊娠的妇女，除非权衡利弊后必须使用；④建议妊哺乳妇女用药时暂停哺乳	日本药典、中国国家处方集	注射用替考拉宁：200mg	参考：中国国家处方集、药品说明书
黏菌素 Colistin		用于肠道手术前准备。用于大肠埃希菌性肠炎和对其他药物耐药的菌痢	①成人：口服一日100万~150万U，分2~3次服用；肌内注射或静脉滴注，一日100万~150万U。②儿童：口服一日2万~3万U/kg，分2~3次服用；肌内注射或静脉滴注一日2万~3万U/kg	①对本药过敏者禁用；②肾功能不全者慎用；③孕妇用药应权衡利弊。FDA妊娠安全性分级为B级	美国、欧洲、中国药典、中国国家处方集	硫酸黏菌素片：①50万U；②100万U。硫酸黏菌素颗粒：①50万U；②100万U；③300万U。硫酸黏菌素颗粒：1g：100万U注射用黏菌素：50mg	参考：中国国家处方集、药品说明书

十二、其他抗菌药

药品名称	目录类别	抗菌谱与适应证	用量用法	特殊人群用药	药典与处方集	制剂与规格	备注
呋喃妥因 Nitrofurantoin	[基（基）、保（甲）]	①用于治疗敏感菌如大肠埃希菌、肠球菌属以及克雷伯菌属、肠杆菌属所致的急性单纯性下尿路感染；②也可用于尿路感染的预防	口服给药：①成人：尿路感染：一次50～100mg，一日3～4次；单纯性下尿路感染用低剂量，疗程不低于1周，或用至尿培养阴性后至少3日，不宜超过14日；预防尿路感染：对尿路感染反复发作者，可一日50～100mg作预防应用，临睡前服用。②儿童：尿路感染：1个月以上儿童，一日5～7mg/kg，分4次服，疗程不低于1周，或用至尿培养阴性后至少3日；预防睡前服用：一日1mg/kg，临睡前服用	①对硝基呋喃类药物过敏者、肾功能减退者、新生儿禁用；②葡萄糖-6-磷酸脱氢酶缺乏症患者、周围神经病变者、肺部疾病患者慎用；③老年患者慎用。必须使用时宜根据肾功能调整给药剂量。老年患者前列腺药物应用；④孕妇不宜应用，妊娠晚期妇女禁用，FDA妊娠安全性分级为B级；⑤哺乳妇女本药期间应暂停哺乳	欧洲、中国药典，中国国家处方集	呋喃妥因片：50mg呋喃妥因肠溶胶囊：50mg呋喃妥因肠溶栓：①50mg；②100mg	中国国家处方集，药品说明书
呋喃唑酮 Furazolidone	[保（甲）]	主要用于治疗细菌性痢疾、肠炎、霍乱，也可用于治疗伤寒、副伤寒、梨形鞭毛虫病和阴道滴虫病，还可与制酸剂等药物合用于治疗幽门螺杆菌所致的胃窦炎	口服给药：肠道感染疗程为5～7日，梨形鞭毛虫病疗程为7～10日，成人：一次100mg，一日3～4次；儿童：一日5～10mg/kg，分4次服用	①对本药或其他硝基呋喃类药过敏者、新生儿、哺乳妇女禁用；②葡萄糖-6-磷酸脱氢酶缺乏者、肾功能不全者、溃疡病患者、支气管哮喘患者慎用；③FDA妊娠安全性分级为C级	美国、英国、法国药典，中国国家处方集	呋喃唑酮片：①10mg；②30mg；③100mg	中国国家处方集，药品说明书

药品名称	目录类别	抗菌谱与适应证	用量用法	特殊人群用药	药典与处方集	制剂与规格	备注
甲硝唑 Metronidazole	【基（基），保（甲/乙）】	①用于治疗肠道滴虫病；②可用于治疗肠道及组织内阿米巴病；③可用于治疗小袋虫病和皮肤利什曼病，贾第鞭毛虫病等；④适用于治疗各种厌氧菌感染	①成人口服给药：一次0.2g，一日4次，疗程7日，可同时使用栓剂；厌氧菌感染，一次0.5g，一日3次，疗程不低于7日。②成人一日大剂量不超过4g。静脉滴注厌氧菌感染，首次剂量为15mg/kg，继以7.5mg/kg，每6~8小时一次，一日最大剂量不超过1g。③成人阴道给药：用于滴虫病，一日15，疗程不低于7日。③成人阴道栓剂：用于滴虫病，每晚0.5g置入阴道内，连用7~10日。④儿童口服给药：滴虫病，一日7~10日；厌氧菌感染，一日20~50mg/kg，分3次给药。⑤儿童静脉滴注剂量同成人	①对本药或其他咪唑类药物过敏或有活动性中枢神经系统疾病患者、血液病患者、孕妇及哺乳期妇女禁用；②老年患者本药应注意监测血药浓度并调整剂量；④FDA妊娠安全性分级为B级	美国、欧洲、药典、中国国家处方集	甲硝唑注射液：①20ml:100mg；②100ml:200mg；③100ml:500mg；④250ml:500mg；⑤250ml:1250mg；甲硝唑葡萄糖注射液:250ml（甲硝唑0.5g、葡萄糖12.5g）甲硝唑胶囊:0.2g；甲硝唑阴道泡腾片:0.5g；甲硝唑片:①0.5g；②1g；甲硝唑口含片:①2.5mg；②3mg	参考：中国国家处方集、药品说明书
替硝唑 Tinidazole 裕宁	【保（乙）】	①用于治疗多种厌氧菌感染，如败血症、骨髓炎、腹膜感染、盆腔感染、鼻窦炎、支气管感染、肺炎、皮肤软组织及术后伤口感染、口腔感染及牙周炎。②用于结肠直肠手术、妇产科手术及口腔手术的术前预防用药；③也可用于肠道及肠道外阿米巴病，阴道滴虫病，贾第鞭毛虫病的治疗；④还可作为甲硝唑的替代药，用于治疗幽门螺杆菌所致的胃窦炎及消化性溃疡	成人：口服给药：厌氧菌感染，常用量为一次1g，一日1次，首剂加倍，疗程多为5~6日，口腔感染时疗程为3日；外科预防用药，一次2g，单次服用。贾第鞭毛虫病，一次2g，单次服用，必要时3~5日可重复1次。肠阿米巴病，一日2g，连服3日。厌氧菌感染，一次0.8g，一日1次。静脉滴注：厌氧菌感染，一日0.8g，一日1次。外科预防用药，总量为1.6g，分1~2次给药，第一次于术前2小时，第二次于术中或术后12~24小时内给药。阴道给药：一次0.2g，一日2次	①对本药及其他咪唑类药物过敏者、活动性中枢神经系统疾病者、血液病或有血液病史者、妊娠早期妇女、哺乳妇女、12岁以下儿童禁用；③肝功能不全者慎用；③老年患者用药时应注意监测血药浓度并调整剂量；妊娠早期禁用本药，妊娠中、晚期为分妊娠确有明显需要时方可用；④FDA妊娠安全性分级为C级；⑤哺乳期妇女停用本药，治疗结束3日后方可重新哺乳	美国、欧洲、药典、中国国家处方集	替硝唑片：①0.5g；替硝唑注射液：①100ml:0.4g；②200ml:0.8g；替硝唑葡萄糖注射液：①100ml:0.2g；②200ml:0.4g；替硝唑栓：0.2g	参考：中国国家处方集、药品说明书

续表

药品名称	目录类别	抗菌谱与适应证	用量用法	特殊人群用药	药典与处方集	制剂与规格	备注
奥硝唑 Ornidazole	【保（乙）】	①用于由于厌氧菌感染引起的多种疾病；②用于男女泌尿生殖道毛滴虫病、贾第鞭毛虫感染引起的疾病（如肠道溶组织虫病）；③用于肠、肝阿米巴病（如阿米巴痢疾、阿米巴肝脓肿）；④用于手术前预防感染和手术后厌氧菌感染的治疗；⑤阴道栓用于细菌性阴道病、滴虫性阴道炎	成人：静脉滴注：厌氧菌感染：术前1~2小时静脉滴注1000mg，术后12小时静脉滴注500mg，术后24小时静脉滴注500mg。治疗厌氧菌引起的感染：初始剂量500~1000mg，然后每12小时滴注500mg，连用3~6日。②治疗严重阿米巴病：初始剂量为500~1000mg，以后每12小时滴注500mg，连用3~6日，每晚1次，连续5~7日。儿童静脉滴注：一日20~30mg/kg，每12小时滴注1次，时间为30分钟	①对本药或硝基咪唑类药物过敏者、各种器官硬化症、造血功能低下、慢性酒精中毒患者，有脑和脊髓硬变的患者禁用；②儿童、中枢神经系统疾病患者、肝脏疾病患者，多毛性便化症患者、酗酒者慎用；③建议孕妇（特别是妊娠早期）、哺乳期妇女慎用本药	美国、欧洲、中国药典、中国国家处方集	奥硝唑注射液：5ml：500mg；注射用奥硝唑：250mg；奥硝唑氯化钠注射液：100ml（奥硝唑250mg、氯化钠825mg）；奥硝唑葡萄糖注射液：100ml（奥硝唑500mg、葡萄糖5g）	参考：中国国家处方集、药品说明书
磷霉素 Fosfomycin		①口服制剂适用于治疗敏感菌所致的单纯性下尿路感染、肠道感染（包括细菌性痢疾）、呼吸道感染、皮肤软组织感染、眼科感染及妇科组织感染等。②注射制剂适用于治疗敏感菌所致的呼吸道感染、尿路感染、皮肤软组织感染等，也可与其他抗菌药联合用于治疗敏感菌所致的严重感染（如败血症、腹膜炎、骨髓炎等）	成人：口服给药，治疗尿路感染等轻症感染，一日2~4g，分3~4次服用。静脉给药，治疗中度或重度系统感染可增至16g，分2~3次静脉滴注或缓慢静脉推注。肌内注射，一日2~8g，分3~4次肌内注射。儿童：口服给药，一日0.05~0.1g/kg，分3~4次服用。静脉滴注，一日0.1~0.3g/kg，分2~3次静脉滴注。肌内注射，一日0.05~0.2g/kg，分3~4次肌内注射	①对本药过敏者禁用。②肝、肾功能不全者慎用。③哺乳期妇女应避免使用，必须用药时应暂停哺乳。④可透过胎盘屏障，迅速进入胎儿循环，但对胎儿的影响尚无足够和严密的对照观察。⑤妊娠安全性分级为B级。5岁以下儿童禁用	欧洲、中国、日本药典、中国国家处方集	磷霉素钙片：①0.1g；②0.2g；磷霉素钙胶囊：0.1g；磷霉素钙颗粒：0.5g；注射用磷霉素钠：①1.0g；②2.0g；③4.0g	参考：中国国家处方集、药品说明书

续 表

药品名称	目录类别	抗菌谱与适应证	用量用法	特殊人群用药	药典与方案	制剂与规格	备注
夫西地酸 Fusidic Acid		①用于敏感菌所致的皮肤或皮肤、软组织感染 ②用于其他抗生素治疗失败的深部感染，如败血症、肺炎、心内膜炎等	成人：口服给药，一日3次。对1岁以下患儿：重症加倍，对1~5岁患儿：一日 50mg/kg，分3次给药。对1~5岁患儿：一次250mg，一日3次。对5~12岁患儿：用法与成人相同。软膏人。对局部结药，一日2~3次，涂于患处。疗程为7日；治疗顽固性感染时可根据病情需要延长疗程。静注：成人一次500mg，一日3次；儿童及婴幼儿一日按体重20mg/kg，分3次给药	①对本药过敏者禁用。②黄疸及肝功能不全者（国外资料）慎用。③可经皮肤吸收，哺乳妇女禁止局部用于乳房部位的皮肤感染。④在动物实验中有致皮肤畸形的报道，但目前尚无临床对照研究	欧洲药典、中国国家处方集	夫西地酸片：250mg。注射用夫西地酸：①0.125；②0.5。夫西地酸混悬液：5ml：250mg。夫西地酸乳膏：15g：0.3g	参考：中国国家处方集、药品说明书
利奈唑胺 Linezolid		①用于由肺炎链球菌（包括多重耐药株）或金黄色葡萄球菌（甲氧西林敏感株）引起的社区获得性肺炎②用于肺炎链球菌（包括多重耐药株）或金黄色葡萄球菌（甲氧西林敏感和耐药株）引起的医院内获得性肺炎。③用于由金黄色葡萄球菌、化脓性链球菌或无乳链球菌引起的复杂性皮肤和皮肤组织感染。④用于由金黄色葡萄球菌、化脓性链球菌引起的非复杂性皮肤和皮肤组织感染。⑤用于耐万古霉素的肠球菌感染	口服或静脉滴注。皮肤或皮肤软组织感染、社区获得性肺炎、拓手发的菌血症、院内获得性肺炎：成人和青少年（12岁及以上）每12小时，600mg。儿童患者（出生至11岁）每8小时，10mg/kg。②万古霉素耐药的肠球菌感染，包括伴发的菌血症，成人和青少年（12岁及以上）每12小时600mg，儿童患者（出生至11岁）每8小时，10mg/kg。③非复杂性皮肤和皮肤软组织感染，成人每12小时口服400mg，青少年每12小时口服600mg，<5岁，每8小时，10mg/kg口服，5~11岁，每12小时，10mg/kg口服	①对本药过敏者禁用。②有骨髓抑制病史者、未控制的高血压患者、嗜铬细胞瘤患者、类癌综合症患者、甲状腺功能亢进患者，未治疗的有状女用状。哺乳期进患者，哺乳妇女慎用。③孕妇用（FDA）对本品药品管理的安全性分级为C级	中国国家处方集	利奈唑胺注射液：①100ml：200mg；②300ml：600mg。利奈唑胺片：①200mg；②600mg。利奈唑胺口服混悬液：5ml：100mg	参考：中国国家处方集、药品说明书
小檗碱 Berberine		主要用于治疗敏感病原菌所致的胃肠炎、细菌性痢疾等	成人：口服，胃肠道感染：一次0.1~0.3g，一日3次	对本药过敏者禁用。溶血性贫血患者禁用。葡萄糖-6-磷酸脱氢酶缺乏的儿童禁用。孕妇、哺乳妇女慎用	中国、日本药典、中国国家处方集	盐酸小檗碱片：①50mg；②100mg	参考：中国国家处方集、药品说明书

续表

药品名称	目录类别	抗菌谱与适应证	用量用法	特殊人群用药	药典与处方集	制剂与规格	备注
利福昔明 Rifaximin	[保(乙)]	治疗由敏感菌所致的肠道感染，包括急性慢性肠道感染、腹泻综合征、夏季腹泻、旅行者腹泻和小肠结肠炎等	口服给药。①成人：一次200mg，一日3~4次；②儿童：6~12岁，一次100~200mg，一日4次；12岁以上儿童，剂量同成人。一般连续用药不宜超过7日	①对本药或其他利福霉素类药过敏者、肠梗阻者、严重的肠道溃疡性病变者禁用；③孕妇用药需在有适当医疗监测的情况下服用本药②哺乳期女可在有适当医疗监测的情况下服用本药	美国、欧洲、日本、中国药典、中国国家处方集	利福昔明胶囊：100mg	参考：中国国家处方集、药品说明书

十三、磺胺类与甲氧苄啶

药品名称	目录类别	抗菌谱与适应证	用量用法	特殊人群用药	药典与处方集	制剂与规格	备注
磺胺甲噁唑 Sulfamethoxazole	[基(基)]	①治疗敏感菌所致的急性单纯性尿路感染。②与甲氧苄啶联用，治疗对其敏感的流感嗜血杆菌、肺炎链球菌和其他链球菌所致的中耳炎。③与乙胺嘧啶联用，治疗弓形虫引起的弓形虫病。④治疗星形诺卡菌病。⑤作为治疗沙眼衣原体所致宫颈、尿道炎、新生儿包含体结膜炎的次选药物。⑥作为治疗杜克雷嗜血杆菌所致软下疳的可选药物。⑦预防敏感脑膜炎奈瑟菌所致的流行性脑脊髓膜炎。⑧作为对氯喹耐药恶性疟疾治疗的辅助用药	口服给药。①成人：一般感染，首次剂量为2g，以后一日2g，分2次服用。治疗尿路感染时疗程至少为7~10日。②肾功能不全患者用量应调整为常用量的1/2。③儿童：2个月以上患儿的一般感染，首次剂量为50~60mg/kg（总量不超过2g），以后一日50~60mg/kg，分2次服用	①对本药或其他磺胺类药过敏者、2个月以下婴儿、孕妇、哺乳妇女、巨幼细胞贫血患者禁用；②葡萄糖-6-磷酸脱氢酶缺乏者、肝、肾功能损害者、血卟啉病患者、艾滋病患者、休克患者、老年患者慎用；③FDA妊娠安全性分级为C级	美国、欧洲、日本、中国、中国药典、国家处方集	磺胺甲噁唑片：0.5g 复方磺胺甲噁唑片（磺胺甲噁唑0.4g和甲氧苄啶80mg）	参考：中国国家处方集、药品说明书

续 表

药品名称	目录类别	抗菌谱与适应证	用量用法	特殊人群用药	药典与处方集	制剂与规格	备注
磺胺嘧啶 Sulfadiazine	[保(甲)]	①用于预防、治疗敏感脑膜炎球菌所致的流行性脑膜炎。②用于治疗敏感菌所致的急性支气管炎、轻症肺炎、中耳炎及皮肤软组织等感染。③作为治疗星形奴卡菌病。④作为治疗沙眼衣原体所致宫颈炎和尿道炎的次选药物。⑤作为治疗由沙眼衣原体所致的新生儿包涵体结膜炎的次选药物。⑥可作疗的辅助用药。⑦与乙胺嘧啶合用药治疗弓形虫引起的弓形虫病	成人：①口服给药：一般感染首剂量为2g，以后一次1g，一日2次。治疗流行性脑膜炎：首次量为2g，维持量一次1g，一日4次。②静脉给药：一般感染：一次1～1.5g，一日3次。治疗流行性脑膜炎：首剂量为50mg/kg，维持量一日100mg/kg，分3～4次静脉滴注或缓慢静脉注射。儿童：①口服给药：2个月以上婴儿及儿童的一般感染：首次剂量为50～60mg/kg（总量不超过2g），以后一次25～30mg/kg，一日2次。②静脉给药：一般感染：一日50～75mg/kg，分2次静脉滴注或缓慢静脉注射。流行性脑膜炎：一日100～150mg/kg，分3～4次静脉滴注或缓慢静脉注射	①对本药或其他磺胺类药过敏者，2个月以下的婴儿、孕妇、哺乳妇女，严重肝、肾功能不全者禁用。②葡萄糖-6-磷酸脱氢酶缺乏者、血卟啉病患者、老年患者慎用。③孕妇应慎用。FDA妊娠安全性分级为B级（妊娠早、中期），D级（妊娠晚期）	美国、欧洲、中国药典、中国国家处方集	磺胺嘧啶片：0.5g。注射用磺胺嘧啶钠：①0.4g；②1g。磺胺嘧啶混悬液：10%（g/ml）	参考：中国国家处方集、药品说明书
甲氧苄啶 Trimethoprim	[保(乙)]	①可单独用于治疗敏感菌所致的急性单纯性尿路感染和细菌性前列腺炎。②与磺胺甲噁唑联用，可用于治疗敏感菌所致的败血症、脑膜炎、肺部感染、急慢性支气管炎、菌痢、尿路感染、伤寒等。③与磺胺-2,6-二甲氧嘧啶联用，还可用于治疗对氯喹耐药的恶性疟	口服给药：治疗急性单纯性尿路感染：一次0.1g，每12小时1次，或一次0.2g，每12小时1次。预防尿路感染：疗程为7～10日。②儿童：对6个月～5岁患儿：甲氧苄啶颗粒一次1g（含甲氧苄啶50mg），一日2次；对6～12岁患儿：甲氧苄啶颗粒一次2g（含甲氧苄啶100mg），一日2次	①对本药过敏者、早产儿、新生儿、严重肝肾疾病患者、严重血液病患者禁用。②轻、中度肾肝功能损害者、由于叶酸缺乏的巨幼细胞性贫血或其他造血系统疾病患者慎用；③老年患者应减少用量；④妊娠期间权衡利弊后使用；⑤哺乳妇女应用药物给新生儿	美国、欧洲、中国药典、中国国家处方集	甲氧苄啶片：100mg甲氧苄啶颗粒：1g：50mg	参考：中国国家处方集、药品说明书

十四、氟喹诺酮类

药品名称	目录类别	抗菌谱与适应证	用量用法	特殊人群用药	药典与处方集	制剂与规格	备注
吡哌酸 Pipemidic Acid	【保（甲）】	用于治疗敏感菌所致的尿路感染及肠道感染	口服给药：成人一次 0.5g，一日总量 1~2g，疗程不宜超过 10 日	①对本药或萘啶酸过敏者禁用；②有中枢神经系统疾病患者、严重肝、肾功能不全者慎用；③婴幼儿及 18 岁以下青少年、孕妇、哺乳妇女不宜使用	欧洲、中国、日本药典、中国国家处方集	吡哌酸片： ①0.25g；②0.5g； 吡哌酸胶囊： 0.25g	参考：中国国家处方集、药品说明书
诺氟沙星 Norfloxacin	【基（基）】、保（甲/乙）】	主要用于敏感菌的下列感染：泌尿生殖道感染、消化系统感染、呼吸道感染，如急性支气管炎、慢性支气管炎急性发作、肺炎、急慢性肾盂肾炎、膀胱炎、伤寒等	成人口服给药：①一般用法：一次 100~200mg，一日 3~4 次；②下尿路感染：一次 400mg，一日 2 次。③复杂性尿路感染：剂量同上，疗程 10~21 日。④单纯性淋菌性尿道炎：单次 800~1200mg。⑤急、慢性前列腺炎：一次 400mg，一日 2 次，疗程 28 日。⑥一般肠道感染：一次 300~400mg，一日 2 次，疗程 5~7日。成人静脉滴注：一日 200mg，分 2 次，急性感染 7~14 日为一疗程，慢性感染 14~21 日为一疗程	①对喹诺酮类药过敏者、糖尿病患者、孕妇禁用；②肝、肾功能减退者、有癫痫病史者、有胃溃疡史者、重症肌无力患者慎用；③不宜用于 18 岁以下患者。如感染由多重耐药菌引起者、细菌仅对喹诺酮类药呈敏感时，可在充分权衡利弊后应用；④FDA 妊娠安全性分级为 C 级；⑤哺乳妇女应用时应停止哺乳	美国、欧洲、日本、中国药典、中国国家处方集	诺氟沙星片： 100mg 诺氟沙星胶囊： 100mg 诺氟沙星注射液： 100ml：200mg 诺氟沙星葡萄糖注射液：100ml（诺氟沙星 200mg、葡萄糖 5g） 诺氟沙星栓： 200mg 诺氟沙星药膜： 20mg	参考：中国国家处方集、药品说明书

续表

药品名称	目录类别	抗菌谱与适应证	用量用法	特殊人群用药	药典与处方集	制剂与规格	备注
氧氟沙星 Ofloxacin	【保（甲/乙）】	用于敏感菌所致的下列感染：①泌尿生殖系统感染，包括单纯性及复杂性尿路感染、细菌性前列腺炎、淋菌性尿道炎、宫颈炎等。②呼吸系统感染，包括急性支气管炎、慢性支气管炎急性发作、肺炎及其他肺部感染等。③消化系统感染，包括胃肠道、胆道、腹腔及腹部感染的沙门菌属感染等。④骨、关节、皮肤软组织感染及败血症等。⑤结核病，多与异烟肼、利福平等合用	口服或静脉给药。成人：①下呼吸道感染：一次300mg，一日2次，疗程7～14日。②急性单纯性下尿路感染：一次200mg，一日2次，疗程5～7日；复杂性尿路感染：一次200mg，一日2次，疗程10～14日。③细菌性前列腺炎：一次300mg，一日2次，疗程6周。④衣原体宫颈炎或尿道炎：一次300mg，一日2次，疗程7～14日。⑤单纯性淋病：单次口服400mg。⑥伤寒：一日300mg，一日2次。⑦铜绿假单胞菌感染或重度感染：一次400mg，一日2次。⑧结核病：一日300mg，一日1次	①禁忌证：对氟喹诺酮类药过敏者；孕妇。②慎用：患中枢神经系统疾病者（如癫痫、脑血流量减少者）；严重肾功能障碍者。③18岁以下患者用药的安全性尚未确定。④老年患者多有肾功能减退，应减量给药。⑤妊娠安全性分级为C级。⑥哺乳期妇女全身用药时，应暂停哺乳	美国、欧洲、日本、中国药典，中国国家处方集	氧氟沙星片：0.1g。氧氟沙星颗粒：0.1g。氧氟沙星注射液：100ml：200mg；200ml。氧氟沙星氯化钠注射液：100ml（氧氟沙星200mg，氯化钠900mg）	参考：中国国家处方集、药品说明书
环丙沙星 Ciprofloxacin	【基（基）保（甲/乙）】	可用于敏感菌所致的下列感染：①泌尿生殖系统感染，包括单纯性或复杂性尿路感染、细菌性前列腺炎、淋菌性尿道炎、宫颈炎（包括产酶株所致者）等。②呼吸系统感染。③消化系统感染，包括胃肠道感染、胆囊炎、胆管炎等。④伤寒。⑤骨和关节感染。⑥皮肤软组织感染。⑦败血症等全身感染。④其他：还可用于骨关节感染，皮肤软组织感染及败血症等	成人：口服。①常用量：一日0.5～1.5g，分2～3次口服。②骨、关节感染：一日1～1.5g，分2～3次服，疗程不低于4～6周。③肺炎、皮肤软组织感染：一日1～1.5g，分2～3次服，疗程7～14日。④肠道感染：一日1g，分2次服，疗程5～7日。⑤伤寒：一日1.5g，分2～3次服，疗程10～14日。⑥急性单纯性下尿路感染：一日0.5g，分2次服，疗程5～7日；复杂性尿路感染：一日1g，分2次服，疗程7～14日。静脉滴注：常用量：一次0.1～0.2g，一日2次。严重感染或铜绿假单胞菌感染可加大剂量至一次0.4g，一日2～3次	①对本药或氟喹诺酮类药物过敏者；孕妇；18岁以下患者禁用。②患中枢神经系统疾病者（如癫痫、脑动脉硬化）、肝、肾功能不全者禁用。③老年患者应减量。④妊娠期安全性分级为C级。⑤哺乳期妇女全身用药时，应暂停哺乳	美国、欧洲、中国药典，中国国家处方集	盐酸环丙沙星片：0.25g。盐酸环丙沙星胶囊：0.25g。乳酸环丙沙星注射液：①100ml：0.1g；②250ml：0.25g。注射用乳酸环丙沙星：0.2g。盐酸环丙沙星：0.2g。乳酸环丙沙星阴道泡腾片：0.1g	参考：中国国家处方集、药品说明书

续 表

药品名称	目录类别	抗菌谱与适应证	用量用法	特殊人群用药	药典与处方集	制剂与规格	备注
左氧氟沙星 Levofloxacin 左克	【基（基），保（甲/乙）】	用于敏感菌所引起的下列中、重度感染：①呼吸系统感染。②泌尿系统感染。③生殖系统感染：急性前列腺炎、子宫附件炎、盆腔感染（尿有衣原体感染时可合用甲硝唑）。④皮肤软组织感染。⑤肠道感染。⑥败血症、粒细胞减少及免疫功能低下患者的各种感染。⑦其他感染：乳腺炎、外伤、烧伤及手术后伤口感染。腹腔感染（必要时合用甲硝唑）、胆囊炎、胆管炎、骨与关节感染以及五官科感染等	成人：口服，一日300～400mg，分2～3次服用，如感染较重或感染敏感性较差者剂量可增至一日600mg，分3次服用。①呼吸道感染：一次200mg，一日2次，或一次100mg，一日3次，疗程为7～14日。②急性单纯性下尿路感染：一次100mg，一日2次，疗程5～7日。③复杂性尿路感染：一次200mg，一日2次，或一次100mg，一日3次，疗程10～14日。④细菌性前列腺炎：一次200mg，一日2次，疗程6周。静脉滴注，重度感染患者或病原菌对本药敏感性较差者，一日剂量可增至600mg，分2次静脉滴注	1.禁忌证：①对喹诺酮类药物过敏者。②有癫痫史者。③孕妇。④哺乳妇女。⑤18岁以下患者。⑥皮肤有药物过敏史者禁用本药软膏。⑦低钾血症或心肌病患者。2.慎用：①肝、肾功能损伤者。②有中枢神经系统疾病史者。③妊娠安全性分级为C级	美国、欧洲、中国 药典、中国国家处方集	左氧氟沙星片：0.1g，0.2g、0.5g 甲磺酸左氧氟沙星片：100mg 盐酸左氧氟沙星片：100mg 盐酸左氧氟沙星分散片：100mg 盐酸左氧氟沙星胶囊：0.1g 盐酸左氧氟沙星注射液：2ml：0.1g；2ml：0.2g；3ml：0.3g；100ml：0.1g； 100ml：0.2g；100ml：0.3g 左氧氟沙星注射液：100ml ①100ml：100mg； ②100ml：200mg 乳酸左氧氟沙星氯化钠注射液：100ml 甲磺酸左氧氟沙星：200mg 甲磺酸左氧氟沙星氯化钠注射液：100ml 甲磺酸左氧氟沙星：250mg；500mg 注射用盐酸左氧氟沙星：①100mg；②200mg	参考：中国国家处方集，药品说明书

续 表

药品名称	目录类别	抗菌谱与适应证	用量用法	特殊人群用药	药典与处方集	制剂与规格	备注
氟罗沙星 Fleroxacin	[保（乙）]	用于敏感菌所致的下列感染：①呼吸系统感染：急性支气管炎、慢性支气管炎急性发作及肺炎等。②泌尿生殖系统感染：膀胱炎、肾盂肾炎、前列腺炎、附睾炎、淋病奈瑟菌性尿道感染等。③消化系统感染：伤寒沙门菌感染、细菌性痢疾等。④其他：皮肤软组织、骨、关节、耳鼻喉、腹腔及盆腔感染	口服。成人，一次200mg，一日1～2次，一般疗程为7～14日。重症患者一次一次300～400mg，3～5日后剂量减至常用量	1. 禁忌证：①对本药或其他喹诺酮类药物过敏者。②孕妇。③哺乳期妇女。④18岁以下患者。 2. 慎用：①肝、肾功能损害者。②有中枢神经系统疾病（包括脑动脉硬化或抽搐及癫痫史）者。③高龄患者。 3. 18岁以下患者禁用。 4. 孕妇、哺乳妇女禁用	中国药典、中国国家处方集	氟罗沙星片：①100mg；②150mg；③200mg	参考：中国国家处方集、药品说明书
吉米沙星 Gemifloxacin	[保（乙）]	①慢性支气管炎急性发作。②社区获得性肺炎。③急性鼻窦炎	口服。成人，一次320mg，一日1次，慢性支气管炎急性发作、社区获得性肺炎和急性鼻窦炎的疗程分别为5日、7日和5日。不应超过推荐的剂量和疗程	1. 禁忌证：对本药或其他氟喹诺酮类抗生素过敏者。 2. 慎用：①QT间期延长、心动过缓、急性心肌缺血等心脏病患者②葡萄糖-6-磷酸脱氢酶缺乏症患者。③患中枢神经系统疾病或有其他诱发惊厥因素者。④未治疗的电解质紊乱（低血钾或低血镁）者。 3. 18岁以下患者用药的安全性及有效性尚未确定。 4. 妊娠安全性分级为C级。哺乳妇女用药应权衡利弊	美国药典、中国国家处方集	甲磺酸吉米沙星片：320mg	参考：中国国家处方集、药品说明书

续 表

药品名称	目录类别	抗菌谱与适应证	用量用法	特殊人群用药	药典与处方集	制剂与规格	备注
洛美沙星 Lomefloxacin	[医（乙）]	用于敏感菌所致的下列感染：①泌尿生殖系统感染；②呼吸系统感染；③消化系统感染：包括肠炎、胆囊炎、肛周脓肿等；④加结膜炎、角膜溃疡、泪囊炎等；⑤中耳、外耳道炎、鼓膜炎；⑥其他：皮肤软组织感染以及败血症等全身感染	口服：成人一次400mg，一日1次；或一次300mg，一日2次；急性单纯性尿路感染：一次400mg，一日一次；单纯性淋病：一次300mg，一日2次；静脉滴注：一次200mg，一日2次；尿路感染：一次100mg，每12小时1次	1. 禁忌证：①对本药或其他喹诺酮类药过敏者；②孕妇；③哺乳期女；④18岁以下患者。2. 慎用：①中枢神经系统疾病患者（包括脑动脉硬化或癫痫病史者）；②肾功能减退患者；③肝功能不全者。3 妊娠安全性分级为C级	美国、欧洲、中国药典；中国国家处方集	盐酸洛美沙星片：①0.1g；②0.2g；③0.3g；④0.4g。盐酸洛美沙星胶囊：①0.1g；②0.2g。盐酸洛美沙星注射液：①2ml：100mg；②10ml：100mg；③10ml：200mg；④100ml：200mg；⑤250ml：200mg	参考：中国国家处方集、药品说明书
莫西沙星 Moxifloxacin		用于敏感菌所致的呼吸道感染：加慢性支气管炎急性发作、社区获得性肺炎、青霉素耐药的社区获得性肺炎，急性鼻窦炎等。也可用于皮肤及软组织感染	成人：口服给药：一次0.4g，一日1次；慢性支气管炎急性发作疗程为5日；急性鼻窦炎、皮肤及软组织感染的疗程为7日；社区获得性肺炎序贯治疗，疗程为7~14日。静脉滴注：推荐剂量为一次0.4g，急性鼻窦炎、慢性支气管炎急性发作疗程为5日；社区获得性肺炎采用序贯疗法，注射间为90分钟。	①避免用于QT同期延长的患者、患有低钾血症患者及接受Ⅰa类（如奎尼丁、普鲁卡因胺）或Ⅲ类（如胺碘酮、素他洛尔）抗心律失常药物治疗的患者。②严重肝功能损害者禁用。③钾或镁高于正常者上限5倍以上者禁用。④哺乳期妇女、儿童禁用。⑤在致心律失常的条件（如严重的心动过缓或急性心肌缺血）存在时应慎用。⑥有或怀疑有可导致癫痫发作或降低癫痫发作阈值的中枢神经系统疾病的患者慎用。⑦妊娠安全性分级为C级	美国、欧洲、中国药典、中国国家处方集	盐酸莫西沙星片：0.4g。盐酸莫西沙星氯化钠注射液：250ml（莫西沙星0.4g，氯化钠2.25g）	参考：中国国家处方集、药品说明书

续 表

药品名称	目录类别	抗菌谱与适应证	用量用法	特殊人群用药	药典与处方集	制剂与规格	备注
帕珠沙星 pazufloxacinctam 严雷		本品适用于敏感细菌引起的下列感染：①慢性呼吸道疾病继发性感染、弥漫性细支气管炎、支气管扩张、肺气肿、肺间质纤维化、支气管哮喘、陈旧性肺结核；②肺炎、肺脓肿；③肾盂肾炎、前列腺炎、复杂性膀胱炎、膀胱炎；④烧伤创面感染、外科伤口感染；⑤腹腔内脓肿、胆囊炎、肝脓肿、胆管炎、腹膜炎、如子宫附件炎、子宫内膜炎、盆腔炎	静脉滴注。①（100ml：0.3g）一次0.3g，一日二次，静脉滴注时间为30～60分钟，疗程为7～14天，可根据患者的年龄和病情酌情调整剂量。②（100ml：0.5g）一次0.5g，一日二次，静脉滴注时间为30～60分钟。可根据患者的年龄和病情酌情减量，如一次0.3g，一日二次。疗程为7～14天	①支气管哮喘、皮疹、荨麻疹等过敏性疾病史的患者慎用。②肾功能不全患者慎用或调整剂量。③心脏或循环系统功能异常者慎用。④有抽搐或癫痫等中枢神经系统病史的年老体弱者、⑤葡萄糖酶缺乏之患者慎用。⑥有本药等病史者慎用。⑦孕妇尚有可能怀孕的妇女禁用。⑧儿童用药的安全性尚未确立，建议儿童禁用。⑨老年患者应用本品时应注意剂量	美国、欧洲、中国药典	甲磺酸帕珠沙星注射液：①100ml：0.3g；②100ml：0.5g	参考：药品说明书

十五、抗结核药

药品名称	目录类别	抗菌谱与适应证	用量用法	特殊人群用药	药典与处方集	制剂与规格	备注
利福平 Rifampicin	【基（基甲乙）】	①与其他抗结核药联用于结核病的初治与复治，包括结核性脑膜炎的治疗；②可与其他抗结核药治疗麻风；③结核核分枝杆菌感染的治疗与万古霉素可联合用于耐甲氧西林金黄色葡萄球菌（MRSA）所致的严重感染；④可与氨苯砜治疗多种菌所致的麻风病，⑤可用于无症状脑膜炎球菌带菌者，以清除鼻咽部奈瑟脑膜炎球菌	①成人口服给药：抗结核：与其他抗结核药合用，一日450～600mg，早餐前顿服；脑膜炎球菌带菌者（无症状），成人5mg/kg，每12小时1次，连续2日；其他感染：一日600～1000mg，分2～3次，餐前1小时服用。②肝功能不全：一日不超过8mg/kg。③老年人一日口服10mg/kg，一日一次。④儿童用药：抗结核，一日10～20mg/kg，一日一次；脑膜炎球菌带菌者（无症状），新生儿，一次5mg/kg，一日2次；1个月以上患儿，一日10mg/kg，每12小时1次，连续4次	①对本药及其他利福霉素类药物过敏者、严重肝功能不全者、胆道阻塞者及3个月以内妊娠期妇女禁用；②酒精中毒、肝功能不全者、妊娠早期妇女、婴儿慎用；妊娠中晚期妇女慎用、FDA妊娠安全性分级为C级。④哺乳期妇女慎用	美国、欧洲、日本、中国药典、中国国家处方集	利福平片：150mg；利福平胶囊：①150mg；②300mg利福平注射液：5ml：0.3g注射用利福平：①0.15g；②0.45g；③0.6g	参考：中国国家处方集、药品说明书

续 表

药品名称	目录类别	抗菌谱与适应证	用量用法	特殊人群用药	药典与处方集	制剂与规格	备注
异烟肼 Isoniazid		①与其他抗结核药联合用于治疗各型结核病，包括结核性脑膜炎以及部分非结核分枝杆菌感染。②单用或与其他抗结核药联合用于预防结核病	成人：口服治疗，结核病：①预防：一日300mg，顿服。②治疗：与其他抗结核药合用时，一日5mg/kg，最高日剂量为300mg，或一次15mg/kg，最高900mg，一周2~3次；③急性粟粒型肺结核、结核性脑膜炎等重症要求较型肺结核，结核性脑膜炎急性重症型肺结核，一日400~600mg；适当增加剂量，一日最高剂量为900mg或10~15mg/kg，一周2~3月。用前亦可先用正规剂量1~3个月。肌内注射，结核病：①一日5mg/kg，最高日剂量为300mg；或一日2~3次。静脉滴注：一日300~400mg，或5~10mg/kg。儿童：口服给药，一日10~20mg/kg，最高日剂量为300mg，顿服。肌内注射和静脉滴注，治疗剂量为一日10~20mg/kg，某些严重结核病患儿，一日可增加至30mg/kg，但最高日剂量为500mg	①对本药及乙硫异烟胺、吡嗪酰胺、烟酸及其他化学结构相似的药物过敏者，肝功能不良者，精神病患者、癫痫患者，有本药引起肝炎病史者禁用。②有精神病史者，嗜酒者慎用。③50岁以上患者使用本药肝炎的发生率较高。④任孔计中浓度可达12μg/mL。哺乳期妇女用药应权衡利弊，如需使用，应警惕哺乳。⑤可透过胎盘，导致胎儿血药浓度高于母体血药浓度。儿童应用后须权衡利弊。孕妇应用时须权衡利弊。FDA妊娠安全性分级为C级	美国、中国、欧洲、日本药典，中国国家处方集	异烟肼片：①50mg；②100mg；③300mg 异烟肼注射液：①2ml：50mg；②2ml：100mg 异福片（胶囊）0.25g 异福酰胺片（胶囊）0.45g 异烟肼利福平片：用于结核病的治疗。①利福平150mg，异烟肼75mg，体重<50kg；②利福平300mg，异烟肼150mg，一日3片。③利福平300mg，异烟肼150mg	参考：中国国家处方集、药品说明书
利福霉素 Rifamycin	[保（乙）]	①用于治疗结核杆菌感染。②用于治疗耐甲氧西林金黄色葡萄球菌、表皮葡萄球菌的重症感染。③用于难治性革兰阳性菌感染的联合治疗	①成人：静脉滴注：一次500mg，用5%葡萄糖注射液250ml溶解，一日2次；中、重度感染：一次1000mg，一日2次。②静脉注射：一次500mg，一日2~3次。儿童：静脉滴注，一日10~30mg/kg，一日2次	①对本药过敏者，肝病或严重肝功能损害者禁用；②肝功能预审者禁用；胆道阻塞者、慢性酒精中毒者慎用；③孕妇、哺乳期妇女用药应权衡利弊	欧洲药典、中国国家处方集	利福霉素钠注射液：5ml：0.25g（25万U，以利福霉素计）	参考：中国国家处方集、药品说明书

续 表

药品名称	目录类别	抗菌谱与适应证	用量用法	特殊人群用药	药典与处方集	制剂与规格	备注
乙胺丁醇 Ethambutol	【基（基）、保（甲）】	①与抗结核药联合治疗结核分枝杆菌所致的肺结核和肺外结核，也适用于不能耐受链霉素注射的患者。②可用于治疗结核性脑膜炎及非典型结核分枝杆菌感染	成人：口服给药，1. 结核初治：①一次 0.015g/kg，一日 1 次，顿服。②一次 0.025～0.03g/kg，最高 2.5g，一周 3 次。③一次 0.05g/kg，最高 2.5g，一周 2 次。2. 结核复治：一次 0.025g/kg，一日 1 次，连续 60 日，继以一次 0.015g/kg，顿服。3. 非结核分枝杆菌感染：一日 0.015～0.025g/kg，顿服。儿童：口服，13 岁以上用量与成人相同，13 岁以下不宜应用本药	①对本药过敏者、酒精中毒者禁用。②肝、肾功能减退患者，痛风患者，视神经炎患者，糖尿病已发生眼底病变者慎用。③不推荐用于 13 岁以下儿童。应对于生理肾功能减退的老年患者因功能调整用量。⑤本药的妊娠安全性分级为 B 级。⑥哺乳期妇女用药时须权衡利弊	美国、欧洲、日本、中国药典，中国国家处方集	盐酸乙胺丁醇片：0.25g 盐酸乙胺丁醇胶囊：0.25g	参考：中国国家处方集，药品说明书
吡嗪酰胺 Pyrazinamide	【基（基）、保（甲）】	本药对人型结核杆菌有较好的抑菌作用，而对其他非结核分枝杆菌不敏感。与其他抗结核药（如链霉素、异烟肼、利福平及乙胺丁醇）联合用于治疗结核病，也可用于结核性脑膜炎	成人：口服，与其他抗结核药联合，一日 15～30mg/kg，顿服，或者一日 50～70mg/kg，每周 2～3 次。每日服用者最大剂量为一日 3g，每周 2 次者最大剂量为一次 4g，亦可采用间歇给药法，一周用药 2 次，一次 50mg/kg	①对本药及乙硫异烟胺、异烟肼、烟酸或其他化学结构相似的药物过敏者不宜使用。②糖尿病患者，急性痛风患者，高尿酸血症患者禁用。②糖尿病患者，痛风患者，血卟啉病患者，慢性肝病及严重肝功能减退者，肾功能不全患者慎用。③儿童不宜应用，若必须应用时应充分权衡利弊。④妊娠安全性分级为 C 级	美国、欧洲、日本、中国药典，中国国家处方集	吡嗪酰胺片：0.25g；0.5g 吡嗪酰胺胶囊：0.25g	参考：中国国家处方集，药品说明书

续　表

药品名称	目录类别	抗菌谱与适应证	用量用法	特殊人群用药	药典与处方集	制剂与规格	备注
利福喷丁 Rifapentine	[保（甲）]	①与其他抗结核药联合用于治疗各类型、各系统初治与复治的结核病；对骨关节结核疗效较好，但不宜用于治疗结核性脑膜炎。②可用于治疗非结核分枝杆菌感染。③可用于麻风病。④也可用于对其他抗菌药物耐药的金黄色葡萄球菌和其他敏感菌所致的重症葡萄球菌感染	成人口服给药，抗结核：一次600mg，一日1次，空腹时用水送服（体重<55kg者应酌减）；一周服药1~2次，需与其他抗结核药物联合应用，疗程6~9个月	①对本药或其他利福霉素类抗生素过敏者，胆道阻塞者，肝病及肝功能异常者（尤其黄疸患者），血细胞显著减少者，孕妇禁用。②嗜酒者及酒精中毒者慎用。③哺乳妇女用药时应权衡利弊，暂停哺乳。④妊娠安全性分级为C级	中国国家处方集	利福喷丁胶囊：①100mg；②150mg；③200mg；④300mg	参考：中国国家处方集、药品说明书
利福布汀 Rifabutin	[保（乙）]	①用于新近、复发性结核病治疗。②用于复合型分枝杆菌（MAC）感染。③用于预防及治疗早期HIV感染患者中的MAC复合体疾病	成人：口服给药，复发性结核：150~300mg，一日一次，抗复合型分枝杆菌：一日300mg，一日一次	①对本药或其他利福霉素类药物过敏者禁用。②中性粒细胞减少或血小板减少者，肌炎或眼葡萄膜炎者，孕妇，哺乳妇女慎用	美国药典、欧洲药典、中国国家处方集	利福布汀胶囊：150mg	参考：中国国家处方集、药品说明书
对氨水杨酸钠 Sodium Aminosalicylate	[保（甲）]	适用于结核分枝杆菌所致的肺及肺外结核病。静脉滴注可用于治疗结核性脑膜炎及急性血行播散型结核病	成人：口服给药，结核病：一日8~12g，分4次服。静脉滴注：结核性脑膜炎及急性血行播散型结核病：一日4~12g。儿童：口服给药，一日0.2~0.3g/kg，分3~4次服，一日剂量不超过12g。静脉滴注，一日0.2~0.3g/kg	①对本药及其他水杨酸类药过敏者禁用。②充血性心力衰竭患者，消化性溃疡患者，葡萄糖-6-磷酸脱氢酶（G-6-PD）缺乏者，严重肝、肾功能损害者慎用。③哺乳期妇女使用时应权衡利弊。④妊娠安全性分级为C级	美国药典、中国国家处方集	对氨水杨酸钠片：0.5g；对氨水杨酸钠肠溶片：0.5g；注射用对氨水杨酸钠：①2g；②4g	参考：中国国家处方集、药品说明书

续 表

药品名称	目录类别	抗菌谱与适应证	用量用法	特殊人群用药	药典与处方集	制剂与规格	备注
帕司烟肼 Pasiniazid	[保（乙）]	①常与其他抗结核药合用于治疗结核病。②可作为与结核相关手术术前的预防用药	成人：与其他抗结核药合用，一日10～20mg/kg，顿服。儿童：一日按20～40mg/kg，顿服。预防：一日按体重10～15mg/kg，顿服	①对本药过敏者、曾因使用异烟肼而致肝炎的患者禁用。②精神病及癫痫患者、慢性肝病及肾功能不全者、12岁以下儿童、充血性心力衰竭患者、消化性溃疡患者、葡萄糖-6-磷酸脱氢酶缺乏者慎用。③孕妇使用应权衡利弊。④哺乳妇女应暂停哺乳	中国国家处方集	帕司烟肼片：①100mg。②140mg。帕司烟肼胶囊：100mg	参考：中国国家处方集、药品说明书
卷曲霉素 Capreomycin	[保（乙）]	主要用于经一线抗结核药（如链霉素、异烟肼、利福平和乙胺丁醇等）治疗失败者，或用于因药物毒性或细菌产生耐药性而不适用于上述一线抗结核药者	成人：肌内注射，一日1g，连用60～120日，然后改为一次1g，每周2～3次。现多推荐一次0.75g，一日1次	①对本药过敏者、孕妇，哺乳期妇女禁用。②脱水患者、重症肌无力者、听力减退者、帕金森病患者、肾功能不全者慎用。③老年人需根据肾功能调整剂量。④不推荐在儿童患者中使用	美国、中国药典、中国国家处方集	注射用硫酸卷曲霉素：①0.5g（50万U）；②0.75g（75万U）	参考：中国国家处方集、药品说明书
丙硫异烟胺 Protionamide	[保（乙）]	与其他抗结核药联合用于结核病经一线药物（如链霉素、异烟肼、利福平和乙胺丁醇）治疗无效者。本药仅对分枝杆菌有效	成人：口服给药，与其他抗结核药合用，一次250mg，每8～12小时1次；儿童：口服给药，与其他抗结核药合用，一次4～5mg/kg，每8小时1次	①对本药及异烟肼、吡嗪酰胺、烟酸或其他化学结构相近的药物过敏者禁用。②糖尿病患者、营养不良者、酗酒者、卟啉病患者、严重肝功能减退者慎用。③12岁以下儿童不宜服用。④本药可致畸胎，孕妇禁用	日本、中国药典、中国国家处方集	丙硫异烟胺肠溶片：100mg	参考：中国国家处方集、药品说明书

十六、抗病毒药

药品名称	目录类别	抗菌谱与适应证	用量用法	特殊人群用药	药典与处方集	制剂与规格	备注
阿德福韦酯 Adefovir Dipivoxil	[保(乙)]	用于治疗乙型肝炎病毒活动复制并伴有 ALT 或 AST 持续升高的肝功能代偿性的成年慢性乙型肝炎患者	用法：口服，饭前或饭后均可。用量：成人（18～65岁）本品的推荐剂量为每日 10mg	①肾功能不全者、先天性肉毒碱缺乏者慎用。②妊娠安全性级为 C 级。③哺乳妇用药期间应暂停哺乳。④儿童用药不宜使用本药。⑤65 岁以上患者用药的安全及有效性尚未确定	中国国家处方集	阿德福韦酯片：10mg	参考：中国国家处方集、药品说明书
拉米夫定 Lamivudine	[保(乙)]	①用于乙型肝炎病毒（HBV）感染：治疗有 HBV 复制的慢性乙型肝炎；用于治疗肝硬化活动期。②与其他抗反转录病毒药联用于治疗人类免疫缺陷病毒（HIV）感染	用于治疗 HBV：每日口服 1次，每次 100mg。儿童患者每日 3mg/kg，支滋病患者合并感染乙肝时的剂量加大至每日口服 2次，每次 150mg；并需与其他抗 HIV 药联合使用。拉米夫定一次多夫定 150mg，拉米夫定 300mg，用于治疗 HIV 感染。口服：12 岁以上患者，一次1片，一日2次	①胰酸中毒者，严重肝肿大和肝脂肪变性者，未确诊者慎用。②哺乳妇女用药期间应暂停哺乳。③妊娠级为 C 级	美国、欧洲药典、中国国家处方集	拉米夫定片：100mg	参考：中国国家处方集、药品说明书
恩夫韦地 Enfuvirtide		本药为 HIV 融合抑制剂，为 HIV-1 跨膜融合蛋白 gp41 内高度保守序列所产生而形成的一种合成肽类物质，可防止病毒融合进入人细胞内。用于人类免疫缺陷病毒（HIV）感染，常与其他抗反转录病毒药联用	成人：恩夫韦地的推荐剂量为每次 90 毫克，每日 2次。注射于上臂、前股部或腹部皮下。每次注射时的部位应与前次不同，并且次部位当时没有局部注射反应。儿童：对 6～16 岁儿童推荐剂量为每次 2mg/kg，最大剂量为一次 90 毫克，一日2次	①肝功能不全者、肾功能不全者慎用。②妊娠安全性为 B 级。③6岁以下儿童用药的安全性及有效性尚未确定	中国国家处方集	注射用恩夫韦地：每瓶内含恩夫韦肽 108mg	参考：中国国家处方集、药品说明书
恩曲他滨 Emtricitabine	[保(乙)]	①用于成人类免疫缺陷病毒 1型（HIV-1）感染，与其他抗反转录病毒药联用。②用于慢性乙型肝炎	成人：口服给药，一次 200mg，一日 1次或 2次，空腹或餐后服用	①对本药过敏者或有本药过敏史者禁用。②肾功能不全者、心功能不全者慎用。③不推荐用于儿童。④老年患者应慎用。⑤妊娠安全性分级为 B 级。⑥哺乳妇女于此用药期间应避免哺乳	中国国家处方集	恩曲他滨胶囊：200mg	参考：中国国家处方集、药品说明书

续　表

药品名称	目录类别	抗菌谱与适应证	用量用法	特殊人群用药	药典与处方集	制剂与规格	备注
恩替卡韦 Entecavir	[保（乙）]	用于治疗病毒复制活跃、血清丙氨酸氨基转移酶（ALT）持续升高或肝脏组织学显示有活动性病变的慢性成人乙型肝炎	口服给药，一次 0.5mg，一日 1 次，餐前或餐后至少 2 小时空腹服用。拉米夫定治疗时发生病毒血症或出现耐药突变者，一次 1mg，一日 1 次	①接受肝移植者、脂肪性肝肿大者、肾功能损害者、乳酸性酸中毒者、未接受 HAART 的 HIV 合并 HBV 感染者慎用。②16 岁以下患儿用药的安全性和有效性尚未建立。③妊娠安全性分级为 C 级。④不推荐哺乳妇女使用	中国国家处方集	恩替卡韦片：0.5mg	参考：中国国家处方集、药品说明书
替比夫定 Telbivudine	[保（乙）]	本药用于有病毒复制证据以及有血清氨基转移酶（ALT 或 AST）持续升高或肝脏组织学活动性病变证据的慢性乙型肝炎成人患者	口服给药：推荐剂量为一次 600mg，一日 1 次。本品可用于有肾功能受损的慢性乙型肝炎患者。对于肌酐清除率≥50 ml/min 的患者，无须对推荐剂量进行调整。对于肌酐清除率＜50 ml/min 的患者及正接受血液透析治疗的终末期肾病（ESRD）患者需要调整给药间隔。对于终末期肾病患者，应在血液透析后服用本品。替比夫定在肾功能不全患者中的给药间隔调整：每天一次；肌酐清除率≥50 ml/min—600 mg，每 48 小时一次；肌酐清除率＜30 ml/min—600 mg，每 72 小时一次；终末期肾疾病患者—600 mg，每 96 小时一次	①有肌病倾向者慎用。②不推荐儿童使用本药。③老年患者应慎用本药。④妊娠安全性分级为 B 级。⑤建议用药时停止哺乳	中国国家处方集	替比夫定片：600mg	参考：中国国家处方集、药品说明书

续 表

药品名称	目录类别	抗菌谱与适应证	用量用法	特殊人群用药	药典与处方集	制剂与规格	备注
奥司他韦 Oseltamivir	[保（乙）]	①用于治疗成人和1岁以上儿童的甲型和乙型流感。②用于预防成人和13岁以上青少年的甲型和乙型流感	成人和青少年（13岁以上）：口服给药。①预防：推荐用量为一次75mg，一日1次。与感染者密切接触后，预防用药的时间不少于7日，流感流行期间则应为6周。②治疗：推荐用量为一次75mg，一日2次，连用5日。儿童（1岁以上）治疗用药，体重不超过15kg，一次30ml，一日2次，一次60ml，一日2次，一次75mg，一日2次，共5日	①对本药过敏者、肌酐清除率（Ccr）小于10ml/min 或严重肾衰竭需定期血液透析或持续腹膜透析且不推荐使用。②对扎那米韦等可诱发酸为基质的肺神经氨酸酶抑制药过敏者。慢性心脏和肾功能不全者（Ccr 为 10～30ml/min）免疫抑制或健康状况差（或不稳定）必须人院治疗者慎用。③儿童慎用。④妊娠安全性分级为C级。⑤哺乳期妇女应权衡利弊后使用	中国国家处方集	磷酸奥司他韦胶囊：75mg	参考：中国国家处方集、药品说明书；青少年服用注意观察神经系统反应
利巴韦林 Ribavirin	[基（甲/乙）] 保（甲/乙）]	①主要用于呼吸道合胞病毒（RSV）引起的病毒性肺炎与支气管炎。②用于流感病毒感染。③用于皮肤疱疹病毒感染。④局部用于单纯疱疹病毒性角膜炎。⑤与干扰素α-2b 联用，用于治疗慢性丙型肝炎	成人：口服。①体重<65kg 者，一次400mg，一日2次，②体重 65～85kg 者早 400mg，晚 600mg，③体重>85kg 者一次 600mg，一日2次	①对本药过敏者、有心脏病或心脏病患者、肌酐清除率低于 50ml/min 的患者、有胰腺炎症或胰腺炎患者、身免疫性肝炎患者、活动性结核患者、地中海贫血和镰状细胞贫血患者、孕妇和可能妊娠的妇女、妊娠妇女的男性配偶禁用。②严重贫血患者慎用。③不推荐老年患者使用。④妊娠安全性分级为X级。⑤不推荐哺乳期妇女使用	美国、欧洲药典、中国药典、中国国家处方集	利巴韦林片：①20mg；②50mg；③100mg 利巴韦林片治片：①20mg；②100mg 利巴韦林分散片：100mg 利巴韦林胶囊：①100mg；②150mg 利巴韦林颗粒：①50mg；②100mg；③150mg 利巴韦林泡腾颗粒：①50mg；②150mg 利巴韦林口服液：5ml:150mg 利巴韦林滴眼液：0.1%（8ml:8mg）	参考：中国国家处方集、药品说明书

续 表

药品名称	目录类别	抗菌谱与适应证	用量用法	特殊人群用药	药典与处方集	制剂与规格	备注
金刚烷胺 Amantadine	[基(基)、保(甲)]	①用于原发性帕金森病，脑炎、一氧化碳中毒、老年人合并脑动脉硬化所致的帕金森综合征及药物诱发的锥体外系反应。②也用于预防或治疗亚洲A-II型流感病毒引起的呼吸道感染	成人。口服给药，抗帕金森病。一次100mg，一日1～2次。一日最大剂量为400mg；抗病毒，一次200mg，一日1次；或一次100mg，每12小时1次。儿童：口服给药，抗病毒，每8小时用1.5～3mg/kg，或每12小时用药，也有推荐每12小时用1.5mg/kg。一日最大量不宜超过150mg。疗程3～5日，不宜超过10日。②9～12岁儿童，抗病毒，每12小时口服100mg。③12岁或12岁以上儿童，抗病毒，同成人用量	①对本药过敏者，1岁以下儿童，哺乳期女性禁用。②慎用：有脑血管病或病史者，有反复发作的湿疹样皮疹病史者、周围血管性水肿者，直立性低血压者，充血性心力衰竭者，精神病或严重神经症患者，肾功能不全者，癫痫或有癫痫病史者、肝脏病史者。③老年应慎用。④妊娠安全性分级为C级	美国药典、欧洲药典、日本药典、中国药典、中国国家处方集	盐酸金刚烷胺片：100mg；盐酸金刚烷胺胶囊：100mg	参考：中国国家药品说明书集、药
金刚乙胺 Rimantadine	[保(乙)]	①本药适用于预防成人A型（包括H₁N₁、H₂N₂、H₃N₂）流感病毒感染。②本药适用于预防儿童A型流感病毒感染	成人及10岁以上儿童：口服给药。①预防：一次100mg，一日2次。②治疗：一次100mg，一日2次。肾功状况开始连续治疗7日。肾功能不全的剂量：对于肾衰竭（Ccr≤10ml/min）患者。对于肾衰竭，推荐剂量为一日100mg。肝功能不全的剂量：对于严重的肝功能不全患者，推荐剂量为一日100mg。老年护理患者：对于中老年家庭护理患者，推荐剂量为一日100mg。儿童（10岁以下）：口服给药用于预防：5mg/kg，一日1次，但总量不超过150mg	①对本药及金刚烷胺类药物过敏者禁用。②肝、肾功能不全者禁用。③本药用于1岁以下儿童的有效性和安全性尚不明确。④妊娠安全性分级为C级。⑤哺乳期妇女应权衡利弊	美国药典、中国国家处方集	盐酸金刚乙胺片：0.1g；盐酸金刚乙胺口服颗粒：2g:50mg	参考：中国国家药品说明书集、药

续 表

药品名称	目录类别	抗菌谱与适应证	用量用法	特殊人群用药	药典与处方集	制剂与规格	备注
伐昔洛韦 Valaciclovir	[保（乙）]	①主要用于带状疱疹。②用于治疗单纯疱疹病毒感染及预防单纯疱疹病毒感染，包括生殖器疱疹的初发和复发	口服给药：1 次 0.3g，一日 2 次，饭前空腹服用。带状疱疹连续服药 10 日。单纯性疱疹连续服药 7 日	①对本药或阿昔洛韦过敏者、孕妇、2 岁以下儿童、免疫缺陷者不推荐使用。②肾功能不全者、脱水者慎用。3.2 岁以下儿童禁用，2 岁以上儿童慎用。④孕妇禁用。⑤哺乳期妇女，妊娠安全性分级为 B 级。⑤哺乳期妇女应慎用	中 国 药 典、中国国家处方集	盐酸伐昔洛韦片：①150mg；②300mg	参考：中国家处方集、药品说明书
沙奎那韦 Saquinavir	[保（乙）]	与其他抗反转录病毒药物联用，治疗 1 型人类免疫缺陷病毒（HIV）感染	口服给药：一次 600mg，一日 3 次，饭后服用	①对本药过敏者、严重肝功能受损者禁用。②中度肝功能不全者、严重肾功能不全者、糖尿病或高血糖症患者、A 型和 B 型血友病者慎用。③16 岁以下患者使用本药的安全性及有效性尚不明确。④60 岁以上老年患者用药研究尚不充分。⑤妊娠安全性分级为 B 级。⑥妊娠妇女应暂停哺乳	美 国 药 典、中国国家处方集	甲磺酸沙奎那韦片：600mg	参考：中国家处方集、药品说明书

续 表

药物名称	目录类别	抗菌谱与适应证	用量用法	特殊人群用药	药典与处方集	制剂与规格	备注
阿昔洛韦 Aciclovir	【基（基），保（甲/乙）】	（1）单纯疱疹病毒（HSV）感染：①口服用于生殖器疱疹病毒感染初发和复发患者；对反复发作患者可用作预防。②静脉制剂用于免疫缺陷者初发和复发性皮肤黏膜 HSV 感染的治疗以及反复发作患者的预防；也用于单纯疱疹性脑炎的治疗。③外用可用于 HSV 引起的皮肤和黏膜感染。（2）带状疱疹病毒（HZV）感染：①口服用于免疫功能正常者带状疱疹和免疫缺陷轻症者的治疗。②静脉制剂用于免疫缺陷者严重带状疱疹或免疫功能正常者严重带状疱疹的治疗。③外用可用于 HZV 引起的皮肤和黏膜感染。（3）免疫缺陷者水痘的治疗。（4）眼部疾病：①补膜下注射或全身用药（口服或静脉滴注）：用于急性视网膜坏死综合征（ARN）、视网膜脉络膜炎、HSV 性葡萄膜炎。②局部用药：滴眼液或眼膏，用于 HZV 性角膜炎、结膜炎，眼睑皮炎及 HSV 性角膜炎	口服给药：（1）急性带状疱疹：片剂、分散片、咀嚼片：一次 200～800mg，每 4 小时 1 次，一日 5 次，连用 7～10 日。②缓释片：一次 1600mg，每 8 小时 1 次，连用 10 日。（2）生殖器疱疹：1）初发：①片剂、分散片、咀嚼片：一次 200mg，每 4 小时 1 次，一日 5 次，连用 10 日。②缓释片、缓释胶囊：一次 400mg，每 8 小时 1 次，连用 10 日。2）慢性复发：①片剂、分散片、咀嚼片：一次 200～400mg，一日 2 次，然后进行再评价，根据再评价结果，选择一次 200mg，一日 3～5 次的治疗方案。或一次 200mg，可及时给予间歇性治疗：一次 200mg，一日 5 次，连用 5 日以上。②缓释片、缓释胶囊：一次 200～400mg，一日 3 次，持续治疗 6～12 个月，然后进行再评价，根据再评价结果，选择适宜的治疗方案。②片剂、分散片、咀嚼片：一次 800mg，一日 4 次，连用 5 日。②缓释片：一次 1600mg，一日 2 次，连用 5 日	①对本药不能耐受者、精神异常或对细胞毒性药出现神经反应史者（因静脉应用本药易产生精神症状）、脱水者、肝、肾功能不全者应慎用。②儿童用药未发现特殊不良反应，但仍应慎用。③无充分的研究资料表明对 65 岁以上老人用药和年轻人用药有明显不同，但老年人用药的应谨慎。④能透过胎盘，孕妇用药应权衡利弊。⑤妊娠安全性分级为 B 级。哺乳妇女用药应权衡利弊	美国、欧洲、中国药典、中国国家处方集	阿昔洛韦片：①100mg；②200mg；③400mg 阿昔洛韦咀嚼片：①400mg；②800mg 阿昔洛韦胶囊：①100mg；②200mg 注射用阿昔洛韦：①250mg；②500mg 阿昔洛韦氯化钠注射液：①100ml，（阿昔洛韦 100mg，氯化钠 900mg）；②250ml（阿昔洛韦 250mg，氯化钠 2.25g）阿昔洛韦眼膏：2g：60mg 阿昔洛韦滴眼液：8ml：8mg	参考：①中国国家处方集、药品说明书

续 表

药品名称	目录类别	抗菌谱与适应证	用量用法	特殊人群用药	药典与处方集	制剂与规格	备注
			次5mg/kg，每8小时1次，共5日。②免疫缺陷者皮肤黏膜单纯疱疹或严重带状疱疹：一次5～10mg/kg，共8小时1次，滴注1小时以上，共7～10日。③单纯疱疹性脑炎：一次10mg/kg，每8小时1次，共10日。④急性视网膜坏死综合征：一次5～10mg/kg，每8小时1次，滴注1小时以上，连用7～10日，然后改为口服给药，一次800mg，一日5次，连续用药6～14周				
泛昔洛韦 Famciclovir	【保（乙）】	用于治疗带状疱疹和原发性生殖器疱疹	口服给药：一次250mg，每8小时1次。治疗带状疱疹的疗程为7日，治疗急性原发性生殖器疱疹的疗程为5日	①对本药或同类药物过敏者禁用。②肾功能不全者慎用。③儿童不推荐使用。④老年需注意调整剂量。⑤本药的妊娠安全性分级为B级。⑥哺乳期妇女用药时应暂停哺乳	中国药典、中国国家处方集	泛昔洛韦片：①125mg；②250mg 泛昔洛韦胶囊：125mg	参考：中国国家处方集、药品说明书
喷昔洛韦 Penciclovir	【保（乙）】	用于口唇及面部单纯疱疹、生殖器疱疹等	局部给药：外涂患处，一日4～5次，应尽早（有先兆或损害出现时）开始治疗。静脉滴注：一次5mg/kg，每12小时1次	①对本药过敏者禁用。②严重免疫功能缺陷者慎用。③12岁以下儿童用药的安全性和有效性尚未确立。④妊娠安全性分级为B级	中国国家处方集	喷昔洛韦乳膏：①2g：20mg；②5g：50mg；③10g：100mg 注射用喷昔洛韦：250mg	参考：中国国家处方集、药品说明书

续 表

药品名称	目录类别	抗菌谱与适应证	用法用量	特殊人群用药	药典与处方集	制剂与规格	备注
更昔洛韦 Ganciclovir	【保（乙）】	①主要用于免疫缺陷患者（包括艾滋病患者）并发巨细胞病毒（CMV）视网膜炎的诱导期和维持期治疗。②也用于接受器官移植的患者预防 CMV 感染。③用于单纯疱疹病毒性角膜炎	静脉滴注：（1）治疗 CMV 视网膜炎：①初始剂量：5mg/kg，每 12 小时 1 次，连用 14～21 日。②维持剂量：5mg/kg，一日 1 次，一周 5 日。或 6mg/kg，一日 1 次，一周 5 日。（2）预防器官移植受者的 CMV 感染时：①初始剂量：5mg/kg，每 12 小时 1 次，连用 7～14 日。②维持剂量：5mg/kg，一日 1 次，一周 7 日。或 6mg/kg，一日 1 次，一周 5 日。口服给药：①CMV 视网膜炎的维持治疗：在诱导治疗后，推荐维持量为一次 1000mg，一日 3 次，也可在非睡眠期间一次服 500mg，每 3 小时 1 次。维持治疗时若 CMV 视网膜炎有发展，则应重新进行诱导治疗。②晚期 HIV 感染患者 CMV 感染的预防：预防剂量为一次 1000mg，一日 3 次。③器官移植受者 CMV 感染的预防：预防剂量为一次 1000mg，一日 3 次。用药疗程根据免疫抑制的时间和程度确定。经眼给药：一次 1 滴，一日 4 次，疗程 3 周	①对本药或阿昔洛韦过敏者，严重中性粒细胞减少（<0.5×10^9/L）或严重血小板减少（<25×10^9/L）的患者禁用。②由于本药有致癌和影响生殖能力的远期毒性，在儿童中静脉给药使用本药应充分权衡利弊后再决定是否用药。③孕妇应充分权衡利弊后再决定是否用药。妊娠安全性分级为 C 级。④哺乳妇女用药期间应停止哺乳	美国、中国药典、中国国家处方集	更昔洛韦胶囊 250mg；更昔洛韦注射液：①10ml：500mg；②25ml：250mg。注射用更昔洛韦：①50mg；②150mg；③250mg；④500mg。更昔洛韦滴眼液：8ml：8mg。更昔洛韦眼膏：2g：20mg。更昔洛韦眼用凝胶：5g：7.5mg	参考：中国国家处方集、药品说明书
碘苷 Idoxuridine		用于治疗单纯疱疹病毒感染，单纯疱疹性角膜炎和牛痘病毒性角膜炎	经眼给药：滴于患侧结膜囊内，一次 1～2 滴，每 1～2 小时 1 次	①眼外科手术创伤愈合期，对本药及碘制剂过敏的患者禁用。②儿童用药尚缺乏资料，一般不用于婴幼儿。③孕妇不宜使用。④哺乳期妇女不宜使用	美国、欧洲、日本、中国药典、中国国家处方集	碘苷滴眼液：①8ml：8mg；②10ml：10mg	参考：中国国家处方集、药品说明书

续 表

药品名称	目录类别	抗菌谱与适应证	用量用法	特殊人群用药	药典与处方集	制剂与规格	备注
阿糖腺苷 Vidarabine		用于治疗疱疹病毒感染所致的口炎、皮疹、脑炎及细胞病毒感染	肌内注射或静脉缓慢滴注:成人:按体重一次5～10mg/kg,一日1次	①对本药过敏者、哺乳妇女禁用。②肝、肾功能不全者慎用。③孕妇禁用。妊娠安全性分级为C级	美国药典、中国国家处方集	注射用阿糖腺苷:200mg 注射用单磷酸阿糖腺苷:①100mg;②200mg	参考:中国国家处方集、药品说明书
酞丁安 Ftibamzone		①用于各型沙眼。②用于单纯疱疹、带状疱疹。③用于尖锐湿疣、扁平疣。④用于浅部真菌感染,如体癣、股癣、手足癣等	经眼给药:摇匀后滴眼,一次1滴,一日2～4次。局部给药:①单纯疱疹、带状疱疹:涂于患处,一日3次。②浅部真菌感染:涂于患处,早晚各1次,体癣、股癣连用3周,手足癣连用4周	①对本药过敏者、孕妇禁用。②育龄妇女慎用。③儿童用药尚缺乏资料,一般不用于婴幼儿。④哺乳期妇女不宜使用	中国国家处方集	酞丁安滴眼液:0.1%(8ml:8mg) 酞丁安搽剂:5ml:25mg 酞丁安软膏:①10g:100mg;②10g:300mg	参考:中国国家处方集、药品说明书
膦甲酸钠 Foscarnet Sodium	[保(乙)]	①主要用于免疫缺陷者(如艾滋病患者)的巨细胞病毒(CMV)性视网膜炎。②免疫功能缺陷者阿昔洛韦耐药的单纯疱疹病毒皮肤黏膜感染	静脉滴注:①艾滋病患者巨细胞病毒性视网膜炎:1)诱导期:推荐初始剂量60mg/kg,每8小时1次,连用2～3周,视治疗后的效果而定,也可每12小时90mg/kg,2)维持期:维持剂量一日90～120mg/kg,滴注时间不得少于2小时,如患者在维持期病情加重,应恢复初始剂量重新治疗。②巨细胞病毒性鼻炎:初始剂量60mg/kg,每8小时1次,滴注时间至少1小时,连用2～3周,根据患者肾功能和耐受程度调整剂量和给药间隔,维持量一日90～120mg/kg,滴注2小时。③耐阿昔洛韦的皮肤黏膜单纯疱疹病毒感染和带状疱疹病毒感染:推荐剂量一次40mg/kg,每8小时1次(或12小时1次),滴注时间不得少于1小时,连用2～3周或直至治愈。外用:阴囊黏膜单纯疱疹感染:乳膏,一日3～4次,连用5日为一疗程	①对本药过敏者、肌酐清除率小于0.4ml/min者(以kg计)禁用。②肝肾功能不全者慎用。③儿童用药应权衡利弊。④老年患者肾小球滤过率下降,故用药时应调整剂量。⑤妊娠期间应经肾功能。妊娠安全性分级为C级。⑥哺乳妇女用药时应暂停哺乳	欧洲药典、中国国家处方集	膦甲酸钠注射液:①100ml:2.4g;②250ml:3g;③250ml:6g;④500ml:6g 膦甲酸钠氯化钠注射液:①100ml:2.4g;②250ml:3g 膦甲酸钠乳膏:①1g:150mg;②10g:300mg	参考:中国国家处方集、药品说明书

十七、抗真菌药

药品名称	目录类别	抗菌谱与适应症	用量用法	特殊人群用药	药典与处方集	制剂与规格	备注
两性霉素B Amphotericin B		①用于治疗隐球菌病、北美芽生菌病、播散性念珠菌病、球孢子菌病、组织胞浆菌病。②用于治疗由毛霉菌、根霉属、犁头霉菌属、内胞霉属和蛙粪霉属等所致的毛霉病。③用于治疗由申克孢子丝菌引起的孢子丝菌病。④用于治疗由烟曲菌所致的曲菌病。⑤外用制剂适用于着色真菌病、烧伤后皮肤真菌感染、呼吸道念珠菌、曲菌或隐球菌感染、真菌性角膜溃疡	静脉滴注：①起始剂量为1~5mg，以后按体重一次0.02~0.1mg/kg，根据患者耐受情况每日或隔日增加5mg，当增加至一次0.6~0.7mg/kg时即可暂停增加剂量，最高单次剂量不超过1mg，每日或隔日给药1次，总累积量1.5~3g，疗程1~3月，视患者病情也可延长至6个月。治疗量至少3~4g，疗程也与累积菌感染有关。治疗鼻毛霉病时，累积量约为3g，治疗白色念珠菌感染，疗程总量约为1g；治疗隐球菌脑膜炎，疗程总量约为3g。③对敏感真菌所致的感染宜采用较小剂量，即一次0.05~0.1mg，以后逐渐增至一次0.5mg，最大量一次不超过1mg，鞘内注射对隐球菌脑膜炎，静脉滴注外尚需鞘内给药。首次剂量为0.05~0.1mg，最大量为15mg左右。每周2~3次，总量15mg左右。雾化吸入：5~10mg，一日分2次喷雾，疗程1月。起始剂量：静脉注射，如天不良反应，第2日开始增加一日0.25~0.5mg/kg，剂量逐日递增至维持剂量一日1~3mg/kg。输液速度已不大于0.15mg/ml为宜	①对本药过敏者、严重肝病患者禁用。②肝病患者、肾功能损害者慎用。③妊娠安全性分级为B级。④哺乳期妇女应避免应用本药或用药时暂停哺乳	美国、欧洲、中国、日本药典，中国国家处方集	注射用两性霉素B：①5mg（5000U）；②25mg（2.5万U）；③50mg（5万U）注射用两性霉素B脂质体：①2mg（2000U）；②10mg（1万U）；③50mg（5万U）；④100mg（10万U）	参考：中国国家处方集、药品说明书

续表

药品名称	目录类别	抗菌谱与适应证	用量用法	特殊人群用药	药典与处方集	制剂与规格	备注
氟康唑 Fluconazol	【基（基），保（乙）】	(1) 念珠菌病：①全身性念珠菌病：如念珠菌败血症、播散性念珠菌病及其他非浅表性念珠菌感染等，包括腹膜、心内膜、肺部、尿路的感染。②黏膜念珠菌病：包括口咽部及食管感染、非侵入性肺及支气管感染、念珠菌尿症等。③阴道念珠菌病。(2) 隐球菌病：用于治疗脑膜以外的新型隐球菌病，也用于两性霉素B与氟胞嘧啶联用初治后的维持治疗。(3) 皮肤真菌病：如体癣、手癣、足癣、指（趾）甲癣、花斑癣等，还可用于皮肤着色真菌感染。(4) 用于骨髓移植患者接受细胞毒类药物化疗或放疗等患者。(5) 预防真菌感染的发生，常见于恶性肿瘤、免疫抑制、骨髓移植、接受细胞毒类药物化疗或放疗等患者。(6) 球孢子菌病、芽生菌病、组织胞浆菌病等	静脉滴注：①念珠菌败血症、播散性念珠菌病及其他非浅表性念珠菌感染：常用剂量为第1日400mg，以后一日200mg。根据临床反应，可将每日剂量增至400mg。②口咽部念珠菌病：常用剂量为一次50mg，一日1次，连用7-14日。③食管感染、非侵入性肺及支气管感染、念珠菌尿症等：剂量为一次50mg，一日1次，连用14～30日。对常难以治愈的黏膜念珠菌感染，剂量可增至一次100mg。④阴道念珠菌病：单剂150mg。⑤隐球菌性脑膜炎及其他部位隐球菌感染：常用剂量为第1日400mg，以后一日200～400mg，疗程根据临床症状而定，但对隐球菌性脑膜炎，疗程至少为6～8周。为防止艾滋病患者的隐球菌性脑膜炎的复发，在完成基本疗程治疗后，可继续给予维持量，一日200mg。⑥预防真菌感染（如恶性肿瘤患者等）：患者在接受化疗或放疗时，一次50mg，一日1次	①对本药或其他咪唑类药物有过敏者和孕妇禁用。②肝、肾功能损害者慎用。③本药对小儿的影响缺乏足够的研究资料，用药需谨慎。④孕妇用药须权衡利弊。妊娠安全性分级为C级。⑤不推荐哺乳女性使用	美国、中国药典，中国国家处方集	氟康唑片：①50mg；②100mg；③150mg；④200mg；氟康唑胶囊：①50mg；②100mg；③150mg；氟康唑注射液：①50ml：100mg；②100ml：200mg	参考：中国国家处方集，药品说明书

续　表

药品名称	目录类别	抗菌谱与适应证	用量用法	特殊人群用药	药典与处方集	制剂与规格	备注
伊曲康唑 Itraconazole	【保（乙）】	①注射液：用于全身性真菌感染，如曲霉病、念珠菌病、隐球菌病（包括隐球菌性脑膜炎）、组织胞浆菌病、孢子丝菌病、巴西副球孢子菌病、芽生菌病和其他多种少见的全身性或热带真菌病。用于口腔、咽部、食管、阴道念珠菌感染，以及真菌性结膜炎、真菌性角膜炎。②胶囊剂：适用于治疗肺部及肺外芽生菌病、组织胞浆菌病（包括慢性空洞性肺部疾病和播散性非脑膜组织胞浆菌病，以及不能耐受两性霉素B或两性霉素B治疗无效的肺部或肺外曲霉病、念珠菌真菌感染，如手足癣、体癣、股癣、花斑癣等。口腔、咽部、阴道念珠菌感染，以及真菌性结膜炎、真菌性角膜炎。③口服液：适用于粒细胞缺乏而疑为真菌感染患者怀疑真菌感染所致发热的经验治疗。口咽部和食管念珠菌病的治疗。④静脉注射液：适用于粒细胞缺乏患者怀疑真菌感染的经验治疗，还适用于治疗肺部及肺外部芽生菌病、组织胞浆菌病，包括慢性空洞性肺部疾病和非脑膜组织胞浆菌病，以及不能耐受两性霉素B或两性霉素B治疗无效的肺部或肺外曲霉病	口服给药：(1)体癣、股癣：一日100mg，疗程15日；手足癣：一次200mg，一日2次，疗程7日，或一日100mg，疗程30日。(2)花斑癣：一次200mg，一日1次，疗程7日。(3)甲真菌病：①冲击疗法：一次200mg，一日2次，连服1周，指(趾)甲感染分别需3个和2个冲击疗程，每个疗程间隔3周。②连续治疗：一次200mg，一日1次，用3个月。(4)真菌性角膜炎：一次200mg，一日1次，疗程21日。(5)曲霉病：一次200mg，一日1次，疗程2～5个月，对侵袭性或播散性感染者，可增加剂量至一次200mg，一日2次。(6)念珠菌病：①常用量一次100～200mg，一日1次，疗程3周至7个月。②口腔念珠菌病：一次100mg，一日1次，疗程15日。③念珠菌性阴道炎：一次200mg，一日2次，疗程1日。(7)非隐球菌性脑膜炎：一次200mg，一日1次，疗程2个月至1年；(8)隐球菌性脑膜炎：一次200mg，一日2次，疗程2个月至1年，维持量一日1次	①对本药过敏者、室性心功能不全（CHF及有CHF病史）患者禁用。②心脏局部缺血或者瓣膜疾病患者、明显的肺部疾病患者、水肿患者、肝酶升高、活动性肝病或有其他药物所致肝毒性史者不宜使用本药，老年患者慎用。③儿童用药应权衡利弊。④孕妇用药应权衡利弊，本药的妊娠安全性分级为C级。⑤哺乳妇女应权衡利弊	欧洲药典、中国国家处方集	伊曲康唑胶囊：100mg 伊曲康唑口服液：150ml；1.5g 伊曲康唑注射液：25ml；250mg	参考：中国国家处方集、药品说明书

续　表

药品名称	目录类别	抗菌谱与适应证	用量用法	特殊人群用药	药典与处方集	制剂与规格	备注
伏立康唑 Voriconazole	[保（乙）]	①侵袭性曲霉病。②对氟康唑耐药的念珠菌（包括克柔念珠菌）引起的严重侵袭性感染。③由足放线病菌属和镰刀菌属引起的严重感染。④非中性粒细胞减少患者的念珠菌血症。⑤应主要用于治疗免疫功能减退患者的进展性、可能威胁生命的感染	口服给药：（1）患者体重大于等于40kg：①用药第1日给予负荷剂量：一次400mg，每12小时1次。②开始用药24小时后给予维持剂量：一次200mg，一日2次。（2）患者体重小于40kg：①用药第1日给予负荷剂量：一次200mg，每12小时1次。②开始用药24小时后给予维持剂量：一次100mg，一日2次。静脉给药：①用药第1日给予负荷剂量：一次6mg/kg，每12小时1次。②开始用药24小时后给予维持剂量：一次4mg/kg，一日2次。③如果患者不能耐受维持剂量，可减为一次3mg/kg，一日2次	①对其他吡咯类抗真菌药有过敏史的患者。严重肝功能减退患者，有潜在心律失常危险的患者慎用。②12岁以下儿童的安全性和有效性尚未建立。③孕妇用药应权衡利弊。妊娠安全性分级为D级。④哺乳期妇女用药应权衡利弊	中国国家处方集	伏立康唑薄膜衣片：①50mg；②200mg；伏立康唑干混悬剂：40mg/ml。注射用伏立康唑：200mg	参考：中国国家处方集，药品说明书
卡泊芬净 Caspofungin	[保（乙）]	①用于对其他治疗无效或不能耐受的侵袭性曲霉病。②用于念珠菌所致的食管炎、菌血症、腹腔内脓肿、腹膜炎及胸膜腔感染。③用于考虑系真菌感染引起的发热、中性粒细胞减少患者的经验治疗	静脉滴注：首日给予单次70mg的负荷剂量；之后给予一日50mg的维持剂量。对疗效欠佳且对本药前受较好的患者，可将维持剂量加至日70mg	①肝功能不全或肝脏疾病患者，骨髓抑制患者，肾功能不全患者慎用。②不推荐18岁以下的患者使用本药。③妊娠期间除非必要，孕妇不宜使用本药。④用药期间不宜哺乳	中国国家处方集	注射用醋酸卡泊芬净：①50mg；②70mg	参考：中国国家处方集，药品说明书

续 表

药品名称	目录类别	抗菌谱与适应证	用量用法	特殊人群用药	药典与处方集	制剂与规格	备注
米卡芬净 Micafungin	[保（乙）]	由曲霉菌和念珠菌引起的下列感染：真菌血症、呼吸道真菌病、胃肠道真菌病	静脉给药：成人一次 50～150mg，一日 1 次。严重或难治性患者，可增加至一日 300mg。切勿使用注射用水溶解本品。剂量增加至一日 300mg 用以治疗严重或难治性感染的安全性尚未完全确立。体重为 50kg 或以下的患者，一日剂量不应超过 6mg/kg	①对本药过敏者禁用。②儿童静脉使用本药的安全性和有效性尚未建立。③妊娠安全性分级为 C 级。④哺乳期女用药需权衡利弊	中国国家处方集	注射用米卡芬净钠：50mg	参考：中国国家处方集、药品说明书
特比萘芬 Terbinafine	[保（乙）]	（1）口服给药：①由毛癣菌、小孢子菌和絮状表皮癣菌等所致皮肤、头发和指（趾）甲的感染。②多种皮肤癣菌感染，如体癣、股癣、足癣和头癣等。③由丝状真菌和皮肤癣菌、酵母菌等所致的甲癣。（2）局部给药：由皮肤真菌、酵母菌及其他致病体癣、股癣、手癣、足癣、头癣、花斑癣	口服给药：一次 125mg～250mg，一日 1 次。疗程视感染程度及不同的临床应用而定：体、股癣 2～4 周，足癣 2～6 周，皮肤念珠菌 2～4 周，头癣 4 周，甲癣 6～12 周。局部给药：涂（或喷）于患处及其周围。①乳膏、搽剂：一日 1～2 次，一般疗程：体癣、股癣 1～2 周，花斑癣 2 周，足癣 2～4 周。②溶液剂：用于体癣、股癣，一日 2 次，连用 1～2 周；用手癣、足癣，用于手癣、足癣，一日 2 次，连用 2～4 周，花斑癣，一日 2 次，连用 1～2 周为一疗程，喷于患处	①对本药或其他烯丙胺类药（如萘替芬）过敏者、严重肝、肾功能不全者禁用。②肝、肾功能不全者慎用。③口服建议孕妇的女性使用。④不推荐用于 2 岁以下的儿童。⑤老年患者适当调整给药剂量。⑥妊娠安全性分级为 B 级。⑥哺乳期妇女用药期间应暂停哺乳	欧洲药典、中国国家处方集	盐酸特比萘芬片：①125mg；②250mg 特比萘芬乳膏：①1g：10mg（1%）；②10g：100mg（1%）盐酸特比萘芬软膏：①10g：100mg；②15g：150mg 特比萘芬溶液剂：30ml:300mg（1%）盐酸特比萘芬喷雾剂：15ml：150mg 盐酸特比萘芬散：10g：100mg	参考：中国国家处方集、药品说明书

续 表

药品名称	目录类别	抗菌谱与适应证	用量用法	特殊人群用药	药典与处方集	制剂与规格	备注
氟胞嘧啶 Flucytosine	[保(乙)]	用于治疗念珠菌属心内膜炎、隐球菌属脑膜炎、念珠菌属或隐球菌属真菌败血症、肺部感染和尿路感染	口服给药：一次1000～1500mg，一日4次，用药疗程为数周至数月。一次服每次减少恶心、呕吐，一次服药时间持续15分钟 静脉注射：一日50～150mg/kg，分2～3次给药。静脉滴注：一日100～150mg/kg，分2～3次给药，静脉滴注速度为4～10ml/min	①严重肝、肾功能不全者禁用。②骨髓抑制、血液系统疾病或同时用骨髓抑制药治疗的患者、肝、肾功能损害者，尤其是同时应用两性霉素B或其他肾毒性药物时慎用。③儿童不宜使用。④孕妇用药应权衡利弊。妊娠安全性分级为C级。⑤哺乳期妇女应暂停哺乳	美国、欧洲、日本、中国、药典、中国国家处方集	氟胞嘧啶片： ①250mg；②500mg 氟胞嘧啶注射液： 250ml：2.5g	参考：中国国家处方集、药品说明书
制霉菌素 Nystatin	[基(基)、保(甲)]	用于念珠菌属引起的消化道、口腔、阴道、皮肤等念珠菌感染	口服给药：①消化道念珠菌病：一次50万～100万U，一日3次，连用7～10日，小儿按体重一日5万～10万/kg。②口腔念珠菌病：取适量制剂涂抹，2～3小时一次；口含片一次1～2片，一日3次。外用：皮肤念珠菌病：应用软膏，一次1～2片，一日3次。阴道给药：①阴道片或栓剂：阴道念珠菌病：一次10万U，一日1～2次。②阴道泡腾片：一日1～2次，一次10万U，疗程2周或更久	①对本药过敏或对本药有过敏史者禁用。②哺乳期妇女慎用。③孕妇慎用。③5岁以下儿童慎用。妊娠安全性分级为C级。④哺乳妇女慎用	美国、欧洲、日本、药典、中国国家处方集	制霉菌素片： ①10万U；②25万U；③50万U 制霉菌素阴道泡腾片： 10万U 制霉菌素阴道栓： 10万U 制霉菌素口含片： 10万U 制霉菌素软膏： ①1g：10万U；②2g：20万U	参考：中国国家处方集、药品说明书

第四章 附 录

附录1 肝脏细胞色素 P_{450} 同工酶与药物代谢的影响

一、肝脏细胞色素 P_{450} 同工酶

人种和人体差异的奥妙缘于基因，其为编码功能蛋白或 RNA 的核酸片段，作为生物遗传的单位，可在染色体排列成线性的遗传基本单元。当细胞分裂时能自身复制，基因可储备有关遗传的信息。基因有一定的稳定性，但在某些条件下可发生突变，突变后的基因又以新形式处于稳定状态；基因尚可重组，可在不同物种上进行交换，在新的位置上复制、转录、翻译。基因在医药学的位置十分重要，不仅用于基因工程制药（疫苗、单抗）、疾病鉴别、诊断和治疗，且又与药物相互作用的发生机制密切相关，其中由于肝细胞色素 P_{450} 同工酶的活性和代谢密切相关。

肝脏的细胞色素 P_{450} 同工酶（Cytochrome P_{450} Isodynamic Enzyme）是血红蛋白超级家族，它是内质网膜上混合功能氧化酶系统的末端氧化酶。这些为同工酶是由于其与一氧化碳结合和还原时，采用分光光度法测得的吸收峰均在 450nm 波长附近，因此统称为 P_{450}。现已清楚认识到 CYP 可参与外源性物质（如药物、乙醇、抗氧化剂、有机溶剂、染料、化学制品）的代谢。它们与氧化、过氧化和还原内源性生理化合物，如甾体、胆汁酸、脂肪酸、前列腺素等代谢方面起重要作用。

早期研究证实细胞色素 P_{450} 有多种类型，但并不知道不同物种和组织有相似的同功异构体。研究人员根据同工酶的光谱特性、电泳泳动度或其底物将其分别命名。随着人们认识氨基酸顺序的迅速进展，其将同工酶及基因分为家族酶、亚家族酶和个体酶，均为"CYP"为词首来命名所有物种的细胞色素 P_{450} 同工酶。在该系统中，对所有来源的细胞色素 P_{450} 蛋白的氨基酸若有 40% 以上的同一性，则归于同一家族，并以阿拉伯数字标示。亚家族酶由氨基酸顺序有 55% 以上相似的酶组成，以大写字母标示，字母后面的阿拉伯数字表示不同的酶，与酶相关的基因则用斜体字表示。比如，CYP2 家族有几个亚家族，诸如 CYP2C、CYP2D、CYP2E。数字代表不同的个体酶，如 CYP2D6，基因则用 CYP2D6 表示。

CYP 系统可催化多种反应，包括环氧化、N-去烷氧化、O-去烷基化、S-氧化及脂肪族和芳香族残基的羟化反应。氧化反应可使化合物激活或失活。和所有的酶一样，细胞色素 P_{450} 同工酶呈饱和动力学，其活性需要辅助因子，并可被诱导或抑制。如苯巴比妥可诱导 CYP2B，肾上腺皮质激素可诱导 CYP3A，乙醇可诱导 CYP2E 及氯贝丁酯可诱导 CYP4A。

迄今为止，在人体中已发现至少有 700 种以上与 CYP 相关的基因，且在不断

发展，多数与 P_{450} 系统和药物肝脏代谢有关。其中 CYP1、CYP2、CYP3 家族约占肝脏 P_{450} 含量的 70%，并负责大多数药物的代谢。

二、酶促药和酶抑制药

肝脏的细胞色素 P_{450} 同工酶具有活性，遗传、年龄、营养、机体状态和疾病等均可影响酶的活性；同时有些药品也可诱导或抑制它的活性，分别被称为"肝药酶诱导药或酶促药"或"肝药酶抑制药或酶抑药"。

所谓"酶促"即对 P_{450} 酶有诱导作用。使酶的活性增加，自身的代谢加快和使酶对药物的代谢速度加快（包括首关效应）而提前失效，而对于前药，可加速其转化为活性药而出现作用和疗效。这种作用称为酶诱导药。具有这种作用的药物称为酶诱导药。由于加速了自身的消除，从而产生耐受性，并且使其他依赖药酶消除的药物药效降低，作用时间缩短，停药后可恢复，酶诱导药分为苯巴比妥类药物和芳香族烃两类。苯巴比妥类诱导药中有苯巴比妥、卡马西平、苯妥英钠、格鲁米特、甲苯磺丁脲，能引起肝大，滑面内质网增生，不但能诱导肝药酶，亦可能提高小肠多种生物转化酶的活性，其他尚有安替比林、扑米酮、利福平等。芳香烃类诱导药为二噁英、二甲苯并蒽、甲基胆蒽等化学品。

"酶抑"与之相反，其抑制酶的活性，使酶对药物的代谢速度减慢（包括首关效应）而延迟效果和提高血浆浓度，即为酶抑制药。属于"酶抑"的药品众多，如甲硝唑、别嘌醇、环丙沙星、甲氧苄啶、胺碘酮、奎尼丁、异烟肼、红霉素、氯霉素等。

三、由酶促和酶抑所产生的药物相互作用

（一）酶抑作用

一般而言，酶抑作用所致的代谢性相互作用的临床意义远大于酶促作用，约占该酶系统全部相互作用的 70%，如震惊全球的药品不良事件"特非那定""西立伐他汀"事件都是由酶抑作用引起的。

血脂调节药羟甲戊二酰辅酶 A 还原酶抑制药（他汀类药）在治疗剂量下与对 CYP3A4 有明显抑制的环孢素、依曲康唑、酮康唑、红霉素、阿司咪唑、HIV 蛋白酶抑制药、抗抑郁药奈法唑酮等合用能显著增高他汀类药的血浆水平。尤其不宜与吉非贝齐、烟酸合用，国内外诸多的报道证实西立伐他汀或联合吉非贝齐使用时，可干扰 CYP2C8 和 CYP2C19，出现肌痛、肌无力的致死性横纹肌溶解症。2001 年美国报道已有 31 例患者在服用后死亡，迄今已发现 52 例，因而被撤出市场。

又如帕罗西汀主要通过 CYP2D6 代谢，代谢中又与 CYP2D6 辅酶基结合可抑制 CYP2D6 活性。而 CYP2D6 与多种抗精神病药、β 受体拮抗药、抗心律失常药的代谢有关。在帕罗西汀与酚噻嗪类药合用中，显示 CYP2D6 活性下降 2～21 倍，美索达嗪血浆浓度出现了明显升高，引起了 Q-T 间期延长，室性心律失常等严重不良反应，因此目前已将两药作为配伍禁忌。

又如质子泵抑制药（proton pump inhibitor，PPI）在人体内主要经 CYP2C19 代谢，其次是 CYP3A4 代谢，亚洲人约 20% 为 CYP2C19 的慢代谢型（PM），中国人群中发生率也高达 15%～17%，如奥美拉唑的 PM 和快代谢型（EM）血药浓度相

差约 7 倍，代谢若被抑制，则发生不良反应的风险将大大增加。在大环内酯类抗生素中，克拉霉素、红霉素是 CYP3A4 强抑制药（也是 CYP3A4 的底物），阿奇霉素、罗红霉素则对 CYP3A4 的抑制作用较弱，故与 PPI 合用时应选择阿奇霉素或罗红霉素。相比较于未服 CYP3A4 抑制药的红霉素，PM 对 CYP3A4 的抑制作用（如克拉霉素引起的）能成倍增加奥美拉唑的 AUC，并且引起 PM 个体中这种药物的 AUC 升高 10 倍。因而可预料，CYP3A4 被抑制的患者对 PPI 治疗 Hp 感染的反应可能更好，但同时也更易引起严重的不良反应（肌痛、心悸、眩晕、肢端麻木、嗜睡等）。

（二）酶促作用

酶促药巴比妥类药与抗凝药并用，则使抗凝药的代谢大大增加。乙醇、抗组胺药、镇静催眠药可强化巴比妥类的作用；反之巴比妥类药也能加速其他药品的代谢，如苯妥英钠、甲睾酮、环孢素、洋地黄毒苷、氢化可的松、黄体酮、茶碱、多西环素、对乙酰氨基酚、氯霉素等，使上述药品代谢速度加快，血浆药物浓度降低，同时效价降低。

另外，CYP3A4 和 CYP2D6 是阿立哌唑的主要代谢同工酶，因此，与 CYP3A4 和 CYP2D6 抑制药或酶促药联合应用时宜调整剂量。当与 CYP3A4 诱导药卡马西平合用时应增加剂量至一日 20～30mg，与 CYP3A4 抑制药酮康唑合用时，应减少剂量；与 CYP2D6 抑制药奎尼丁、氟西汀、帕罗西汀合用时，阿立哌唑应至少减为正常剂量的 1/2。

四、常见的酶促药和酶抑药

（一）主要被 CYP1A2 代谢的药物

阿米替林、氯丙嗪、氯米帕明、氯氮平、杜洛西汀、氟奋乃静、氟伏沙明、丙米嗪、米拉托林、奋乃静、普罗帕酮、雷美替胺、硫利达嗪、替沃噻吨、三氟拉嗪、咖啡因、西那卡塞特、环苯扎林、达卡巴嗪、埃罗替尼、氟他胺、夫罗曲坦、利多卡因、美西律、萘普生、昂丹司琼、华法林、普萘洛尔、罗哌卡因、他克林、茶碱、替扎尼定、佐米曲普坦、奥氮平。

（二）主要被 CYP2B6 代谢的药物

安非他酮、环磷酰胺、依法韦仑、异环磷酰胺、氯胺酮、哌替啶、美沙酮、丙泊酚、舍曲林、司来吉兰、他莫昔芬、甲睾酮。

（三）主要被 CYP2C9 代谢的药物

氟西汀、舍曲林、丙戊酸钠、塞来昔布、双氯芬酸、氟比洛芬、布洛芬、吲哚美辛、氯诺昔康、萘普生、吡罗昔康、舒洛芬、替诺昔康、氯磺丙脲、格列吡嗪、格列美脲、格列本脲、那格列奈、罗格列酮、甲苯磺丁脲、波生坦、坎地沙坦、氟伐他汀、厄贝沙坦、氯沙坦、苯巴比妥、苯妥英钠、他莫昔芬、S-华法林、四氢大麻酚、托塞米。

（四）主要被 CYP2C19 代谢的药物

阿米替林、西酞普兰、氯米帕明、地西泮、艾斯西酞普兰、氟硝西泮、丙米嗪、氟西汀、吗氯贝胺、舍曲林、曲米帕明、美芬妥英、埃索美拉唑、兰索拉唑、奥美拉唑、泮托拉唑、雷贝拉唑、卡立普多、环磷酰胺、异环磷酰胺、奈非那韦、氯胍、华法林、普萘洛尔、甲苯磺丁脲、伏立康唑、伊曲韦林、苯妥英钠、地西泮、多塞平、美沙酮、奋乃静、雷尼替丁、他莫昔芬。

（五）主要被 CYP2D6 代谢的药物

苯丙胺、阿米替林、阿立哌唑、托莫西汀、苯扎托品、氯丙嗪、氯米帕明、地昔帕明、多塞平、杜洛西汀、氟西汀、氟伏沙明、氟哌啶醇、丙米嗪、去甲替林、帕罗西汀、奋乃静、利培酮、舍曲林、硫利达嗪、文拉法辛、氯苯那敏、羟嗪、卡维地洛、美托洛尔、普萘洛尔、噻吗洛尔、可待因、氢可酮、羟考酮、曲马多、多拉司琼、多柔比星、恩卡尼、甲氧氯普胺、美西律、普罗帕酮、雷尼替丁、他莫昔芬、托特罗定、托烷司琼、珠氯噻醇、右美沙芬。

（六）主要被 CYP3A4 代谢的药物

阿普唑仑、阿米替林、阿立哌唑、丁螺环酮、卡马西平、西酞普兰、氯米帕明、氯氮平、地西泮、艾司唑仑、佐匹克隆、氟西汀、氟哌啶醇、咪达唑仑、萘法唑酮、匹莫齐特、喹硫平、利培酮、舍曲林、曲唑酮、扎来普隆、苄普地尔、齐拉西酮、唑吡坦、丁丙诺非、可卡因、芬太尼、氯胺酮、美沙酮、羟考酮、苯环利定、红霉素、罗红霉素、地红霉素、交沙霉素、克拉霉素、泰利霉素、酮康唑、氟康唑、咪康唑、伊曲康唑、卡马西平、乙琥胺、噻加宾、唑利沙胺、氯雷他定、非索那定、氟替卡松、沙美特罗、齐留酮、硝苯地平、尼群地平、尼莫地平、非洛地平、氨氯地平、左氨氯地平、拉西地平、乐卡地平、依拉地平、皮质激素类、去氧孕烯、炔雌醇、孕激素、长春新碱及其类似药、阿瑞匹坦、西那卡塞特、埃索美拉唑、伊立替康、格拉司琼、那格列奈、奥美拉唑、吡格列酮、奎尼丁、西地那非、阿托伐他汀、普伐他汀、辛伐他汀、托特罗定。

（七）主要被 NAT2 代谢的药物

卡泊芬净、肼屈嗪、异烟肼、普鲁卡因胺、瑞替加滨、柳氮磺吡啶、磺胺嘧啶、致癌性芳香族和杂环胺类药物、联苯胺、氟硝西泮。

（八）常见 CYP450 抑制药

1. CYP1A2 抑制药

阿昔洛韦、胺碘酮、阿扎那韦、咖啡因、西咪替丁、环丙沙星、依诺沙星、法莫替丁、氟他胺、氟伏沙明、利多卡因、洛美沙星、美西律、吗氯贝胺、诺氟沙星、氧氟沙星、奋乃静、普罗帕酮、罗匹尼罗、他克林、噻氯匹定、妥卡尼、维拉帕米。

2. CYP2B6 抑制药

氯吡格雷、依法韦仑、氟西汀、氟伏沙明、酮康唑、美金刚、奈非那韦、帕罗西汀、利托那韦、噻替哌、噻氯匹定。

3. CYP2C9 抑制药

胺碘酮、阿那曲唑、西咪替丁、地拉韦啶、依发韦仑、非诺贝特、氟康唑、氟西汀、氟伏沙明、氟伐他汀、异烟肼、酮康唑、来氟米特、莫达非尼、舍曲林、磺胺甲噁唑、他莫昔芬、替尼泊苷、丙戊酸钠、伏立康唑、扎鲁司特、氟尿嘧啶、帕罗西汀、硝苯地平、尼卡地平。

4. CYP2C19 抑制药

青蒿素、氯霉素、地拉韦啶、依法韦仑、埃索美拉唑、非尔氨酯、氟康唑、氟西汀、氟伏沙明、吲哚美辛、莫达非尼、奥美拉唑、口服避孕药、奥卡西平、噻氯匹定、伏立康唑、氟伐他汀、洛伐他汀、尼卡地平、扎鲁司特、丙戊酸钠、异烟肼、胺碘酮。

5. CYP2D6 抑制药

胺碘酮、阿米替林、安非他酮、塞来昔布、氯苯那敏、氯丙嗪、西咪替丁、西那卡塞特、西酞普兰、氯米帕明、地昔帕明、苯海拉明、多塞平、杜洛西汀、卤泛群、氟哌啶醇、羟嗪、丙米嗪、美沙酮、甲氧氯普胺、吗氯贝胺、帕罗西汀、普罗帕酮、奎尼丁/奎宁、利托那韦、舍曲林、特比奈芬、硫利达嗪、噻氯匹定。

6. CYP3A4 抑制药

胺碘酮、氨普那韦、阿瑞匹坦、阿托那韦、西咪替丁、环丙沙星、克拉霉素、地那韦啶、地尔硫䓬、多西环素、依诺沙星、红霉素、氟康唑、氟伏沙明、伊马替尼、茚地那韦、伊曲康唑、酮康唑、咪康唑、奈法唑酮、泊沙康唑、利托那韦、沙喹那韦、泰利霉素、维拉帕米、伏立康唑。

（九）NAT2 抑制药

对乙酰氨基酚。

（十）常见 CYP450 诱导药

1. CYP1A2 诱导药

卡马西平、埃索美拉唑、灰黄霉素、胰岛素、兰索拉唑、莫雷西嗪、奥美拉唑、利福平、利托那韦。

2. CYP2B6 诱导药

洛匹那韦、利托那韦、苯巴比妥、苯妥英钠、利福平。

3. CYP2C9 诱导药

阿瑞匹坦（长期）、巴比妥类、波生坦、卡马西平、利福平、地塞米松、利托那韦、圣-约翰草（长期）。

4. CYP2C19 诱导药

银杏制剂、利福平、圣-约翰草、利托那韦、依法韦仑、地塞米松。

5. CYP2D6 诱导药

利福平、苯妥英钠、苯巴比妥、卡马西平。

6. CYP3A4 诱导药

阿瑞匹坦（长期）、巴比妥类、波生坦、卡马西平、依法韦仑、非尔氨酯、糖皮质激素、莫达非尼、奈韦拉平、奥卡西平、苯妥英钠、苯巴比妥、扑米酮、依曲韦林、利福平、圣-约翰草、吡格列酮、托吡酯（大于一日 200mg）。

（十一）NAT2 诱导药

维 A 酸。

附录 2 药物相互作用

阿罗洛尔 Arotinolol

（1）与对交感神经系统有抑制作用的药物如利血平合用，可出现过度抑制症状。（2）与降血糖药合用可增强降血糖作用。（3）与钙通道阻滞剂合用可互相增强作用。（4）可乐定可能增强停药后的反跳现象。（5）与丙吡胺、普鲁卡因酰胺合用，可出现心功能过度抑制症状。（5）与洋地黄类合用可出现心脏传导阻滞。（6）与非甾体抗炎镇痛药合用减弱本品的降压作用。

阿洛西林　Azlocillin

（1）氯霉素、红霉素、四环素类等抗生素和磺胺药等抑菌剂可干扰本品的杀菌活性，不宜与本品合用，尤其是在治疗脑膜炎或急需杀菌剂的严重感染时。（2）丙磺舒、阿司匹林、吲哚美辛、磺胺药可减少本品自肾脏排泄，因此与本品合用时使其血药浓度增高，排泄时间延长，毒性也可能增加。（3）本品与重金属，特别是铜、锌和汞呈配伍禁忌，因后者可破坏其氧化噻唑环。由锌化合物制造的橡皮管或瓶塞也可影响其活力。呈酸性的葡萄糖注射液或四环素注射液皆可破坏其活性。也可为氧化剂、还原剂或羟基化合物灭活。（4）本品静脉输液加入头孢噻吩、林可霉素、四环素、万古霉素、琥乙红霉素、两性霉素 B、去甲肾上腺素、间羟胺、苯妥英钠、盐酸羟嗪、丙氯拉嗪、异丙嗪、维生素 B 族、维生素 C 等后将出现混浊。（5）本品可加强华法林的作用。（6）本品与氨基苷类抗生素混合后，两者的抗菌活性明显减弱，因此两药不能同一容器内给药。（7）本品可减慢头孢噻肟及环丙沙星自体内清除，故合用时应降低后两者的剂量。

阿米洛利　Amiloride

（1）肾上腺皮质激素，尤其是具有较强盐皮质激素作用者，能减弱本药的利尿作用，而拮抗本药的潴钾作用。（2）雌激素能引起水钠潴留，从而减弱本药的利尿作用。（3）非甾体抗炎镇痛药，尤其是吲哚美辛，能降低本药的利尿作用，且合用时肾毒性增加。（4）拟交感神经药物降低本药的降压作用。（5）多巴胺加强本药的利尿作用。（6）与引起血压下降的药物合用，利尿和降压效果均加强。（7）不宜与其他保钾利尿药或钾盐合用。与下列药物合用时，发生高钾血症的机会增加，如含钾药物、库存血（含钾 20mmol/L，如库存 10 日以上含钾高达 65mmol/L）、血管紧张素转换酶抑制剂、血管紧张素 II 受体拮抗剂和环孢素等。（8）与葡萄糖胰岛素液、碱剂、钠型强钾交换树脂合用，发生高钾血症的机会减少。（9）本药使地高辛半衰期延长。（10）与氯化铵合用易发生代谢性酸中毒。（11）与肾毒性药物合用，肾毒性增加。（12）甘珀酸钠、甘草类制剂具有醛固酮样作用，可降低本药的利尿作用。

阿莫西林　Amoxicillin

（1）丙磺舒可减少本品的肾小管分泌，使本品的血清半衰期延长、血浓度升高 45%~68%。（2）氯霉素、大环内酯类、磺胺类和四环素类药物在体外干扰阿莫西林的抗菌作用，但其临床意义不明。

阿普林定　Aprindine

同时应用普鲁卡因或利多卡因作浸润麻醉时，应停药或减量治疗 2~3 天，不得与其他抗心律失常药并用。

阿奇霉素　Azithromycin

（1）不宜与含铝或镁的抗酸药同时服用，后者可降低本品的血药峰浓度。必须合用时，本品应在服用上述药物前 1 小时或后 2 小时给予。（2）与茶碱合用时能提高后者在血浆中的浓度，应注意检测血浆茶碱水平。（3）与华法林合用时应注意检查凝血酶原时间。（4）与下列药物同时使用时，建议密切观察患者：地高辛：使地高辛水平升高；麦角胺或二氢麦角胺：急性麦角毒性，症状是严重的末梢血管痉挛和感觉迟钝；三唑仑：通过减少三唑仑的降解，而使三唑仑的药理作用增强。细胞色素 3A4 抑制药可提高血清中卡马西平、特非那定、环孢素、环己巴比妥、苯妥英钠的水平，但本品较弱。（5）与利福布汀合用会增加后者的毒性。

阿司匹林 Aspirin

（1）乙醇可加剧本品对胃黏膜的损害作用。（2）若与香豆素类抗凝药合用，可增加出血倾向。（3）可抑制丙磺舒、磺吡酮的促尿酸排泄作用，大剂量尤为明显。（4）若与其他非甾体抗炎镇痛药同服，胃肠道不良反应增加，抗炎作用降低。（5）糖皮质激素可刺激胃酸分泌，并降低胃及十二指肠黏膜对胃酸的抵抗力，若二者合用，可使胃肠出血加剧。（6）可增加磺脲类降糖药、甲氨蝶呤、巴比妥类药、苯妥英钠等的作用和毒性。（7）可降低螺内酯的活性代谢物的促肾小管分泌作用，抑制其排钠。

阿替洛尔 Atenolol

（1）吲哚美辛、阿司匹林或其他水杨酸类药物，可降低本品的降压作用。（2）西咪替丁及口服避孕药能增加本品的不良反应。（3）乙醇、巴比妥盐和利福平可降低本品的作用。（4）本品可与降糖药相互作用，使血糖升高或降低或掩盖低血糖症状。（5）氯丙嗪、呋塞米或肼屈嗪能增强本品的活性，从而产生不良反应。（6）本品可降低茶碱、氨茶碱、沙丁胺醇、奥西那林以及特布他林的作用。（7）本品与洋地黄类药物合用，可降低心肌传导速率，要慎用。（8）本品与可乐定、地高辛、肾上腺素、去氧肾上腺素、酚噻嗪类安定药、哌唑嗪、单胺氧化酶抑制剂合用，不良反应增加。

阿替普酶 Alteplase

（1）同时使用香豆素类衍生物，血小板聚集抑制剂、肝素及其他影响凝血药物可增加出血危险。（2）与其他溶栓药合用药时，本药应酌减用量。（3）配制的溶液可用灭菌生理盐水（0.9%）按1:5稀释，但不能继续使用注射用水或用碳水化合物注射液对葡萄糖作进一步稀释。本品不能与其他药物混合。

阿托伐他汀 Atorvastatin

（1）本品与口服抗凝药合用可使凝血酶原时间延长，使出血的危险性增加。（2）本品与免疫抑制剂如环孢素、红霉素、吉非罗齐、烟酸等合用可增加肌溶解和急性肾功能衰竭的危险。（3）考来替泊、考来烯胺可使本品生物利用度降低，故应在服用前者4小时后服用本品。

氨苯蝶啶 Triamterene

（1）肾上腺皮质激素尤其是具有较强盐皮质激素作用者，促肾上腺皮质激素能减弱本药的利尿作用，而拮抗本药的潴钾作用。（2）雌激素能引起水钠潴留，从而减弱本药的利尿作用。（3）非甾体类抗炎镇痛药，尤其是吲哚美辛，能降低本药的利尿作用，且合用时肾毒性增加。（4）拟交感神经药物降低本药的降压作用。（5）多巴胺能加强本药的利尿作用。（6）与引起血压下降的药物合用，利尿和降压效果均加强。（7）与下列药物合用时，发生高钾血症的机会增加，如含钾药物、库存血（含钾 30mmol/L，库存 10 日以上含钾高达 65mmol/L）、血管紧张素转换酶抑制剂，血管紧张素Ⅱ受体拮抗剂和环孢素等。（8）与葡萄糖胰岛素液、碱剂、钠型降钾交换树脂合用，发生高钾血症的机会减少。（9）本药使地高辛半衰期延长。（10）与氯化铵合用易发生代谢性酸中毒。（11）与肾毒性药物合用，肾毒性增加。（12）甘珀酸钠、甘草类制剂具有醛固酮样作用，可降低本药的利尿作用。（13）因本药可使血尿酸升高，与噻嗪类和袢利尿剂合用时可使血尿酸进一步升高，故应与治疗痛风的药物合用。（14）可使血糖升高，与降糖药合用时，后者剂量应适当加大。

氨苄西林　Ampicillin

（1）与丙磺舒合用会延长本品的半衰期。（2）氨苄西林与卡那霉素有协同抗菌作用。（3）本品宜单独滴注，不可与下列药物同瓶滴注：氨基苷类药物、磷酸克林霉素、盐酸林可霉素、多黏菌素 B、氯霉素、红霉素、肾上腺素、间羟胺、多巴胺、阿托品、葡萄糖酸钙、维生素 B 族、维生素 C、含有氨基酸的注射剂和氢化可的松等。（4）别嘌醇可使氨苄西林皮疹反应发生率增加，尤其多见于高尿酸血症。（5）氨苄西林能刺激雌激素代谢或减少其肝肠循环，因而可降低口服避孕药的效果。

氨苄西林—舒巴坦　Ampicillin-sulbactam Sodium

（1）氯霉素、林可霉素可使氨苄西林的杀菌作用减弱，氨基苷类则可增强本药抗菌作用。（2）本品与下列药品有配伍禁忌：硫酸阿米卡星、硫酸卡那霉素、硫酸庆大霉素、链霉素、克林霉素磷酸酯、盐酸林可霉素、黏菌素甲磺酸钠、多黏菌素 B、琥珀氯霉素、琥乙红霉素和乳糖醛酸红霉素盐、四环素类注射剂、新生霉素、肾上腺素、间羟胺、多巴胺、阿托品、盐酸肼酞嗪、水解蛋白、氯化钙、葡萄糖酸钙、维生素 B 族、维生素 C、含有氨基酸的注射剂、多糖（如右旋糖酐 40）和氢化可的松琥珀酸钠，这些药物可使氨苄西林的活性降低。（3）本品与重金属，特别是铜、锌和汞呈配伍禁忌，因后者可破坏其氧化噻唑环。含锌的橡皮管或瓶塞也可影响其活力。也可为氧化剂、还原剂或羟基化合物灭活。（4）本品在弱酸性葡萄糖注射液中分解较快，宜用中性液体作溶剂。（5）本品可加强华法林的作用。（6）别嘌醇与本品合用时，皮疹发生率显著增高，尤其多见于高尿酸血症，故应避免与别嘌醇合用。（7）氯霉素与本品合用于细菌性脑膜炎时，远期后遗症的发生率较两者单用时为高。（8）丙磺舒、阿司匹林、吲哚美辛、磺胺类可减少本品自肾脏排泄，因此与本品合用时使其血药浓度增高，排泄时间延长，毒性也可能增加。（9）本品与双硫仑不宜合用。（10）本品能刺激雌激素代谢或减少其肝肠循环，因而可降低口服避孕药的效果。

氨基苷类抗生素

（1）与其他氨基苷类合用或先后连续局部或全身应用，可能增加其产生耳毒性、肾毒性及神经肌肉阻滞作用。（2）与神经肌肉阻滞剂合用，可加重神经肌肉阻滞作用，导致肌肉软弱、呼吸抑制等症状。（3）与卷曲霉素、顺铂、依他尼酸、呋塞米或万古霉素（或去甲万古霉素）等合用，或先后连续局部或全身应用，可能增加耳毒性与肾毒性。（4）与头孢噻吩、头孢唑林合用可能增加肾毒性。（5）与多黏菌素 B 注射剂合用，可增加肾毒性和神经肌肉阻滞作用。（6）其他肾毒性或耳毒性药物均不宜与合用或先后连续应用，以免加重肾毒性或耳毒性。（7）氨基苷类与 β-内酰胺类（头孢菌素类与青霉素类）混合静滴时可导致相互失活。本品与上述抗生素联合应用时必须分瓶滴注。本品亦不宜与其他药物同瓶滴注。（8）吲哚美辛可能升高新生儿阿米卡星和庆大霉素的血药浓度。（9）新霉素降低青霉素 V、甲氨蝶呤的吸收。与铂类化合物合用增加耳肾毒性，新霉素可能降低维生素 A 的吸收。（10）环孢素与氨基苷类合用增加肾毒性的危险。（11）襻性利尿药与氨基苷类合用可增加耳毒性。（12）氨基苷类增强非去极化肌松药和氯琥珀胆碱的作用。（13）氨基苷类可拮抗新斯的明和溴吡斯的明的作用。（14）

氨基苷类他克莫司合用有增加肾毒性的危险。

氨力农　Amrinone

同米力农。

氨氯地平　Amlodipine

（1）与下列药物合用是安全的：噻嗪类利尿剂、血管紧张素转换酶抑制剂、长效硝酸酯类药物、舌下含服硝酸甘油、抗生素和口服降糖药。（2）氨氯地平与麻醉药合用时，引起低血压。（3）与非甾体抗炎镇痛药尤其与吲哚美辛合用时，可减少本品的降压作用。（4）与肾上腺素 β 受体拮抗药合用时可增强降压作用。

氨曲南 Aztreonam

（1）与更昔洛韦（丙氧鸟苷）合用可引起癫痫发作。（2）与氨基苷类抗生素合用，有协同抗菌作用，但与头孢西丁有拮抗作用。（3）与 β_2 肾上腺素受体激动药、茶碱等支气管扩张药合用，有协同作用。

胺碘酮　Amiodarone

（1）与地高辛同用，增加地高辛毒性。（2）与口服抗凝剂同用能增加抗凝作用。（3）与苯妥英同用可增加其血药水平 2～3 倍。（4）与消胆胺同用，可降低本品的血药水平。（5）与奎尼丁、利多卡因、普西律、维拉帕米、钙通道阻滞剂、β 受体拮抗药等同用，可加重毒性反应（6）与单胺氧化酶抑制剂同用，可使本品体内代谢减慢。（7）与三环类抗抑郁药、噻嗪类利尿药、索他洛尔合用，可加重心律失常反应。（8）禁止与下列药物合用：某些可导致尖端扭转性室速的药物：Ia 类抗心律失常药物和Ⅲ类抗心律失常药物，某些精神安定类药物（如氯丙嗪等）、苄普地尔、二苯马尼、静注红霉素、咪唑斯汀、斯帕沙酸、静注长春胺等。（9）不宜与下列药合用：注射用硫氮䓬酮、甲丙二苯草、喷他脒。（10）与环孢素合用：有肾脏中毒的危险，应减少环孢霉素的剂量和监测肾功能。（11）与排钾利尿药合用，可增加低血钾所致的心律失常。

奥硝唑　Ornidazole

（1）同其他硝基咪唑类药物相比，本品对乙醛脱氢酶无抑制作用。（2）奥硝唑能抑制抗凝药华法林的代谢，使其半衰期延长，增强抗凝药的药效。（3）西咪替丁可加快奥硝唑的消除。（4）本品可延长维库溴铵的肌肉松弛作用。

奥扎格雷　Ozagrel

（1）本品与抗血小板聚集剂、血栓溶解剂及其他抗凝药合用，可增强出血倾向，应慎重合用。（2）避免同含钙输液混合用。

贝那普利　Benazepril

（1）利尿剂和其他抗高血压药与本品合用时会引起血压过低（特别是首次应用时）。（2）本品和阿米洛利、补钾剂、螺内酯、氨苯喋啶合用时会导致高血钾（由于血液中钾的水平过度而导致危险）。（3）非甾体抗炎镇痛药能够降低本品功效。

苯妥英钠　Phenytoin Sodium

（1）能提高苯妥英钠血药浓度，增加其毒性的药物有：磺胺苯吡唑、氯丙嗪、甲哌氯丙嗪（Prochloperazine）、氯氮䓬、地西泮、丙氧芬（Propoxyphene）、氟烷、甲苯丙醇类、硫噻嗪、三甲双酮、乙琥胺、氯霉素、异烟肼、环丝氨酸、对氨基水杨酸钠、双香豆素类、雌激素、双流仑、呋塞米、普萘洛尔、哌醋甲酯等。（2）能降低本品的血药浓度，降低其作用的有：苯巴比妥、卡马西平、氯硝西泮等，含钙、镁、铝的抗酸药也可与本品形成不溶解的复合物而减少其吸收。(3) 可被本品改变血药浓度的药有：苯巴比妥（血浓度上升）。地高辛、洋地黄毒苷、双香豆素类、多西环素、胰岛素、雌激素及皮质激素等血药浓度均下降。(4) 抗精神病药、中枢兴奋药、三环类抗抑郁药、金刚胺等，均可降低癫痫发作阈值，促使发作。(5) 其他：与多巴胺合用可出现严重低血压及心律减慢。如与流感疫苗合用，可增强发作。可抑制胰岛素的释放，减弱机体生理性降血糖作用，从而加重糖尿病，使隐性糖尿病患者出现症状。但并不直接影响胰岛素的降糖作用。对通过刺激胰岛细胞而发挥疗效的口服降糖药（如磺酰脲类药）则有减弱其疗效的作用。与利多卡因、普萘洛尔合用，可增加对心脏的抑制作用，曾有报道发生窦房停顿者。与口服避孕药同用可降低避孕药效力并使癫痫失控。与拟交感神经药物合用可突发血压降低，心动过缓。与甲状腺素合用，可置换出与血浆蛋白结合的甲状腺素，提高其游离血浓度。可引起心律失常的不良反应。大剂量利血平可引起癫痫发作，不适用于高血压癫痫患者。必须合用时，要加大抗癫痫药的剂量。本品的酶诱导作用可加速维生素 D 的代谢灭活，引起维生素 D 及钙的缺乏。(6) 为肝酶诱导剂，与皮质激素、洋地黄类（如地高辛）、口服避孕药、环孢素、雌激素、左旋多巴、奎尼丁、土霉素或三环类抗抑郁药合用时，可降低这些药物的效应。

苯扎贝特 Bezafibrate

(1) 本品可明显增强口服抗凝药的作用，与其同用时应注意降低口服抗凝药的剂量，经常监测凝血酶原时间以调整抗凝剂量。其作用机制尚不确定，可能是因为本品能将华法林等从其蛋白结合位点上替换出来，从而使其作用加强。(2) 本品与其他高蛋白结合率的药物合用时，也可将它们从蛋白结合位点上替换下来，导致其作用加强，如甲苯磺丁脲及其他磺脲类降糖药、苯妥英、呋塞米等，在降血脂治疗期间服用上述药物，则应调整降糖药及其他药的剂量。(3) 氯贝丁酸衍生物与 HMG-CoA 还原酶抑制剂，如洛伐他汀等合用治疗高脂血症，将增加两者严重肌肉毒性发生的危险，可引起肌痛、横纹肌溶解、血肌酸磷酸激酶增高等肌病，应尽量避免联合使用。(4) 本品主要经肾排泄，在与免疫抑制剂，如环孢素合用时，可增加后者的血药浓度和肾毒性，有导致肾功能恶化的危险，应减量或停药。本品与其他有肾毒性的药物合用时也应注意。(5) 本品能增加降糖药的作用。(6) 与考来烯胺同用时，由于本品吸收会受到考来烯胺的影响，两药服用时间应间隔 2 小时。(7) 不可与单胺氧化酶抑制剂同时应用。

苯唑西林 Oxacillin

(1) 本品与氨基苷类、去甲肾上腺素、间羟胺、苯巴比妥、维生素 B 族、维生素 C 等药物存在配伍禁忌，不宜同瓶滴注。(2) 丙磺舒可减少本品的肾小管分泌，延长血清半衰期。(3) 阿司匹林、磺胺药可抑制本品与血清蛋白的结合，提高本品的游离血药浓度。

比索洛尔 Bisoprolol

(1) 与钙通道阻滞剂（包括维拉帕米和地尔硫䓬）合用对收缩力和房室传导产生负面影响。(2) 与可乐定：可增加"反跳性高血压"的风险，还可显著降低心率和心脏传导。(3) 与单胺氧化酶抑制剂（MAO-B 抑制剂除外）：可以增加 β 受体阻断剂的降血压效应，同时也增加高血压危险的可能。(4) 合并使用 β 受体阻断剂可能会导致心力衰竭。(5) 与 I 类抗心律失常药物（如丙吡胺、奎尼丁）

合用可能延长心房传导时间，增强负性肌力效应。（6）与氯压定联用时，需在本品停用几天之后才能停用氯压定，否则可能会引起血压急剧升高。（7）本品与麦角胺类衍生物（如含有麦角胺的抗偏头痛药物）合用时可能会增加外周循环的阻力。（8）胰岛素和口服抗糖尿病药物：增加降血糖效果。阻断 β 肾上腺素受体可能掩盖低血糖症状。宜定期监测血糖水平。（9）麻醉剂：减弱反射性心动过速，增加低血压的风险。（10）在诱导和插管期间继续使用 β 受体阻断剂可以降低发生心律失常的危险性。患者在接受比索洛尔治疗时，应该告知麻醉师。（11）洋地黄毒苷：减慢心率，延长房室传导时间。（12）前列腺素合成酶抑制剂：减弱降血压作用。（13）麦角胺衍生物：加剧外周循环紊乱。（14）拟交感神经药物：与比索洛尔合并用药时可以降低二者的作用。（15）治疗过敏反应时需要增加肾上腺素的剂量。（16）三环类抗抑郁药，巴比妥类，吩噻嗪和其他抗高血压药物：降血压作用增强。（17）利福平：可能由于诱导肝药酶而轻度降低比索洛尔的半衰期，通常不需要调整剂量。

丙吡胺 Disopyramide

（1）与其他抗心律失常药合用，应密切监测心功能。（2）与华法林合用时，抗凝作用更明显。（3）与药酶诱导剂同用，能使该药的药效降低。（4）本品与酒精合用，会导致头晕及低血糖症。（5）苯妥因、利福平、巴比妥盐和格鲁米特能使本品的药效降低。（6）本品与 β 受体阻断剂，如阿替洛尔等合用，可增加对心脏的不良反应。

布美他尼 Bumetanide

（1）肾上腺糖皮质激素、盐皮质激素，促肾上腺皮质激素及雌激素能降低本药的利尿作用，并增加电解质紊乱尤其是低钾血症的发生机会。（2）非甾体抗炎镇痛药能降低本药的利尿作用，肾损害机会也增加，与前者抑制前列腺素合成，减少肾血流量有关。（3）与拟交感神经药物及抗惊厥药物合用，利尿作用减弱。（4）与氯贝丁酯（安妥明）合用，两药的作用均增强，并可出现肌肉酸痛、强直。（5）与多巴胺合用，利尿作用加强。（6）饮酒及含酒精制剂和可引起血压下降的药物能增强本药的利尿和降压作用。与巴比妥类药物、麻醉药合用，易引起直立性低血压。（7）本药可使尿酸排泄减少，血尿酸升高，故与治疗痛风的药物合用时，后者的剂量应作适当调整。（8）降低降血糖药的疗效。（9）降低抗凝药物和抗纤溶药物的作用，主要是利尿后血容量下降，致血中凝血因子浓度升高，以及利尿使肝血液供应改善、肝脏合成凝血因子增多有关。（10）本药加强非去极化肌松药的作用，与血钾下降有关。（11）与两性霉素、头孢霉素、氨基苷类等抗生素合用，肾毒性和耳毒性增加，尤其是原有肾损害时。（12）与抗组胺药物合用时耳毒性增加，易出现耳鸣、头晕、眩晕。（13）与锂制剂合用肾毒性明显增加，应尽量避免。（14）服用水合氯醛后静注本药可致出汗、面色潮红和血压升高，此与甲状腺素由结合状态转为游离状态增多，导致分解代谢加强有关。（15）与碳酸氢钠合用发生低氯性碱中毒机会增加。

醋硝香豆素 Acenocoumarol

与本品合用能增强抗凝作用的药物有：（1）能与本品竞争血浆蛋白结合，使游离的双香豆乙酯增多，如阿司匹林、甲芬那酸、水合氯醛、氯贝丁酯（安妥明）、磺胺类药、丙磺舒等。（2）抑制肝微粒体酶，使本品代谢降低而增效，如氯霉素、别嘌呤醇、单胺氧化酶抑制药、甲硝唑（灭滴灵）、西咪替丁等。（3）

减少维生素 K 的吸收和影响凝血酶原合成的药物，如各种广谱抗生素、长期服用液状石蜡或考来烯胺（消胆胺）等。（4）能促进使本品与受体结合的药物，奎尼丁、甲状腺素、同化激素。（5）干扰血小板功能，促进抗凝作用的药物，如大剂量阿司匹林、水杨酸类、前列腺素合成酶抑制药、氯丙嗪、苯海拉明等。（6）此外，能增强抗凝作用的药物还有丙硫氧嘧啶、二氮嗪（diazoxide）、丙吡胺（disopyramide）、口服降糖药、磺吡酮（抗痛风药）等；机制尚不明确。（7）肾上腺皮质激素和苯妥英钠既可增加，也可减弱抗凝的作用，有导致胃肠道出血的危险。一般不合用。（8）不能与链激酶、尿激酶合用，否则易导致危重出血。

与本品合用能减弱抗凝作用的药物：（1）抑制口服抗凝药吸收，包括制酸药、轻泻药、灰黄霉素、利福平、格鲁米特（导眠能）、甲丙氨酯（安宁）等；（2）维生素 K、口服避孕药和雌激素等，竞争有关酶蛋白，促进因子 II、VII、IX、X 的合成。

大观霉素 Spectinomycin

（1）大观霉素与氟喹诺酮类药合用，可增强疗效。（2）大观霉素与碳酸锂合用，可使碳酸锂在个别患者身上出现毒性作用。

单硝酸异山梨酯 Isosorbide Mononitrate

（1）本品和乙醇合用会导致头晕或晕厥。（2）某些治疗鼻窦炎，过敏，咳嗽，感冒，哮喘或减肥的非处方药会阻断本品的抗心绞痛作用。（3）大剂量本品与其他降压药合用时，降压作用被增强。

低分子肝素 Low Molecuar Heparin

不推荐联合使用下述药物（合用可增加出血倾向）：用于解热镇痛剂量的乙酰水杨酸（及其衍生物），非甾类抗炎药（全身用药），酮咯酸，右旋糖酐 40（肠道外使用）。当本品与下例药物共同使用时应注意：口服抗凝剂，溶栓剂，用于抗血小板凝集剂量的乙酰水杨酸（用于治疗不稳定性心绞痛及非 Q 波心肌梗死），糖皮质激素（全身用药）。

地尔硫䓬 Diltiazem

（1）与普萘洛尔合用，可增加本品的生物利用度近 50%，因而需调整剂量。（2）与西咪替丁合用，可减慢本品从体内的排泄，使其副作用增加。（3）本品可增加卡马西平和环孢素的血药浓度。（4）与其他抗心律失常药不宜合用，可能增加对心脏的不良反应。（5）本品与 β 受体阻断剂合用应小心，可能增加对心脏的不良反应。（6）可使洋地黄、西咪替丁血药浓度升高。（7）与降压药、硝酸酯类药合用可增强降压作用。（8）与二氢吡啶类合用，可增强二氢吡啶类钙通道阻滞的作用。（9）与茶碱合用，使茶碱作用增强。与肌肉松弛药合用，增强肌肉松弛的作用。（10）与利福平合用，本品作用可减弱。（11）与咪达唑仑合用，增强咪达唑仑的作用。

地高辛 Digoxin

（1）与苯巴比妥同用时，将促进肝微粒酶对本品的代谢，使之作用降低，两者合用难以掌握剂量。（2）与拟胆碱药、氯化琥珀胆碱、排钾利尿药等合用，易产生心律失常。（3）与苯妥英钠合用，可促进本类药的代谢与清除，降低血浆浓度。洋地黄类药物所引起的室上性及室性快速心率失常可被苯妥英钠迅速控制。（4）与去甲丙米嗪同用，本类药可加重其心脏毒性作用。（5）与儿茶酚胺类、麻黄碱并用时，易引起心律失常。（6）普萘洛尔可用于防治洋地黄类药物毒性反应所引起的室上性心动过速，但可加重本类药所引起的房室或窦房传导阻滞而引起心动过缓。（7）大剂量应用维生素 D 时可明显增加钙的吸收，使血钙含量上升，可增强心肌对强心苷的敏感性，若缺乏维生素 D 而血钙含量低时，本类品的作用亦可减弱。（8）洋地黄化的病人忌用普鲁卡因，以免引起洋地黄类药物中毒。（9）强心苷所致的室性心律失常可被溴苄铵纠正。（10）降糖药及大量静脉注射高渗葡萄糖均可使血钾向细胞内转移而致低血钾，诱发强心苷中毒。（11）与抗凝药合用，可减弱其抗凝作用。（12）与消胆胺合用时，可使洋地黄苷的血药浓度降低。（13）与二性霉素同用，由于导致低钾而增加本类药毒性。（14）与三磷酸腺苷同用，本品的毒性反应减弱。（15）锑剂抗血吸虫病药物有较强的心脏毒性，易增加心脏应激性，与本品同用可引起强心苷中毒。（16）若用碳酸氢钠，可加剧水钠的潴留而降低本类药的疗效。（17）鞣酸可沉淀洋地黄药物，使之不能吸收而疗效减弱。（18）白陶土果胶合剂、抗酸药、氨基水杨酸、抗肿瘤药、新霉素、考来替泊和考来烯胺等可降低洋地黄类药吸收而影响疗效。（19）与胃复安合用，可增加胃肠活动而降低本品口服药物的吸收。（20）与奎尼丁同用可降低肾对本品的清除率而增加中毒的危险。（21）与柳氮磺胺嘧啶同用可降低本品的活性。（22）与甲状腺合用可增加中毒危险。（23）青霉胺、利福平、氨鲁米特、和左旋多巴可使本血药浓度降低。（24）红霉素、胺碘酮、卡托普利、苯二氮䓬类药、氟卡尼、四环素、布洛芬、吲哚美辛、维拉帕米、硝苯地平、地尔硫䓬、奎宁、螺内酯能使本品血药浓度升高，不良反应加强。（25）甲状腺素、丙硫嘧啶和甲巯咪唑（他巴唑）能够改变地高辛的用药剂量。（26）与利尿药和肾上腺皮质激素（可的松类药物）合用可引起低钾血症。（27）与肝素同用，由于本品可能部分抵消肝素的抗凝作用，需调整肝素用量。（28）吲哚美辛可减少本品的肾清除，使本品半衰期延长，有中毒危险，需监测血药浓度及心电图。（29）依酚氯铵与本品合用可致明显心动过缓。

毒毛花苷 K Strophanthin K

（1）与拟胆碱药、氯化琥珀胆碱、排钾利尿药等合用，易产生心律失常。（2）与苯妥英钠同用时，可降低本品的血药浓度。（3）与三磷酸腺苷并用时，本品的毒性反应减轻，心律失常的发生率降低。（4）与两性霉素 B、皮质激素或失钾利尿剂如布美他尼、依他尼酸等同用时，可引起低血钾而致洋地黄中毒。（5）与抗心律失常药、钙盐注射剂、可卡因、泮库溴铵、萝芙木碱、琥珀胆碱或拟肾上腺素类药同用，可因作用相加而导致心律失常。（6）血钾正常的严重或完全性房室传导阻滞的洋地黄化患者不应同时应用钾盐、噻嗪类利尿剂与本品同用时，常须给予钾盐防止低血钾症。（7）与奎尼丁合用可使本品血药浓度提高。（8）与维拉帕米、地尔硫䓬、胺碘酮合用，由于降低肾及全身对强心苷的清除率而提高其血药浓度，可引起严重心动过缓。螺内酯可延长本品半衰期，需调整剂量或给药间期，监测本品的血药浓度。（9）血管紧张素转换酶抑制剂及其受体阻断剂可使本品血药浓度增高。（10）依酚氯铵与本品合用可致明显心动过缓。（11）吲哚美辛可减少本品的肾清除，使本品半衰期延长，有中毒危险，需监测血药浓度及心电图。（12）与肝素同用，由于本品可能部分抵消肝素的抗凝作用，需调整肝素用量。（13）应用本品时静脉注射硫酸镁应极其谨慎，尤其是静注钙盐时，可发生心脏传导阻滞。

多巴胺 Dopamine

（1）与全麻药合用，可引起室性心律失常。（2）与 β 受体阻断药同用，可阻断多巴胺对心脏的 β_1 受体作用。（3）与硝酸酯类药同用，可减弱硝酸酯类的抗心绞痛作用及多巴胺的升压效应。（4）与利尿药同用，可增加利尿作用。（5）与单胺氧化酶抑制剂、呋喃唑酮同用，可延长及加强多巴胺的效应。（6）不可将任何药物加入本品的输液中混合静滴。（7）与苯妥因合用可致低血压、心动过缓。（8）与异丙肾上腺素合用可提高疗效。（10）与麦角碱合用可致强烈的血管收缩。

多巴酚丁胺 Dobutamine

（1）与全麻药合用，室性心律失常的发生可能性增加。（2）与 β 受体阻断药同用，可阻断本品对 β 受体的作用，导致外周血管的总阻力加大。（3）与硝普钠同用，可导致心排血量微增，肺楔压略降。

多西环素 Doxycycline

（1）本品可抑制血浆凝血酶原的活性，所以接受抗凝治疗的患者需要调整抗凝药的剂量。（2）巴比妥类、苯妥英或卡马西平可致本品血药浓度降低，因此须调整多西环素的剂量。

厄贝沙坦 Irbesartan

（1）本品与利尿剂合用时应注意血容量不足或因低钙可引起低血压。与保钾利尿剂（如安苯喋啶等）合用时，应避免血钾升高。（2）本品与华法林之间无明显的相互作用。（3）与洋地黄类药如地高辛、β 受体阻断剂如阿替洛尔、钙通道阻滞剂如硝苯地平等合用不影响相互的药代动力学。

二氮嗪 Diazoxide

（1）与麻醉药、其他降压药合用，可使降压作用加强。（2）与 β 受体阻断剂合用可防止由本品降压后发生的反射性心动过速。（3）与呋塞米，依他尼酸或噻嗪类同用，可使降压作用加强。（4）与降糖药同用，可使本品的升血糖作用减弱。（5）与口服抗凝剂同用，可使抗凝作用加强。（6）与非甾体抗炎镇痛药合同，可减弱本品的降压作用。

法罗培南 Faropenem

（1）与亚胺培南-西司他丁钠合用，西司他丁钠抑制代谢酶，可导致本药血药浓度提高。（2）与呋塞米合用，可致肾毒性增强。

非洛地平 Felodipine

（1）与 CYP3A4 诱导剂（苯妥英、卡马西平，巴比妥类）合用，可引起血药浓度下降，而 CYP3A4 抑制剂则可使其血药浓度上升。（2）与西咪替丁合用，可使本品血药浓度升高。（3）本品可增加地高辛的血药浓度。

非诺贝特 Fenofibrate

（1）与抗凝剂合用，可增强抗凝作用。（2）与降糖药合用，有轻度升血糖作用。（3）慎与其他调脂药合用，如苯扎贝特、普伐他汀、氟伐他汀、辛伐他汀等合用。（4）考来烯胺可减少本品在胃肠道的吸收。

酚苄明 Phenoxybenzamine

（1）与 β 受体阻断剂合用，可加重本品引起的低血压反应，特别是首次合用时。（2）与甲基多巴合用，可引起尿失禁。（3）与拟交感胺类药同用，升压效应减弱或消失。（4）与二氮嗪同用时二氮嗪的抑制胰岛素释放作用被拮抗。

酚妥拉明 Phentolamine

（1）与拟交感胺类药同用，使后者的周围血管收缩作用抵消或减弱。（2）与二氮嗪同用，使二氮嗪抑制胰岛素释放的作用受抑制。（3）与苯巴比妥、格鲁米特、甲喹酮（安眠酮）等镇静催眠药同用，可加强本品降压作用。（4）与强心苷合用，可加剧不良反应。

呋塞米 Furosemide

（1）肾上腺糖、盐皮质激素，促肾上腺皮质激素及雌激素能降低本药的利尿作用，并增加电解质紊乱尤其是低钾血症的发生机会。（2）非甾体抗炎镇痛药能降低本药的利尿作用，肾损害机会也增加，这与前者抑制前列腺素合成，减少肾血流量有关。（3）与拟交感神经药物及抗惊厥药物合用，利尿作用减弱。（4）与氯贝丁酯（安妥明）合用，两药的作用均增强，并可出现肌肉酸痛、强直。（5）与多巴胺合用，利尿作用加强。（6）饮酒及含酒精制剂和可引起血压下降的药物能增强本药的利尿和降压作用。与巴比妥类药物、麻醉药合用，易引起直立性低血压。（7）本药可使尿酸排泄减少，血尿酸升高，故与治疗痛风的药物合用时，后者的剂量应作适当调整。（8）降低降血糖药的疗效。（9）降低抗凝药物和抗纤溶药物的作用，主要是利尿后血容量下降，致血中凝血因子浓度升高，以及利尿使肝血液供应改善、肝脏合成凝血因子增多有关。（10）本药加强非去极化肌松药的作用，与血钾下降有关。（11）与两性霉素、头孢霉素、氨基苷类等抗生素合用，肾毒性和耳毒性增加，尤其是原有肾损害时。（12）与抗组胺药物合用时耳毒性增加，易出现耳鸣、头晕、眩晕。（13）与锂制剂合用肾毒性明显增加，应尽量避免。（14）服用水合氯醛后静注本药可致出汗、面色潮红和血压升高，此与甲状腺素由结合状态转为游离状态增多，导致分解代谢加强有关。（15）与碳酸氢钠合用发生低氯性碱中毒机会增加。

氟伐他汀 Fluvastatin

（1）与免疫抑制剂环孢素、红霉素、烟酸、吉非贝齐合用发生肌病的危险性增加。（2）与利福平合用，本品的生物利用度降低50%。（3）与离子交换树脂如考来烯胺合用，应错后4小时。（4）与苯扎贝特合用可使氟伐他汀的生物利用度增加约50%。

氟桂利嗪 Flunarizine

（1）与催眠药、镇静药、乙醇联用时，可加强镇静作用。（2）放射治疗时联用氟桂利嗪，对肿瘤细胞的杀伤力可提高10~20倍。（3）应用抗癫痫药物治疗，加用氟桂利嗪可以提高抗癫痫效果。（4）与胺碘酮联用，可导致房室传导阻滞或窦性心动过缓，故不宜联用。（5）与β受体阻断药联用，可出现低血压、心动过缓及房室传导紊乱等不良反应。（6）与止痛药芬太尼联用，可导致严重的低血压。（7）与非甾体抗炎镇痛药或口服抗凝血药联用，可增加胃肠道出血的发生率。（8）与沙奎那韦联用，可增加氟桂利嗪的毒性反应。（9）与苯妥英钠、卡马西平、利福平合用，可降低氟桂利嗪的血药浓度，从而降低氟桂利嗪的疗效，故联用时应调整氟桂利嗪的用量。

氟康唑 Fluconazole

（1）与异烟肼或利福平合用时，可使本品浓度降低。（2）与磺酰脲类降糖药合用，可使此类药物的血药浓度升高而致低血糖，因此须监测血糖，并可减少磺酰脲类降糖药的剂量。（3）高剂量本品和环孢素合用时，可使环孢素的浓度升高，致毒性反应危险性增加，因此必须在监测环孢素的血药浓度并调整剂量的情况下方可谨慎使用。（4）本品与氢氯噻嗪合用使本品血药浓度升高。（5）与茶碱合用时，茶碱血药浓度约升高13%，可致毒性反应，故需监测茶碱的血药浓度。（6）与华法林和双香豆素类抗凝药合用时，可增强双香豆素类的抗凝作用，故需监测凝血酶时间并谨慎使用。（7）与苯妥英钠合用时，可使后者浓度升高，故需监测苯妥英钠血药浓度。

氟罗沙星　Fleroxacin

同环丙沙星

福辛普利　Fosinopril

（1）本品和螺内酯、氨苯蝶啶、阿米洛利、含钾盐的物质合用都会导致高钾血症。（2）本品可延缓锂在体内的代谢，与锂制剂合用时可能会引起锂中毒。（3）本品与其他抗高血压药合用，可以增加抗高血压药的疗效。（4）本品与非甾体抗炎镇痛药合用可能影响此药抗高血压作用。（5）本品能增强麻醉药和镇痛药的降压作用。

辅酶A　Coenzyme A

本药与三磷腺苷、细胞色素C等合用可增加疗效。

复方磺胺甲噁唑　Sulfamethoxazole

（1）同时应用碱化尿液药可增强磺胺药在碱性尿中的溶解度，使排泄量增多。（2）骨髓抑制药与磺胺药合用可能增强潜在的不良反应。（3）口服含雌激素的避孕药者同时长时间应用磺胺药可致避孕的可靠性减少，并增加经期外出血的机会。（4）溶栓药与磺胺药合用时，可能增大其潜在的毒性作用。（5）接受磺胺药治疗者对维生素K的需要量增加。（6）乌洛托品在酸性尿中可分解产生甲醛，后者可与磺胺形成不溶性沉淀物，增加结晶尿。（7）当治疗细菌性脑膜炎或其他严重感染需要应用具快速杀菌作用的药物（青霉素类）时，抑菌药（磺胺药）的同时应用有可能干扰青霉素类的杀菌作用，故两类药物最好避免同时应用。（8）下列药物与磺胺药同用时，后者可取代这些药物的蛋白结合部位，或抑制其代谢，以致药物作用时间延长或发生毒性，因此在应用磺胺药之后使用时需调整剂量。此类药物包括口服抗凝药、口服降糖药、甲氨蝶呤、苯妥英钠和硫喷妥钠。具肝毒性药与磺胺药应用，可能增高肝毒性。

复方硫酸双肼屈嗪　Dihydraalzine Sulfate，Clonidine and Hydrochlorothiazine

（1）与非甾体抗炎镇痛药同用减弱降压作用。（2）与其他降压药合用增强降压作用。（3）与拟交感胺类药物合用减弱降压作用。（4）与三环类抗抑郁药合用，可减弱降压作用。

复方盐酸阿米洛利片　Compound Amiloride Hydrochloride tablets

不宜与其他保钾利尿药或钾盐合用。

甘露醇　Mannitol

（1）可增加利尿药及碳酸酐酶抑制剂的利尿和降眼内压作用，与这些药物合用时应调整剂量。（2）可增加洋地黄毒性作用，与低钾血症有关。（3）可防止两性霉素B的肾损害作用。（4）可降低秋水仙碱的不良反应。（5）顺铂与甘露醇溶液同时缓慢静脉滴注，可减轻顺铂的肾和胃肠道毒性反应。（6）可降低亚硝脲类抗癌药及丝裂霉素毒性，但不影响化疗药物的疗效。

肝素 Heparin

（1）本品与下列药物合用，可加重出血危险：①香豆素及其衍生物，可导致严重的因子Ⅸ缺乏而致出血。②阿司匹林及非甾体抗炎镇痛药等均能抑制血小板功能，并能诱发胃肠道溃疡出血。③双嘧达莫、右旋糖酐等可能抑制血小板功能。④肾上腺皮质激素、促肾上腺皮质激素等易诱发胃肠道溃疡出血。⑤其他尚有利尿酸、组织纤溶酶原激活物（t-PA）、尿激酶、链激酶等。（2）肝素并用碳酸氢钠、乳酸钠等纠正酸中毒的药物可促进肝素的抗凝作用。（3）肝素与透明质酸酶混合注射，既能减轻肌注痛，又可促进肝素吸收。但肝素可抑制透明质酸酶活性，故两者应临时配伍使用，药物混合后不宜久置。（4）肝素可与胰岛素受体作用，从而使胰岛素减效。（5）下列药物与本品有配伍禁忌：卡那霉素、阿米卡星、柔红霉素、乳糖酸红霉素、硫酸庆大霉素、氢化可的松琥珀酸钠、多黏菌素B、阿霉素、妥布霉素、万古霉素、头孢孟多、头孢哌酮钠、氯喹、氯丙嗪、异丙嗪、麻醉性镇痛药。

桂利嗪 Cinnarizine

（1）与钙通道阻滞剂合用，可增强后者的作用。（2）与酒精、催眠药或镇静药合用时，加重镇静作用。（3）与苯妥英钠，卡马西平联合应用时，可以降低桂利嗪的血药浓度。

果糖 Fructose

（1）果糖二磷酸钠注射液不能与pH在3.5～3.8之间不溶解的药物同用，也不能与含高钙盐的碱性溶液同用。（2）本品不宜与氨基己酸、氨苄西林、呋塞米、肼屈嗪、硫喷妥钠、华法林等配伍。

红霉素 Erythromycin

（1）本品为CYP3A4抑制剂，可抑制卡马西平、丙戊酸、芬太尼、环孢素等药物的代谢。（2）与氯霉素和林可酰胺类有拮抗作用，不推荐同用。（3）本品为抑菌剂，可干扰青霉素的杀菌效能，故当需要快速杀菌作用如治疗脑膜炎时，两者不宜同用。（4）长期服用华法林的患者应用本品时可导致凝血酶原时间延长，从而增加出血的危险性，老年病人尤应注意。两者必须同用时，华法林的剂量宜适当调整，并严密观察凝血酶原时间。（5）除二羟丙茶碱外，本品与黄嘌呤类合用可使氨茶碱的肝清除减少，导致血清氨茶碱浓度升高和（或）毒性反应增加。这一现象在合用6日后较易发生，氨茶碱清除的减少幅度与红霉素血清峰值成正比。因此在两者合用疗程中和疗程后，黄嘌呤类的剂量应予调整。（6）与其他肝毒性药物合用可能增强肝毒性。（7）大剂量红霉素与耳毒性药物合用，尤其肾功能减退患者可能增加耳毒性。（8）与洛伐他汀合用时可抑制其代谢而使血浓度上升，可能引起横纹肌溶解；与咪达唑仑或三唑仑合用时可减少二者的清除而增强其作用。

华法林 Warfarin

（1）增强本品抗凝作用的药物有：阿司匹林、水杨酸钠、胰高血糖素、奎尼丁、吲哚美辛、奎宁、依他尼酸、甲苯磺丁脲、甲硝唑、别嘌呤醇、红霉素、氯霉素、某些氨基苷类抗生素、头孢菌素类、苯碘达隆、西咪替丁、氯贝丁酯、右旋甲状腺素、对乙酰氨基酚等。（2）降低本品抗凝作用的药物：苯妥英钠、巴比妥类、口服避孕药、雌激素、考来烯胺、利福平、维生素K类、氯噻酮、螺内酯、扑米酮、皮质激素等。（3）不能与本品合用的药物：肾上腺素、阿米卡星、维生

素 B_{12}、间羟胺、缩宫素、氯丙嗪、万古霉素等。（4）本品与水合氯醛合用，其药效和毒性均增强，应减量慎用。维生素 K 的吸收障碍或合成下降也影响本品的抗凝作用。

环丙沙星 Ciprofloxacin

（1）尿碱化药可减少本品在尿中的溶解度，导致结晶尿和肾毒性。（2）含铝或镁的制酸药可减少本品口服的吸收，建议避免合用。不能避免时应在服本品前 2 小时，或服药后 6 小时服用。（3）本品与茶碱类合用时可能由于与细胞色素 P450 结合部位的竞争性抑制，导致茶碱类的肝清除明显减少，消除半衰期延长，血药浓度升高，出现茶碱中毒症状，故合用时应测定茶碱类血药浓度和调整剂量。（4）环孢素与本品合用时，其血药浓度升高，必须监测环孢素血药浓度，并调整剂量。（5）本品与抗凝药华法林同用时可增强后者的抗凝作用，合用时应严密监测患者的凝血酶原时间。（6）丙磺舒可减少本品自肾小管分泌约 50%，合用时可因本品血浓度增高而产生毒性。（7）本品干扰咖啡因的代谢，从而导致咖啡因消除减少，消除半衰期延长，并可能产生中枢神经系统毒性。（8）去羟肌苷可减少本品的口服吸收，因其制剂中所含的铝及镁，可与本品螯合，故不宜合用。

磺胺嘧啶 Sulfadiazine

（1）与尿碱化药合用可增加磺胺药在碱性尿中的溶解度，使排泄增多。（2）对氨基苯甲酸可代替磺胺被细菌摄取，对磺胺药的抑菌作用发生拮抗，因而两者不宜合用。也不宜与含对氨苯甲酰基的局麻药如普鲁卡因、苯佐卡因、丁卡因等合用。（3）与口服抗凝药、口服降血糖药、甲氨蝶呤、苯妥英钠和硫喷妥钠合用时，上述药物需调整剂量，因磺胺嘧啶可取代这些药物的蛋白结合部位，或抑制其代谢，以致药物作用时间延长或发生毒性反应。因此当这些药物与本品同时应用，或在应用本品后使用均需调整其剂量。（4）骨髓抑制药与本品合用时可能增强此类药物对造血系统的不良反应，如白细胞、血小板减少，应严密观察可能发生的毒性反应。（5）与避孕药（口服含雌激素者）长时间合用可导致避孕的可靠性减小，并增加经期外出血的机会。（6）与溶栓药物合用时，可能增大其潜在的毒性作用。（7）与肝毒性药物合用，可能引起肝毒性发生率的增高。对此类患者尤其是用药时间较长及以往有肝病史者应监测肝功能。（8）与光敏药物合用可能发生光敏作用相加。（9）接受磺胺药治疗者对维生素 K 的需要量增加。（10）乌洛托品在酸性尿中可分解产生甲醛，后者可与磺胺形成不溶性沉淀物，使发生结晶尿的危险性增加，因此两药不宜同时应用。（11）磺胺药可取代保泰松的血浆蛋白结合部位，当两者合用时可增强保泰松的作用。（12）因本品有可能干扰青霉素类药物的杀菌作用，最好避免与此类药物同时应用。（13）与磺吡酮合用时可减少本品中的磺胺嘧啶自肾小管的分泌，其血药浓度升高而持久，易产生毒性反应，因此在应用磺吡酮期间或应用其治疗后可能需要调整本品的剂量。（14）与甲氧苄啶合用可产生协同作用。

吉非罗齐 Gemfibrozil

（1）本品可明显增强口服抗凝药的作用，与其同用时应注意降低口服抗凝药的剂量，经常监测凝血酶原时间以调整抗凝药剂量。其作用机制可能是因为本品能将华法林等从其蛋白结合位点上替换出来，从而使其作用加强。（2）本品与其他高蛋白结合率的药物合用时，也可将它们从蛋白结合位点上替换下来，导致其作用加强，如磺脲类降糖药、苯妥英、呋塞米等，在降血脂治疗期间服用上述药物，则应调整降糖药及其他药的剂量。（3）氯贝丁酸衍生物与 HMG-CoA 还原酶抑制剂，如洛伐他汀等合用治疗高脂血症，将增加两者严重肌肉毒性发生的危险。（4）本品与胆汁酸结合树脂，如考来替泊等合用，则至少应在服用这些药物之前 2 小时或 2 小时之后再服用吉非罗齐。因胆汁酸结合药物可结合同时服用的其他药物，进而影响其他药的吸收。（5）本品主要经肾排泄，在与免疫抑制剂，如环孢素合用时，可增加后者的血药浓度和肾毒性，有导致肾功能恶化的危险，应减量或停药。本品与其他有肾毒性的药物合用时也应注意。

己酮可可碱　Pentoxifyllinet

（1）能增强降压药、降糖药及抗凝药的作用。（2）与茶碱类药物合用时具有协同作用，将增加茶碱的药效与毒性反应。（3）与西咪替丁联合用药时，血药浓度增加。

加替沙星　Gatifloxacin

同环丙沙星。

甲基多巴　Methyldopa

（1）与苯丙胺及三环类抗抑郁药同用时，可降低本品降压作用。（2）与麻黄碱同用时，本品可干扰其作用。（3）与氟哌啶醇同用可恶化患者的精神症状。（4）与左旋多巴同用，本品可干扰其治疗效果（增加或减少）。（5）与锂制剂同用，本品可增加其毒性。（6）与甲氧异丁嗪同用可引起血压迅速降低。（7）与单胺氧化酶抑制剂同用可出现幻觉，应至少间隔 14 天。（8）与去甲肾上腺素同用，可增加后者的升压作用。（9）与吩噻嗪类同用可出现短时期的高血压。（10）与酚苄明同用可致尿潴留。（11）与利血平同用可加重中枢抑制作用。（12）维拉帕米可使本品的作用增加。

甲氧苄啶　Trimethoprim

（1）骨髓抑制剂与本品合用时发生白细胞、血小板减少的机会增多。（2）氨苯砜与本品合用时，两者血药浓度均可升高，氨苯砜浓度的升高可使不良反应增多且加重，尤其是高铁血红蛋白血症的发生。（3）本品不宜与抗肿瘤药、2,4-二氨基嘧啶类药物同时应用，也不宜在应用其他叶酸拮抗药治疗时应用本品，因为有产生骨髓再生不良或巨幼红细胞贫血的可能。（4）与利福平合用时可明显增加本品清除，血清半衰期缩短。（5）与环孢素合用可增加肾毒性。（6）本品可干扰苯妥英的肝内代谢，增加苯妥英的 $t_{1/2}$ 达 50%，并使其清除率降低 30%。（7）与普鲁卡因胺合用时可减少普鲁卡因胺的肾清除，致普鲁卡因胺及其代谢物 NAPA 的血浓度增高。（8）与华法林合用时可抑制该药的代谢而增强其抗凝作用。

甲氧明　Methoxamine

（1）与甲状腺激素合用，可使两者作用均增强。（2）与缩宫素合用，可使血压剧烈升高。（3）与局麻药合用，可促使局部循环血流量减少，组织血供不足。（4）与洋地黄类药合用时，可引起心律失常，应进行心电图监测。（6）与左旋多巴合用，可引起周围血管缺血及坏疽，应禁止合用。（6）用三环类抗抑郁药后 5~7 日内用本药，可导致高血压、心动过速、心律失常与高热。（7）用 α 肾上腺受体阻断药后再用本品时，本药升压效果可被部分拮抗，同时作用时效缩短。（8）与降压药或利尿药合用，可使后者的降压作用减弱。（10）本药与硝酸酯类药物相互拮抗。

间羟胺　Metaraminol

（1）禁与环丙烷、氟烷合用。（2）禁与单胺氧化酶抑制剂合用，若必须要使用，至少间隔 14 天。（3）其他药物相互作用与前述升压药相仿。

交沙霉素　Josamycin

（1）本品为 CYP3A4 抑制剂，可影响被该酶代谢的药物，如苯二氮䓬类药物、卡马西平、环孢素等的作用。（2）本品与青霉素类合用时可能干扰后者的杀菌活性。（3）本品对氨茶碱等药物的体内代谢影响不明显。

肼屈嗪　Hydralazine

（1）与乙醇合用，会导致头晕或晕厥。（2）在应用单胺氧化酶抑制剂 14 天之内服用本品会引起严重不良反应。

卡托普利　Captopril

（1）与利尿药同用，可致严重低血压，特别是首次用药时。（2）与其他扩血管药同用，可能致低血压，如拟合用，应从小剂量开始。（3）与螺内酯、氨苯喋啶、阿米洛利、补钾药、含钾的食物同用可能引起血钾过高。（4）与吲哚美辛合用，将使本品的降压作用减弱。（5）与其他降压药合用，降低作用加强（6）抗肿瘤药、氯霉素可能增加本品在骨髓方面的副作用。（7）与别嘌呤醇合用，增加过敏反应发生的危险。（8）本品可延长锂在体内的代谢，长期合用可引起锂中毒。

卡维地洛　Carvedilol

本品可加强其他降压药物（利血平、甲基多巴、可乐定、钙阻滞剂）及有降压副作用的药物（巴比妥酸盐、酚噻嗪、三环抗抑郁药）的作用。可加强胰岛素或其他口服降压药的作用。可使地高辛的浓度增加 15%。西咪替丁可使本品在体内分解作用减弱。利福平可减少血浆中本品浓度 70%。

坎地沙坦　Candesartan

（1）与保钾利尿药、补钾药合用时可出现血清钾浓度升高。（2）接受利尿抗高血压药治疗的患者初次服用本品时，应从小剂量开始。

可乐定　Clonidine

（1）与乙醇或中枢神经抑制药同用可使中枢抑制作用加强，引起极度困倦。（2）与其他降压药同用可使降压作用加强。（3）与三环类抗抑郁药同用会使可乐定的降压作用减弱，同时引起极度困倦。

克拉霉素　Clarithromycin

（1）本品可轻度升高卡马西平的血药浓度，两者合用时应对后者进行血药浓度监测。（2）本品对氨茶碱、茶碱的体内代谢略有影响，一般不需调整后者的剂量，但氨茶碱、茶碱应用剂量偏大时需监测血药浓度。（3）与其他大环内酯类抗生素相似，本品会升高需要经 CYP3A4 代谢的药物的血清浓度（如阿司咪唑、华法林、麦角生物碱、三唑仑、咪达唑仑、环孢素、奥美拉唑、雷尼替丁、苯妥因、溴隐亭、阿芬他尼、海索比妥、丙吡胺、洛伐他汀、他克莫司等）。（4）与他汀类药物如洛伐他汀和辛伐他汀合用，极少引起横纹肌溶解的报道。（5）与西沙必利、特非那定匹莫齐特合用会升高后者血浓度，导致 Q-T 间期延长，心律失常如室性心动过速、室颤和充血性心力衰竭。与阿司咪唑合用会导致 Q-T 间期延长。（6）与地高辛合用会引起地高辛血药浓度升高，应进行血药浓度监测。（7）同时口服本品和齐多夫定时，本品会干扰后者的吸收，使其稳态血浓度下降，应错开服用时间。（8）与利托那韦合用，本品代谢会明显被抑制，故本品每天剂量大于 1 g 时，不应与利托那韦合用。（9）与氟康唑合用会增加本品血药浓度。

克林霉素 Clindamycin

（1）本品与神经肌肉阻断剂、中枢性麻醉剂、阿片类具呼吸抑制作用的镇痛药合用，可使神经肌肉阻断现象和呼吸抑制现象加强。而与抗肌松药合用可使抗肌松作用减弱。（2）氯霉素和红霉素可置换或阻止克林霉素与细菌核糖体 50S 亚基的结合，彼此减效，故不宜合用。（3）本品与庆大霉素、黏菌素合用，可能使抗菌作用增强。

奎尼丁 Quinidine

（1）与能碱化尿液的药物（如乙酰唑胺）以及其他碳酸酐酶抑制剂、氢氧化铝、氧化镁、三硅酸镁、碳酸氢钠、碳酸镁、碳酸钙、西咪替丁、噻嗪类利尿药等同用，因可减少本品的排出而增加本品的毒性。相反，酸化尿的药物（如维生素 C）大剂量应用时，可增加本品的排泄。（2）与抗胆碱物质同用时，可加强迷走神经作用。（3）与儿茶酚胺（如肾上腺素、多巴胺）同用则呈拮抗作用。（4）与阿托品同用，可减轻胃肠道反应，减少及延迟吸收。（5）与抗组胺药同用，可增强本品的作用，宜慎用。（6）与口服抗凝药、抗高血压药、神经肌肉阻滞剂等同用，可增加后者的作用。（7）与吩噻嗪类安定药、利血平、硝苯地平、胺碘酮或其他抗心律失常药同用可加重对心脏的抑制作用，引起严重心律失常。（8）与拟胆碱药（如新斯的明）同用时，可将该药的作用抵消。（9）苯妥英钠或巴比妥类可降低本品血中 $t_{1/2}$。（10）本品可提高地高辛的血药浓度。（11）与普萘洛尔同用，可减少用药量，增加安全，提高疗效。但心抑制强，偶可致窦房停顿及心衰，必须慎用。（12）与利福平、硝苯地平、苯巴比妥、苯妥因同用可增加本品的代谢而降低作用。（13）与维拉帕米同用，可致血压降低。（14）与其他抗心律失常药合用时可致作用相加，维拉帕米、胺碘酮可使本品血药浓度上升。（15）可使神经肌肉阻滞药尤其是筒箭毒碱、琥珀胆碱及泮库溴铵的呼吸抑制作用增加及延长。（16）与降压药、扩血管药和 β 受体阻断剂合用，可加剧降压药及扩血管作用，与 β 受体阻断剂合用时还可加重对窦房结及房室结的抑制作用。

拉贝洛尔 Labetalol

（1）与三环类抗抑郁药合用可增加震颤的发生率。（2）与西咪替丁合用可增加本品的生物利用度。

拉西地平 Lacidipine

（1）与其他降压药和利尿剂、β 受体阻断剂合用，可加强降压作用。（2）与西咪替丁合用，本药的血药浓度可升高。

拉氧头孢 Latamoxef

（1）本品与抗凝血药物如肝素等以及抗血小板聚集药物如阿司匹林、二氟尼柳等合用可增加出血倾向。（2）本品不宜与强效利尿剂同时应用，以免增加肾毒性。

赖诺普利 Lisinopril

与氢氯噻嗪合用，降压作用增加，可减少钾的丢失，但需防止低血压；与非甾体抗炎药合用能减弱其降压作用；对严重心衰和肾功能不全者，合用地高辛应慎重。

乐卡地平 Lercanidipine

（1）本品与 CYP3A4 抑制剂，如酮康唑、依曲康唑、红霉素、氟西汀；或 CYP3A4 诱导剂如苯妥英、依曲康唑、红霉素、氟西汀。及该酶底物如特非那定、环孢素、胺碘酮、奎尼丁、地西泮、咪达唑仑、普萘洛尔和美托洛尔、以及抗惊厥药合用时应谨慎。（2）本品也不能与葡萄柚汁合用，以免因血药浓度升高而产生不良反应。

利多卡因 Lidocaine

（1）β 受体阻断药可以减少肝血流量，故合用时可能减低肝脏对本品的清除，不良反应增多加剧。（2）神经肌肉阻滞药合用较大剂量利多卡因（按体重 5mg/kg 以上），可使这类药的阻滞作用增强。（3）与抗惊厥药合用，可增加心肌抑制作用，产生心脏停搏。此外二者合用，中枢神经系统不良反应也增。苯妥英钠及苯巴比妥也可以增快本品的肝脏代谢，从而降低静注后的血药浓度。曾有报道用本品静注再加以戊巴比妥静注时，可产生窒息致死。（4）与普鲁卡因胺合用，可产生一过性谵妄及幻觉，但不影响本品的血药浓度。（5）异丙肾上腺素因增加肝血流量，故本品的总清除率随之增高。（6）去甲肾上腺素因减低肝血流量，故本品的总清除率下降。（7）西咪替丁可减少本品的清除。有报告普萘洛尔使利多卡因清除减少，而增加不良反应的发生率。利多卡因与 β 受体阻断剂合用有良好的相互作用。

利血平 Reserpine

（1）与乙醇或中枢神经抑制剂同用可使中枢抑制作用加重，引起强烈困倦感。（2）与洋地黄毒苷同用有致心律失常的危险。（3）与利尿剂同用能增加降压效果。（4）与普萘洛尔及其他 β 受体拮抗药同用，可加强降压作用，同时副作用增加。（5）与普鲁卡因胺、奎尼丁同用，可增加心抑制、心律失常的危险。（6）与左旋多巴合用可引起多巴胺耗竭而致帕金森病发作。（7）甲氧异丁嗪可使本品的降压作用增强，容易导致危险的发生。（8）三环类抗抑郁药可使本品降压作用降低。（9）与单胺氧化酶抑制剂合用会导致严重的不良反应，两药应用应间隔至少 14 天。

链激酶 Streptokinase

（1）与阿司匹林同时使用治疗急性心肌梗死具有良好的效果。（2）同时事先使用抗凝剂或右旋糖酐，可增加出血危险。

链霉素 Streptomycin

（1）本品与其他氨基苷类合用，可增加耳毒性、肾毒性以及神经肌肉阻滞作用的可能性。（2）本品与神经肌肉阻断药合用，可加重神经肌肉阻滞作用。本品与卷曲霉素、顺铂、依他尼酸、呋塞米或万古霉素（或去甲万古霉素）等合用，可能增加耳、肾毒性。（3）本品与头孢噻吩或头孢唑林合用可增加肾毒性。（4）本品与多黏菌素 B 注射剂合用，可增加肾毒性和神经肌肉阻滞作用。（5）其他肾毒性药物及耳毒性药物均不宜与本品合用或先后应用，以免加重肾毒性或耳毒性。

两性霉素 B Amphotericin B

（1）肾上腺皮质激素，此类药物在控制两性霉素 B 的药物不良反应时可合用，但一般不推荐两者同用，因可加重两性霉素 B 诱发的低钾血症。如需同用时则肾上腺皮质激素宜用最小剂量和最短疗程，并需监测患者的血钾浓度和心脏功能。（2）洋地黄苷，本品所致的低钾血症可增强潜在的洋地黄毒性。两者同用时应严密监测血钾浓度和心脏功能。（3）氟胞嘧啶与两性霉素 B 具协同作用，因本品可增加细胞对前者的摄取并减少其肾排泄，从而增强氟胞嘧啶的毒性反应。（4）本品与吡咯类抗真菌药（包括咪唑类与三唑类）如酮康唑、氟康唑、伊曲康唑等在体外具拮抗作用。（5）氨基苷类、抗肿瘤药物、卷曲霉素、多黏菌素 B、万古霉素等肾毒性药物与本品同用时可增强其肾毒性。（6）骨髓抑制剂、放射治疗等可加重患者贫血，与两性霉素 B 合用时宜减少其剂量。（7）本品诱发的低钾血症可加强神经肌肉阻滞药的作用，两者同用时需监测血钾浓度。（8）应用尿液碱化药可增强本品的排泄，并防止或减少肾小管酸中毒发生的可能。

林可霉素 Lincomycin

（1）可增强吸入性麻醉药的神经肌肉阻滞现象，导致骨骼肌软弱和呼吸抑制或麻痹（呼吸暂停），在手术中或术后合用时应注意。（2）与抗蠕动止泻药、含白陶土止泻药合用，本品在疗程中甚至在疗程后数周有引起伴严重水样腹泻的假膜性肠炎可能。前者可使结肠内毒素延迟排出，后者显著减少其吸收，必要时可间隔一定时间（至少 2 小时）给药。（3）本品具神经肌肉阻滞作用，与抗肌无力药合用时将导致后者对骨骼肌的效果减弱。为控制重症肌无力的症状，在合用时抗肌无力药的剂量应予调整。（4）氯霉素或红霉素在靶位上可置换本品，或阻抑后者与细菌核糖体 50S 亚基的结合，体外试验显示林可霉素与红霉素具拮抗作用，故林可霉素不宜与氯霉素或红霉素合用。（5）与阿片类镇痛药合用，本品的呼吸抑制作用与阿片类的中枢呼吸抑制作用可因累加现象而有导致呼吸抑制延长或引起呼吸麻痹（呼吸暂停）的可能，故必须对病人进行密切观察或监护。（6）本品可增强神经肌肉阻滞药的作用，两者应避免合用。（7）与新生霉素、卡那霉素在同瓶静滴时有配伍禁忌。

氯吡格雷 Clopidogrel

（1）与其他抗血小板药合用时应当慎重。（2）氯吡格雷与华法林合用会增加出血倾向。（3）氯吡格雷与乙酰水杨酸（ASA）、肝素、溶血栓药物以及非甾体抗炎镇痛药合用时，应当慎重。（4）氯吡格雷长期合用阿司匹林的安全性尚不清楚。（5）氯吡格雷分别与阿替洛尔、硝苯地平合用或同时与这两种药物合用，药效学上没有明显的相互作用。（6）氯吡格雷的药效学不受苯巴比妥、西咪替丁或雌激素的影响。（7）氯吡格雷对地高辛和茶碱的药代动力学没有明显影响。（8）制酸药不影响氯吡格雷的吸收程度。（9）氯吡格雷的羧酸代谢产物可以抑制细胞色素 P450 的活性。这种作用可能导致苯妥英、他莫昔芬、甲苯磺丁脲、华法林、托拉塞米（torsemid）、氟伐他汀和许多非甾体抗炎镇痛药等药物血浆浓度升高。

氯化钾 Potassium Chloride

（1）肾上腺糖皮质激素尤其是具有较明显盐皮质激素作用者、肾上腺盐皮质激素和促肾上腺皮质激素（ACTH），能促进尿钾排泄，合用时降低钾盐疗效。（2）抗胆碱能药物能加重口服钾盐尤其是氯化钾的胃肠道刺激作用。（3）非甾体类抗炎镇痛药加重口服钾盐的胃肠道反应。（4）合用库存血（库存 10 日以下含钾 30mmol/L，库存 10 日以上含钾 65mmol/L）、含钾药物和保钾利尿药时，发生高钾血症的机会增多，尤其是有肾损害者。（5）血管紧张素转换酶抑制剂和环孢素能抑制醛固酮分泌，尿钾排泄减少，故合用时易发生高钾血症。（6）肝素能抑制醛固酮的合成，尿钾排泄减少，合用时易发生高钾血症。另外，肝素可使胃肠道出血机会增多。（7）缓释型钾盐能抑制肠道对维生素 B_{12} 的吸收。

氯霉素 Chloramphenicol

（1）抗癫痫药（乙内酰脲类）。由于氯霉素可抑制肝细胞微粒体酶的活性，导致此类药物的代谢降低，或氯霉素替代该类药物的血清蛋白结合部位，均可使药物的作用增强或毒性增加，故当与氯霉素同用时或在其后应用须调整此类药物的剂量。（2）与降血糖药（如甲苯磺丁脲）同用时，由于蛋白结合部位被替代，可增强其降糖作用，因此需调整这类药物剂量。格列吡嗪和格列本脲的非离子结合特点，使其所受影响较其他降糖药为小，但同用时仍须谨慎。（3）长期使用含雌激素的避孕药，如同时使用氯霉素，可使避孕的可靠性降低，以及经期外出血增加。（4）由于本品具有维生素 B_6 拮抗剂作用或使后者经肾排泄量增加，可导致贫血或周围神经炎的发生，因此维生素 B_6 与本品同用时机体对前者的需要量增加。（5）本品可拮抗维生素 B_{12} 的造血作用，因此两者不宜同用。（6）与某些骨髓抑制药同用时，可增强骨髓抑制作用，如抗肿瘤药物、秋水仙碱和青霉胺等。同时进行放射治疗时，亦可增强骨髓抑制作用，须调整骨髓抑制剂或放射治疗的剂量。（7）如在术前或术中应用，由于本品对肝酶的抑制作用，可降低诱导麻醉药阿芬他尼的清除，延长其作用时间。（8）苯巴比妥、利福平等肝药酶诱导剂与本品同用时，可增强其代谢，致使血药浓度降低。（9）本品可拮抗林可霉素类或红霉素类等大环内酯类抗生素作用，因此不宜联合应用。

氯沙坦 Lossartan

（1）与利尿药或其他抗高血压药合用时可引起血压过度下降（特别是第一次给药）。（2）与阿米洛利、补钾药、盐代用品、螺内酯或氨苯蝶啶合用时可导致高钾血症。（3）非甾体抗炎镇痛药（包括布洛芬、吲哚美辛和萘普生）可降低本品的效果。

氯沙坦钾/氢氯噻嗪 Losartan Potassium and Hydrochlorothiazide

（1）氯沙坦：沙坦钾与保钾利尿剂（如螺内酯、氨苯蝶啶、阿米洛利）、补钾剂或含钾的盐类替代品合用可能导致血钾升高；（2）氯沙坦钾的抗高血压作用可被非甾体类抗炎镇痛药物减弱。（3）氢氯噻嗪：同时用药时，下列药物（酒精、降糖药、其他抗高血压药、考来烯胺和考来替泊树脂、皮质类激素、加压胺类、骨骼肌松弛剂、锂、非甾体抗炎镇痛药）与噻嗪类利尿剂可能会产生相互作用。

螺内酯 Spironolactone

（1）肾上腺皮质激素尤其是具有较强盐皮质激素作用者，促肾上腺皮质激素能减弱本药的利尿作用，而拮抗本药的潴钾作用。（2）雌激素能引起水钠潴留，从而减弱本药的利尿作用。（3）非甾体抗炎镇痛药，尤其是吲哚美辛，能降低本药的利尿作用，且合用时其毒性增加。（4）拟交感神经药物降低本药的降压作用。（5）多巴胺加强本药的利尿作用。（6）与引起血压下降的药物合用，利尿和降压效果均加强。（7）与下列药物合用时，发生高钾血症的机会增加，如含钾药物、库存血（含钾 30mmol/L，如库存 10 日以上含钾高达 65mmol/L）、血管紧张素转换酶抑制剂、血管紧张素受体阻断剂和环孢素等。（8）与葡萄糖胰岛素液、碱剂、钠型降钾交换树脂合用，发生高钾血症的机会减少。（9）本药使地高辛半衰期延长。（10）与氯化铵合用易发生代谢性酸中毒。（11）与肾毒性药物合用，肾毒性增加。（12）甘珀酸钠、甘草类制剂具有醛固酮样作用，可降低本药的利尿作用。

洛伐他汀 Lovastatin

（1）与口服抗凝药合用可使凝血酶原时间延长，使出血的危险性增加。（2）与免疫抑制剂如环孢素、吉非罗齐、烟酸、红霉素、阿奇霉素、克拉霉素、达那唑、伊曲康唑等合用，可增加肌溶解和急性肾功能衰竭发生的危险。（3）考来替泊、考来烯胺可使本品的生物利用度降低，故应在服用前者4小时后服用本品。

洛美沙星 Lomefl Oxacin

同环丙沙星。

麦迪霉素 Midecamycin

本品可抑制茶碱的正常代谢，与茶碱合用时可致茶碱的血药浓度异常升高而致中毒，甚至死亡，故两药合用时应监测茶碱的血药浓度。

美罗培南 Meropenem

不推荐美罗培南和丙磺舒联用。

美托洛尔 Metoprolol

（1）乙醇、巴比妥、利福平可降低本品的作用。（2）西咪替丁、甲巯咪唑、丙硫氧嘧啶、口服避孕药物可增强本品的作用。（3）与地高辛同用可增加心动过缓。（4）与可乐定、地高辛、肾上腺素、去氧肾上腺素、酚噻嗪类安定药、哌唑嗪、单胺氧化酶抑制剂合用，其副作用增加。（5）与吲哚美辛同用，可减弱降压效应。（6）与维拉帕米同用，可增加心阻滞及心动过缓的危险。（7）本品与钙通道阻滞剂或丙吡胺合用可导致心衰或血压过低。（8）本品可降低茶碱、氨茶碱、沙丁胺醇、异丙肾上腺素及特布他林的作用。（9）与氯丙嗪、呋塞米、肼屈嗪合用，作用加强。（10）本品与胰岛素或口服降糖药发生相互作用，增加或降低血糖水平，掩盖低血糖症状。

美西律 Mexiletine

（1）乙酰唑胺、碳酸氢钠和大剂量的抗酸药能降低美西律在体内的排泄，从而使其不良反应增多。（2）西咪替丁能使美西律的血药浓度增加，从而使不良反应增多。（3）苯妥因、利福平和苯巴比妥能使本品的血药浓度降低，从而降低其药效。（4）与其他抗心律失常药可能有协同作用，可用于顽固心律失常，但不宜与Ib类药合用。（5）在急性心肌梗死早期，吗啡使本品吸收延迟并减少，可能与胃排空延迟有关。（6）制酸药可减低口服本品的生物利用度，但也可因尿Ph值增高，血药浓度升高。（7）阿托品可延迟本品吸收，但不影响吸收量，可能因胃排空迟缓所致。（8）止吐药如甲氧氯普胺增加胃排空，可增加本品的吸收速度。（9）其他：不增高地高辛血药浓度。

门冬氨酸钾镁 Potassium Aspartate and Magnesium Aspartatse

（1）与保钾利尿剂和/或血管紧张素转化酶抑制剂配伍时，可能会发生高钾血症。（2）与长效硝酸甘油类药物合用要注意稀释，谨防析出。（3）片剂能够抑制四环素、铁盐、氟化钠的吸收。

米多君　Midodrine

（1）应避免与拟交感神经药或其他血管收缩药如利血平、三环类抗抑郁药、抗组胺药、甲状腺素和 MAO 抑制剂同时使用，因为可能发生血压显著升高。（2）盐酸米多君的作用可能受到 α 受体阻断剂（哌唑嗪、酚妥拉明）的阻断。（3）与β 受体阻断剂合用可能导致心动过缓加重。（4）罗芙木类生物碱（利血平）可使盐酸米多君的加压作用增强。（5）强心苷（洋地黄）可导致心动过缓加重或使心脏传导紊乱或出现心律失常。（6）同时使用阿托品或可的松类药物可使血压增高。

米力农　Milrinone

与常用强心药、利尿药、血管扩张药合用，临床未见不良相互作用，与多巴胺、多巴酚丁胺合用有协同作用。

米诺地尔　Minoxidil

（1）本品与其他降压药，硝酸酯类同用时可使降压作用加重。（2）非甾体抗炎镇痛药与本品同用使降压作用减弱。（3）拟交感胺类与本品同用使降压作用减弱。

米诺环素　Minocycline

（1）由于本品能降低凝血酶原的活性，故本品与抗凝血药合用时，应降低抗凝血药的剂量。（2）由于制酸药（如碳酸氢钠）可使本品的吸收减少、活性降低，故应避免同用。（3）本品与含铝、钙、镁、铁离子的药物合用时，可形成不溶性络合物，使本品的吸收减少。（4）降血脂药物考来烯胺或考来替泊与本品合用时，可能影响本品的吸收。（5）由于巴比妥类、苯妥英或卡马西平可诱导微粒体酶的活性致使本品血药浓度降低，故合用时须调整本品的剂量。（6）全麻药甲氧氟烷和本品合用可导致致命性的肾毒性。（7）由于本品能干扰青霉素的杀菌活性，所以应避免本品与青霉素类合用。（8）本品与强利尿药（如呋塞米等）合用可加重肾损害。（9）本品与其他肝毒性药物（如抗肿瘤化疗药物）合用可加重肝损害。（10）本品和口服避孕药合用，能降低口服避孕药的效果。

莫雷西嗪　Moricizine

（1）与西咪替丁合用，本品的排泄减慢，血药浓度增高。（2）与地尔硫䓬合用，可增加本品的血药浓度，同时降低地尔硫䓬的血药浓度。（3）与茶碱合用，可使茶碱的疗效降低。（4）与苄丙酮香豆素合用，可增强苄丙酮香豆素的抗凝作用。

莫西沙星　Maxioffoxacin

参见环丙沙星外。（1）慎与下列药物合用：Ⅰa 类或Ⅲ类抗心律失常药、红霉素、抗精神病药物和三环类抗抑郁药。（2）抗酸药、抗反转录病毒制剂和其他含有镁、铝等的制剂需要在口服本药 4 小时前或 2 小时后服用。

尼卡地平　Nicardipine

（1）与西咪替丁同用，本品血药浓度增高。（2）与环孢素合用时，环孢素血药浓度增高。（3）与地高辛合用，可使地高辛血药浓度增高。（4）与其他降压药合用，降压作用增强。

尼可刹米　Nikethamide

（1）安定类或硫喷妥钠可对抗本品引起的惊厥。（2）本品过量引起的昏迷用呼吸兴奋药和其他中枢兴奋药无效。（3）与鞣酸、有机碱类及各种金属盐类配伍，均能使其产生沉淀。遇碱类加热水解并脱去乙二胺基和生成烟酸盐。（4）与其他中枢兴奋药合用，有协同作用，可引起惊厥。

尼麦角林　Nicergoline

禁与 α 或 β 受体阻断药同用。因本品可增强 β 受体阻断药如普萘洛尔等的心脏抑制作用。与抗凝药、抗血小板药或与抗高血压药同用时，应当慎重。大环内酯类可能增强本品的毒性作用，可能发生外周血管收缩，引起四肢缺血和发绀。舒马坦类和本品的血管收缩作用可能相加。可能出现高血压。本品和硝酸酯类联用可能增强口服二氢麦角胺收缩血管作用。人类免疫缺陷病毒蛋白酶抑制药类可能增强本品的药理作用及血浆浓度，可能发生麦角碱中毒。艾法韦仑类可能会增强本品的药理和毒性作用。

尼莫地平　Nimodipine

（1）与其他作用于心血管的钙通道阻滞药联用，可增强其他钙通道阻滞药的作用。（2）丹曲林可增强本品的毒性。（3）与西咪替丁联用，本品的血浆浓度可升高 50%，这是由于西咪替丁抑制了肝药酶的缘故。（4）地拉夫定可升高本品的血药浓度。（5）与 α_1 受体阻断药联用，可增强降血压作用。（6）与 β 受体阻断药联用，可能引起低血压、心动过缓。（7）与口服抗凝药联用可增加发生胃肠道出血的危险性。（8）与芬太尼联用可能引起严重低血压。（9）与胺碘酮联用可能引起房室传导阻滞或窦性心动过缓。（10）抗癫痫药苯巴比妥、苯妥英或卡马西平，能显著降低口服本品的生物利用度。（11）与肾毒性药物如氨基苷类、头孢菌素类、呋塞米等联用，可能引起肾功能减退。（12）利福平可降低本品疗效。

尼群地平　Nitrendipine

（1）与其他降压药合用，可增强降压效果。（2）与 β 受体阻断剂合用可减轻本品降压后发生的心动过速，同时增加降压效果。（3）与地高辛合用，可增加地高辛的浓度 1 倍。（4）与非甾体炎镇痛药合用，可使降压效果降低。（5）与抗精神药合用，可增强本品的降压效果及加重直立性低血压的危险。

尿激酶　Urokinase

（1）影响血小板功能的药物，如阿司匹林、吲哚美辛等不宜合用。（2）肝素和口服抗凝血药不宜与大剂量本品同时使用，以免出血危险增加。

诺氟沙星　Norfloxacin

同环丙沙星。

哌拉西林　Piperacillin

本品与庆大霉素、阿米卡星联合应用有协同抗菌作用。

哌拉西林钠–他唑巴坦　Piperaoillin Sodium and Tazobatam

（1）与丙磺舒合用，可延长本药的半衰期。（2）与非极化肌松剂合用，可使神经肌肉阻滞作用延长。（3）与可能影响血凝系统的药物同时应用期间，应经常检测凝血指标。（4）与甲氨蝶呤合用时，必须监测甲氨蝶呤的血药浓度。

哌唑嗪　Prazosin

（1）与钙通道阻滞药同用，使降压作用增强，剂量须适当调整。（2）与其他降压药或利尿药同用，可使降压作用增强。（3）与非甾体抗炎镇痛药同用，可使本品的降压作用减弱。（4）与拟交感类药物同用，本品的降压作用减弱。

培哚普利　Perindopril

（1）与钾盐及保钾利尿剂合用，可能会发生高钾血症和肾功能衰竭。（2）与安定剂或丙米嗪等抗抑郁药合用，会增加直立性低血压的发生率。

培氟沙星　Pefloxacin

同环丙沙星。

匹伐他汀钙　Pitavastatin Calcium

（1）与环孢素同用，由于环孢素使本药的血药浓度上升，（C_{max} 6.6 倍，AUC 4.6 倍）易出现伴随急剧的肾功能恶化的横纹肌溶解综合征等严重不良事件。（2）与苯扎贝特、烟酸同用时，易出现伴随急剧肾功能恶化的横纹肌溶解综合征。（3）与考来烯胺同用，可能会降低本药的吸收。

普伐他汀　Pravastatin

（1）华法林与本品 40mg 同时服用对凝血酶原时间不会产生影响。（2）与环孢素合用的临床资料，没显示环孢霉素的浓度会受到普伐他汀的影响。（3）本品不经细胞色素 3A4 代谢，因此不会与细胞色素 3A4 抑制剂产生明显的相互作用。（4）建议普伐他汀钠不要与吉非贝齐联合使用。

普鲁卡因胺　Procainamide

（1）与其他抗心律失常药合用，效应相加。（2）与降压药合用，降压作用可增强。（3）与拟胆碱药合用，本品可抑制这类药对横纹肌的效应。（4）西咪替丁、雷尼替丁和胺碘酮可使本品的血药浓度增加，导致不良反应增加。（5）与地高辛合用，导致对心脏的不良反应增加。

普罗布考　Probucol

（1）香豆素类：本品能加强香豆素类药物的抗凝血作用。（2）降糖药：本品能加强降糖药的作用。（3）环孢素：本品可明显降低环孢素的血浆药物浓度。

普罗帕酮　Propafenone

（1）与其他抗心律失常药合用，可能增加本品不良反应。（2）与降压药合用，可增强降压效应。（3）与三环类抗抑郁药、地高辛、茶碱、β 受体阻断剂合用，可增强本品的毒性和作用。注意出血征。（4）与苯巴比妥、利福平同用可降低本品血药浓度。（5）本品可增加普萘洛尔、美托洛尔、地高辛、茶碱的血药浓度。（6）与西咪替丁、奎尼丁同用时，本品血药浓度增加。（7）本品可加强口服抗凝药的作用。（8）与局部麻醉药合用应慎重。

普萘洛尔　Propranolol

（1）与麻醉药同用时，对心脏抑制加剧，不利于维持循环功能。（2）与亚硝酸类同用时，对心绞痛有协同疗效，还可减少亚硝酸类用量及不良反应。（3）与强心苷同用时，可减轻本品对心肌收缩力的抑制作用。（4）与吩噻嗪类并用时，吩噻嗪类的促心率作用可被本品减弱，氯丙嗪可抑制本品的代谢，提高本品的血药浓度与效力，增强对心脏的抑制，可造成血压显著下降和晕厥。（5）与噻嗪类利尿药及降血压药物同用时，降压作用增强。（6）本品大剂量时与中枢神经抑制药呈协同作用。（7）本品可消除阿托品引起的心动过速，并用时对交感神经对心脏的作用减弱。（8）本品可竞争受体结合部位，阻滞水杨酸类、氨基比林、氢化可的松等的抗炎作用。（9）本品可增加降糖药、巴比妥类、麦角碱等的作用。（10）本品可降低氨茶碱、茶碱、沙丁胺醇、奥西那林和特布他林的作用。（11）吲哚美辛、阿司匹林或其他水杨酸类药物可降低本品的降压作用。（12）本品与钙通道阻滞剂（地尔硫䓬、硝苯地平和维拉帕米）或丙吡胺合用可导致心衰或血压过低。（13）西咪替丁和口服避孕药可增加本品血药浓度。（14）氯噻酮、呋喃苯胺、肼屈嗪可加强本品的作用。（15）本品与胰岛素或口服降糖药发生相互作用，升高或降低血糖。（16）乙醇、巴比妥类和利福平可降低本品的疗效。（17）本品与可乐定、地高辛、肾上腺素、去氧肾上腺素、酚噻嗪类安定药、哌唑嗪或单胺氧化酶抑制剂合用，不良反应增多。

前列地尔 Alprostadil

（1）可增强抗高血压药、血管扩张剂及治疗冠心病药物的作用。（2）与抗凝剂、血小板凝集抑制合用，可增加这些病人的出血倾向。（3）本制剂不能与输液以外的药品相混合使用，如避免与血浆增溶剂（右旋糖酐、明胶制剂）等混合。（4）本药与磷酸二酯酸抑制剂有很好的协同作用，可相互加强疗效。

青霉素 Benzylpenicillin

（1）氯霉素、红霉素、四环霉素、磺胺类可干扰本品活性。（2）丙磺舒、阿司匹林、吲哚美辛、保泰松和磺胺类减少青霉素的肾小管分泌而延长血清半衰期。可增强华法林的抗凝作用。（3）本品与重金属，特别是铜、锌、汞呈配伍禁忌。（4）青霉素静脉输液中加入头孢噻吩、林可霉素、四环素、万古霉素、琥乙红霉素、两性霉素 B、去甲肾上腺素、间羟胺、苯妥英钠、盐酸羟嗪、丙氯拉嗪、异丙嗪、维生素 B 族、维生素 C 族等后将出现浑浊。（5）本品与氨基苷类抗生素同瓶滴注可导致两者抗菌活性降低，因此不能置同一容器内给药。

氢氯噻嗪 Hydrochlorothiazide

（1）肾上腺皮质激素、促肾上腺皮质激素、雌激素、两性霉素 B（静脉用药），能降低本药的利尿作用，增加发生电解质素乱的机会，尤其是低钾血症。（2）非甾体抗炎镇痛药尤其是吲哚美辛，能降低本药的利尿作用，与前者抑制前列腺素合成有关。（3）与拟交感胺类药物合用，利尿作用减弱。（4）考来烯胺（消胆胺）能减少胃肠道对本药的吸收，故应在口服考来烯胺 1 小时前或 4 小时后服用本药。（5）与多巴胺合用，利尿作用加强。（6）与降压药合用时，利尿降压作用均加强。（7）与抗痛风药合用时，后者应调整剂量。（8）使抗凝药作用减弱，主要是由于利尿后机体血浆容量下降，血中凝血因子水平升高，加上利尿使肝脏血液供应改善，合成凝血因子增多。（9）降低降糖药的作用。（10）洋地黄类药物、胺碘酮等与本药合用时，应慎防因低钾血症引起的不良反应。（11）与锂制剂合用，因本药可减少肾脏对锂的清除，增加锂的肾毒性。（12）乌洛托品与本药合用，其转化为甲醛受抑制，疗效下降。（13）增强非去极化肌松药的作用，与血钾下降有关。（14）与碳酸氢钠合用，发生低氯性碱中毒机会增加。

曲美他嗪 Trimetazidine

与肝素、双香豆素等抗凝药同时使用时，易引起出血倾向。

去甲肾上腺素 Noradrenaline

（1）与甲状腺激素同用，二者作用均增强。（2）与降压药同用，降压效应被抵消或减弱，与甲基多巴同用可使本品升压作用加强。（3）与 β 受体阻断剂同用，各自的疗效降低。（4）与其他拟交感胺类同用时，心血管作用增强。（5）与妥拉唑林同用可引起血压下降，继以血压过度反跳上升。

去氧肾上腺素 Phenylephrine

（1）先用 α 受体阻断药如酚妥拉明、酚苄明、妥拉唑林、吩噻嗪类等后再给药时,可减弱本品的升压作用。(2)与全麻药(尤其环丙烷或卤代碳氢化合物)同用,易引起室性心律失常。也不宜将本品加入局麻药液中用于指趾末端,以避免末梢血管极度收缩,引起组织坏死溃疡。(3)与降压药同用,可使降压作用减弱。(4)与催产药同用,可引起严重的高血压。(5)与单胺氧化酶(MAO)抑制剂同用,可使本品的升压作用增强,在使用 MAO 抑制剂后 14 天内禁用本品。(6)与拟交感神经药同用,可使这类药潜在的不良反应容易显现。(7)与甲状腺激素同用,使二者的作用均加强。(8)同用三环类抗抑郁药本品升压作用增强。(9)与硝酸酯类同用,可使本品的升压作用与硝酸酯类的抗心绞痛作用均减弱。

去乙酰毛花苷　Deslanoside

(1)与苯巴比妥同用时,将促进肝微粒酶对本品的代谢,使其作用减弱,两者合用难以掌握剂量。(2)与拟胆碱药、氯化琥珀胆碱、排钾利尿药等合用,易产生心律失常。(3)与苯妥英钠合用,可促进本药代谢与廓清,降低血浆浓度;洋地黄类药物所引起的室上性及室性快速心律失常可被苯妥英钠迅速控制。(4)与去丙米嗪同用,本类药可加重其心脏毒性作用。(5)与儿茶酚胺类、麻黄碱并用时,易引起心律失常。(6)普萘洛尔可用于防治洋地黄类药物毒性反应所引起的室上性心动过速,但可加重本类药所引起的房室或窦房传导阻滞而引起心动过缓。(7)大剂量应用维生素 D 时可明显增加钙的吸收,使血钙含量上升,可增强心肌对强心苷的敏感性,若缺乏维生素 D 而血钙含量低时,本类品的作用亦可减弱。(8)洋地黄化的病人忌用普鲁卡因,以免引起洋地黄类药物中毒。(9)强心苷所致的室性心律失常可被溴苄铵所纠正。(10)降血糖药及大量静脉注射高渗葡萄糖均可使血钾向细胞内转移而致低血钾,诱发强心苷中毒。(11)与抗凝药合用,可减弱其抗凝作用。(12)与考来烯胺合用时,可使洋地黄苷的血药浓度降低。(13)与两性霉素同用时,由于导致低钾而增加本类药毒性。(14)与三磷酸腺苷同用,本品的毒性反应减弱,心律不齐的发生率降低。(15)锑剂抗血吸虫病药物有较强的心脏毒性,易增加心脏应激性,与本品同用可引起强心苷中毒。(16)若用碳酸氢钠,可加剧水钠的潴留而降低本类药的疗效。(17)鞣酸可沉淀洋地黄药物,使之不能吸收而疗效减弱。(18)白陶土果胶合剂等可将洋地黄类药吸附而影响疗效。(19)与甲氧氯普胺(胃复安)合用,可增加胃肠活动而降低本品口服药物的吸收。(20)与奎尼丁同用可降低肾对本品的清除率而增加中毒的危险。(21)与柳氮磺胺嘧啶同用可降低本品的活性。(22)与甲状腺合用可增加中毒危险。(23)与肝素同用,由于本品可能部分抵消肝素的抗凝作用,需调整肝素用量。(24)吲哚美辛可减少本品的肾清除,使本品半衰期延长,有中毒危险,需监测血药浓度及心电图。(25)依酚氯胺与本品合用可致明显心动过缓。(26)洋地黄化时静脉用硫酸镁应极其谨慎,尤其是也静注钙盐时,可发生心脏传导阻滞。(27)红霉素可增加本品在胃肠道的吸收。(28)不宜与酸碱类配伍。

噻氯匹定　Ticlopidine

(1)虽然未发现本品对凝血时间产生影响,但最好避免同抗维生素 K 的药物肝素或阿司匹林合并使用,在必须联合使用情况下,须对患者进行追踪检查(凝血酶原时间、复钙时间、出血时间等)。(2)本品与茶碱合用时,因其降低后者的清除率,会使茶碱血药浓度升高并有过量的危险。故用本品期间及之后应调整茶碱用量,必要时进行茶碱血药浓度监测。(3)本品与地高辛合用时可使后者血药浓度轻度下降（约15%），但一般不会影响地高辛的临床疗效。（4）偶见本品降低环孢素血药浓度的报道，故二者合用时应定期进行环孢素血药浓度监测。

三磷腺苷 Adenosine Triphosphate

（1）双嘧达莫可加强本品的作用。（2）茶碱可阻滞本品电生理作用。（3）卡马西平可增强心脏阻滞危险。 （4）不宜与能加重负性传导或减慢心率的药物合用。

肾上腺素 Adrenaline

（1）因注射普鲁卡因而休克时，如用本品抢救，可引起室颤。（2）用氯乙烷、环丙烷及氟烷进行麻醉时，禁用本品，以免心肌应激性增高，引起严重心律失常。（3）与异丙肾上腺素、去甲肾上腺素或加阿托品组成四联液，可用于心脏复苏，效果良好。（4）与甲苯丁胺敏合用，对心脏的兴奋作用也增强。（5）与麻黄素并用时，对外周小动脉收缩作用呈协同效应，可引起血压剧烈上升，对哮喘病人可引起心律失常，不可并用。（6）三环类抗抑郁药可使本品作用显著增强。（7）与吩噻嗪类药物并用，可导致严重休克。（8）与甲状腺激素并用，可使血压显著升高，诱发心血管意外。（9）利尿药使血容量及血钠降低时，可减弱本品的升压作用。（10）本品不可与下列药物配伍：氧化剂、碱类、卤素、高锰酸钾、铬酸盐、硝酸盐、金属盐。

双嘧达莫 Dipyridamole

（1）与阿司匹林有协同作用。与阿司匹林合用时，剂量可减至一日100～200mg。（2）与肝素、双香豆素等抗凝药同用时，易引起出血倾向。（3）与头孢孟多、头孢替坦、普卡霉素或丙戊酸等合用，可加重低凝血酶原血症或进一步抑制血小板聚集，有引起出血危险，需加强观察。

四环素 Tetracycline

（1）与制酸药如碳酸氢钠同用时，由于胃内pH值增高，可使本品吸收减少，活性减低，故服用本品后1～3小时内不应服用制酸药。（2）含钙、镁、铁等金属离子的药物，可与本品形成不溶性络合物，使本品吸收减少。（3）与全身麻醉药甲氧氟烷合用时，可增强其肾毒性。（4）与强利尿药如呋塞米等药物合用时可加重肾功能损害。（5）与其他肝毒性药物（如抗肿瘤化疗药物）合用时可加重肝损害。（6）降血脂药考来烯胺或考来替泊可影响本品的吸收，必须间隔数小时分开服用。（7）本品可降低避孕药效果，增加经期外出血的可能。（8）本品可抑制血浆凝血酶原的活性，所以接受抗凝治疗的患者需要调整抗凝药的剂量。

替米沙坦 Telmisartan

本品与地高辛、华法林、氢氯噻嗪、格列苯脲、布洛芬、对乙酰氨基酚、氨氯地平等药物有相互作用。如可升高地高辛平均波谷浓度20%，与地高辛合用时，须监测地高辛血药浓度。锂剂与血管紧张素转换酶抑制剂合用，可引起可逆性的血钾水平升高和毒性反应，与替米沙坦合用不能排除这种可能性，因此与锂剂合用时应小心监测血钾水平。

替硝唑 Tinidazole

（1）本品能抑制华法林和其他口服抗凝药的代谢，加强它们的作用，引起凝血酶原时间延长。（2）与苯妥英钠、苯巴比妥等诱导肝微粒体酶的药物合用时，可加强本品代谢，使血药浓度下降，并使苯妥英钠排泄减慢。（3）与西咪替丁等抑制肝微粒体酶活性的药物合用时，可减慢本品在肝内的代谢及其排泄，延长本品的血消除半衰期，应根据血药浓度测定的结果调整剂量。（4）本品干扰双硫仑代谢，两者合用时，患者饮酒后可出现精神症状，故2周内应用双硫仑者不宜用本品。（5）本品可干扰血清氨基转移酶和乳酸脱氢酶测定结果，可使胆固醇、三酰甘油水平下降。

酮康唑　Ketoconazole

（1）由于本品的吸收依赖于足够的胃液分泌，因此应避免与抑制胃液分泌的药物（如抗胆碱能药、抗酸药、H₂受体阻断药等）同时服用。如需同时服用这类药物时，应至少间隔2小时以上分别服用。（2）利福平、异烟肼与酮康唑同时服用可使后者的血药浓度降低。（3）酮康唑为CYP3A4抑制剂，可降低依赖此酶代谢的药物的清除。使其血药浓度增高，不良反应增加，如环孢素、特非那定、抗凝剂、甲泼尼松龙和马利兰等，可发生严重的相互作用。（5）偶有病例报道本品对饮酒者有戒酒硫样作用，表现为潮红、皮疹、外周水肿、恶心和头痛，这些症状在数小时内可完全消失。（6）用灰黄霉素治疗的患者，开始用本品前最好停药一个月。

头孢吡肟　Cefepime

本品溶液不宜与甲硝唑，万古霉素，庆大霉素，硫酸妥布霉素或硫酸奈替米星溶液混用。

头孢丙烯　Cefprozil

（1）与氨基苷类抗生素合用可能增加肾毒性。（2）与丙磺舒合用可使头孢丙烯AUC增加一倍。（3）血液中头孢丙烯不干扰用碱性苦味酸盐法对血或尿中肌酐量的测定。

头孢地尼　Cefdinir

（1）与铁剂合用可降低本品吸收。（2）抗酸药导致本品吸收降低，应在使用本品2小时后才可使用抗酸药物。

头孢呋辛　Cefuroxime

（1）本品与下列药物有配伍禁忌：硫酸阿米卡星、庆大霉素、卡那霉素、妥布霉素、新霉素、盐酸金霉素、盐酸四环素、黏菌素甲磺酸钠、硫酸多黏菌素B、葡萄糖酸红霉素、乳糖酸红霉素、林可霉素、磺胺异基噁唑、氨茶碱、可溶性巴比妥类、氯化钙、葡庚糖酸钙、盐酸苯海拉明和其他抗组胺药、利多卡因、去甲肾上腺素、间羟胺、哌甲酯、琥珀胆碱等。（2）偶亦可能与下列药物发生配伍禁忌：青霉素、甲氧西林、琥珀氢化可的松、苯妥英钠、丙氯拉嗪、维生素B族和维生素C、水解蛋白。（3）本品不可碳酸氢钠液溶解。也不可与其他抗菌药物在同一注射容器中给药。（4）本品与强利尿药合用可引起肾毒性。

头孢克洛　Cefaclor

（1）呋塞米、依他尼酸、布美他尼等强利尿药，卡莫司汀（卡氮芥）、链佐星等抗肿瘤药及氨基苷类抗生素等肾毒性药物与本品合用有增加肾毒性的可能。（2）克拉维酸可增强本品对某些因产生β内酰胺酶而对本品耐药的革兰阴性杆菌的抗菌活性。（3）口服丙磺舒可延迟本品的排泄。（4）服本药1小时内不应服用含镁及氢氧化铝的抗酸剂。

头孢美唑 Cefmetazole

与利尿剂如呋塞米合用，可能加重肾功能损害。

头孢米诺 Cefminox

利尿剂可能增加本品肾毒性。

头孢哌酮 Cefoperazone

与氨基苷类抗生素的药液不能混合使用。

头孢曲松 Ceftriaxone

体外试验发现氯霉素与头孢曲松合用会产生拮抗作用；禁与含钙注射液同用。

头孢噻肟 Cefotaxime

（1）与氨基苷类抗生素、强效利尿药合用时，应监测肾功能。（2）与阿洛西林或美洛西林合用，需适当减低本品的剂量。

头孢他啶 Ceftazidime

（1）本品与下列药物有配伍禁忌：硫酸阿米卡星、庆大霉素、卡那霉素、妥布霉素、新霉素、盐酸金霉素、盐酸四环素、盐酸土霉素、黏菌素甲磺酸钠、硫酸多黏素 B、葡萄糖酸红霉素、乳糖酸红霉素、林可霉素、磺胺异噁唑、氨茶碱、可溶性巴比妥类、氯化钙、葡庚糖酸钙、盐酸苯海拉明和其他抗组胺药、利多卡因、去甲肾上腺素、间羟胺、哌甲酯、琥珀胆碱等。偶亦于下列药物发生配伍禁忌：青霉素、甲氧西林、琥珀酸氢化可的松、苯妥英钠、丙氯拉嗪、维生素 B 族和维生素 C 族、水解蛋白。（2）在碳酸氢钠溶液中的稳定性较其他溶液中为差。（3）不可与氨基苷类抗生素在同一容器中给药。与万古霉素混合可发生沉淀。（4）与氨基苷类抗生素或利尿药合用时需严密观察肾功能情况，以避免肾损害发生。（5）与其他头孢类抗生素、呋塞米等利尿药并用可增强肾毒性。

头孢替安 Cefotiam

与其他头孢类抗生素、呋塞米等利尿药并用可增强肾毒性。

头孢西丁 Cefoxitin

（1）本品与氨基苷类抗生素联合应用时应注意对肾功能的影响。（2）丙磺舒可减少本品排泄。（3）可使 Coombs 试验出现假阳性反应。

头孢唑林 Cefazolin

（1）本品与下列药物有配伍禁忌，不可同瓶滴注：硫酸阿米卡星、硫酸卡那霉素、盐酸金霉素、盐酸土霉素、盐酸四环素、葡萄糖酸红霉素、硫酸多黏菌素 B、黏菌素甲磺酸钠、戊巴比妥、葡萄糖酸钙、葡萄糖酸钙。（2）与呋塞米、依他尼酸、布美他尼等强利尿药，氨基苷类抗生素及卡莫西司（卡氮芥）、链佐星等抗肿瘤药合用可能增加肾毒性。（3）丙磺舒可使本品血药浓度提高，血半衰期延长。（4）棒酸可增强本品对某些因 β-内酰胺酶而对之耐药的革兰阴性杆菌的抗菌活性。

托拉塞米 Torasemide

（1）肾上腺糖、盐皮质激素，促肾上腺皮质激素及雌激素能降低本药的利尿作用，并增加电解质紊乱，尤其是低钾血症的发生机会。（2）非甾体类抗炎镇痛药能降低本药的利尿作用，肾损害机会也增加，这与前者抑制前列腺素合成，减少肾血流量有关。（3）与拟交感神经药物或抗惊厥药物合用，利尿作用减弱。（4）与氯贝丁酯合用，两药的作用均增强，并可出现肌肉酸痛、强直。（5）与多巴胺合用，利尿作用加强。（6）饮酒及含酒精制剂和可引起血压下降的药物能增强本药的利尿和降压作用。与巴比妥类药物、麻醉药合用，易引起直立性低血压。（7）本药可使尿酸排泄减少，血尿酸升高，故与治疗痛风的药物合用时，后者的剂量应作适当调整。（8）降低降血糖药的疗效。（9）降低抗凝药物和抗纤溶药物的作用，主要是利尿后血容量下降，致血中凝血因子浓度升高，以及利尿使肝血液供应改善、肝脏合成凝血因子增多有关。（10）本药加强非去极化肌松药的作用，与血钾下降有关。（11）与两性霉素 B、头孢菌素、氨基苷类等抗生素合用，肾毒性和耳毒性增加，尤其是原有肾损害时。（12）与抗组胺药物合用时耳毒性增加，易出现耳鸣、头晕、眩晕。（13）与锂制剂合用肾毒性明显增加，应尽量避免。（14）服用水合氯醛后静注本药可致出汗、面色潮红和血压升高，此与甲状腺素由结合状态转为游离状态增多，导致分解代谢加强有关。（15）与碳酸氢钠合用发生低氯性碱中毒机会增加。

托西溴苄铵　Bretylium Tosilate

（1）本品可增加洋地黄毒性；（2）与肾上腺素、去甲肾上腺素、多巴胺合用，可使血压升高明显；（3）与奎尼丁或普鲁卡因胺合用，产生拮抗作用，影响各自疗效。

妥布霉素　Tobramycin

见氨基苷类抗生素。

妥拉唑林　Tolazoline

（1）本品可拮抗大剂量多巴胺所致的外周血管收缩作用。（2）本品可降低麻黄碱的升压作用。（3）大剂量的本品与肾上腺素或去甲肾上腺素合用可导致反常性的血压下降随后发生反跳性的剧烈升高。（4）与间羟胺合用，降低其升压作用。（5）应用本品后，再应用甲氧明或去甲肾上腺素将阻滞后者的升压作用，可能出现严重的低血压。

万古霉素　Vancomycin

（1）氨基苷类、两性霉素 B、阿司匹林、其他水杨酸盐、杆菌肽、布美他尼注射液、卷曲霉素、卡莫司汀、顺铂、环孢素、依他尼酸注射液、呋塞米注射液等药物与去甲万古霉素合用或先后应用，可增加耳毒性或肾毒性。（2）抗组胺药、布克利嗪、赛克力嗪，曲美苄胺等与本品合用时，可能掩盖耳鸣、头昏、眩晕等耳毒性症状。（3）与碱性溶液有配伍禁忌，遇重金属可发生沉淀。

维拉帕米　Verapamil

（1）与 β 肾上腺素受体激动药物同用，可拮抗本品对钙的内流阻滞作用。（2）与 β 肾上腺素受体阻断剂或地高辛同用，可加强本品对心脏的抑制作用。（3）与咖啡因、茶碱等药物同用，可拮抗本品的钙内流阻滞作用，同时茶碱疗效增强。（4）与地高辛等同用，可提高它们的血药水平。（5）与奎尼丁同用，将增加低血压症状的发生率。（6）磺吡酮和利福平加速本品排泄，使本品药效下降。（7）西咪替丁可降低本品的排泄，增加其不良反应。（8）在服本品 48 小时之内不要服丙吡胺，否则会导致心力衰竭。（9）与乙醇、奎尼丁、哌唑嗪合用，会导致血压急剧下降和晕厥。（10）环磷酰胺、长春新碱、甲基苄肼、泼尼松、长春碱酰胺、阿霉素、顺铂等细胞毒性药物减少维拉帕米的吸收。（11）苯巴比妥增加维拉帕米的清除。（12）异烟肼显著降低口服维拉帕米的生物利用度。（13）与血管扩张剂、血管紧张素转换酶抑制剂、利尿剂等抗高血压药合用时，降压作用叠加，应监测血压变化。（14）可增加卡马西平、环孢素、茶碱的血药浓度。（15）与氟卡尼合用，可使负性肌力作用叠加，房室传导延长。

维生素 C　Vitamin C

（1）与肝素或华法林联用，可引起凝血酶原时间缩短。（2）大剂量可破坏食物中维生素 B_{12}，与食物中的铜、锌离子络合阻碍其吸收，从而产生维生素 B_{12} 或铜、锌的缺乏症。（3）与巴比妥或扑米酮合用，可促使维生素 C 的排泄增加。（4）水杨酸类能增加维生素 C 的排泄。（5）不宜与磺胺类药物合用。（6）长期或过量使用维生素 C 时，能干扰双硫仑（戒酒硫）对乙醇的作用。

维生素 E 烟酸酯　Vitamin E Nicotinata

不宜与烟酸类制剂同用。

乌拉地尔　Urapidil

（1）与乙醇同用，可增强本品的降压作用。（2）与其他抗高血压药合用，有协同作用。（3）与西咪替丁合用，可使乌拉地尔的血药浓度上升，从而使其作用增强。

西拉普利　Cilazapril

（1）与其他降压药并用，可有相加作用。（2）与保钾利尿合用可导致血钾增加，特别是肾损害的病人。（3）与非甾体抗炎镇痛药合用，可降低本药的降压作用。（4）与有降压作用的麻醉药联合使用可产生低血压。

硝苯地平　Nifedipine

（1）与其他降压药同用可致严重低血压。（2）与 β 受体阻断剂同用，可导致血压过低、心功能抑制、心力衰竭的机会增多。（3）本品能够使地高辛、华法林、苯妥英、奎宁的血药浓度增加，导致其不良反应增多。（4）与西咪替丁合用，能延缓本品在体内的代谢，从而使其不良反应增强。（5）与硝酸酯类同用，抗心绞痛作用增强。（6）与奎尼丁合用，奎尼丁疗效降低。（7）与蛋白结合率高的药物同用，这些药物的游离浓度常发生改变。

硝普钠　Sodium Nirtoprusside

（1）与其他降压药同用可使血压剧烈下降。（2）与多巴酚丁胺同用，可使心排出量增多而肺毛细血管楔压降低。（3）与拟交感胺类药物同用，本品的降压作用减弱。

硝酸甘油　Nitroglycerin

（1）与乙酰胆碱、组胺同用时，疗效可减弱。（2）与苯福林、麻黄碱或肾上腺素同用时，可能降低抗心绞痛的反应。（3）与多巴酚丁胺合用，对缺血性心脏病所致的充血性心衰及心律失常有良好疗效。（4）与降压药或扩张血管药同用时，可使本品体位性降压作用增强。（5）与三环类抗抑郁药同用时，可加剧抗抑郁药的低血压和抗胆碱效应。（6）与普萘洛尔合用，可提高抗心绞痛的效果。（7）本品舌下含化可迅速消除去甲肾上腺素的升压作用。（8）本品可拮抗吗啡引起的平滑肌痉挛。

硝酸异山梨酯　Isosorbide Dinitrate

（1）本品和乙醇合用会导致头晕或晕厥。（2）某些用于治疗鼻窦炎，皮疹，咳嗽，感冒，哮喘或减肥药会阻断本品的抗心绞痛作用。（3）与降压药、酚噻嗪类合用，可增加低血压作用。（4）与乙酰胆碱、组胺及去甲肾上腺素合用，有拮抗作用。

缬沙坦 Valsartan

与螺内酯、氨苯蝶啶和阿米洛利等保钾利尿剂或钾盐并用，可导致血清钾浓度升高，应避免合用。

辛伐他汀 Simvastatin

（1）本品与口服抗凝药合用可使凝血酶原时间延长，使出血的危险性增加。（2）本品与免疫抑制剂环孢素、红霉素、烟酸、吉非罗齐等合用，可增加肌溶解和急性肾功能衰竭发生的危险。（3）考来替泊、考来烯胺可使本品的生物利用度降低，故应在服用前者4小时后服用本品。

亚胺培南/西拉司丁 Imipenem-Cilastatin

与丙氧鸟苷合用时引起癫痫发作。

烟酰胺 Nicotinamide

烟酰胺与异烟肼有拮抗作用，长期服用异烟肼时，应适当补充烟酰胺。

洋地黄毒苷 Digitoxin

（1）与两性霉素B、皮质激素或失钾利尿剂如布美他尼、依他尼酸等同用时，可引起低血钾而致洋地黄中毒。（2）与制酸药或止泻吸附药如白陶土、果胶、考来烯胺和其他阴离子交换树脂、柳氮磺吡啶或新霉素、对氨水杨酸同用，可抑制强心苷吸收而导致作用减弱。（3）与抗心律失常药、钙盐注射剂、可卡因、泮库溴铵、萝芙木碱、琥珀胆碱或拟胆上腺素类同用，可因作用相加而导致心律失常。（4）有严重或完全性房室传导阻滞且伴正常血钾者的洋地黄化患者不应同时应用钾盐，但噻嗪类利尿剂与本品同用，常须给予钾盐，以防止低钾血症。（5）β受体阻断剂与本品同用，有导致房室传导阻滞发生严重心动过缓的可能。但并不排除β受体阻断剂用于洋地黄不能控制的室上性快速心律失常。（6）与奎尼丁同用，可使本品血药浓度提高。（7）与维拉帕米、地尔硫䓬、胺碘酮合用，由于降低肾及全身对洋地黄的清除率而提高其血药浓度，可引起严重心动过缓。（8）螺内酯可延长本品半衰期，需调整剂量或给药间期，随访监测本品血药浓度。（9）血管紧张素转换酶抑制剂及其受体拮抗剂可使本品血药浓度增高。（10）依酚氯胺与本品合用可致明显心动过缓。（11）吲哚美辛可减少本品的肾清除，使本品半衰期延长，有中毒危险，需监测血药浓度及心电图。（12）与肝素同用，由于本品可能部分抵消肝素的抗凝作用，需调整肝素用量。（13）洋地黄化患者静脉用硫酸镁应十分谨慎，尤其同时静注钙盐，可发生心脏传导阻滞。（14）红霉素可改变胃肠道菌群而增加本品在胃肠道吸收。（15）甲氧氯普胺因促进肠道运动而减少洋地黄的生物利用度约25%，溴丙胺太林（普鲁本辛）因抑制肠道蠕动而提高洋地黄生物利用度约25%。（16）应用强心苷期间，或停用后7天以内，忌用肾上腺素、麻黄碱及其类似药物，因这些可能增加毒性。（17）利血平可增加洋地黄对心脏的毒性反应，引起心律失常。

氧氟沙星 Ofloxacin

同环丙沙星。

依那普利 Enalapril

（1）与利尿药、其他抗高血压药同用，可致严重低血压。（2）与利钾利尿药同用可减少钾丢失，但与保钾利尿药、补钾剂、食盐代用品同用，可使血钾增高。（3）与锂同用可致锂中毒，但停药后毒性反应即消失。

异丙肾上腺素 Isoprenaline

（1）与其他拟肾上腺素药物合用可增效，但不良反应也增多。（2）并用普萘洛尔时本品的作用受到拮抗。（3）与三环类抗抑郁剂合用，可能增强其作用。（4）与口服抗凝药合用，可增加抗凝作用。（5）不可与肾上腺素、环丙烷、氟烷等同用，否则导致严重心律失常。（6）与苯肾上腺素合用，对控制哮喘发作有协同作用，可进一步改善通气功能。（7）与氯化钾及各种导致血钾过高或过低的药物合用，可增加本品对心肌细胞的兴奋作用，易引起心律失常。

异帕米星 Isepamicin

见氨基苷类抗生素。

抑肽酶 Aprotinin

（1）本品可抑制血管紧张素转换酶抑制剂（如卡托普利）的降压作用。（2）本品有拮抗纤维蛋白溶酶（如阿替普酶、阿尼普酶、链激酶、尿激酶等）的作用，可用于抑制这些药所引起的出血。（3）本品可干扰下列检验：出凝血时间、血清肌酐激酶（CK）、血清肌酐、氨基转移酶等的检验值。（4）避免与β-内酰胺类抗生素合用。

银杏叶注射制剂 Ginko Leaf Extract and Dipyridamole Injection

与肝素、双香豆素等抗凝药同时使用时，易引起出血倾向。

吲达帕胺 Indapamide

（1）与全身性非甾体抗炎镇痛药合用，已脱水的病人可能会发生急性肾功能衰竭。（2）与两性霉素B、全身用糖皮质激素和盐皮质激素、刺激性轻泻剂合用使低钾血症的危险增加。（3）与血管紧张素转氨酶抑制剂合用，如已有低钠血症，可能出现突然的低血压和急性肾功能衰竭的危险性。（4）与二甲双胍合用，利尿剂特别是袢利尿剂可能会引起急性肾功能衰竭，由此导致二甲双胍治疗时易出现乳酸中毒。（5）与丙米嗪、精神安定药合用，有增强本品作用并增加直立性低血压的危险。（6）与钙盐合用，由于尿钙排泄减少所致高钙血症的危险。（7）肾上腺皮质激素、吲哚美辛可降低本品的作用。（8）与锂剂合用，可增加血锂浓度并出现过量的征象。（9）与下列药物合用可引起心律失常：苄普地尔、静脉注射红霉素、喷他脒、舒托必利、长春胺。（10）与巴氯芬合用可增加抗高血压效应。（11）不要与Ⅰa类抗心律失常药合用。（12）与环孢素合用，可导致肌酐浓度升高。（13）本品可使抗凝血药、抗痛风药、胰岛素、口服降糖药、乌洛托品的作用加强。（14）本品可使钙剂、地高辛、维生素D的不良反应增加。（15）考来烯胺和考来替泊可减少本品在胃肠道的吸收。（16）与肾上腺皮质激素同用时利尿利钠作用减弱。（17）与胺碘酮同用由于血钾低而易致心律失常。（18）与非甾体抗炎镇痛药同用，本品利钠作用减弱。（19）与其他种类降压药同用，降压作用增强。（20）与拟交感神经药同用，降压作用减弱。（21）与大剂量水杨酸盐合用，已脱水的患者可能发生急性肾功能衰竭。（22）与二甲双胍合用易出现乳酸酸中毒。

蚓激酶 Lumbrokinase

与抑制血小板功能的药物有协同作用，并使后者的抗凝作用增强。

罂粟碱 Papaverine

（1）与左旋多巴合用时，可减弱后者的疗效，本品能阻滞多巴胺受体。（2）与烟碱合用，可使本品疗效降低。（3）禁与碘克沙醇合用，因可与罂粟碱形成一种糊状沉淀。

右旋糖酐 40 Dextran 40

（1）与肝素合用时，由于有协同作用而增加出血可能。（2）与庆大霉素、巴龙霉素合用会增加肾毒性。（3）本品不应与维生素 C，维生素 B_{12}，维生素 K，双嘧达莫及促皮质激素，氢化可的松琥酸钠在同一溶液中混合给药。

脂溶性维生素注射液（Ⅰ） Fat-soluble Vitamin Injection

因含维生素 K，可与香豆素类、肝素等抗凝血剂发生相互作用，不宜合用。

注射用水溶性维生素 Water-soluble Vitamin for Injection

（1）所含维生素 B_6 能降低左旋多巴的作用。（2）所含叶酸可能降低苯妥英钠的血浆浓度和掩盖恶性贫血的临床表现。

左旋氨氯地平 Levamlodipine

（1）西咪替丁、葡萄柚汁、制酸剂：合用时不改变本品的药代动力学。（2）本品不影响阿伐他汀、地高辛、乙醇的药代动力学。（3）与西地那非合用降压作用增强。（4）本品不改变华法林的凝血酶原作用时间。（5）地高辛、芬妥因和华法林：与本品合用对血浆蛋白结合率没有影响。（6）麻醉药：吸入烃类全身麻醉药与本品合用可引起低血压。（7）非甾体类抗炎镇痛药：尤其吲哚美辛可减弱本品的降压作用。（8）β 受体阻断剂：与本品合用可引起过度低血压，加重心力衰竭。（9）雌激素：合用可引起体液潴留而增高血压。（10）磺吡酮：合用可增加本品的蛋白结合率，产生血药浓度变化。（11）锂：合用可引起神经中毒，出现恶心、呕吐、腹泻、共济失调、震颤和/或麻木。（12）拟交感胺类药物：可减弱本品降压作用。（13）舌下硝酸甘油和长效硝酸酯制剂：与本品合用可加强抗心绞痛效应。虽未报告有反跳作用，但停药时应在医生指导下逐渐减量。

左氧氟沙星 Levofloxacin

同环丙沙星。

（"药物相互作用"由庞浩龙、李站立、张晨曦参与编写）

附录3 常用药物的皮肤敏感试验

有些药品如抗生素中 β-内酰胺类的青霉素、头孢菌素；氨基苷类抗生素的链霉素、庆大霉素，维生素、有机碘造影剂、局麻药、免疫调节剂、生物药品（酶、抗毒素、类毒素、血清、菌苗、疫苗）等药品在给药后极易引起过敏反应，甚至出现过敏性休克。为安全起见，需根据相关规定用前进行皮肤敏感试验，皮试后观察 15～20 分钟，以确定阳性或阴性反应。

对青霉素、头孢菌素、破伤风抗毒素等易致过敏反应的药品，注意提示患者在用药前（或治疗结束后再次应用时）进行皮肤敏感试验，在明确药品敏感试验结果为阴性后，再调配药品；对尚未进行皮试者、结果阳性或结果未明确者拒绝调配药品，同时注意提示有家族过敏史或既往有药品过敏史者在应用时提高警惕性，于注射后休息和观察 30 分钟，或采用脱敏方法给药。

鉴于头孢菌素类抗生素可引起过敏性反应或过敏性休克，同时与青霉素类生素存在有交叉过敏性，概率在 3%～15%，但目前头孢菌素应用前是否做皮肤试验的临床意义尚有极大争议，《中华人民共和国药典临床用药须知》（2005 年版）等相关著作尚无定论。国外文献证实：若患者以前发生过青霉素过敏性休克者，应禁用头孢菌素，若过敏反应轻微，必要时可在严密监护下，给予头孢菌素类抗生素。但近年来有多例报道，头孢菌素可致过敏性休克甚至死亡，为慎重起见和对患者的安全用药负责，建议在应用前做皮肤试验，并提示应用所注射的药品品种进行皮试。另外，具体到药物是否需要做药物皮肤敏感试验，请参照药品说明书和官方的药物治疗指南。鉴于各药品生产企业的产品标准不同而对皮肤试验的要求不一，在用药前宜仔细阅读药品说明书。《中华人民共和国药典临床用药须知》（2005 年版）中必须做皮肤敏感试验的药物情况，见附表 3-1。

附表 3-1　常用药物皮肤敏感试验的药液浓度和给药方法与剂量

药物名称	皮试药液浓度（ml）	给药方法与剂量
细胞色素 C 注射剂	0.03mg（皮内注射），注射液原液（划痕）5mg（滴眼）	皮内注射 0.03 ~ 0.05ml 划痕 1 滴；滴眼 1 滴
降纤酶注射剂	0.1BU	皮内注射 0.1ml
门冬酰胺酶注射剂	20U	皮内注射 0.02ml
青霉素钾注射剂	500U	皮内注射 0.1ml
青霉素钠注射剂	500U	皮内注射 0.1ml；划痕 1 滴
青霉素 V 钾片	500U	皮内注射 0.1ml
普鲁卡因青霉素注射剂–青霉素	500U	皮内注射 0.1 ml
普鲁卡因青霉素注射剂–普鲁卡因	2.5mg	
苄星青霉素注射剂	500U	皮内注射 0.1 ml
抑肽酶注射剂	2500kU	静脉注射 1 ml
胸腺素注射剂	25μg	皮内注射 0.1 ml
白喉抗毒素注射剂	稀释 20 倍	皮内注射 0.1 ml
破伤风抗毒素注射剂	75U（稀释 20 倍）	皮内注射 0.1 ml
多价气性坏疽抗毒素注射剂	250U（稀释 20 倍）	皮内注射 0.1 ml
抗蛇毒血清注射剂	稀释 20 倍	皮内注射 0.1ml
抗炭疽血清注射剂	稀释 20 倍	皮内注射 0.1ml
抗狂犬病血清注射剂	20 U（稀释 20 倍）	皮内注射 0.1ml
肉毒抗毒素注射剂	稀释 10 倍	皮内注射 0.05 ml
玻璃酸酶注射剂	150 U	皮内注射 0.02 ml
α-糜蛋白酶注射剂	500μg	皮内注射 0.1 ml
鱼肝油酸钠注射剂	1 mg	皮内注射 0.1 ~ 0.2ml

　　苯唑西林钠、氯唑西林钠、氨苄西林钠、阿莫西林、羧苄西林钠、哌拉西林钠、磺苄西林钠注射剂和青霉胺片剂等皮试药液浓度和给药剂量同青霉素。

此外，在部分权威性较高的二次文献中，对部分常用药品也记载应做皮肤敏感试验，在此也列附表3-2提示。

附表3-2　部分提示应做皮肤敏感试验药物的药液浓度和给药方法与剂量

药物名称	皮试药液浓度（ml）	给药方法与剂量
链霉素注射剂	1 mg	皮内注射0.1ml
头孢菌素类注射剂	300μg 或 500μg	皮内注射0.1ml
庆大霉素注射剂	400 U	皮内注射20~40U；儿童5~10U
甲氧西林钠注射剂	250μg	皮内注射0.1 ml
氯唑西林钠注射剂	250μg	皮内注射0.1 ml
苯唑西林钠注射剂	500μg	皮内注射0.1 ml
萘夫西林钠注射剂	250μg	皮内注射0.1 ml
氨氯西林钠注射剂	250μg	皮内注射0.1 ml
氟氯西林钠注射剂	500μg	皮内注射0.1 ml
磷酸组胺注射剂	0.1 mg	皮内注射0.1 ml
右旋糖酐注射剂	原液	皮内注射0.1 ml
维生素 B_1 注射剂	5mg	皮内注射0.1 ml
普鲁卡因注射剂	2.5mg	皮内注射0.1 ml
促皮质素注射剂	1U	皮内注射0.1 ml
绒促性素注射剂	500U	皮内注射0.1 ml
胰蛋白酶	0.5mg	皮内注射0.1 ml
胸腺5肽	0.1mg	皮内注射0.1 ml
胸腺素 α_1	1.6mg	皮内注射0.05~0.1 ml
胸腺素生成素	0.1mg	皮内注射0.1 ml（0.01 mg）
甘露聚糖肽	2.5mg	皮内注射0.1 ml
蕲蛇酶	0.75U	皮内注射0.1 ml
鲑降钙素注射剂	10U	皮内注射0.1 ml
天花粉蛋白	0.5μg	皮内注射0.1 ml
有机碘造影剂	30% 溶液	静脉注射1ml；皮内注射0.1ml

①凡头孢菌素规格（每瓶）为0.5、0.75、1g的先依次应用0.9%氯化钠注射液10、15、20ml稀释原药后，抽取0.1ml，再用0.9%氯化钠注射液稀释至10ml，抽取0.1ml做皮试。规格为1.5g、2g的依次用0.9%氯化钠注射液15ml、20ml稀释原药后，抽取0.05ml，再用0.9%氯化钠注射液稀释至10ml，抽取0.05ml做皮试；②若皮试为阳性反应，可采取脱敏治疗给药；＊有机碘造影在应用中仍可出现过敏反应，尚需注意。

附录4 静脉给药注意事项

一、静脉输注药品的一般原则

1. 由于静脉注射给药起效迅速、作用强并且难以逆转，可能会给患者带来较大的风险，因此，应该遵循能够口服给药就不要注射给药的原则。

2. 只有当患者的疾病状况不宜口服药品，或者疾病的治疗需要持续、恒定的血药浓度时，才可以采用静脉输注的方式给药。

3. 一般而言，静脉输液中只能加入一种药品，溶液必须稳定，无物理和化学的配伍禁忌。如果需要加入两种药品，应该先加浓度较高者到输液中，充分混匀后，检查有无可见的配伍禁忌，再加入浓度较低的药品。

4. 不应该将药品加入到血液制品、甘露醇或者碳酸氢钠溶液中。只有特殊组分的药品（如脂溶性维生素注射液）方可加入脂肪乳或氨基酸溶液中使用。

5. 应用输液前应充分振摇混匀，并且检查有无不溶性颗粒。

6. 给药期间应严格保证药液无菌，配制好的药液通常应在24小时内使用。

7. 输液瓶上应注明患者的姓名、药品名称与剂量、给药日期与给药时间以及停药日期与停药时间。以上内容不应影响患者阅读输液瓶上的标签内容。尽可能将使用过的输液器材保存一段时间备查。

8. 在给药过程中应经常检查药液的状态，当出现浑浊、结晶、颜色改变或观测到其他发生相互作用或污染的迹象时，应及时停药。

二、静脉输液容易产生的问题

（一）病原微生物污染

静脉输液有可能被偶然进入或后期滋生的微生物污染，尤其是念珠菌属、肠杆菌属及克雷伯杆菌属等而引起发热、寒战等全身性反应，严重者可发生昏迷、血压下降、休克和呼吸衰竭等症状而致死亡。静脉输液应该严格执行配制过程的无菌操作。

（二）物理和化学配伍禁忌

物理配伍禁忌是指药物混合后，由于溶解度的变化，溶液pH的改变等；或者药物与容器间发生反应等原因引起的沉淀、浑浊、黏度变化、液体分层等现象，又称为外观配伍禁忌。化学配伍禁忌是指药物之间水解、光解、氧化还原等化学反应导致药物分子结构发生了变化。因而导致药物有可能发生药物相互作用，并且当含有一种以上药物时发生配伍禁忌的可能性增大。物理或化学的配伍禁忌会使药效降低、毒性增加或由于微粒的形成产生严重不良事件，因而必须避免。

（三）微粒污染

微粒污染是输液中普遍存在的问题。静脉输液的配制过程中，多次加药和穿刺会带入微粒，输液环境中的细小微粒也可能进入药液。当微粒进入肺微血管，可引起巨噬细胞增生而导致肉芽肿、肺栓塞，也可引起热原样反应。微粒较大者，可直接导致血管闭塞，局部组织缺血和水肿，红细胞聚集在异物上可形成血栓；

某些微粒还可引起变态反应。生物制品，尤其是血液制品，即使是正常配制操作也可能不完全溶解；输液配制过程稍有不慎，如振摇、消毒、温度等均可导致药物不能完全溶解，产生肉眼可见或难以观察的不溶性物质。因此，从配制到输液必须严格遵守操作规程。

三、静脉输液相关的不良反应

（一）静脉炎

某些晶体溶液，可致血栓性静脉炎。另外，静脉滴注红霉素乳糖酸盐、万古霉素、依替米星等药物，如果输液配制浓度或输液速度不当也可刺激血管而导致静脉炎。

（二）胃肠道反应

静脉滴注某些抗感染药物，如氟喹诺酮类、青霉素、红霉素等会不同程度地引起恶心、呕吐等胃肠道反应。

（三）神经系统反应

青霉素类药物静脉给药时，由于剂量过大和（或）滴速过快时，可对大脑皮质产生直接刺激作用，出现"青霉素脑病"主要表现为肌阵挛、惊厥、癫痫、昏迷等严重反应。氨基苷类、多黏菌素类静脉滴注速度过快对神经肌肉接头可产生阻滞作用。亚胺培南滴注速度过快使脑内血药浓度过高可出现的惊厥、癫痫发作等。氟喹诺酮类药物脂溶性高，易透过血脑屏障进入脑组织，诱发惊厥、抽搐和癫痫样发作。

（四）心血管系统反应

青霉素大剂量快速静滴偶可引起一过性心电图变化。咪康唑注射过快可发生心律失常，严重者心跳、呼吸停止。万古霉素静脉滴注速度过快也可引起心血管系统反应，曾有报道静滴万古霉素过快，引起心搏骤停、呼吸衰竭死亡。氨基糖苷类抗生素也可引起心肌抑制、外周血管扩张、血压下降和呼吸衰竭等。两性霉素B滴速过快有引起心室颤动或心搏骤停的可能。林可霉素滴速过快可引起血压下降和心电图变化，甚至可导致神经肌肉接头传导阻滞而引起呼吸、心搏停止。

（五）肾功能损害

低分子和小分子量右旋糖酐有导致急性肾衰竭的危险。氨基苷类抗生素和万古霉素等药物，如果静脉滴注过快，使单位时间内经肾脏排泄的药物浓度过高，可致药物性肾损害。大多数头孢菌素类药物主要通过肾脏排泄，可抑制、干扰肾小管细胞酶活性，引起急性肾小管坏死。而这类现象在小儿、老年人及肾功能不全的患者身上尤易发生。抗病毒药物阿昔洛韦、更昔洛韦、利巴韦林、阿糖腺苷、膦甲酸钠等静脉滴注也宜缓慢。阿昔洛韦静脉滴注过快可发生肾小管内药物结晶沉积，引起肾功能的损害。在使用两性霉素B疗程中几乎所有患者均可出现不同程度的肾功能损害，故应注意选择适当剂量，缓慢静滴，必要时监测肾功能和血药浓度。

（六）其他不良反应及对策

所有药物静脉输液滴注过快均可引起血容量过高，致心脏负荷过重，发生肺水肿。静脉滴注含钾、钙、镁等离子的抗菌药物时，滴速过快可引起患者不适或病情变化。右旋糖酐、明胶制剂和羟乙基淀粉等胶体溶液的常见不良反应有凝血功能障碍、肾功能障碍、过敏和类过敏反应等。

1．局部封闭

化疗药物外渗，应用局部封闭，可阻止化疗药物扩散并起到止痛、消炎的作用。临床上多用普鲁卡因、地塞米松局部封闭，因普鲁卡因有麻醉止痛、减少炎症渗出和促进组织修复的作用；地塞米松具有稳定生物膜，减少炎性物质释放，提高组织耐受性和特异性抗炎作用。

2．局部使用血管扩张药物

在输入刺激性大、浓度高的药物时，使用2%的山莨菪碱外敷局部静脉，扩张局部浅表血管后再给药，减轻药物对血管的刺激。

3．静脉渗漏性损伤及其处理

静脉渗漏性损伤的诸多因素中主要的是药物本身的理化性质。有效的预防措施可积极消除引起渗漏的危险因素，如提高静脉穿刺技术、避免机械性损伤、根据不同药物掌握好其浓度和静脉输注速度、加强护理观察，尽量避免药物外漏。对已发生渗漏损伤者，应及时根据药物理化性质，渗漏损伤程度及个体差异，适当选择热敷、冷敷、药敷或拮抗药注射等处理，若能早期治疗完全可以避免严重并发症的发生。

静脉注射液外渗的处理

（1）一旦发生静脉注射液外渗，应立即停止注射或更换注射部位，并且采取治疗措施，消除组织水肿，消除药物对细胞的毒性作用。

（2）热敷：主要用于血管收缩药、阳离子溶液、高渗液及化疗药物外渗的治疗。如肾上腺素、间羟胺、葡萄糖酸钙、甘露醇等溶液的外渗治疗。但是，部分高渗溶液，如20%甘露醇、10%葡萄糖酸钙外渗超过24小时，此时局部皮肤由白转为暗红，产生局部充血，若局部进行热敷使温度增高、代谢加快、耗氧增加，会加速组织坏死。因此，必须根据具体情况采取相应措施，不应该不加思考地只要是药物外渗就给病人热敷。

（3）冷敷：冷敷可使局部血管收缩，减少药物的吸收，减轻局部水肿和药物的扩散，从而减轻局部组织的损害，如化疗药物外渗用20%～40%碳酸氢钠冷敷治疗，取得较好的效果。

（4）药物湿敷：采用50%的硫酸镁溶液湿敷，一日2次，一次20分钟。

（5）中药湿敷：主要用于长期静脉注射的药物，如氯化钾、红霉素、10%葡萄糖酸钙等致注射部位的静脉壁炎性渗出而引起的炎症症状，可以采取活血通络、舒筋利脉、温经散寒、清热利湿的中药进行湿敷。

附录5　特殊药品目录

麻醉药品、精神药品、医疗用毒性药品、放射性药品属于特殊管理药品的范畴。

一、医疗用毒性药品

医疗用毒性药品系指毒性剧烈、治疗剂量与中毒剂量相近，使用不当会致人中毒或死亡的药品。

毒性中药品种（包括原药材和饮片）主要有：砒石（红砒、白砒）、砒霜、水银、生马前子、生川乌、生草乌、生白附子、生附子、生半夏、生南星、生巴豆、斑蝥、青娘虫、红娘虫、生甘遂、生狼毒、生藤黄、生千金子、生天仙子、闹羊花、雪上一枝蒿、白降丹、蟾酥、洋金花、红粉、轻粉、雄黄。

毒药化学药品种（仅指原料药，不包括制剂）主要有：去乙酰毛花苷C、阿托品、洋地黄毒苷、氢溴酸后马托品、三氧化二砷、毛果芸香碱、升汞、水杨酸毒扁豆碱、亚砷酸钾、氢溴酸东莨菪碱、士的宁、A型肉毒素。毒药化学药品种（制剂）亚砷酸注射液。

毒性药品的收购、经营，由各级医药管理部门指定的药品经营单位负责；配方用药由国营药店、医疗单位负责。其他任何单位或者个人均不得从事毒性药品的收购、经营和配方业务。

二、放射性药品

放射性药品是指用于临床诊断或者治疗的放射性核素制剂或者其标记药物。

三、麻醉药品

麻醉药品是指连续使用后易产生生理依赖性、能成瘾癖的药品；麻醉药品包括：阿片类、可卡因类、大麻类、合成麻醉药类及卫生部指定的其他易成瘾癖的药品、药用原植物及其制剂。

我国生产及常用的麻醉药品品种包括吗啡、芬太尼、氯胺酮、二氢埃托啡、可卡因、罂粟秆浓缩物、哌替啶、地芬诺酯、美沙酮、羟考酮、阿片、罂粟壳、舒芬太尼、瑞芬太尼、蒂巴因、可待因、布桂嗪、右丙氧芬、双氢可待因、复方樟脑酊、乙基吗啡、福尔可定等，详见附表5-1。

附表5-1 我国生产及使用的麻醉药品品种目录（摘录）

阿法罗定	Alphaprodine
可卡因	Cocaine
罂粟秆浓缩物	Concentrate of Poppy Straw
二氢埃托啡	Dihydroetorphine
地芬诺酯	Diphenoxylate
芬太尼	Fentanyl
氢可酮类	Hydrocodone
美沙酮	Methadone
吗啡	Morphine
阿片	Opium
羟考酮	Oxycodone
哌替啶	Pethidine
罂粟壳	Poppy Shell

续　表

瑞芬太尼	Remifentanil
舒芬太尼	Sufentanil
蒂巴因	Thebaine
布桂嗪	Bucinnazine
可待因	Codeine
复方樟脑酊	Compound Camphor Tincture
右丙氧芬	Dextropropoxyphene
双氢可待因	Dihydrocodeine
乙基吗啡	Ethylmorphine
福尔可定	Pholcodine
阿桔片	Compound Platycodon Tablets
吗啡阿托品注射液	Morphine and Atropine Sulfate Injection

①上述品种包括其可能存在的盐和单方制剂；②上述品种包括其可能存在的化学异构体及酯、醚；③本目录根据 2007 版《麻醉品种目录》中摘选其中有 * 的麻醉药品，均为我国生产及使用的品种。

四、精神药品

精神药品是指直接作用于中枢神经系统，使之兴奋或抑制，连续使用能产生依赖性的药品。依据精神药品使人体产生的依赖性和危害人体健康的程度，分为第一类和第二类，各类精神药品的品种由国务院药品监督管理部门会同国务院公安部门、国务院卫生部门制定、调整并公布。我国生产及常用的精神药品品种目录见附表 5-2。

附表 5-2　我国生产及使用的精神药品品种目录（摘录）

第一类	
丁丙诺啡	Buprenorphine
γ-羟丁酸	γ-hydroxybutyrate（GHB）
氯胺酮	Ketamine
马吲哚	Mazindol
哌甲酯	Methylphenidate
司可巴比妥	Secobarbital
三唑仑	Triazolam
第二类	
异戊巴比妥	Amobarbital
布托啡诺及其注射剂	Butorphanol and its injection

续 表

咖啡因	Caffeine
安钠咖	Caffeine Sodium Benzoate（CNB）
去甲伪麻黄碱	Cathine
地佐辛及其注射剂	Dezocine and its injection
芬氟拉明	Fenfluramine
格鲁米特	Glutethimide
喷他佐辛	Pentazocine
戊巴比妥	Pentobarbital
阿普唑仑	Alprazolam
巴比妥	Barbital
溴西泮	Bromazepam
氯氮䓬	Chlordiazepoxide
氯硝西泮	Clonazepam
地西泮	Diazepam
艾司唑仑	Estazolam
氯氟䓬乙酯	Ethyl Loflazepate
氟西泮	Flurazepam
劳拉西泮	Lorazepam
甲丙氨酯	Meprobamate
咪达唑仑	Midazolam
纳布啡及其注射剂	Nalbuphine and its Injection
硝西泮	Nitrazepam
奥沙西泮	Oxazepam
氨酚氢可酮片	Paracetamol and Hydrocodone Bitartrate Tablets
匹莫林	Pemoline
苯巴比妥	Phenobarbital
替马西泮	Temazepam
曲马朵	Tramadol
唑吡坦	Zolpiden
扎来普隆	Zaleplone
麦角胺咖啡因片	Ergotamine and Caffeine Tablets

①上述品种包括其可能存在的盐和单方制剂（除非另有规定）；②上述品种包括其可能存在的化学异构体及酯、醚（除非另有规定）；③本目录根据 2007 版《精神药品品种目录》中摘选其有 * 的精神药品，均为我国生产及使用的品种。

我国生产及使用的第一类精神药品品种有：丁丙诺啡、γ-羟丁酸、马吲哚、哌甲酯、司可巴比妥、三唑仑等。

我国生产及常用的第二类精神药品品种有：异戊巴比妥、布托啡诺及其注射剂、咖啡因、去甲伪麻黄碱、安钠咖、地佐辛及其注射剂、喷他佐辛、阿普唑仑、巴比妥、氯氮䓬、地西泮、艾司唑仑、氟西泮、劳拉西泮、甲丙氨酯、咪达唑仑、纳布啡及其注射剂、硝西泮、匹莫林、苯巴比妥、曲马朵、唑吡坦、扎来普隆、麦角胺咖啡因等。

五、易制毒化学品

易制毒化学品系指可利用其制备毒品的化合物，分为三类。第一类是可以用于制毒的主要原料；第二类、第三类是可以用于制毒的化学配剂。

第一类：①1-苯基-2-丙酮；②3,4-亚甲基二氧苯基-2-丙酮；③胡椒醛；④黄樟素；⑤黄樟油；⑥异黄樟素；⑦N-乙酰邻氨基苯酸；⑧邻氨基苯甲酸；⑨麦角酸*；⑩麦角胺*、嚰麦角新碱*；喺麻黄碱、伪麻黄碱、消旋麻黄碱、去甲麻黄碱、甲基麻黄碱、麻黄浸膏、麻黄浸膏粉等麻黄素类物质*。（带有*标记的品种为药品类易制毒化学品，包括原料药及其单方制剂）。

第二类：①苯乙酸；②醋酸酐；③三氯甲烷；④乙醚；⑤哌啶。

第三类：①甲苯；②丙酮；③甲基乙基酮；④高锰酸钾；⑤硫酸；⑥盐酸。

第一类、第二类所列物质可能存在的盐类，也纳入管制。

附录6 部分监测药物的药动学参数

详见附表 6-1。

附表 6-1 部分监测药物的药动力学参数

药品名称	口服生物利用度(%)	达峰时间(小时)	血浆蛋白结合率(%)	表观分布容积(L/kg)	消除半衰期(小时)	消除途径	达稳态时间(日)	清除率(ml/kg)	有效浓度范围(mg/L)	潜在中毒浓度(mg/L)	剂量(mg/kg)
卡马西平	75~85	4~8	75~80	0.8~2.2	25~65	肝99%	7~14	成人一日11~26 儿童一日28	4~12	>12	成人一日7~19，分次儿童一日10~20，分次
乙琥胺	~100	成人2~4 儿童3~7	<10	0.65	成人50~60 儿童30~36	肝70% 肾30%	成人8~12 儿童6~10	成人一日10~13 儿童一日16	40~100	>150	成人一日15~30 儿童一日15~40
苯巴比妥	80~90	2~18	20~45	成人0.7 儿童0.9	成人50~144 儿童40~70	肝80% 肾20%	成人14~21 儿童10~18	成人一日3.2 儿童一日8.2	10~40	>40	成人一日1~5，分次儿童一日3~6，分次
苯妥英	95	4~12	85~95	0.5~0.8	7~42	肝>95% 肾<5%	成人5~14 儿童2~5		10~20	>25	负荷量一日15，维持量一日5 (成人)
扑米酮	92	成人2.7~5.2 儿童4~6	0~20	0.64~0.72	10	肝，肾	2~4	一日31 (单用)	6~15	>18	成人一日7.5~20，分次儿童一日5~25，分次

续 表

药品名称	口服生物利用度(%)	达峰时间(小时)	血浆蛋白结合率(%)	表观分布容积(L/kg)	消除半衰期(小时)	消除途径	达稳态时间(日)	清除率(ml/kg)	有效浓度范围(mg/L)	潜在中毒浓度(mg/L)	剂量(mg/kg)
丙戊酸	~100	空腹0.5~1.5 食后2~8	85~95	0.1~0.4	成人12~15 老年14~17 新生儿30~40	肝	2~2.5	成人每小时7~8	50~100	未定	成人一日5~45,分次 分次儿童一日15~60,分次
丙吡胺	90	1~3	35~95	3~5.7	4~10	肝~25% 肾~50%	成人25~30小时	一日1.5~4	2~4	>7	负荷量一次300mg,维持量一日400~800mg
奎尼丁	44~98	1~3	80~88	2~3	成人6~8 儿童2.5~6.7	肝主要 肾少量	2	一日4.70	3~6	>5	一日14~30,分次
普萘洛尔	30	1~1.5	93	2.0~4.6	2~3	肝95%	10~30小时	每分钟12	0.05~0.1	未定	负荷量一次300mg,维持量一日400~800mg
利多卡因	35	不规则	66	1	1~2(心力衰竭1.9~6)	肝	5~10小时	一日0.54~1.44	1.5~5	>5.0	负荷量一次100~150mg,维持量每分钟0.9~1.8mg
普鲁卡因胺	75~95	1~1.5	15~20	1.75~2.5	2~3	肝肾	11~20小时	每小时(8.6±1.9)	2~10	>16	负荷量一日10~15,维持量35~50mg

续　表

药品名称	口服生物利用度 (%)	达峰时间 (小时)	血浆蛋白结合率 (%)	表观分布容积 (L/kg)	消除半衰期 (小时)	消除途径	达稳态时间 (日)	清除率 (ml/kg)	有效浓度范围 (mg/L)	潜在中毒浓度 (mg/L)	剂量 (mg/kg)
地高辛	60~80	2~6	20~25	6~10	32~48	肾	成人7~11	成人188ml/(min·1.73m³)	0.5~2μg/L	>2.4μg/L	负荷量一次8~125μg/kg，维持量一日3~5μg/kg
庆大霉素	几不吸收	即刻（注）	0~30	0.2~0.25	成人2~3（肾衰竭40~50）儿童5~11.5	肾	2.5~15小时（>30岁）	1.33±0.6119	峰4~10 谷1~2	峰>12 谷>2	负荷量一次1.0~2.5，维持量一日3.0~5.0
妥布霉素	几不吸收	即刻（注）	低	0.26	1.9~2.2	肾	约10小时	每小时（75.65±16.88）	峰4~10 谷1~2	峰>12 谷>2	一日5~7
万古霉素	几不吸收	即刻（注）	55	0.43~1.25	成人4~11 儿童2~3	肝	3~5	老年人：每分钟（61.05±10.30）ml 成人：每分钟（87.35±9.45）ml	峰25~40 谷5~10	峰>50 谷>20	成人一日10~30，分次儿童一日10~40，分次
阿米替林	56~70	8~12	90	5.4~8.6	9~25	肝	4~10	5.3~26	0.15~0.25	>0.5	成人一日75~300mg，老年一日20~100mg

续 表

药品名称	口服生物利用度（%）	达峰时间（小时）	血浆蛋白结合率（%）	表观分布容积（L/kg）	消除半衰期（小时）	消除途径	达稳态时间（日）	清除率（ml/kg）	有效浓度范围（mg/L）	潜在中毒浓度（mg/L）	剂量（mg/kg）
碳酸锂	97	0.5~3	0	0.4~1.4	20~24（肾衰竭40~50）	肾	2~7	15~30	急性治疗0.8~1.2 mmol/L 维持治疗0.4~0.8 mmol/L	>1.4 mmol/L	成人一日0.9~1.5g，分次
茶碱	~100	2~3	60	0.3~0.7	成人4~10.9 儿童2.6~4.8 新生儿>24	肝	3~8	每分钟（0.67±0.13）	<15	>15	视制剂不同而定
环孢素	20~30	3~4	90	3.5~4	10~30	肝~94% 肾~6%		每分钟5~7ml	骨髓移植：100~200 ng/ml 肝移植：200~300 ng/ml 肾移植：100~200 ng/ml		视移植后时间及移植种类而定
他克莫司	10~20	0.7~6	>98.8	16.1	4~41	肝	3	成年每小时2.43L 肝移植：每小时4.1L	10~20 ng/ml		视移植后时间及移植种类而定

附录7　药品使用提示标签

　　药师在调配药品时，必须在药品的外包装上标记出使用药品的信息，包括剂量、给药次数等。药品使用提示标签是为了提醒患者在药品使用和保存方面应特别重视的问题，内容简单明了，作为医嘱和药品说明书关于用药的重要信息的强化和补充。根据用药的实际情况，遴选下列34个药品使用提示标签，其中黑体字作为提示标签用于，非黑体字作为标签含义、适用范围的解释，见附表7-1。

　　标签【1】~【19】和【29】~【31】可以作为单独的标签用语；标签【21】~【28】是可以和用法与用量一起作为标签使用；变迁【32】~【34】是提示药品报关与储存。

　　药品的使用提示标签序号，见附表7-2。

附表7-1　药品使用提示标签用语与说明

【1】	**提示用语：可致困倦** 限含量有抗组胺药的儿童制剂。
【2】	**提示用语：可致困倦或其他症状（如视物模糊、精神不集中、眩晕、恶心）、服用期间不要操作机器、高空作业或驾驶，同时禁止饮酒** 有些药品仅在服药的前几天感觉困倦，有些药品仅在大剂量时引起困倦，应该告诉患者症状消失后再进行以上操作。
【3】	**提示用语：可导致困倦，服用期间不要操作机器、高空作业或驾驶，同时禁止饮酒或含乙醇饮料。** 用于含单胺氧化酶抑制药的药品。
【4】	**提示用语：不要饮酒** 服用某些药品时同时饮酒，会增强某些药品的作用和不良反应。
【5】	**提示用语：不要同时服用抗酸药** 用于肠溶衣制剂或受抗酸药显著影响吸收、影响药效的药品。
【6】	**提示用语：不要同时服用含铁、铝、钙、镁、锌等金属离子的药品** 这些药品易与铁、铝、钙、镁、锌等离子螯合，减少吸收。应间隔2~3小时服用。
【7】	**提示用语：不要与牛奶同服的药品** 牛奶可影响部分药品的吸收，间隔2~3小时服用。
【8】	**提示用语：应遵医嘱，不要随便停药** 适用于长期服用或突然停药会造成严重后果的药品。
【9】	**提示用语：遵照医嘱，完成处方的疗程** 用于需要完成一定疗程的药品，如抗感染药、糖皮质激素等。
【10】	**提示用语：请按照打印说明用药** 某些特殊药品应该给患者治疗卡片说明用药方法，如抗凝药、锂剂和糖皮质激素类等。
【11】	**提示用语：用药后，避免阳光直射** 有些药品可致易感患者的光敏反应，尤其在高强度的紫外灯和阳光下。

【12】	**提示用语：用药期间不要服用含阿司匹林的药品** 阿司匹林可降低某些药品的疗效。
【13】	**提示用语：用水溶液或与水混匀后服用** 用于服前需用水溶解的药品（可溶性片剂）或用前需用水混匀（粉剂，颗粒剂）的药品。
【14】	**提示用语：可能引起尿液变色** 用于可使尿液变色的药品，包括酚酞致粉红碱性尿，氨苯蝶啶使尿液见光呈蓝色，左旋多巴使尿液变深红色，利福平使尿液呈红色。
【15】	**提示用语：药品易燃，远离火焰** 含易燃的药品要远离明火。
【16】	**提示用语：舌下含化，不要转移包装，注意密封** 提醒患者不要将硝酸甘油片从包装中取出放入塑料袋或其他不合适的器皿内。
【17】	**提示用语：24 小时内服用药品不要超过限量**
【18】	**提示用语：一日内或一周内服用药品不要超过限量**
【19】	**提示用语：可导致困倦并持续较长时间，服用期间不要操作机器，高空作业或驾驶，同时禁止饮酒** 用于镇静、催眠且具有后效应的药品。
【20】	**提示用语：餐后或与食物同服** 避免对胃肠道的刺激、与食物同服吸收更好、增强疗效或减少不良反应的药品。
【21】	**提示用语：餐前 0.5～1 小时服用** 可促进药品的吸收、发挥疗效、保护胃黏膜、健胃、助消化的药品。
【22】	**提示用语：空腹或餐前 1 小时服用** 有些药品的吸收可被胃内食物和胃酸破坏，减少吸收。
【23】	**提示用语：咀嚼或含服** 用于需要吮吸或咀嚼的制剂。
【24】	**提示用语：需整片吞咽，不要咀嚼或掰碎** 用于包肠溶衣或缓、控释的药品，以及以为刺激或损伤口腔黏膜的药品。
【25】	**提示用语：舌下含化** 用于舌下含化的药品。将药品放于舌下含化，不要吞咽或饮水。有时将药品放在齿龈和颊部之间。
【26】	**提示用语：大量饮水** 需大量水稀释的制剂，促进排泄或需水化治疗的药品。应注意"大量"指的是至少 150ml。
【27】	**提示用语：稀薄涂敷** 用于外用制剂
【28】	**提示用语：不宜随意服用，每次或每日剂量须严格限定** 用于解热镇痛药、解痉药等或标示必要时服用的药品。
【29】	**提示用语：不要与其他含对乙酰氨基酚的制剂同时服用** 用于所有含对乙酰氨基酚的药品的外包装上。

续 表

【30】	提示用语：含阿司匹林和对乙酰氨基酚。不要服用其他含相同成分的复方制剂 用于含阿司匹林和对乙酰氨基酚的所有药品的外包装。
【31】	提示用语：含阿司匹林 用于药品名称中没有阿司匹林字样的含阿司匹林的药品。
【32】	提示用语：避光保存
【33】	提示用语：冷处保存（2～10℃）
【34】	提示用语：防潮、密封保存

附表7-2 部分药品的使用提示标签

药品名称	推荐药品使用注意提示标签	药品名称	推荐药品使用注意提示标签
阿苯达唑	【9】	奥美拉唑	【2】【5】
阿伐斯汀	【2】	奥美拉唑肠溶片	【2】【5】【24】
阿呋唑嗪	【2】	奥沙拉秦	【20】
阿呋唑嗪缓释剂	【2】【20】【24】	奥沙西泮	【2】
阿卡波糖	【2】【20】	奥司他韦	【2】【9】
阿洛西林缓释片	【9】【24】	奥昔布宁	【2】【24】
阿米替林	【2】	巴氯芬	【2】【8】
阿米替林缓释剂	【2】【24】	倍他米松	【10】
阿莫西林	【9】	倍他米松外用制剂	【27】
阿莫西林干混悬剂	【9】【13】【32】	倍他司汀	【20】
阿莫西咀嚼片	【9】【23】	苯巴比妥	【2】【8】
阿普唑仑	【2】	苯海索	【2】
阿奇霉素	【2】【6】【9】【22】	苯噻啶	【20】
阿奇霉素混悬液	【2】【6】【9】【22】	苯扎贝特	【20】【24】
阿司匹林肠溶片	【5】【24】【31】【34】	苯扎贝特缓释片	【20】【24】
阿司匹林分散片	【13】【20】【31】【34】	比沙可啶肠溶片	【5】【24】
阿司匹林缓释片	【24】【31】【34】	比索洛尔	【2】【8】
阿司匹林泡腾片	【13】【20】【31】【34】	吡拉西坦	【2】
阿司匹林栓剂	【31】【32】【34】	吡美莫司乳膏	【27】
阿替洛尔	【8】【21】	吡嗪酰胺	【8】【20】
阿替洛尔缓释片	【8】【21】【24】	别嘌醇	【2】【8】【26】
阿托伐他汀	【2】	丙吡胺缓释片	【24】
阿昔洛韦	【9】	丙硫异烟胺	【8】【20】
阿昔莫司	【20】	丙戊酸钠	【8】
埃索美拉唑	【21】【24】	丙戊酸钠肠溶片	【5】【8】【24】
氨苯蝶啶	【14】【20】	丙戊酸钠缓释片	【8】【24】
氨苯砜	【8】	布地奈德吸入剂	【8】【10】
氨苄西林	【9】【22】	布洛芬	【2】【20】【32】
氨茶碱片	【32】【34】	布洛芬缓释片	【2】【24】
胺碘酮	【11】	布洛芬颗粒剂	【2】【13】【20】
奥氮平	【2】	茶碱	【20】【32】
奥卡西平	【3】【8】	茶碱缓释片	【20】【24】【32】

续　表

药品名称	推荐药品使用注意提示标签	药品名称	推荐药品使用注意提示标签
雌二醇	【10】	伏立康唑	【2】【9】【11】【22】
雌莫司汀	【5】【22】	氟比洛芬	【20】
醋酸氢化可的松	【10】【20】	氟比洛芬缓释片	【2】【24】
单硝酸异山梨酯缓释片	【24】	氟伐他汀	【2】
地蒽酚软膏	【27】	氟伐他汀缓释片	【20】【24】
地尔硫草缓释片	【24】	氟奋乃静	【2】
地塞米松	【10】【20】	氟伏沙明	【2】
地西泮	【2】【19】	氟康唑	【9】
丁螺环酮	【2】	氟氯西林	【9】【22】
丁酸氢化可的松外用制剂	【27】	氟哌啶醇	【2】
度洛西汀	【2】	氟西泮	【19】
对氨基水杨酸钠片	【32】	氟西汀	【2】
对乙酰氨基酚	【29】	复方甘草片	【34】
多塞平	【2】	格列齐特缓释片	【21】【24】
多沙唑嗪缓释片	【2】【24】	更昔洛韦	【20】【24】
多沙唑嗪控释片	【2】【24】	枸橼酸铋雷尼替丁	【2】【21】
多西环素	【6】【9】【11】	鬼臼毒素酊剂	【15】
厄洛替尼	【20】	桂利嗪	【2】
二甲双胍	【20】	红霉素肠溶片	【5】【9】【24】
二甲双胍缓释片	【20】【24】	红霉素颗粒剂	【9】【13】
二氯尼特	【9】	华法林	【10】
亚硝酸异山梨酯缓释片	【24】	环孢素	【2】【10】
伐昔洛韦	【2】【9】	环丙沙星	【2】【7】【9】【11】
泛昔洛韦	【9】	环磷酰胺	【22】【26】
非洛地平缓释片	【24】	环丝氨酸	【2】【8】
非诺贝特	【2】【20】	黄酮哌酯	【2】【20】
非索非那定	【2】	磺胺嘧啶	【9】【26】
芬太尼贴剂	【2】	吉非贝齐	【21】
奋乃静	【2】	甲氨蝶呤	【2】【26】
		甲氟喹	【2】【20】【24】【26】
		甲基多巴	【2】【8】
		甲泼尼龙	【10】

药品名称	推荐药品使用注意提示标签	药品名称	推荐药品使用注意提示标签
甲泼尼龙注射剂	【10】	柳氮磺吡啶肠溶片	【5】【14】【20】【24】【26】
甲硝唑片	【2】【4】【9】【20】	氯苯那敏	【2】
甲氧氯普胺	【2】【24】【32】	氯丙嗪	【2】【11】
降钙素鼻喷雾剂	【33】	氯氮平	【2】【10】
金刚烷胺	【2】	氯法齐明	【2】【8】【14】【20】
金诺芬	【20】	氯化铵片	【34】
卡巴克洛片	【32】	氯化钾片	【34】
卡马西平	【2】【8】	氯喹	【2】【5】
卡马西平缓释片	【2】【8】【24】	氯雷他定	【2】
卡马西平混悬液	【2】【8】	氯马斯汀	【2】
卡马西平咀嚼片	【2】【8】【20】【23】	氯米帕明	【2】
卡培他滨	【2】【20】	氯米帕明缓释剂	【2】【24】
卡维地洛	【8】	氯硝西泮	【2】【8】
可乐定	【2】【8】	螺内酯	【20】
克拉霉素	【2】【9】	吗啡缓释片	【2】
克拉霉素缓释片	【2】【9】【24】	吗氯贝胺	【3】【10】【20】
克林霉素	【9】	美洛昔康	【20】
喹硫平	【2】	美司坦	【5】【21】【24】
拉贝洛尔	【2】【8】	美托洛尔	【8】【20】
拉莫三嗪	【2】【8】【11】	美托洛尔缓释片	【8】【20】【24】
兰索拉唑肠溶片	【5】【24】	美西律	【2】【20】【26】
劳拉西泮	【2】【19】	孟鲁司特咀嚼片	【2】【22】【23】
乐卡地平	【2】【21】	咪康唑	【9】【20】
雷米普利	【2】	咪唑斯汀缓释片	【2】【24】
利巴韦林	【2】【5】【9】【20】	米非司酮	【10】【22】
利福平	【8】【14】【21】【32】	米诺环素	【6】【9】
利奈唑胺	【9】	米诺环素缓释片	【6】【9】【24】
利培酮	【2】	米索前列醇	【2】【20】
利血平	【2】	莫西沙星	【2】【6】【9】【11】
硫酸亚铁片	【34】	奈多罗米钠	【8】
硫糖铝	【5】【22】【34】	奈非那韦	【20】
硫唑嘌呤	【20】		

续　表

药品名称	推荐药品使用注意提示标签	药品名称	推荐药品使用注意提示标签
萘丁美酮	【2】【20】	沙美特罗吸入剂	【8】
萘丁美酮分散片	【2】【13】【20】	舍曲林	【2】
萘普生	【2】【20】	舒必利	【2】
萘普生肠溶片	【2】【5】【24】	舒马普坦	【2】【10】
尼卡地平缓释片	【24】	双氯芬酸	【2】【21】【24】
诺氟沙星	【2】【7】【9】【11】【22】【26】	双氯芬酸肠溶/控释片	【2】【5】【21】【24】
帕罗西汀	【2】【20】	双氯芬酸分散片	【2】【13】【21】
哌甲酯缓释片	【24】	双嘧达莫	【21】
哌替啶	【2】	双嘧达莫缓释片	【2】【24】
哌唑嗪	【2】	双歧三联活菌胶囊	【33】
泮托拉唑肠溶片	【2】【21】【24】	水杨酸溶液	【15】
培哚普利	【2】【21】	司可巴比妥	【19】
泼尼松龙	【10】	司来吉兰	【3】
葡萄糖酸钙含片	【23】	司他夫定	【9】
普伐他汀	【2】【20】	四环素	【7】【9】【22】
普罗帕酮	【2】【20】	索拉菲尼	【22】
普萘洛尔	【8】【32】	索他洛尔	【8】
普萘洛尔缓释片	【8】【24】【34】	他克莫司	【2】【11】【22】
齐多夫定口服溶液	【2】【9】	他克莫司软膏	【11】【27】
羟氯喹	【2】【5】【20】	坦洛新缓释片	【20】【24】
羟嗪	【2】	碳酸钙咀嚼片	【23】
青霉胺	【6】【20】	碳酸钙颗粒剂、泡腾剂	【13】【34】
氢化可的松外用制剂	【27】		
氢化可的松注射剂	【10】	碳酸锂	【2】【10】
曲马朵	【2】【32】	碳酸锂缓释片	【2】【10】【24】
曲马朵缓释片	【2】【24】【32】	特拉唑嗪	【2】
曲唑酮	【2】	替硝唑	【2】【4】【9】【20】
噻吗洛尔	【8】【20】	酮康唑	【2】【5】【9】【20】
赛庚啶	【2】	酮替芬	【2】【20】
三氟拉嗪	【2】	头孢氨苄	【9】
色甘酸钠吸入剂	【8】	头孢呋辛	【4】【9】【20】【24】

续 表

药品名称	推荐药品使用注意提示标签	药品名称	推荐药品使用注意提示标签
头孢呋辛粉剂	【4】【9】【13】【20】	硝酸甘油口服缓释片	【24】
头孢呋辛缓释片	【4】【9】【20】【24】	硝西泮	【19】
头孢克洛	【4】【9】【22】	辛伐他汀	【2】【20】
头孢克洛缓释片	【9】【20】【24】	熊去氧胆酸	【2】【20】
头孢克肟	【4】【9】【22】	亚硝酸异戊酯吸入剂	【33】
头孢拉定	【9】【22】	氧氟沙星	【2】【6】【9】【11】
头孢羟氨苄	【9】	伊马替尼	【20】【26】
托吡酯	【2】【8】	伊曲康唑胶囊	【5】【9】【20】【24】
托特罗定	【2】【11】	依西美坦	【20】
万古霉素	【9】	胰岛素	【33】
维 A 酸	【11】【20】	胰酶	【5】【21】【24】【34】
维拉帕米缓释片	【2】【24】	乙胺丁醇	【2】【8】【20】
维生素 B1 片	【32】【34】	乙醇溶液	【15】
维生素 B2 片	【32】【34】	乙酰唑胺	【2】
维生素 B6 片	【32】【34】	乙酰唑胺缓释剂	【2】【24】
维生素 C 片	【32】【34】	异丙嗪	【2】
维生素 K	【32】	异维 A 酸凝胶	【11】【27】
伪麻黄碱	【2】	异烟肼	【2】【3】【8】【21】【32】
文拉法辛缓释胶囊	【2】【24】	益康唑乳膏	【27】
文拉法辛胶囊	【2】	吲达帕胺缓释片	【2】【24】
西咪替丁	【2】【20】	吲哚美辛	【2】【20】
西酞普兰	【2】	茚地那韦	【22】【26】
西替利嗪	【2】	扎鲁司特	【22】
硝苯地平缓释片	【24】	左氧氟沙星	【2】【6】【9】【11】
硝酸甘油	【16】		

附录8 卫生部临床路径相关政策文件

一、卫生部关于印发
《临床路径管理指导原则（试行）》的通知

卫医管发〔2009〕99号

各省、自治区、直辖市卫生厅局，新疆生产建设兵团卫生局：

为指导医疗机构开展临床路径管理工作，规范临床诊疗行为，提高医疗质量，保障医疗安全，我部组织制定了《临床路径管理指导原则（试行）》。现印发给你们，供卫生行政部门和医疗机构在医疗质量管理工作中参照执行。

二〇〇九年十月十三日

临床路径管理指导原则（试行）

第一章 总 则

第一条 为提高医疗质量，保障医疗安全，指导医疗机构开展临床路径管理工作，制定本指导原则。

第二条 各级各类医疗机构应当参照本指导原则实施临床路径管理工作。

第二章 临床路径的组织管理

第三条 开展临床路径工作的医疗机构应当成立临床路径管理委员会和临床路径指导评价小组（以下分别简称管理委员会和指导评价小组）。医疗机构可根据实际情况指定本机构医疗质量管理委员会承担指导评价小组的工作。

实施临床路径的临床科室应当成立临床路径实施小组（以下简称实施小组）。

第四条 管理委员会由医院院长和分管医疗工作的副院长分别担任正、副主任，相关职能部门负责人和临床专家任成员。管理委员会履行以下职责：

（一）制订本医疗机构临床路径开发与实施的规划和相关制度；

（二）协调临床路径开发与实施过程中遇到的问题；

（三）确定实施临床路径的病种；

（四）审核临床路径文本；

（五）组织临床路径相关的培训工作；

（六）审核临床路径的评价结果与改进措施。

第五条 指导评价小组由分管医疗工作的副院长任组长，相关职能部门负责人任成员。指导评价小组履行以下职责：

（一）对临床路径的开发、实施进行技术指导；

（二）制订临床路径的评价指标和评价程序；

（三）对临床路径的实施过程和效果进行评价和分析；

（四）根据评价分析结果提出临床路径管理的改进措施。

第六条 实施小组由实施临床路径的临床科室主任任组长，该临床科室医疗、护理人员和相关科室人员任成员。临床路径实施小组履行以下职责：

（一）负责临床路径相关资料的收集、记录和整理；

（二）负责提出科室临床路径病种选择建议，会同药学、临床检验、影像及财务等部门制订临床路径文本；

（三）结合临床路径实施情况，提出临床路径文本的修订建议；

（四）参与临床路径的实施过程和效果评价与分析，并根据临床路径实施的实际情况对科室医疗资源进行合理调整。

第七条 实施小组设立个案管理员，由临床科室具有副高级以上技术职称的医师担任。个案管理员履行以下职责：

（一）负责实施小组与管理委员会、指导评价小组的日常联络；

（二）牵头临床路径文本的起草工作；

（三）指导每日临床路径诊疗项目的实施，指导经治医师分析、处理患者变异，加强与患者的沟通；

（四）根据临床路径实施情况，定期汇总、分析本科室医护人员对临床路径修订的建议，并向实施小组报告。

第三章 临床路径的开发与制订

第八条 医疗机构一般应当按照以下原则选择实施临床路径的病种：

（一）常见病、多发病；

（二）治疗方案相对明确，技术相对成熟，诊疗费用相对稳定，疾病诊疗过程中变异相对较少；

（三）结合医疗机构实际，优先考虑卫生行政部门已经制定临床路径推荐参考文本的病种。

第九条 临床路径诊疗项目包括医嘱类项目和非医嘱类项目。

医嘱类项目应当遵循循证医学原则，同时参考卫生部发布或相关专业学会（协会）和临床标准组织制定的疾病诊疗常规和技术操作规范，包括饮食、护理、检验、检查、处置、用药、手术等。

非医嘱类项目包括健康教育指导和心理支持等项目。

第十条 医疗机构应当根据本机构实际情况，遵循循证医学原则，确定完成临床路径标准诊疗流程需要的时间，包括总时间和主要诊疗阶段的时间范围。

循证医学的运用应当基于实证依据，缺乏实证依据时应当基于专家（专业团体）共识。制订临床路径的专家应当讨论并评估实证依据的质量和如何运用于关键环节控制。

第十一条 临床路径文本一般应当包括医师版临床路径表和患者版临床路径告知单。

（一）医师版临床路径表。

医师版临床路径表是以时间为横轴、诊疗项目为纵轴的表单，将临床路径确定的诊疗项目依时间顺序以表格清单的形式罗列出来。各医疗机构可根据本机构实际情况，参考附件1制订医师版临床路径表。

（二）患者版临床路径告知单。

患者版临床路径告知单是用于告知患者其需要接受的诊疗服务过程的表单。各医疗机构可根据本机构实际情况，参考附件2制订患者版临床路径告知单。

第四章 临床路径的实施

第十二条 实施临床路径的医疗机构应当具备以下条件：

（一）具备以病人为中心的服务标准；

（二）临床路径文本所列诊疗项目的可及性、连续性有保障；

（三）相关科室有良好的流程管理文本和训练；

（四）关键环节具有质控保障；

（五）具备紧急情况处置和紧急情况警告值管理制度能力评估。

第十三条 临床路径实施前应当对有关业务科室医务人员进行相关培训，培训内容应当包括：

（一）临床路径基础理论、管理方法和相关制度；

（二）临床路径主要内容、实施方法和评价制度。

第十四条 临床路径一般应当按照以下流程实施（流程图略）：

（一）经治医师完成患者的检诊工作，会同科室个案管理员对住院患者进行临床路径的准入评估；

（二）符合准入标准的，按照临床路径确定的诊疗流程实施诊疗，根据医师版临床路径表开具诊疗项目，向患者介绍住院期间为其提供诊疗服务的计划，并将评估结果和实施方案通知相关护理组；

（三）相关护理组在为患者作入院介绍时，向其详细介绍其住院期间的诊疗服务计划（含术前注意事项）以及需要给予配合的内容；

（四）经治医师会同个案管理员根据当天诊疗项目完成情况及病情的变化，对当日的变异情况进行分析、处理，并做好记录；

（五）医师版临床路径表中的诊疗项目完成后，执行（负责）人应当在相应的签名栏签名。

第十五条 进入临床路径的患者应当满足以下条件：诊断明确，没有严重的合并症，能够按临床路径设计流程和预计时间完成诊疗项目。

第十六条 进入临床路径的患者出现以下情况之一时，应当退出临床路径：

（一）在实施临床路径的过程中，患者出现了严重的并发症，需要改变原治疗方案的；

（二）在实施临床路径的过程中，患者要求出院、转院或改变治疗方式而需退出临床路径的；

（三）发现患者因诊断有误而进入临床路径的；

（四）其他严重影响临床路径实施的情况。

第十七条 医疗机构应当设立紧急情况警告值管理制度。警告值是指患者在临床路径实施过程中出现严重异常情况，处于危险边缘的情况，应当迅速给予患者有效的干预措施和治疗。

第十八条 临床路径的变异是指患者在接受诊疗服务的过程中，出现偏离临床路径程序或在根据临床路径接受诊疗过程中出现偏差的现象。变异的处理应当遵循以下步骤：

（一）记录。

医务人员应当及时将变异情况记录在医师版临床路径表中，记录应当真实、准确、简明。

（二）分析。

经治医师应当与个案管理员交换意见，共同分析变异原因并制订处理措施。

（三）报告。

经治医师应当及时向实施小组报告变异原因和处理措施，并与科室相关人员交换意见，并提出解决或修正变异的方法。

（四）讨论。

对于较普通的变异，可以组织科内讨论，找出变异的原因，提出处理意见；也可以通过讨论、查阅相关文献资料探索解决或修正变异的方法。对于临床路径中出现的复杂而特殊的变异，应当组织相关的专家进行重点讨论。

第五章 临床路径评价与改进

第十九条 实施小组每月常规统计病种评价相关指标的数据，并上报指导评价小组。指导评价小组每季度对临床路径实施的过程和效果进行评价、分析并提出质量改进建议。临床路径实施小组根据质量改进建议制订质量改进方案，并及时上报指导评价小组。

第二十条 医疗机构应当开展临床路径实施的过程和效果评价。

第二十一条 临床路径实施的过程评价内容包括：相关制度的制订、临床路径文本的制订、临床路径实施的记录、临床路径表的填写、患者退出临床路径的记录等。

第二十二条 手术患者的临床路径实施效果评价应当包括以下内容：预防性抗菌药物应用的类型、预防性抗菌药物应用的天数、非计划重返手术室次数、手术后并发症、住院天数、手术前住院天数、住院费用、药品费用、医疗耗材费用、患者转归情况、健康教育知晓情况、患者满意度等。

第二十三条 非手术患者的临床路径实施效果评价应当包括以下内容：病情严重程度、主要药物选择、并发症发生情况、住院天数、住院费用、药品费用、医疗耗材费用、患者转归情况、健康教育知晓情况、患者满意度等。

第二十四条 医疗机构应当加强临床路径管理与医疗机构信息系统的衔接。

第六章 附 则

第二十五条 各省级卫生行政部门可根据本指导原则，结合当地实际情况制订实施细则。

第二十六条 本指导原则由卫生部负责解释。

第二十七条 本指导原则自发布之日起施行。

二、卫生部办公厅
关于进一步加强临床路径管理试点工作的通知
卫办医政函〔2011〕574号

各省、自治区、直辖市卫生厅局，新疆生产建设兵团卫生局，各试点单位：

按照深化医药卫生体制改革有关工作要求，为推动公立医院改革，我部于2009年启动了临床路径管理试点工作（以下简称试点工作）。各地在我部的统一部署下，积极开展工作，试点工作取得初步成效。为确保2011年临床路径管理工作取得实效，现就进一步加强试点工作提出如下要求：

一、进一步扩大临床路径管理试点范围

（一）扩大临床路径管理试点医院范围。各省级卫生行政部门要在前期临床路径管理试点工作基础上，按照《2011年实施临床路径管理试点医院目标数》（见附件）要求，进一步扩充辖区内临床路径管理试点医院的数量，达到50%的三级甲等综合医院、20%的二级甲等综合医院开展临床路径管理的目标。各省级卫生行政部门要结合公立医院改革试点工作要求，根据各医院既往临床路径管理工作开展情况和重视程度，重点考虑在公立医院改革试点城市和县级医院综合改革地区扩大开展临床路径管理医院的范围，并将试点医院和试点专业名单报我部医政司。

（二）增加临床路径管理试点专业和病种数。各试点医院要在现有临床路径管理工作基础上，进一步增加试点专业和病种数量。三级甲等综合医院要选取不少于10个病种开展临床路径管理，其中至少包括心血管介入、神经血管介入和骨关节植入治疗各1个病种；二级甲等综合医院不少于5个病种实施临床路径管理，其中至少包括骨关节植入治疗1个病种。

（三）提高临床路径管理病例入组率和完成率。各试点医院要进一步加大临床路径管理的执行力度，加强对本院实施临床路径管理病种的质量管理与控制，对于符合进入临床路径标准的患者，达到入组率不低于50%，入组后完成率不低于70%的目标。

二、细化完善各病种临床路径

各省级卫生行政部门要组织、指导辖区内试点医院做好临床路径管理试点相关工作。各试点医院要在我部印发的相关病种临床路径基础上，依据《临床诊疗指南》、《临床技术操作规范》、《国家基本药物目录》和《国家处方集》等规范性文件，结合本院医疗实际，进一步细化各病种临床路径，优化诊疗流程，明确治疗药物，限定使用的耗材，科学测算并严格控制单病种诊疗费用。对于城镇职工基本医疗保险、城镇居民基本医疗保险和新型农村合作医疗患者，原则上不得超过我部公布的单病种诊疗费用推荐标准。

三、着力落实试点工作绩效考核指标

各试点医院要按照我部《临床路径管理试点工作评估方案》（卫办医政发〔2010〕56号），建立以医疗质量、医疗安全、医疗服务、患者满意度、医疗效率和费用控制等为主要内容的综合评估机制，不断完善医院和科室绩效考核制度，科学引导医务人员开展临床路径管理工作。重点考核以下指标：

（一）医疗质量管理与控制指标。

1. 效率指标。临床路径管理病种平均住院日较前缩短或持平，如有延长需分析说明原因。

2. 医疗质量与医疗安全指标。

（1）临床路径管理病种死亡率、医院感染发生率、手术部位感染率、再住院率、非计划重返手术室发生率、常见并发症发生率较前下降或持平，如有升高需分析说明原因。

（2）临床路径管理病种治愈及好转率较前升高或持平，如有下降需分析说明

原因。

3. 加强对抗菌药物合理使用的管理。预防性抗菌药物使用率较前下降或持平，如有升高需分析说明原因。

（二）卫生经济学指标。

1. 加强对单病种总费用的监控。临床路径管理病种单病种总费用较前下降或持平，如有升高需分析说明原因。

2. 加强对重点科室医疗费用的监控。对心血管介入、神经血管介入、肿瘤、骨科等重点科室医疗费用加强监控，尤其是对高值耗材的使用进行管理，规范诊疗行为，控制不合理医疗费用。各单病种总费用较前下降或持平，费用增长率较前下降，如有升高需分析说明原因。

四、稳步推进临床路径管理信息化建设

各试点医院要进一步加强以电子病历为核心的医院信息化建设工作，充分借鉴国内外医院信息化管理有益经验，探索临床路径信息化管理与现有医院信息系统相衔接，充分发挥信息化管理优势，减轻医务人员工作负担，提高工作效率，加强质量管理和费用控制。加强临床路径管理数据上报工作，及时向卫生部临床路径管理信息网络直报系统上传数据。各省级卫生行政部门要充分利用信息平台，及时掌握辖区内各试点医院试点工作开展情况，加强对试点工作的指导。

五、为付费制度改革奠定坚实基础

各省级卫生行政部门要深入开展临床路径管理工作，科学测算单病种诊疗费用，为建立健全单病种付费、按疾病诊断相关组付费（DRGs）等付费方式改革奠定基础。引导医院和医务人员合理利用医疗资源，进一步规范诊疗行为，提高医疗服务效率，控制不合理费用，促进医院积极主动开展临床路径工作。

六、进一步加强对试点工作评估和专项督导检查

各省级卫生行政部门要加强对本辖区内各试点医院临床路径管理工作的评估，定期组织对试点工作的督导检查，不断总结经验，及时发现问题并整改。要加强对医务人员的培训，进一步提高对临床路径管理工作的认识，推进试点工作。我部医政司将适时组织临床路径管理试点工作办公室和临床路径技术审核专家委员会成员等有关专家，对各省（区、市）和试点医院临床路径管理试点工作进行督导和指导。请各省级卫生行政部门和各试点医院及时将有关工作情况报我部医政司。

联 系 人：卫生部医政司医疗处 邓一鸣、胡瑞荣、焦雅辉
电　　话：010-68792413、68792840、68792097
传　　真：010-68792513
邮　　箱：mohyzsylc@163.com
附：2011年实施临床路径管理试点医院目标数

二〇一一年六月十七日

2011 年实施临床路径管理试点医院目标数

省份	三级综合医院 开展临床路径管理试点医院目标数（所）	二级综合医院 开展临床路径管理试点医院目标数（所）	合计 试点医院目标数（所）
北京	13	19	32
天津	6	5	11
河北	17	63	80
山西	13	45	58
内蒙古	13	20	33
辽宁	29	46	75
吉林	12	29	41
黑龙江	21	59	80
上海	8	32	40
江苏	14	52	66
浙江	21	35	56
安徽	14	32	46
福建	10	17	27
江西	13	26	39
山东	28	50	78
河南	25	51	76
湖北	23	47	70
湖南	17	45	62
广东	21	58	79
广西	13	26	39
海南	4	4	8
重庆	7	8	15
四川	18	64	82
贵州	10	26	36
云南	14	33	47
西藏	0	0	0
陕西	15	29	44
甘肃	12	16	28
青海	2	9	11
宁夏	2	6	8
新疆	5	34	39
合计	420	986	1406

药品名称索引（汉英对照）

A

G

H

W

X

名词缩略语

ACC/AHA	美国心脏病学院基金会/美国心脏病协会	DSA	数字减影血管造影
		ECMO	体外膜肺氧合
ACEI	血管紧张素转换酶抑制药	EPS+RFCA	行电生理检查+经导管消融术
ACT	激活全血凝固时间		
ACTH	促肾上腺皮质激素	ERCP	经内镜逆行胰胆管造影
ADE	药品不良事件	ESC	欧洲心脏病学会
ADHF	急性失代偿心力衰竭	FDA	食品和药物管理局
ADR	药品不良反应	GHB	γ-羟丁酸
ALT	丙氨酸转氨酶	HBV	乙型肝炎病毒
AMI	急性心肌梗死	HIV	人类免疫缺陷病毒
ARB	血管紧张素Ⅱ受体拮抗药	holter	动态心电图
ARN	急性视网膜坏死综合征	hs-CRP	高敏C反应蛋白
ASO	动脉硬化闭塞症	HSV	单纯疱疹病毒
AST	天冬氨酸转氨酶	HZV	带状疱疹病毒
AUC	药-时曲线下面积	IABP	主动脉内球囊反搏术
BNP	脑尿钠肽	ICD	埋藏式心脏复律-除颤器
BSA	体表面积	INR	国际标准化比值
CABG	冠状动脉旁路移植术/冠状动脉搭桥术	LDL-C	低密度脂蛋白胆固醇
		LVEF	左室射血分数
Ccr	肌酐清除率	MAC	鸟复合型分枝杆菌
CCS	加拿大劳力型心绞痛分级	MAO	单胺氧化酶
CCU	重症加强护理病房	MHRA	英国药品和健康产品管理局
CIOMS	国际医学科学组织委员会		
CK-MB	肌酸激酶心肌同工酶	MMF	麦考酚吗乙酯
C_{max}	血药峰浓度	MPA	显微镜下型多血管炎
CMV	巨细胞病毒	MPAG	酚化葡萄糖苷糖
CRP	C反应蛋白	NAPA	N-乙酰卡尼
CT	电子计算机X射线断层扫描技术	NSAIDs	非甾体抗炎药
		NTG	硝酸甘油
DES	药物洗脱支架也称之为药物释放支架	NT-proBNP	脑钠素N端前体肽
		OB	便潜血

PCI	介入治疗		STEMI	ST 段抬高心肌梗死
PDE-5	5 型磷酸二酯酶抑制药		$t_{1/2}$	半衰期
PPI	质子泵抑制药		TC	总胆固醇
PSP	酚磺酞排泄试验		TCA	三环抗抑郁药
PTC	经皮肝胆管造影		TIMI	血管冠状动脉血流
RSV	呼吸道合胞病毒		TNI	肌钙蛋白 I
SSRI	5-羟色胺再摄取抑制剂		TNT	肌钙蛋白 T

参 考 文 献

《中国国家处方集》人民军医出版社，2010 年版

《马丁代尔大药典》Milliam Martindale，药典出版社，第 35 版

《中国药典》国家药典委员会编，中国医药科技出版社，2010 年版

《欧洲药典》中文版　欧洲药品质，中国医药科技出版社，2010 年版

《美国药典/国家处方集》　美国药典委员会，第 31 版

《日本药典》日本公定书协会，广川书店，第 3 版

《国际药典》世界卫生组织专家委员会

《韩国抗生物质医药品基准》（韩抗基）原生大臣　津岛雄二，厚生宿，1990 年版

《日本抗生物质医药品基准》（日抗基）日本抗生物质学术协议会，药业时报社，
　1998 年版

《抗菌药合理临床应用指南》许桓忠，张健，化学工业出版社，2008 年版